国家卫生和计划生育委员会"十三五"规划教材

全国高等中医药教育教材

供康复治疗学等专业用

康复疗法学

第 2 版

U0207916

主　编　陈红霞

副主编　袁洪平　唐　巍　郭　健

编　委　（按姓氏笔画为序）

万碧江（湖北中医药大学）

王宝兰（新疆医科大学）

邱宜斌（福建中医药大学）

陈红霞（广州中医药大学）

赵　彬（黑龙江中医药大学）

姜迎萍（南方医科大学）

袁洪平（长春中医药大学）

郭　健（河南中医药大学）

唐　巍（安徽中医药大学）

黄　立（上海中医药大学）

董　超（成都中医药大学）

谢仁明（湖南中医药大学）

潘锐焕（广州中医药大学）

薛平聚（河北中医学院）

人民卫生出版社

图书在版编目（CIP）数据

康复疗法学/陈红霞主编.—2 版.—北京：人民卫生出版社，2018

ISBN 978-7-117-26785-4

Ⅰ.①康… Ⅱ.①陈… Ⅲ.①医学康复-医学院校-教材 Ⅳ.①R493

中国版本图书馆 CIP 数据核字（2018）第 134214 号

人卫智网	www.ipmph.com	医学教育、学术、考试、健康，购书智慧智能综合服务平台
人卫官网	www.pmph.com	人卫官方资讯发布平台

康复疗法学
第 2 版

主　　编：陈红霞

出版发行：人民卫生出版社 （中继线 010-59780011）

地　　址：北京市朝阳区潘家园南里 19 号

邮　　编：100021

E - mail：pmph @ pmph.com

购书热线：010-59787592　010-59787584　010-65264830

印　　刷：三河市博文印刷有限公司

经　　销：新华书店

开　　本：787×1092　1/16　印张：26

字　　数：599 千字

版　　次：2012 年 7 月第 1 版　　2018 年 4 月第 2 版
　　　　　2023 年 12 月第 2 版第 5 次印刷（总第 6 次印刷）

标准书号：ISBN 978-7-117-26785-4

定　　价：62.00 元

修 订 说 明

为了更好地贯彻落实《国家中长期教育改革和发展规划纲要(2010-2020)》《医药卫生中长期人才发展规划(2011-2020)》《中医药发展战略规划纲要(2016-2030年)》和《国务院办公厅关于深化高等学校创新创业教育改革的实施意见》精神,做好新一轮全国高等中医药教育教材建设工作,人民卫生出版社在教育部、国家卫生和计划生育委员会、国家中医药管理局的领导下,在上一轮教材建设的基础上,组织和规划了全国高等中医药教育本科国家卫生和计划生育委员会"十三五"规划教材的编写和修订工作。

为做好新一轮教材的出版工作,人民卫生出版社在教育部高等中医学本科教学指导委员会和第二届全国高等中医药教育教材建设指导委员会的大力支持下,先后成立了第三届全国高等中医药教育教材建设指导委员会、首届全国高等中医药教育数字教材建设指导委员会和相应的教材评审委员会,以指导和组织教材的遴选、评审和修订工作,确保教材编写质量。

根据"十三五"期间高等中医药教育教学改革和高等中医药人才培养目标,在上述工作的基础上,人民卫生出版社规划、确定了中医学、针灸推拿学、中药学、中西医临床医学、护理学、康复治疗学6个专业139种国家卫生和计划生育委员会"十三五"规划教材。教材主编、副主编和编委的遴选按照公开、公平、公正的原则,在全国近50所高等院校4000余位专家和学者申报的基础上,近3000位申报者经教材建设指导委员会、教材评审委员会审定批准,聘任为主审、主编、副主编、编委。

本套教材的主要特色如下:

1. **定位准确,面向实际** 教材的深度和广度符合各专业教学大纲的要求和特定学制、特定对象、特定层次的培养目标,紧扣教学活动和知识结构,以解决目前各院校教材使用中的突出问题为出发点和落脚点,对人才培养体系、课程体系、教材体系进行充分调研和论证,使之更加符合教改实际、适应中医药人才培养要求和市场需求。

2. **夯实基础,整体优化** 以培养高素质、复合型、创新型中医药人才为宗旨,以体现中医药基本理论、基本知识、基本思维、基本技能为指导,对课程体系进行充分调研和认真分析,以科学严谨的治学态度,对教材体系进行科学设计、整体优化,教材编写综合考虑学科的分化、交叉,既要充分体现不同学科自身特点,又注意各学科之间有机衔接;确保理论体系完善,知识点结合完备,内容精练、完整,概念准确,切合教学实际。

3. **注重衔接,详略得当** 严格界定本科教材与职业教育教材、研究生教材、毕业后教育教材的知识范畴,认真总结、详细讨论现阶段中医药本科各课程的知识和理论框架,使其在教材中得以凸显,既要相互联系,又要在编写思路、框架设计、内容取舍等方面有一定的区分度。

4. **注重传承,突出特色** 本套教材是培养复合型、创新型中医药人才的重要工具,是中医药文明传承的重要载体,传统的中医药文化是国家软实力的重要体现。因此,教材既要反映原汁原味的中医药知识,培养学生的中医思维,又要使学生中西医学融会贯通,既要传承经典,又要创新发挥,体现本版教材"重传承、厚基础、强人文、宽应用"的特点。

5. **纸质数字,融合发展** 教材编写充分体现与时代融合、与现代科技融合、与现代医学融合的特色和理念,适度增加新进展、新技术、新方法,充分培养学生的探索精神、创新精神;同时,将移动互联、网络增值、慕课、翻转课堂等新的教学理念和教学技术、学习方式融入教材建设之中,开发多媒体教材、数字教材等新媒体形式教材。

6. **创新形式,提高效用** 教材仍将传承上版模块化编写的设计思路,同时图文并茂、版式精美;内容方面注重提高效用,将大量应用问题导入、案例教学、探究教学等教材编写理念,以提高学生的学习兴趣和学习效果。

7. **突出实用,注重技能** 增设技能教材、实验实训内容及相关栏目,适当增加实践教学学时数,增强学生综合运用所学知识的能力和动手能力,体现医学生早临床、多临床、反复临床的特点,使教师好教、学生好学、临床好用。

8. **立足精品,树立标准** 始终坚持中国特色的教材建设的机制和模式;编委会精心编写,出版社精心审校,全程全员坚持质量控制体系,把打造精品教材作为崇高的历史使命,严把各个环节质量关,力保教材的精品属性,通过教材建设推动和深化高等中医药教育教学改革,力争打造国内外高等中医药教育标准化教材。

9. **三点兼顾,有机结合** 以基本知识点作为主体内容,适度增加新进展、新技术、新方法,并与劳动部门颁发的职业资格证书或技能鉴定标准和国家医师资格考试有效衔接,使知识点、创新点、执业点三点结合;紧密联系临床和科研实际情况,避免理论与实践脱节、教学与临床脱节。

本轮教材的修订编写,教育部、国家卫生和计划生育委员会、国家中医药管理局有关领导和教育部全国高等学校本科中医学教学指导委员会、中药学教学指导委员会等相关专家给予了大力支持和指导,得到了全国各医药卫生院校和部分医院、科研机构领导、专家和教师的积极支持和参与,在此,对有关单位和个人表示衷心的感谢!希望各院校在教学使用中以及在探索课程体系、课程标准和教材建设与改革的进程中,及时提出宝贵意见或建议,以便不断修订和完善,为下一轮教材的修订工作奠定坚实的基础。

人民卫生出版社有限公司

2017 年 3 月

全国高等中医药教育本科
国家卫生和计划生育委员会"十三五"规划教材
教材目录

中医学等专业

序号	教材名称	主编	
1	中国传统文化(第2版)	臧守虎	
2	大学语文(第3版)	李亚军、赵鸿君	
3	中国医学史(第2版)	梁永宣	
4	中国古代哲学(第2版)	崔瑞兰	
5	中医文化学	张其成	
6	医古文(第3版)	王兴伊、傅海燕	
7	中医学导论(第2版)	石作荣	
8	中医各家学说(第2版)	刘桂荣	
9	*中医基础理论(第3版)	高思华	王 键
10	中医诊断学(第3版)	陈家旭	邹小娟
11	中药学(第3版)	唐德才	吴庆光
12	方剂学(第3版)	谢 鸣	
13	*内经讲义(第3版)	贺 娟	苏 颖
14	*伤寒论讲义(第3版)	李赛美	李宇航
15	金匮要略讲义(第3版)	张 琦	林昌松
16	温病学(第3版)	谷晓红	冯全生
17	*针灸学(第3版)	赵吉平	李 瑛
18	*推拿学(第3版)	刘明军	孙武权
19	中医临床经典概要(第2版)	周春祥	蒋 健
20	*中医内科学(第3版)	薛博瑜	吴 伟
21	*中医外科学(第3版)	何清湖	秦国政
22	*中医妇科学(第3版)	罗颂平	刘燕峰
23	*中医儿科学(第3版)	韩新民	熊 磊
24	*中医眼科学(第2版)	段俊国	
25	中医骨伤科学(第2版)	詹红生	何 伟
26	中医耳鼻咽喉科学(第2版)	阮 岩	
27	中医急重症学(第2版)	刘清泉	
28	中医养生康复学(第2版)	章文春	郭海英
29	中医英语	吴 青	
30	医学统计学(第2版)	史周华	
31	医学生物学(第2版)	高碧珍	
32	生物化学(第3版)	郑晓珂	
33	医用化学(第2版)	杨怀霞	

中药学、中药资源与开发、中药制药等专业

78	药品市场营销学（第2版）	汤少梁
79	中西药物配伍与合理应用	王 伟　朱全刚
80	中药资源学	裴 瑾
81	保健食品研究与开发	张 艺　贡济宇
82	波谱解析（第2版）	冯卫生

针灸推拿学等专业

序号	教材名称	主编姓名
83	*针灸医籍选读（第2版）	高希言
84	经络腧穴学（第2版）	许能贵　胡 玲
85	神经病学（第2版）	孙忠人　杨文明
86	实验针灸学（第2版）	余曙光　徐 斌
87	推拿手法学（第3版）	王之虹
88	*刺法灸法学（第2版）	方剑乔　吴焕淦
89	推拿功法学（第2版）	吕 明　顾一煌
90	针灸治疗学（第2版）	杜元灏　董勤
91	*推拿治疗学（第3版）	宋柏林　于天源
92	小儿推拿学（第2版）	廖品东
93	针刀刀法手法学	郭长青
94	针刀医学	张天民

中西医临床医学等专业

序号	教材名称	主编姓名
95	预防医学（第2版）	王泓午　魏高文
96	急救医学（第2版）	方邦江
97	中西医结合临床医学导论（第2版）	战丽彬　洪铭范
98	中西医全科医学导论（第2版）	郝微微　郭 栋
99	中西医结合内科学（第2版）	郭 姣
100	中西医结合外科学（第2版）	谭志健
101	中西医结合妇产科学（第2版）	连 方　吴效科
102	中西医结合儿科学（第2版）	肖 臻　常 克
103	中西医结合传染病学（第2版）	黄象安　高月求
104	健康管理（第2版）	张晓天
105	社区康复（第2版）	朱天民

护理学等专业

序号	教材名称	主编姓名
106	正常人体学（第2版）	孙红梅　包怡敏
107	医用化学与生物化学（第2版）	柯尊记
108	疾病学基础（第2版）	王 易
109	护理学导论（第2版）	杨巧菊
110	护理学基础（第2版）	马小琴
111	健康评估（第2版）	张雅丽
112	护理人文修养与沟通技术（第2版）	张翠娣
113	护理心理学（第2版）	李丽萍
114	中医护理学基础	孙秋华　陈莉军

115	中医临床护理学	胡 慧
116	内科护理学（第2版）	沈翠珍　高　静
117	外科护理学（第2版）	彭晓玲
118	妇产科护理学（第2版）	单伟颖
119	儿科护理学（第2版）	段红梅
120	*急救护理学（第2版）	许　虹
121	传染病护理学（第2版）	陈　璇
122	精神科护理学（第2版）	余雨枫
123	护理管理学（第2版）	胡艳宁
124	社区护理学（第2版）	张先庚
125	康复护理学（第2版）	陈锦秀
126	老年护理学	徐桂华
127	护理综合技能	陈　燕

康复治疗学等专业

序号	教材名称	主编姓名
128	局部解剖学（第2版）	张跃明　武煜明
129	运动医学（第2版）	王拥军　潘华山
130	神经定位诊断学（第2版）	张云云
131	中国传统康复技能（第2版）	李　丽　章文春
132	康复医学概论（第2版）	陈立典
133	康复评定学（第2版）	王　艳
134	物理治疗学（第2版）	张　宏　姜贵云
135	作业治疗学（第2版）	胡　军
136	言语治疗学（第2版）	万　萍
137	临床康复学（第2版）	张安仁　冯晓东
138	康复疗法学（第2版）	陈红霞
139	康复工程学（第2版）	刘夕东

注：①本套教材均配网络增值服务；②教材名称左上角标有＊号者为"十二五"普通高等教育本科国家级规划教材。

第三届全国高等中医药教育教材
建设指导委员会名单

11

前　言

《康复疗法学》是为从事康复医学者提供重要技术手段的教材，是全国高等中医药院校"十三五"康复系列规划教材之一，本教材突出"三基"原则，选取最基本、最重要、最实用的内容编入教材，集各种常用康复疗法为一体，以利于学习者较快地、系统地了解和掌握康复疗法。

本教材第1版刊行至今已6年，在这6年中，康复医学又在不断发展，新理论、新技术、新疗法不断出现。为紧跟日新月异的医学发展，把康复医学成熟的技术与疗法介绍给读者，以满足各层次的医师、学生的临床需要，我们特对《康复疗法学》第1版进行修订。本次教材修订汲取第1版的成功经验，进行适当补充、修改、完善和提高，力求使本书成为本专业中具有代表性、权威性、科学性和实用性的教材。

本教材主要内容按目前国内外学者对康复疗法的常用分类方法进行编写。主要有物理治疗（运动疗法和物理因子疗法）、作业疗法、言语治疗、心理疗法、音乐疗法、康复工程、中医康复疗法等。其中，运动疗法中将患者自己或家人经培训就能执行的疗法，如麦肯基疗法、Vojta疗法、自我牵伸疗法等进行了较为完整的编著，既可使康复走入家庭，又可增加读者对象。

本教材是应实际教学和临床康复工作之需编写而成的，作者群体集合了全国有影响的高等中医院校和康复机构中具有丰富教学及临床经验的知名专家。本教材既为各院校在康复治疗技术教学提供了帮助，也为学习康复治疗技术的学生和读者提供了方便。顺应执业医师及治疗师资格考试要求，教材大纲参考了国内考试大纲，使得本教材的读者对象由医学院校康复治疗学专业的学生，扩展到所有康复医学临床工作者。

本教材在编写过程中，承蒙人民卫生出版社以及有关专家学者、同道的指导与帮助，在此一并表示由衷的感谢！由于本教材进行了第2次修改，内容有所改动，故进行了部分编委的调整，在此我们对曾帮助编写本教材的甘照儒、任彬彬等表示衷心的感谢。

本教材虽经各编委的努力使其符合教学要求和临床的需要，但不妥之处在所难免，敬请同道和读者批评指正，以便修改提高。

编者

2018年2月

目　　录

第一章

概　论

📖 学习目的

通过学习本章康复疗法的相关知识,对康复疗法有一个总体的了解,认识到其在康复医学中的重要性。

学习要点

康复疗法的基本概念;康复疗法的主要内容;康复疗法的实施原则、程序与选择;康复疗法的发展简史及其与临床治疗技术的区别。

第一节　概　述

一、基本概念

康复疗法也称康复治疗技术,它是以各种康复治疗技术为研究内容,在康复医学理论指导下,研究临床所使用的各种康复治疗技术的基础理论、作用原理、操作方法和规程、适用范围及注意事项的一门学科,是一门特别强调实际操作能力的运用科学。康复疗法源于临床康复大量的实践,它是对临床康复实践中行之有效的各种康复治疗技术不断修订和完善的概括和总结。康复疗法是康复医学的重要组成部分,是康复医学的基础工作内容之一,是促进伤残患者康复的重要手段,也是从事康复医学工作者必须掌握的技能。在我国,一般将康复疗法分为现代康复治疗技术和传统康复治疗技术两大类。

现代康复治疗技术是在现代康复医学理论指导下产生的治疗方法,主要包括物理治疗(运动疗法和物理因子疗法)、作业治疗、言语治疗、心理治疗、康复工程、音乐疗法等。这些方法基本代表了现代康复治疗技术的主流。从形式内容上看,这些方法既互相独立、自成体系,又相互补充、相互为用,整体上体现了康复医学的学术内涵和价值。实践证明,现代康复治疗技术是临床医疗当中不可或缺的治疗方法,是对传统药物和手术治疗方法之外的补充和完善,它既是现代医学治疗技术的重要组成部分,也是康复医学独到的核心技术手段。

传统康复治疗技术则是在中医理论指导下产生的,在临床上已经广泛应用的一些方法,主要包括中药内服外用、针灸疗法、推拿疗法、传统体育疗法等。而介于两种方法之间的在中西医领域均具有较悠久历史的一些方法,如药物方法、必要的手术疗法、文体疗法、饮食疗法、康复护理等,目前在临床康复上也得到了广泛应用。

随着人类科技和医学科学的不断进步,新理论、新疗法、新技术将层出不穷,如组织工程、基因组学高端诊疗设备运用,信息学、人工智能的不断普及,都为康复治疗技术创造了更大、更广的发展空间。对康复治疗技术不断地挖掘、整理、完善、发展和提高,是康复医学的必然趋势。

二、康复疗法的发展简史

现代康复医学虽然产生于 20 世纪初,但康复疗法在人类早期的医疗活动中已开始萌芽,古代东西方很早就有使用简单的康复疗法进行维持身心健康和防治疾病的记载。

(一)中国古代康复治疗

在针刺治疗方面,早在新石器时代,我国远古先民就使用砭石来破开痈肿,排脓放血,或用以刺激身体的某些部位消除病痛。现代考古发现砭石外形锐利,呈各种形状,作为后世针刺治疗的前身,称为"砭石疗法",可谓最早的针刺疗法。而后至今,针灸治疗已广泛应用于人类疾病的治疗。

在运动治疗方面,早在公元前两千多年,《黄帝内经》中就有记载应用针灸、导引、按摩、熨法来治疗偏瘫、麻木、肌肉挛缩等病症,进行功能康复,"病生于筋,治之以熨引"(《素问·血气形志论》),"其病多痿厥寒热,其治导引按跷"(《素问·异法方宜论》);战国时期的庄子在其《庄子·外篇》中曾有"吹嘘呼吸,吐故纳新,熊经鸟申(伸),为寿而已"的记载;长沙马王堆汉墓出土的帛书《导引图》上绘有多种医疗体操,并注明各种体操的名称及其主治的疾病。由此可以看出,这是最早主动运动疗法的雏形。东汉末年,华佗创立"五禽戏",作为传统医疗体操的典范,一直沿用至今。隋、唐两代对一些慢性病、老年病的康复治疗颇为重视。《诸病源候论》记述了八十多种导引法治疗偏枯、麻木、风湿痹痛、眩晕、消渴等疾患。近代的太极拳、气功等传统功能性运动,也可以说是中国的运动疗法。

另外,对于文体及心理的治疗方面中国古代也很重视,如金元四大医学家之一张子和用观看角触(摔跤)、戏剧表演(文娱疗法)等方法治疗身心功能障碍;文学家欧阳修遵从医嘱通过弹琴练习,治疗两手中指拘挛和情绪障碍。同时,我国古代的医师还根据五行相生相克的原理,提出了"以情治情"调情志的原则,利用情绪互相制约的方法,倡用"悲胜怒""怒胜思""思胜恐""恐胜喜""喜胜忧"等心理行为疗法。

(二)古代西方的康复治疗

在古代,人们就已认识到运动对维持身心健康和防治疾病的重要价值。公元前两千多年前,古埃及的文字中就记载了体育训练可以配合医术治疗疾病;公元前 4 世纪,古希腊 Hippocrates 在著作中谈到利用矿泉、日光、海水及运动可以防病健身、延缓衰老、保持健康;运动还有治疗方面的价值,可应用的手段有散步、骑马、格斗、呼吸体操等。在中世纪,欧洲学者 Avicenna 提出,"人们通过适当的劳作和活动,如在适当的时间内运动,一样可强身健体,从而免除了药师和医师的光顾"。许多国家的学者也多有著述,倡导运动健身疗病。17 世纪英国国王亨利四世的御医 Duchesen 指出,"运动可治疗许多因缺乏运动而发生的虚弱和疾病,而且运动能增强体质,强化对刺激的反应性,增强神经、关节的功能"。Nicolas Andry 更在 *orthopedic* 一书中指出,运动治疗有助于预防小儿畸形的发生,并能起到矫正畸形的作用,这个观点已与现代康复观点相同。Tissot 建议运动疗法应作为外科医生工作的一部分,同时应要求患者避免长期卧床,以防止并发症的发生。在治疗偏瘫患者时,强调"应促进所有残存功能的运用,促进、唤醒已减弱或被抑制的大脑功能"。John Hunter 提出"肌肉的运动对疾病和外伤的治疗有重要价值,与被动运动相比,按患者自己意志进行的主动运动更有意义"。

（三）现代康复疗法的形成和发展

现代康复医学始于 20 世纪初,第一次世界大战期间,英国著名骨科专家 Robert Jones 首先开展了对伤员的职业训练,以便他们在战后能重返工作岗位,但当时康复医学尚未形成一个完善、独立的专科,尚未引起医学界和社会上的注意。1921—1936 年,脊髓灰质炎大流行,有许多儿童和年轻患者致残和发生后遗症,康复工作者应用电诊断和物理治疗对他们进行康复治疗,物理治疗学因而有了较大发展。此时还发展了徒手肌力测定法、增加肌力的训练和应用肢体瘫痪的支具等。1922 年美国理疗学会成立。1931 年英国皇家医学会物理医学分会成立。至第二次世界大战结束前,出现了大量战伤人员,因此,美国陆军成立了身体功能重建部和康复部。对受伤军人的治疗采取一种综合、积极的功能训练方案,尤其提倡伤病者手术后早期离床进行功能活动,并且进一步阐明了康复的原则,即不但要使伤者在身体上康复,而且要使他们在心理上康复。治疗的对象应该是整个人,而不仅是疾病。由此,运动治疗、作业治疗、心理治疗、假肢矫形等康复疗法兴起,促进了现代康复医学的形成。要特别提出的是,美国医学教授 A. H. Rusk 等倡导了康复医学理论,二战结束后,把战伤的康复经验运用于和平时期,促使康复医学发展成为一门独立学科,并首先于 1947 年在纽约大学医学中心成立了康复医学研究所。1951 年成立国际物理医学与康复学会,1969 年国际康复医学会成立。

随着科学技术的发展,物理因子疗法在医学中的应用和作用原理研究获得了全面、显著的发展。在 20 世纪上半叶产生了中波、短波、超短波、微波、超声等物理疗法。自 20 世纪 50 年代以来,低频、中频电疗法有了新的发展,水疗、磁疗等进而受到重视,并在应用技术方面有了发展提高。特别是在 20 世纪 60 年代实现的激光技术正对全部科学(包括医学在内)的发展发挥着日益重大的作用,激光疗法已成为现代光疗学的重要组成部分。另外,许多药物疗法、生物反馈疗法、注射疗法及理疗介入微创治疗等新技术不断问世,康复疗法的内容不断扩展。因此,康复治疗的整体功能恢复和功能重建的独特作用已越来越受到医学界和伤病者与残疾者的重视,康复治疗医学已成为现代医学中越来越重要的组成部分。

三、康复疗法研究的主要内容

在康复医学范畴中,康复治疗的主要内容是物理治疗(运动治疗及物理因子治疗)、作业治疗、言语治疗、心理治疗、音乐治疗、康复工程和中国传统康复治疗等技术。

（一）物理治疗

物理治疗(physiotherapy,PT)是指通过各种类型的功能训练、手法治疗,并借助于物理因子来提高人体健康,预防和治疗疾病,恢复、改善或重建躯体功能的治疗方法。它包括运动疗法和物理因子疗法两大类。

1. 运动疗法（movement therapy） 又称运动治疗，是康复治疗中最主要和最常用的功能训练方法，是物理治疗的主要部分。运动疗法是以预防残疾和提高功能障碍者日常生活活动能力为目的，根据病残的功能状况，利用力学和人体力学原理，通过手法操作和（或）应用各种治疗器械以及患者自身的参与，改善局部或整体功能，达到康复目的的治疗方法。

运动疗法的内容丰富，可分为传统运动疗法、神经生理运动疗法及其他疗法三类。其中传统运动疗法主要指关节活动度训练、关节松动技术、软组织牵伸技术、增强肌力和肌肉耐力的训练、平衡与协调功能训练、体位变换与移乘技术、步行功能训练、心肺功能训练、牵引疗法等。而神经生理学疗法，又称神经促通术、神经易化术、神经发育疗法等，主要包括 Bobath 技术、Brunnstrom 技术、PNF 技术，Rood 技术和 Vojta 技术等方法。还有近年来逐步趋于成熟的新的运动治疗技术，如运动再学习疗法、强制性运动疗法、运动想象疗法及部分减重支持系统等，其他还有 Mckenzie 疗法、按摩疗法、引导式教育等。

2. 物理因子疗法 物理因子疗法是以电、光、声、磁、热、冷、蜡等物理因素作用于人体，并通过人体的神经、体液、内分泌等生理调节机制进行治疗，具有减轻炎症、缓解疼痛、促进局部血液循环、改善肌肉瘫痪等治疗作用。其特点是：无痛苦，疗效确实，操作简便，不良反应少。

（二）作业治疗

作业治疗（occupation therapy，OT）主要是提高患者日常生活活动、手工操作、职业特点、社会交往及文体活动等能力的治疗方法。根据患者功能障碍选出针对性强，能恢复患者功能和技巧、促进发育、增强生活自理能力、恢复工作能力的作业，使用工具和（或）设备来进行作业训练，帮助因躯体、精神疾患或发育障碍造成的暂时性或永久性残疾者，最大限度地改善与提高生活自理能力、恢复工作学习和适应社会等方面的功能独立水平，提高其生活质量。

（三）言语治疗

言语治疗（speech therapy，ST）又称言语矫治，是言语治疗专业人员对各类有言语障碍的患者进行治疗和矫正的一种方法。其主要内容是对失语症、儿童语言发育迟缓、构音障碍、口吃、听觉障碍等的患者使用专门的技术，进行必要的言语功能训练或替代交流训练，以改善其语言沟通能力。另外，随着近年来对各种吞咽功能障碍（尤其是脑卒中引起）的重视，且大部分构音障碍及部分言语障碍的患者伴有吞咽障碍，所以，言语治疗的内容加入了吞咽功能障碍的康复。

（四）心理治疗

心理治疗是通过观察、谈话、实验和心理测试法，对患者的心理、精神、情绪和行为异常等进行诊断和治疗的方法。病、伤、残者，尤其是残疾者，其在康复过程中的心理特点、规律与常人和普通患者不同，因此在康复治疗时，应由心理治疗师等专业人员针对病、伤、残者的心理特点实施心理治疗，以保证病、伤、残者的全面康复。常用的心理疗法有：精神支持疗法、暗示疗法、催眠疗法、行为疗法、松弛疗法、音乐疗法和心理咨询等。

（五）康复工程

康复工程（rehabilitation engineering，RE）是利用现代工程原理和技术，恢复、代偿或重建患者功能的方法。它是对残疾者进行测量和评估,然后按照代偿技术和(或)适应的原则,设计和生产出能减轻他们残疾和改善他们独立生活能力产品的现代工程学分支。康复工程及其产品的主要内容有假肢、矫正器、人造组织器官等。总之,凡是通过工程技术手段帮助残疾者克服其缺陷和增强其独立生活能力的内容均属于此范畴。

（六）音乐治疗

音乐治疗是指具有资格的音乐治疗师使用音乐和(或)音乐元素(声音、节奏、旋律与和弦),通过一个有计划的过程,以促进交流、联系、学习、迁移、表达、组织及其他相关的治疗为目标,满足来访者或团体在躯体、情绪、心理、社会和认知方面的需要。音乐治疗不是简单地听音乐,仅仅听音乐是不可能治病的。它是利用音乐的生理现象、物理现象、情绪现象、行为现象、感知觉现象,以及人对声音的经验及想象现象等,结合心理治疗技术和康复治疗技术,来对心理疾病和脑疾病并发的功能性障碍进行介入治疗的。

（七）中国传统康复疗法

中医以整体观念为主导思想,以脏腑、经络、气血、精神等学说为核心,以辨证论治为康复特点,采用独具风格的康复方法,如中药内服及外用、针灸、按摩、拔罐、刮痧、足疗、气功等传统的治疗方法,构成了一个理论与实践相结合的康复医疗体系。中医康复医疗理论对医疗实践具有重要的指导作用,其基本内容有:形神俱养,养身为先;调整脏腑;天人相应,起居有常;动静结合,中和为度;整体康复,综合调治。

1. 中药疗法　中药疗法包括中药的内服及外用。

2. 针灸疗法　在经络学说等中医理论的指导下,运用针刺和艾灸等对人体一定的穴位进行刺激,从而达到防治疾病的一种治疗方法。在康复医学的应用上,针灸是针对患者所存在的功能障碍,以经络的调整作用为基础,通过运用一定的方法刺激经络、腧穴,达到协调阴阳、疏通经络、扶正祛邪、促进身心康复的目的。针与灸是两种不同而又相互联系的刺激方法。"针"即针刺,是用特别的金属针具刺入人体的某些穴位,使之发生酸、麻、胀、重等的得气感觉而治疗病症的方法。"灸"即艾灸,是使用艾叶制成的艾炷或艾条,点燃后对人体一定的穴位进行温灼而医治病症的方法。在临床上针和灸常配合应用,合称为针灸,但也可单独使用,应根据病症灵活选用,不可偏废。

3. 推拿疗法　推拿是在中医理论指导下,以经络的调整为基础,选定部位,通过经络、穴位实行手法而达到预防治疗疾病的目的。而通常所说的按摩,是在西医理论指导下,在一定部位上沿血管淋巴进行手法操作来治疗病症。因此,两者既有区别,又有共同点。推拿与按摩各有长处,推拿医治某些疾病较按摩好。所以按照中西医结合的方向,推拿与按摩的理论和有效手法统一起来,既保持我国推拿的民族特色,又吸取外来有效成分,统称推拿手法。

4. 拔罐疗法　是利用各种罐具(竹罐、玻璃罐等),使其内部形成负压后,吸附在体表上造成局部血管扩张和充血而达到治疗目的的一种治疗方法。此疗法设备简单,操作方便,效果较好。

5. 传统运动疗法　又名导引(气功)或功夫(太极拳等),是肢体运动与呼吸联系、自我按摩相结合的防治疾病的方法。它能活动躯体四肢以练形,锻炼呼吸以练气,并以意导气,气率血行,从而使周身气血得以正常运行,病体得到康复。康复医疗中常用的传统运动疗法有五禽戏、八段锦、太极拳等。根据不同病情,可选用不同的方法。

除以上之外,还有康复医学中的药物注射疗法、矫形手术和理疗介入微创技术等疗法。

第二节 康复疗法与临床治疗技术的区别

预防、临床、保健、康复是现代医学体系的四个组成部分。一方面,医学的这四部分密切联系、不可分割,不应该把它们按时间段分前后,而应该基本上叠加在一起。在疾病急性期间应当考虑残疾的预防(特别是二级预防和三级预防),也应当进行必要的临床处理。另一方面,这四部分内容在本质上又有所不同,不能用医学的一个方面取代另一方面。

康复医学作为一个新的医学专业,有其独特的学术内涵、技术方法和学术水平。它与传统的治疗医学又存在明显的区别。在许多情况下,单纯的临床处理对功能恢复有很大的局限性,需要使用大量专门的康复技术,进行功能的训练、补偿和代替。康复疗法已经越来越成为临床治疗方法当中不可或缺的一部分。康复医学与临床医学、预防医学的区别见表1-1。

表 1-1　康复医学与临床医学、预防医学的比较

	预防医学	临床医学	康复医学
服务对象	健康人群或疾病亚临床	外伤或疾病患者	功能障碍者
医生的作用	主动参与者	行动者	促进者
患者的作用	主动者	被动者	主动者
治疗目的	预防疾病发生、发展	消除病因,逆转疾病	促进功能进步或代偿
诊疗方式	社会化或区域化模式	医师或护士	康复治疗工作组
治疗手段	健康管理和干预	药物、手术	康复治疗和必要手术
护理模式	自理	替代护理模式	介助护理为主

第三节 康复疗法的实施原则及治疗技术选择

一、康复疗法的实施原则

康复疗法的服务对象是功能障碍者,其主要任务是最大限度地恢复功能水平,为实现重返社会的目标创造基本条件。临床上遵循"早期同步,主动参与,功能重建,全面康复,团队方式,提高生活质量"六项基本原则。

1. 早期同步　早期是指早期预防、早期治疗、早期介入,因为早期是康复的最佳时间,应在伤病的急性期和恢复早期进行康复治疗。同步是指康复医学治疗与临床医学治疗同步进行,只有康复医学早期介入,才能取得更好的效果。

2. 主动参与　一是指康复对象主动参与康复治疗活动,以充分发挥其主观能动性达到最佳的康复效果;二是指康复治疗人员主动到床边实施康复治疗,实现早期同步,以免耽误最佳治疗时期。

3. 功能重建　当预防无效而发生残疾时,按照复原、代偿、适应的处理原则,选择运用相应的康复疗法手段,实现功能重建。

4. 全面康复　重视每一种功能障碍,以整体功能恢复或重建为目标,实现全面康复。

5. 团队方式　康复医学的工作模式是以多学科、多专业结合起来的团队形式,综合协调地发挥各学科和专业的作用,才能圆满完成康复工作。

6. 提高生活质量　在改善康复对象身体功能障碍的同时,还要在心理、社会、职业、健康教育等层面给予帮助,提高其生活质量。

二、治疗技术的选择

如上所述,康复疗法多种多样,每种技术均有其一定的治疗优势,如何选择这些技术并运用于康复治疗,是一个很重要的问题。一般总的原则是科学、规范、合理、综合及个体化的治疗原则。即以临床诊断和康复评定为客观依据,针对患者的不同障碍点采取不同的康复治疗技术,或为一种疗法,或为几种疗法综合运用,以达到最佳的治疗效果为目标。同时注意随着疾病的变化,要不断调整治疗方案。

学习小结

1. 学习内容

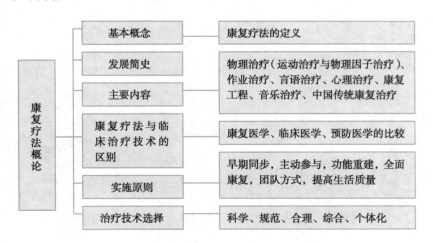

2. 学习方法

本章是康复疗法的概述,首先要学习什么是康复疗法,它是怎样发展起来的,它的主要内容是什么,然后再学习每种康复疗法的概要,学习它与临床医学、预防医学的区别,最后要学习各种康复疗法实施的原则及程序,同时还要学会临床中如何根据不同的情况选择不同的康复治疗技术。

(陈红霞)

复习思考题

1. 康复医学与临床医学、预防医学的区别是什么?
2. 康复疗法实施的六项原则是什么?
3. 康复疗法治疗的选择总则是什么?

第二章

物理治疗

学习目的

通过本章的学习,熟练掌握康复疗法中最常用的治疗方法——物理治疗中各种治疗技术的相关知识。

学习要点

物理治疗的概念、内容与分类;常用运动疗法治疗技术的特点与临床应用;常用物理因子治疗的适应证及禁忌证。

物理治疗是指通过各种类型的功能训练、手法治疗,并借助于物理因子来提高人体健康,预防和治疗疾病,恢复、改善或重建躯体功能的治疗方法。它包括运动疗法和物理因子疗法两大类。其中运动疗法是以功能训练和手法治疗为主要手段,又称运动治疗,它是物理治疗的主要部分。物理因子疗法是以自然界中的物理因子(电、光、声、磁、水、冷、热等)为主要手段,简称理疗。物理治疗是康复治疗的基本组成部分,是康复医学的重要内容,是康复治疗师必须掌握的技能之一。

执行这个专业的医疗从业人员称为物理治疗师(physiotherapist,简称 PT)或物理治疗助理(physiotherapist assistant,简称 PTA)。

第一节　运动治疗

一、概论

(一)运动治疗的定义

运动治疗包括了手法治疗及功能训练两部分。它是指以徒手或器械,运用人体生理学原理等,利用运动的方法,针对人体局部或全身性的功能障碍或功能低下,进行各种运动训练来治疗伤、病残疾患者,恢复或改善其功能障碍的治疗方法。它是物理治疗的主要部分。

(二)运动治疗的作用

1. 牵张短缩的肌肉、肌腱、关节囊及其他软组织,扩大关节活动度,防治关节挛缩。

2. 增强肌肉的肌力和肌肉活动的耐力,防治肌萎缩,改善肌无力,并增强体力,改善全身功能状态。

9

3. 抑制肌肉的异常张力,缓解肌痉挛。

4. 促进神经肌肉功能的修复,改善偏瘫、截瘫、脑瘫及存在肢体运动功能障碍患者的运动能力及模式,如站立、转移及行走。

5. 对平衡功能和运动协调性有障碍的患者,施行相应的训练,可改善其平衡、运动协调性及灵活性。

6. 通过各种运动治疗,可改善患者日常生活活动能力。

7. 改善心肺功能,防止压疮、骨质疏松、坠积性肺炎等并发症。

（三）运动治疗的分类

运动治疗的分类有多种,临床常用的分类如下:

1. 传统的运动治疗 如关节活动度训练、关节松动术、增强肌力和耐力的训练、平衡功能训练、协调功能训练、体位摆放与变换、移乘训练及步行训练、心肺功能训练、呼吸及排痰功能训练、牵引疗法等。

2. 神经生理治疗技术 包括 Bobath 疗法、Brunnstrom 疗法、神经肌肉本体感觉促进技术（proprioceptive neuromuscular facilitation,PNF）、Rood 疗法、Vojta 疗法等。

3. 运动治疗新技术 包括运动再学习疗法（motor relearning program,MRP）、强制性运动疗法（constraint-induced movement therapy,CIMT）、运动想象疗法（mental practice,mental imagery）、减重平板训练（body-weight-support treadmill training,BWSTT）、虚拟现实康复技术、机器人辅助康复治疗等。

4. 其他 如按摩疗法、麦肯基疗法（Mckenzie 疗法）,以及水中运动、体操等。

（四）运动治疗的临床应用

1. 神经系统疾病 如脑卒中、颅脑损伤、脊髓损伤或炎症、周围神经损伤、小儿脑瘫、多发性硬化、帕金森病等出现肢体运动功能障碍者。

2. 运动器官疾病 颈肩腰腿痛、关节退变、四肢骨折或脱位后、关节炎、肩周炎、手外伤、人工关节置换术后、截肢与假肢等所致的疼痛、肿胀、关节活动度受限或挛缩及运动功能障碍者。

3. 内脏器官疾病 心脏病如急性心肌梗死、冠状动脉支架术后和搭桥术后、慢性心功能不全等,呼吸系统疾病如慢性阻塞性肺疾病、肺气肿及胸腔疾病术后等致心肺功能下降者。

4. 代谢障碍性疾病 糖尿病、高脂血症、肥胖、高尿酸血症等。

5. 肌肉系统疾病 如肌营养不良症。

6. 运动损伤后的疼痛及功能障碍。

7. 烧伤 可预防和减轻烧伤瘢痕引起的关节挛缩和肢体畸形。

（五）运动治疗的禁忌证

1. 患者处于急性期且病情不稳定者。

2. 有明确的急性炎症存在,如体温超过 38℃者。

3. 全身状况差、脏器功能失代偿、有明显心力衰竭表现;安静时脉搏>100 次/分;血压明显升高或降低;严重心律失常及安静时有心绞痛发作者。

4. 各种原因不能配合治疗者。

（六）运动治疗实施的基本原则

1. 运动治疗方案的制订要确定治疗目的、选择治疗种类,并要定期进行康复评定以判断治疗效果。

2. 早期采用运动治疗,以尽快改善神经系统功能和血液循环,阻止肌腱、血管及神经等与周围组织的粘连。

3. 循序渐进,避免过度疲劳(训练次日仍有疲劳感)及突然增加运动量。

4. 持之以恒,进行系统长期的训练。

5. 主动参与。治疗内容要丰富多样,治疗前应与患者充分沟通,让其了解治疗目的及方案,并多示范、多鼓励,充分调动患者主动训练的积极性,提高训练效果。

6. 注意观察患者对治疗的反应,主要观察有无疗效及有无不良反应。

7. 做好各种记录,定期总结。

（七）运动治疗常用设备

运动疗法除徒手治疗外,大部分离不开器械,且种类颇多。有单一功能的简单器械,又有多功能的综合性器械,近年来随着计算机技术的应用,许多计算机控制的多功能运动治疗设备在康复医学领域得以应用。

常用的简单运动疗法器械有肩关节练习器、肩梯、滑轮吊环、肋木、墙壁拉力器、前臂旋转屈伸练习器、悬吊牵引架、电动站立床、站立架、股四头肌练习器、平衡杠、坐式踏步器等。

多功能电脑控制的运动疗法设备如等速肌力训练系统、平衡功能训练检测系统、带电脑跑台的减重步态训练器、电脑颈腰椎牵引仪、多功能运动训练组合系统等。

（八）运动治疗处方

接受运动治疗的患者在康复医师对其进行功能评定后,由康复医师和治疗师为其选择治疗项目、设计运动量、运动时间等称为运动治疗处方。运动治疗处方应包括运动治疗项目、运动治疗量和运动治疗的注意事项。

1. 运动治疗项目　根据运动疗法的目的,在总体上可分为耐力性项目、力量性项目、放松性项目、矫正性项目等;针对患者,具体可分为关节活动度运动训练、恢复步行能力训练等治疗项目;再进一步细化,如关节活动度运动训练,可详细至肩、肘、腕、手、髋、膝、踝等关节的被动或主动运动训练等小项目上。另外,还可包括是否应用器械设备等。

2. 运动治疗量　与运动治疗的强度、时间、频度有关,在运动治疗处方中,这三方面内容都应标明。运动强度最为重要,确定的指标有心率、机体耗氧量、代谢当量和主观感觉,心率应标明允许达到的最高心率和适宜心率。治疗时间是指一次运动治疗的总时间,可分为准备、练习和结束三个部分。频度是指每周、每日进行运动治疗的次数。

3. 运动治疗的注意事项　①要掌握好适应证,不同疾病选择不同的运动治疗方法才能保证疗效;②注意循序渐进,内容由少到多,程度从易到难,运动量由小到大;③持之以恒,大部分的运动疗法项目需要经过一段时间后才能显效,只有坚持治疗才能积累治疗效果;④治疗实施过程中要定时评定,及时调整治疗方案,然后继续实施,再评定、再实施,直至方案结束,达到预定目标为止。

二、关节活动度训练技术

关节活动度训练技术是指利用特定的方法维持和恢复因各种因素引起的关节活

动度障碍的运动疗法技术。

（一）概述

1. 关节活动基础　　关节的基本结构由三部分组成，即关节面、关节囊及关节腔。关节的辅助结构包括滑液囊、滑膜皱襞、关节盂缘、关节内软骨和关节韧带等。按运动轴的数目和关节面的形状，关节分为单轴、双轴和三轴关节。单轴运动的关节如手指的指间关节等只可做屈-伸运动。双轴关节如腕、掌指关节等可做屈-伸、内收-外展运动。三轴关节如肩、髋关节可做屈-伸、内收-外展和内旋-外旋运动。

人体关节有 3 个相互垂直的运动平面，即矢状面、冠状面、水平面（图 2-1）。与之相对应的动作包括屈-伸、内收-外展和内旋-外旋。

2. 关节活动度定义　　正常情况下各关节的三轴运动均有一定幅度，此范围即为关节活动度。它包括由作用于关节的肌肉随意收缩

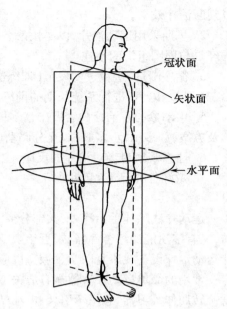

图 2-1　人体的冠状面、矢状面和水平面

所产生的主动关节活动度，以及由外力使关节运动所产生的被动关节活动度。关节活动度的正常值可根据性别、年龄、职业、运动史等个体因素而有所不同。

3. 关节活动度异常的因素　　一般认为正常的关节固定 4 周、受伤的关节固定 2 周就会形成致密结缔组织而影响关节活动度。其原因可归纳为以下几个方面：

（1）骨性障碍限制：组成关节的骨端病变、关节软骨面磨损或破坏，甚至两骨端之间发生融合，这类病变轻则引起关节活动范围减小，严重的可以造成关节的骨性强直。临床常见骨性关节炎、类风湿关节炎晚期、股骨头坏死、关节融合术后等。

（2）关节周围软组织挛缩：各种原因使关节长期制动或关节活动减少，导致关节周围的肌肉、韧带、关节囊等软组织挛缩时，可引起关节活动受限。其中①烧伤、肌腱移植术后、骨折后石膏固定等，使关节主动和被动活动均减少；②脑及脊髓损伤、周围神经损伤、肌肉及肌腱断裂等均可引起肌无力，可使关节主动活动减少，被动活动大于主动活动；③中枢神经系统病变引起肌痉挛，关节或韧带损伤疼痛，导致保护性肌肉痉挛，可使主动和被动活动均减少。以上原因均可因运动减少而引起关节周围软组织挛缩，导致关节活动度受限。

（3）疼痛：由于各种原因引起关节及周围组织疼痛，使关节活动受限。如骨折、关节炎症、手术后等。

（4）关节内异物：关节内渗出或纤维软骨撕裂或有游离体时，也可造成关节活动受限。

4. 禁忌证　　对运动影响愈合过程者；运动造成该部位新的损伤者；运动导致疼痛、炎症等症状加重者忌用。

（二）维持关节活动度技术

维持关节活动度技术是指防止关节活动受限的预防措施。主要适用于存在影响关节活动度因素、尚未出现关节活动度障碍的患者，常用方法如下：

1. 保持肢体的功能位 当关节处于活动范围的中间位置时,可以使肌肉萎缩和关节囊的粘连、挛缩处于最低限度,所以,只要有发生关节挛缩的可能性,早期就应将该关节置于功能位。一般认为:髋关节屈曲 20°、外展 10°、外旋 10° 的体位,即使发生强直也能步行和取坐位,而如果呈外展或内收位固定则不能完成步行和坐位;膝关节功能位为屈曲 20°;肘关节功能位为屈曲 90°;腕关节功能位为背伸 10°~30°,手指呈对掌位。

2. 体位变换 无论是卧床还是坐位或站位,只要有发生关节挛缩的可能均应根据病情进行体位变换。因为不同的关节可在特定的体位下出现挛缩,所以,当重点关注。如:肩关节在半脱位及内收、内旋时,肘关节在屈曲和伸展时,腕关节在掌屈及尺偏时,掌关节在伸展时,髋关节在屈曲和外展时,膝关节在屈曲或伸展时,踝关节在跖屈、内收时,均容易出现挛缩。

3. 徒手被动关节活动度维持训练 指患者完全不用力,全靠治疗师来完成关节活动的训练方法。它可保持肌肉的生理长度和张力,维护关节正常形态和功能,维持关节的正常活动范围。

（1）方法

1）躯干:患者仰卧位,患侧下肢膝关节屈曲,治疗师一手固定患者的一侧肩关节,另一手放在患侧骨盆,使肩和骨盆向相反的方向旋转并停留数秒钟。

2）肩关节:①前屈、外展:患者仰卧位,治疗师一手握住腕关节使其呈背伸位,拇指外展、手指伸展、手掌向上(前臂旋后,肩外旋),另一手握住肘关节上方使其呈伸展位,然后慢慢把患者上肢沿矢状面向上高举过头,完成肩关节的屈曲,然后还原。再慢慢把患者上肢沿额状面向上高举过头,完成外展运动。注意:应禁止使用牵拉手法,偏瘫患者应轻轻向关节盂方向按压,并在运动过程中对肩胛骨向前上方托起,随上肢进行运动,且早期偏瘫患者屈曲完成正常活动的 50%(90°)即可。②后伸:患者俯卧或健侧卧位,患肢在上,治疗师立于患侧,一手握住患侧肩关节处对其固定,另一手扶握该上肢的腕、掌部,在可动范围内将该上肢向后慢慢运动至最大限度。③内、外旋:患者仰卧位,肩关节外展 90° 伴肘关节屈曲,治疗师一手握住患者肘关节,另一手握住腕关节处,以肘关节为轴,将上肢向内、外方向旋转。④水平外展和内收:取仰卧位,治疗师位于患侧身体及外展的上肢之间,一手握住患侧腕关节处,一手握住肘关节稍上方,然后慢慢把患侧上肢沿水平面先做外展后内收。⑤肩胛骨被动活动:健侧卧位,患侧在上,屈肘,前臂放在上腹部。治疗师一手如杯状置于肩峰部,将另一手置于肩胛下角,依次推压肩胛骨完成上提、下压、前伸、后缩和上旋、下旋。

3）肘关节:①屈伸:患者仰卧位,上肢呈外展位,治疗师一手握住患者肱骨远端,另一手握住腕关节上方,在完成肘关节屈曲的同时前臂旋后,屈曲可达 135°;完成肘伸展的同时前臂旋前,伸展可达 0°~5°。②旋前、旋后:治疗师一手扶持患侧腕关节使其背伸,另一手固定肱骨远端,使肘关节屈曲 90°,进行前臂的旋前、旋后动作(均为 18°)。

4）腕关节:治疗师一手固定前臂,另一手四指在掌面、拇指在手背侧握住患者手,完成腕关节背伸 70°、掌屈 80° 和桡侧屈 20°、尺侧屈 30° 的被动运动。

5）手指关节:治疗师一手在患手的尺侧固定,另一手四指在患手的背侧,拇指在患手掌侧使掌指关节完成屈曲 90°、伸展 30°~45° 的运动。

6）髋关节：①髋、膝关节屈伸：患者仰卧位，治疗师一手托患者腘窝，另一手托足跟，进行髋、膝关节的屈曲。然后，在髋关节屈曲状态下完成膝关节伸展，最后完成髋关节伸展。②髋关节内收、外展：患者仰卧位，下肢伸直，治疗师一手放在腘窝，另一手抓握踝关节上方，将下肢沿额状面向外移动至最大限度，向内移动过中线并旋转。③髋关节内旋、外旋：患者仰卧，下肢伸直，治疗师一手固定患者膝关节上方，另一手固定踝关节上方，完成下肢轴位的旋转，足尖向内侧为外旋、向外为内旋。④髋关节后伸：患者俯卧或健侧卧位，俯卧位时治疗师一手从下方托住膝关节前部，另一手抓握踝关节上方，慢慢向上方抬；侧卧位时治疗师一手于患者大腿后绕于膝前，另一手固定骨盆，慢慢向后方用力，使患者下肢在膝关节伸直的状态下完成最大限度的后伸位。

7）踝关节：①背屈、跖屈：患者仰卧位，下肢伸展。进行背屈时，治疗师一手固定踝关节上方，另一手握足跟，在牵拉跟腱的同时，前臂屈侧推压足底；进行跖屈时，治疗师固定踝关节上方的手移到足背，在下压足背的同时，另一手将足跟上提（图 2-2）。②踝关节内翻、外翻：患者仰卧位，下肢伸展。进行背屈时，治疗师一手固定踝关节上方，另一手进行内、外翻运动。如有助手，也可让助手固定踝关节，治疗师手握住足前部和足跟使全足同时完成内翻、外翻运动。

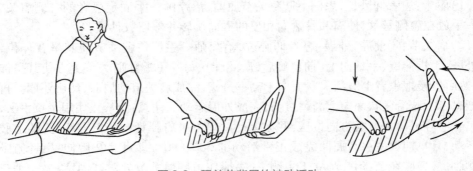

图 2-2　踝关节背屈的被动活动

（2）被动关节活动训练的原则：①若病情允许，应尽早进行关节被动活动；②运动顺序按病情确定，由近端到远端有利于瘫痪肌的恢复，由远端到近端有利于促进肢体血液和淋巴回流；③训练中发生的疼痛可耐受，活动范围尽可能接近正常；④各关节及活动轴位均需活动；⑤速度缓慢、节律均匀、动作轻柔，避免冲击性运动和暴力；⑥被动活动每日 2~3 次，每次每关节各活动轴位 10~20 遍。

（三）改善关节活动度的技术

主要针对已存在关节活动度障碍患者进行的训练，又称关节活动度矫正技术，除了需要进行关节活动度维持训练外，还需进行以下训练：

1. 主动关节活动度训练　是指通过患者主动用力收缩肌肉完成关节活动的训练。主要适用于肌力≥3 级者，对重度粘连和挛缩者治疗作用不太明显。最常用的是各种徒手体操。可根据患者关节活动受限的方向和程度，设计有针对性的动作，内容可简可繁，可以个人练习，也可以把有相同关节活动障碍的患者分组集体练习。适应面广，不受场地限制。练习要点：运动要平稳，要求每个关节必须达到全方位范围的活动。

2. 主动助力关节活动技术　是指以患者主动收缩肌肉为基础，在外力（治疗师、患者健肢、各种康复训练器械、引力或水的浮力）的辅助下完成关节活动的训练。此训练除可改善关节活动度外,尚可增加肌力,建立协调运动模式。适用于可主动收缩肌肉、肌力<3级、有或无辅助下可活动身体该部分的关节活动度障碍的患者。常用的有器械练习和悬吊练习。

(1)器械练习:是借助杠杆原理,利用器械为助力,带动活动受限的关节进行活动。根据病情及治疗目的,选择相应的器械,如体操棒、肋木、关节练习器等。器械练习可以个人参加,也可以小组集体治疗,由于趣味性大,患者参与的积极性较高。

(2)悬吊练习:利用挂钩、绳索和吊带将拟活动的肢体悬吊起来,使其在去除肢体重力的前提下进行主动活动,类似于钟摆样运动。悬吊练习的固定方法可以分为2种,一种为垂直固定,固定点位于肢体重心的上方,主要用于支持肢体;一种是轴向固定,固定点位于关节的上方,主要是使肢体易于活动。

(3)滑轮练习:利用滑轮和绳索,以健侧肢体帮助对侧肢体活动。

3. 被动关节活动度训练 是指患者完全不用力,全靠外力来完成关节活动的训练。根据力量来源分为两种,一种是由经过专门培训的治疗人员完成的被动运动,如关节活动范围内的运动和关节松动技术;一种是借助外力由患者自己完成的被动运动,如滑轮练习、关节牵引、持续性被动活动等。

(1)关节活动范围运动:是治疗者根据关节运动学原理完成的关节各个方向的活动,具有维持关节现有的活动范围、预防关节挛缩的作用。具体方法见本节"徒手被动关节活动度维持训练"。

(2)关节松动技术:主要利用关节的生理运动和附属运动被动地活动患者关节,以达到维持或改善关节活动范围、缓解疼痛的目的。常用手法包括关节的牵引、滑动、滚动、挤压、旋转等。由于澳大利亚的治疗师 Maitland 发展了这一技术,故又称为"澳式手法"或"Maitland 手法",具体操作可参阅本节"关节松动技术"。

(3)软组织牵伸技术:是指拉长挛缩或短缩软组织的治疗方法。它可改善因各种原因使肌肉、肌腱短缩导致的关节活动受限。它包括了治疗师的手法、利用器械及自我牵伸,具体操作手法参阅本节"软组织牵伸技术"。

(4)持续性被动活动(continuous passive motion,CPM):利用机械或电动活动装置,使手术肢体在术后能进行早期、持续、无疼痛范围内的被动活动,主要用于四肢关节术后及关节挛缩的治疗,例如关节内骨折和干骺端骨折,创伤性关节炎经关节囊切除或关节松解术后,类风湿关节炎和血友病性关节炎滑膜切除术后,关节外粘连松解术后,膝关节的内侧副韧带重建术后等。

(5)四肢关节功能牵引:是指对已出现紧缩的肌肉和活动范围刚出现受限的四肢关节,进行持续的、按需要扩大活动范围的关节运动方向的重力牵引,以促进恢复关节活动功能的方法。除了具有使挛缩和粘连的纤维组织产生更多的塑性伸展特点外,这一方法还具有牵引力量稳定可控,不导致新的软组织损伤的优点。尤其适用于存在挛缩及粘连的关节。

该方法需要用各关节专用的支架或特制的牵引器,以及多关节牵引设备。

三、关节松动技术

(一)概述

1. 基本概念 关节松动技术是现代康复治疗技术中的基本技能之一,用来治疗关节功能障碍,如疼痛、活动受限或僵硬的一种非常实用、有效的手法操作技术,是治疗者在关节活动允许范围内完成的一种针对性很强的手法操作技术,属于被动运动范畴,具体应用时常选择关节的生理运动和附属运动作为治疗手段。

2. 关节松动术的原理

(1)关节生理运动:指关节在生理范围内完成的运动,如屈、伸、内收、外展、旋转等。生理运动可以由患者主动完成,也可以由治疗者被动完成。

(2)关节附属运动:指自身生理活动允许,但不能主动完成,需由其他人帮助才能完成的运动。例如:一个人不能主动地使脊柱任何一个关节发生分离,或者使相邻椎体发生前后移位、旋转,但他人可以很容易完成上述活动,这些活动就属于关节的附属运动。

(3)生理运动与附属运动的关系:当关节因疼痛、僵硬而限制了活动时,其生理运动和附属运动均受到影响。在生理运动恢复后,如果关节仍有疼痛或僵硬,可能附属运动尚未完全恢复正常。通常,在改善生理运动之前,先改善附属运动;而附属运动的改善,又可以促进生理运动的改善。

3. 关节松动术的基本方法

(1)摆动:骨的杠杆样的运动叫摆动,即生理运动,摆动时要固定关节近端,关节远端做往返运动。摆动必须在关节活动度(ROM)>正常时的60%时才可应用。例如,肩关节前屈的摆动手法,至少要在肩前屈达到100°时才应用,如果没有达到这一范围应先用附属运动手法来改善。

(2)滚动:当一块骨在另一块骨表面发生滚动时,两块骨的表面形状必然不一致,接触点同时变化,所发生的运动是成角运动,其滚动的方向总是朝向成角骨运动的方向,常伴随着关节的滑动和旋转。

(3)滑动:当一块骨在另一块骨上滑动,如是单纯滑动,两骨表面形状必须一致,或是平面,或是曲面(两骨面的凹凸程度必须相等)。滑动时,一侧骨表面的同一个点接触对侧骨表面的不同点。滑动方向取决于运动骨关节面的凹凸形状(凸出——滑动方向与成骨角运动方向相反;凹陷——滑动方向与成骨角运动方向相同)。

关节表面形状越接近,滑动就越多;关节表面形状越不一致,滚动就越多。临床应用时,由于滑动可以缓解疼痛,合并牵拉可以松解关节囊,使关节放松,改善关节活动范围,因此应用较多。

(4)旋转:旋转是指在静止骨表面绕旋转轴转动,旋转时,移动骨表面的同一点作圆周运动。旋转常与滑动、滚动同时发生,很少单独作用。

(5)分离和牵拉:分离和牵拉称为牵引。当外力作用使构成关节的两骨表面呈直角相互分开时,称分离或关节内牵引。当外力作用于骨长轴使关节远程移位时,称为长轴牵引。二者的区别在于:分离是外力与关节面垂直,两关节必须分开;而牵拉是外力与骨长轴平行,关节面可以不分开。

4. 关节松动术的手法分级及选择 关节松动技术有较多相互类似而又略有区别的手法,以澳大利亚麦特兰德(Maitland)的4级分法比较完善,应用较广。

(1)Maitland 分级标准

Ⅰ级:治疗者在关节活动范围的起始部分做小幅度、节律性的来回松动关节的运动。

Ⅱ级:治疗者在关节活动范围的中间部分做大幅度、节律性的来回松动关节的运动,不抵达限制点。

Ⅲ级:治疗者在关节活动的中、末部分做大幅度、节律性的来回松动关节的运动,并使之受到组织的阻力。

Ⅳ级:治疗者在关节活动范围的限制点做小幅度、节律性的来回松动关节的运动,并使之受到组织的阻力。

(2)手法的选择:上述4级手法中,Ⅰ、Ⅱ级用于治疗因疼痛引起的关节活动受限;Ⅲ级用于治疗关节疼痛并伴有僵硬;Ⅳ级用于治疗关节因周围组织粘连、挛缩而引起的关节活动受限。

5. 关节松动技术的治疗作用

(1)缓解疼痛:当关节因肿胀或疼痛不能进行全范围活动时,关节松动术在力学方面可以促进关节液的流动,增加关节软骨和软骨盘无血管区的营养,缓解疼痛,防止因活动减少引起的关节退变。在神经作用方面表现在松动可以抑制脊髓和脑干致痛物质的释放,提高痛阈。

(2)改善关节活动范围:关节松动技术,特别是Ⅲ、Ⅳ级手法,由于直接牵拉了关节周围的软组织,因此,可以保持或增加其伸展性,改善关节的活动范围。

(3)增加本体反馈:关节松动可以提供本体感觉信息,如:关节的静止位置和运动速度及其变化,关节运动的方向、肌肉张力及其变化。

6. 适应证及禁忌证

(1)适应证:关节松动技术主要适用于任何非神经因素引起的关节功能障碍,包括关节疼痛、肌肉紧张及痉挛,可逆性关节活动降低,进行性关节活动受限,功能性关节制动。对于后两者,主要是维持现有的活动范围,延缓病情发展,预防因不活动引起的其他不良影响。

(2)禁忌证:关节活动已过度,关节肿胀、炎症、肿瘤及未愈合骨折等。

(二)关节松动技术的操作程序

1. 患者体位　治疗时,患者应处于一种舒适、放松、无疼痛的体位,通常为卧位或坐位,尽量暴露所治疗的关节并使其放松,以达到关节最大范围的被松动。

2. 治疗者位置　治疗时,治疗者应靠近所治疗的关节,一手固定关节的一端,一手松动另一端。

3. 治疗前评估　手法操作前,对拟治疗的关节先进行评估,分清具体的关节,找出存在的问题(疼痛、僵硬)及其程度。根据问题的主次,选择有针对性的手法。

4. 手法应用

(1)手法操作的运动方向:可以垂直或平行于治疗平面。治疗平面是指垂直于关节面中点旋转轴线的平面。一般来说,关节分离垂直于治疗平面,关节滑动和长轴牵引平行于治疗平面。

(2)手法操作的程度:手法操作均应达到关节活动受限处。例如:治疗疼痛时,手法应达到痛点,但不超过痛点;治疗僵硬时,手法应超过僵硬点。操作中,手法要平稳、有节奏。不同的松动速度产生的效应不同,小范围、快速度可抑制疼痛;大范围、慢速度可缓解紧张或挛缩。

(3)手法操作的强度:不同部位的关节,手法操作的强度不同。一般来说,活动范围大的关节如肩关节、髋关节、胸腰椎,手法的强度可以大一些,移动的幅度要大于活动范围小的关节,如手腕部关节和颈椎。

(4)治疗时间:治疗时每一种手法可以重复 3~4 次,每次治疗的总时间在 15~20 分钟。根据患者对治疗的反应,可以每天或隔 1~2 天治疗 1 次。

5. 治疗反应 一般治疗后即感到舒服,症状有不同程度的缓解,如有轻微的疼痛多为正常的治疗反应,通常在 4~6 小时后消失。如治疗后 24 小时疼痛未消失或较前加重,提示手法强度太大,应调整强度或缩短治疗时间或暂停治疗 1 天。如果经 3~5 次的正规治疗,症状仍无缓解或反而加重,应重新评估,调整治疗方案。

(三)脊柱关节松动及四肢大关节松动技术的操作要领

1. 脊柱关节松动操作要领

(1)颈椎:①分离牵引:患者去枕仰卧,头部伸出治疗床外。治疗者右手托住患者头后部,左手放在下颌,双手将头部沿长轴向后牵拉,持续数秒钟后放松还原。如果是上段颈椎病变,可以在颈部中立位牵引;如果是中下段病变,在头前屈 10°~15° 体位牵引。②侧屈摆动:患者体位同上。向右侧屈时,治疗者右手放在枕后及颈部右侧,示指和中指放在拟发生侧屈运动的相邻椎体横突上,左手托住下颌,上身左转,使颈椎向右侧屈。向左侧屈时则相反。③旋转摆动:患者体位同上。向左旋转时,治疗者右手放在枕骨上托住头部,左手放在下颌,双手同时使头部向左转动。向右旋转时则相反。④后伸摆动:患者体位同上。治疗者一侧大腿向前放在患者头后部支撑。双手放在颈部两侧向上提,使患者颈椎后伸。⑤垂直按压棘突:患者去枕俯卧位,双手五指交叉,掌心向上放在前额,下颌稍内收,以减轻颈椎的生理性屈曲。治疗者双手拇指并排放在同一椎体的棘突上,将棘突向腹侧垂直推动。松动上段颈椎时指背相对,松动下段颈椎时指尖相接触。C_2 棘突在体表比较容易摸到,C_1 和 C_3 棘突则不容易摸到。操作时可以 C_2 为准,向枕骨方向移动则为 C_1 棘突,向胸部方向移动则为 C_3 棘突。如果颈部症状单侧分布或以一侧症状为重,操作时一手固定,一手推动棘突;如果症状偏向于头侧或足侧,松动手法可以相应地偏向头侧或足侧。⑥垂直按压横突:患者体位同上。治疗者双手拇指放在同一椎体的一侧横突上,指背相接触,将横突垂直向腹侧推动。如果疼痛明显,外侧手的拇指靠近横突尖,这样,轻微的松动即可产生明显的力学效应;如果关节僵硬明显,外侧手的拇指靠近横突根部。上述手法适用于症状单侧分布的患者,如果症状双侧分布,治疗者可以将双手虎口交叉放在拟松动的脊椎上,拇指分别放在同一脊椎的两侧横突上,四指放在颈部侧方将横突向腹侧推动。双侧松动的手法强度应比单侧松动的手法强度要小,主要用于缓解疼痛。对关节僵硬者还是以单侧松动手法为好。⑦垂直松动椎间关节:患者去枕俯卧位,双手拇指交叉放在前额上,治疗者一手拇指放在棘突上,一手拇指放在同一椎体的横突上,然后让患者向患侧转动约 30°,治疗者双手拇指同时向中间靠拢向腹侧推动。

(2)胸腰椎:①垂直按压棘突:患者去枕俯卧位,腹部垫一枕头,上肢放在体侧或垂于治疗床沿两侧,头转向一侧。治疗者下方手掌根部放在胸腰椎上,豌豆骨放在拟松动的棘突上,五指稍屈曲,上方手放在下方手腕背部将棘突垂直向腹侧按压。②垂直按压横突:患者体位同上。治疗者双手拇指放在拟松动胸腰椎的一侧横突上,指背相接触或拇指重叠将横突向腹侧推动。③旋转摆动:胸椎旋转时,患者坐在治疗床上,双上肢胸前交叉,双手分别放在对侧肩部。向右旋转时,治疗者左手放在其右肩前面,右手放在左肩后面,双上肢同时用力,使胸椎随上体向右转动;向左旋转时则相反。

腰椎旋转时,患者健侧卧位,下肢屈髋、屈膝。屈髋角度根据松动的腰椎节段而定,节段越偏上,屈髋角度越小,节段越偏下,屈髋角度越大。治疗者双手放在上方髂嵴上将髂骨向前推动。如果关节比较僵硬,治疗者可以一手放在髂嵴上,一手放在上方肩部内侧,双手同时反方向来回用力摆动,这一手法对中段腰椎病变的效果比较好。如果是下段胸腰椎病变,可以让患者将上方下肢垂于治疗床沿一侧,借助下肢的重力来增加摆动幅度。

2. 上肢关节松动术操作要领

(1)肩关节

1)分离牵引:患者仰卧,肩外展约50°并内旋。治疗者外侧手托住上臂远端及肘部,内侧手四指放在腋窝下肱骨头内侧,拇指放在腋前,向外侧持续推肱骨,然后放松,重复3~5次。操作中要保持分离牵引力与关节盂的治疗平面相垂直。

2)前屈向足侧滑动:患者仰卧,上肢前屈90°,屈肘,前臂自然下垂。治疗者双手分别从内侧和外侧握住肱骨近端,同时向足的方向牵拉肱骨。

3)外展向足侧滑动:患者仰卧,上肢外展,屈肘,前臂旋前放在治疗者前臂内侧。治疗者外侧手握住肘关节内侧,稍向外牵引,内侧手虎口放在肱骨近端外侧,四指向下向足的方向推动肱骨。患者也可以取坐位,上肢外展90°,前臂旋前放在治疗者的前臂上。治疗者面向患者站立。外侧手托住肘关节和肱骨远端固定,内侧手放在肱骨近端,手指向内,将肱骨近端向地面方向推动。

当关节疼痛剧烈或明显僵硬,上肢不能前屈或外展,上述两种手法都难以操作时,可让患者仰卧,上肢放于体侧或外展至最大范围,肘关节伸、屈均可。治疗者双手拇指放在肩峰下肱骨头上,向足的方向推动肱骨。

4)前后向滑动:患者仰卧,上肢休息位。治疗者下方手放在肱骨远端内侧,将肱骨托起并固定,上方手放在肱骨头上,将肱骨向后推动。如果关节疼痛明显,也可以双手拇指放在肱骨头上操作。患者也可以仰卧,上肢前屈90°,屈肘,前臂自然下垂。治疗者下方手放在肱骨近端内侧,将肱骨向外做分离牵引,上方手放在肘部,向下推动肱骨。

5)后前向滑动:患者仰卧,上肢放在体侧,屈肘,前臂放在胸前。治疗者双手拇指放在肱骨头后方,其余四指放在肩部及肱骨前方,将肱骨头向前推动。患者也可以仰卧,上肢稍外展,屈肘,前臂放在治疗者肘窝处。治疗者站在患肩外侧,内侧手握住肱骨远端向足的方向做长轴牵引,外侧手握住肱骨近端,向前推动肱骨。

如果患者不能仰卧,可以取俯卧位,患肩放在治疗床边缘,肩前方垫一毛巾,上肢外展,上臂放在治疗者内侧大腿上。治疗者外侧手放在肱骨远端后面固定,内侧手放在肱骨近端后面,向前推动肱骨。

6)侧方滑动:患者仰卧,上肢前屈90°,屈肘,前臂自然下垂。治疗者外侧手握住肱骨远端及肘部固定,内侧手握住肱骨近端内侧并向外侧推动肱骨。如果关节僵硬明显,治疗者也可以用双手握住肱骨近端,颈肩部抵住肱骨远端外侧。松动时,双手向外,肩部向内同时推动肱骨。

7)后前向转动:患者健侧卧位,患侧在上,肩稍内旋,稍屈肘,前臂放在身后。治疗者双手拇指放在肱骨头后面,其余四指放在肩部及肱骨近端前面,由后向前转动肱骨。

8)前屈摆动:患者仰卧,上肢前屈至受限处,屈肘90°,治疗者外侧下肢屈髋屈膝放在床上与患侧上臂接触,内侧手握住患者腕部,外侧手握住肘部,在活动受限处摆动。

9)外展摆动:患者仰卧位,肩外展至活动受限处,屈肘90°,前臂旋前。治疗者内侧手从肩背部后方穿过,固定肩胛骨,手指放在肩上,以防耸肩的代偿作用。外侧手托住肘部,并使肩稍外旋和后伸,将肱骨在外展终点范围内摆动。如果患者肩关节外旋没有困难,前臂能接触床面,治疗者也可以在此位置上将肱骨做外展摆动。

10)水平内收摆动:患者坐位,肩前屈90°,屈肘,前臂旋前,手搭在对侧肩上。治疗者同侧手托住患侧肘部,对侧手握住患侧手部,将患侧上肢水平内收摆动。

11)内旋摆动:患者仰卧,肩外展90°,屈肘90°,前臂旋前。治疗者上方手握住肘窝部固定,下方手握住前臂远端及腕部,将前臂向床面运动,使肩内旋。患者也可以取坐位,肩外展90°,屈肘90°。治疗者内侧手握住肱骨远端固定,外侧手握住前臂远端及腕部,将前臂向下后摆动,使肩内旋。

12)外旋摆动:患者仰卧,肩外展,屈肘90°。治疗者下方手放在肱骨头前面,固定肩部并稍向下加压,上方手握住前臂远端及腕部,将前臂向床面运动,使肩外旋。

13)松动肩胛骨:患者健侧卧位,患侧在上,屈肘,前臂放在上腹部。治疗者上方手放在肩部,下方手从上臂下面穿过,拇指与四指分开,固定肩胛骨下角。双手同时向各个方面活动肩胛骨,使肩胛骨做上抬、下降、前伸(向外)、回缩(向内)运动,也可以把上述运动结合起来,做旋转运动。

(2)肘关节

1)分离牵引:患者仰卧位,屈肘90°,前臂旋后位。治疗者下方手握住前臂远端和腕部背面尺侧,上方手放在肘窝,手掌接触前臂近端,掌根靠近尺侧向足侧推动尺骨。

2)侧方滑动:患者仰卧位,肩外展,伸肘,前臂旋后。治疗者上方手放在肱骨远端外侧固定,下方手握住前臂远端尺侧向桡侧推动尺骨。

3)屈肘摆动:患者仰卧位,肩外展,屈肘,前臂旋前。治疗者上方手放在肘窝固定,下方手握住前臂远端稍作长轴牵引后再屈曲肘关节。

4)伸肘摆动:患者仰卧位,肩外展,前臂旋后。治疗者上方手放在肘窝,下方手握住前臂远端尺侧,在伸肘活动受限的终点摆动。

3. 下肢关节松动术操作要领

(1)髋关节

1)长轴牵引:患者仰卧位,下肢中立位,双手抓住床头,以固定身体。治疗者双手握住大腿远端,将小腿夹在内侧上肢与躯干之间。双手同时用力,身体后倾,将股骨沿长轴向足部牵引。

2)分离牵引:患者仰卧位,患侧屈髋90°,屈膝并将小腿放在治疗者的肩上,对侧下肢伸直。双手抓住床头,以固定身体。治疗者上身稍向前弯曲,肩部放在患腿的腘窝下,双手五指交叉抱住大腿近端。上身后倾,双手同时用力将股骨向足部方向牵拉。

3)后前向滑动:患者健侧卧位,患侧下肢屈髋,屈膝,两膝之间放一枕头,使上方下肢保持水平。治疗者站在患者身后,双手拇指放在大腿近端后外侧,相当于股骨大转子处,其余四指放在大腿前面用力将股骨向腹侧推动。

4）屈曲摆动：患者仰卧位，患侧下肢屈髋，屈膝，健侧下肢伸直。治疗者上方手放在膝关节上，下方手托住小腿，双手同时将大腿向腹侧摆动。

5）旋转摆动：患者仰卧位，患侧下肢分别屈髋，屈膝90°，健侧下肢伸直。治疗者上方手放在髌骨上，下方手握住足跟。内旋时，上方手向内摆动大腿，下方手向外摆动小腿；外旋时，上方手向外摆动大腿，下方手向内摆动小腿。

6）内收内旋摆动：患者仰卧位，患侧下肢屈髋，屈膝，健侧下肢伸直。治疗者上方手放在患侧髋部，下方手放在患膝外侧，将大腿向对侧髋部方向摆动。

7）外展外旋摆动：患者仰卧位，患侧下肢屈髋，屈膝，足放在对侧膝关节上，健侧下肢伸直。治疗者上方手放在对侧骨盆上，下方手放在患侧膝关节将膝关节向下摆动。

（2）膝关节

1）长轴牵引：患者坐在治疗床上，患肢屈膝垂于床沿，腘窝下可垫一毛巾卷，身体稍后倾，双手在床上支撑。治疗者双手握住小腿远端，身体下蹲，将小腿向足端牵拉。

2）前后向滑动：患者仰卧位，患侧下肢屈髋，屈膝。治疗者上方手放在大腿远端，下方手掌根部放在小腿近端大约胫骨结节处将胫骨向背侧推动。

3）后前向滑动：患者仰卧位，患侧下肢屈髋，屈膝，足平放床上，健侧下肢伸直。治疗者坐在治疗床一侧，大腿压住患者足部，双手握住小腿近端，拇指放在髌骨下缘，四指放在腘窝后方将胫骨向前推动。

4）伸膝摆动：患者仰卧位，患侧下肢稍外展，屈膝。治疗者将患侧下肢置于上方上肢与躯干之间，双手握住小腿远端，稍将小腿向下牵引后向上摆动。

5）旋转摆动：患者坐位，小腿垂于治疗床沿。治疗者面向患者坐在一矮凳上，双手握住小腿近端稍向下牵引。内旋时，双手向内转动小腿；外旋时，向外转动小腿。

四、软组织牵伸技术

（一）概述

1. 定义　软组织牵伸技术又称牵张训练或牵伸训练，是拉长挛缩或短缩软组织的治疗方法。它与牵引疗法的区别在于：牵引主要作用于关节，通过力学原理增大关节间隙。

2. 牵张训练的目的　改善或重建关节周围软组织的伸展性、降低肌张力、改善ROM、防止不可逆组织挛缩、预防或降低肌肉肌腱活动时的损伤。

3. 牵张训练的作用

（1）增加关节的活动范围，防止组织发生不可逆性挛缩。

（2）阻断恶性循环、缓解疼痛：某些疾病可反射性引起肌痉挛以致挛缩，活动减少，影响血液循环；肌痉挛或挛缩本身也可压迫神经末梢而产生疼痛，这样会加重肌力失衡和疼痛，并形成恶性循环，进行牵张训练，有可能阻断恶性循环，减轻疼痛和防治肌力失衡。

（3）调节肌张力：当肌肉受到快速牵拉时，可增加肌肉张力；而缓慢持续牵拉时，可使肌肉张力降低，肌肉放松，长度变长，从而逐步恢复肌肉的柔韧性。

（4）提高肌肉的兴奋性：对肌张力低下的肌群，适当地静态牵伸延长肌肉，可直接或间接反射性地提高肌肉的兴奋性，增强肌力。

（5）预防和降低软组织损伤：在特殊活动及从事某项运动之前，应预先对关节和软组织进行牵伸活动，可增加关节的灵活性，降低肌肉和肌腱等软组织的损伤和疼痛。

4. 牵张训练的原则

（1）牵张训练前的评定，明确功能障碍的情况，选择合适的训练方式。

（2）患者处于舒适体位，必要时在牵张前应用放松技术、热疗和热身训练。

（3）牵张训练时，牵张力量应轻柔、缓慢、持续，达到一定力量，持续一定时间，逐渐放松力量，休息片刻后再重复。

（4）牵张后，可应用冷疗或冷敷，以减少牵张所致的肌肉酸痛，冷疗时应将关节处于牵张位。

（5）在获得进展的活动范围内进行主动训练，可增加肌肉功能，同时加强肌肉之间的平衡能力训练。

5. 牵张训练的适应证和禁忌证

（1）适应证

1）挛缩、粘连、瘢痕组织形成，导致肌肉、结缔组织、皮肤等软组织缩短，引起关节活动受限（包括未能有效预防而进一步造成的结构性变形）。

2）影响日常功能活动或生活自理的挛缩。

3）肌肉无力而拮抗侧组织紧张。

4）还可用于骨科术后康复、运动损伤的预防与康复、神经康复中对应的相关症状的康复、非特异性颈肩腰腿痛的治疗及预防、健身与柔韧性训练等。

（2）禁忌证

1）骨性关节活动障碍。

2）新近的骨折。

3）紧张组织和周围区域的急性炎症或感染。

4）关节活动或肌肉拉长时剧痛。

5）挛缩或缩短软组织可提供关节稳定性，以替代正常的结构稳定或肌力。

6）神经损伤或吻合术后1个月之内。

7）严重骨质疏松。

6. 牵张训练的注意事项

（1）患者应尽量使自身处于舒适、放松的治疗体位。

（2）牵张训练前，先做一些低强度的运动或热疗，以使关节组织有一定的适应；并且要先活动关节，再牵张肌肉。

（3）牵张训练需反复进行，一般每次牵张持续时间为10~20秒，休息10秒，再牵张10~20秒，每个关节牵张数次。关节各方向依次进行牵张，2~3次/天。

（4）康复治疗师的动作应缓慢、轻柔、循序渐进地进行，应在无痛下进行，并避免过度牵张长期制动、水肿和无力的组织。

（5）避免突然暴力牵拉，以防肌肉及韧带损伤。一般牵张后若局部疼痛持续时间超过24小时，则表明牵张力量过大。

（二）牵张训练的分类及方法

牵张训练的分类有很多，常用的分为被动牵张和自我牵张两种。

1. 被动牵张训练　指利用外界力量如治疗者、器械或患者自身健侧肢体力量来牵拉缩短组织的方法。

（1）机械被动牵张训练：指借助机械装置，以低强度外在力量（2.27～6.81kg 或 5%～10%的体重），较长时间作用于缩短组织的一种牵张方法。通过重量、滑轮或系列夹板和石膏等发生作用，时间至少 20～30 分钟，甚至数小时才能产生治疗效果。如颈牵、腰牵等。

（2）手法被动牵张训练：指治疗者对发生紧张或活动受限的关节，通过手法牵拉及控制牵拉方向、速度和持续时间，来增加挛缩组织的长度和关节活动范围。它又可分为如下两种：①持续牵张训练：又称静态牵张训练，即用低强度缓慢牵拉，持续手法 15～30 秒，不引起牵张反射及肌张力增高。②短促牵张训练：指用高强度快速牵拉，增加肌张力。但此法易导致软组织微小损伤。

2. 自我牵张　指患者自己完成的一种肌肉伸展性训练，可利用自身重量作为牵张力量，牵张强度和持续时间与被动牵张相同。自我牵张涉及被动牵张和（或）主动抑制。它使患者能独立地保持或增加关节活动度。

（三）常用的手法被动牵张训练示例

1. 肩部肌肉牵张

（1）肩部前屈：患者仰卧位，肩前屈，屈肘，前臂及手放松。治疗师面向患者站在牵伸一侧，上方手从内侧握住肘关节处肱骨远端的后方，下方手放在肩胛骨腋缘固定肩胛骨。主要牵伸肩关节后伸肌群以增加肩关节前屈的活动范围。

牵伸手法：上方手将肱骨被动前屈到最大范围，以拉长肩后伸肌群。牵拉大圆肌，或者固定胸椎或骨盆上部以牵拉背阔肌。上方的手将移动患者肱骨被动前屈至肩完全屈曲的最大范围，以牵拉肩关节后伸肌群。

（2）肩部后伸：患者俯卧位，上肢放在体侧，前臂及手放松。治疗师面向患者站在牵伸一侧，上方手放在肩胛骨上固定肩胛骨，下方手从掌侧握住肘关节。主要牵伸肩关节前屈肌群以增加肩关节后伸的活动范围。

牵伸手法：下方的手从掌侧托起肱骨远端，将肱骨被动后伸至最大范围，以拉长肩前屈肌群，注意固定好肩胛骨后部并防止代偿运动。

（3）肩部外展：患者仰卧位，肩外展，屈肘 90°。治疗师面向患者站在牵伸侧，上方手托住肘部，下方手放在腋下。主要牵伸肩内收肌群以增加肩外展的活动范围。

牵伸手法：上方手托住肱骨远端，将肱骨被动外展至最大范围，以牵伸肩内收肌群。下方手固定肩胛骨的腋侧缘，移动患者肱骨被动外展至肩完全外展的最大范围，以牵拉肩内收肌群。

（4）肩部的内旋：患者仰卧位，外展患者肩关节至一舒服的位置（起始的 30°或 45°）或肩关节稳定在外展 90°、屈肘 90°。治疗师面向患者的足，站在牵伸一侧。内侧手握住肱骨远端，外侧手握住前臂远端。牵伸肌群：肩外旋肌群以增加肩内旋活动度。

牵伸手法：内侧手固定肱骨远端，外侧手移动前臂使肩关节内旋，将前臂向床面被动运动至最大范围，充分拉长肩关节外旋肌群。

（5）肩关节外旋患者体位：患者仰卧位，外展肩关节至一舒服的位置（30°～45°），如果肩关节稳定则外展至 90°、屈肘 90°。治疗师面向患者站在牵伸的一侧，外侧手握住肱骨远端，内侧手握住前臂远端。主要牵伸肩内旋肌群，以增加肩关节外旋（以牵拉肩内旋肌）。

牵伸手法:内侧手移动前臂使肩关节外旋,将前臂向床面被动运动至最大范围,充分拉长肩关节内旋肌群。

注意:当牵拉肩内、外旋肌肉时,施加的牵拉力通过肘关节达到肩关节,必须确保肘关节稳定、无痛和较低的牵拉强度,尤其是骨质疏松的患者要特别当心。

(6)肩关节水平外展:患者仰卧位,患侧肩部位于床沿,肩关节外展 60°~90°。治疗师面向患者站在牵伸一侧。内侧手握住肱骨远端,外侧手握住前臂远端掌侧。主要牵伸胸肌以增加肩水平外展活动度(以牵拉胸肌)。

牵伸手法:双手将患者上肢向地面方向被动运动,使肩关节完全水平外展至最大范围,以牵伸肩关节水平内收肌——胸肌。胸肌的牵伸也可以在坐位下进行,患者双手五指交叉放在头后部,治疗者位于患者身后,双手分别握住肘关节并被动向后运动水平外展,同时让患者配合做深吸气后呼气的运动。

(7)增加肩胛骨的活动:患者坐在椅上,头转向非牵伸侧,稍向前屈,直至颈部后外侧有酸胀感。牵伸侧上肢外展,屈肘,手放在头后部。治疗师站在患者身后牵伸侧,外侧手从前面托住上臂远端,内侧手放在牵伸侧颈肩部交界处,主要牵伸肩胛提肌以增加肩胛骨的活动度。

牵伸手法:外侧手向上抬,内侧手向下压,同时,让患者深吸气后深呼气,以牵伸肩胛提肌。

2. 肘部肌肉牵张

(1)肘关节伸直:患者仰卧位,上肢稍外展。治疗师面向患者头部站在牵伸一侧,内侧手放在肱骨近端,外侧手握住前臂远端掌侧。固定患者肩胛骨和肱骨近端的前部,主要牵伸屈肘肌群以增加肘关节伸直的活动度。

肘关节伸直牵伸手法:外侧的手被动牵伸肘关节至最大范围,以牵拉屈肘肌群。

(2)肘关节屈曲:患者仰卧位,上肢稍外展。治疗师面向患者站在牵伸一侧,上方手握住前臂远端掌侧,下方手托住肘部,注意固定好肱骨。主要牵伸伸肘肌群以增加肘关节屈曲的活动范围。

牵伸手法:上方的手被动屈曲肘关节至最大范围,以牵伸伸肘肌群。患者也可取坐位,手放在颈后部。治疗者外侧手握住肘部向上牵伸,内侧手握住腕部向下牵伸。此法对牵伸肱三头肌长头的效果较好。

(3)增加前臂旋前和旋后:患者仰卧位或坐位,屈肘 90°,患者肱骨放于桌面上屈肘 90°。治疗师面向患者站在牵伸侧。上方手握住前臂远端掌侧,下方手握住肘关节以固定肱骨。主要牵伸旋后肌群可增加旋前活动范围;牵伸旋前肌群可增加旋后活动范围。

牵伸手法:上方手握住前臂远端掌侧,做旋前或旋后至最大的活动范围。牵伸时,桡骨围绕尺骨旋转。固定肱骨防止肩关节内、外旋代偿运动,牵伸的力量使桡骨围绕尺骨旋转。

3. 腕及手部肌肉

(1)增加腕关节伸展:患者坐在桌旁,前臂旋前使掌心向下,或使前臂处于中立位放在桌上,并垫一个枕头,腕伸出桌沿,手指放松。治疗师坐在牵伸一侧,一手握住前臂远端固定,另一手握住患者的手掌。主要牵伸屈腕肌群以增加腕背伸关节活动度。

牵伸手法:牵拉腕屈肌,被动伸腕至最大范围。允许手指被动屈曲。如果患者不能取坐位,也可以在卧位进行牵伸,治疗师手的放置及牵伸手法与坐位相同。

(2)增加腕关节屈曲:患者仰卧位或坐在治疗床旁,上肢放在治疗床上,屈肘90°,前臂旋后或中立位,手指放松。治疗师位置:站在牵伸一侧,一手握住前臂远端固定,另一手握住手掌背面。主要牵伸伸腕肌群以增加腕屈曲关节活动度。

牵伸手法:屈曲患者腕部,并允许手指自然伸直,被动屈腕至最大范围。进一步牵拉腕伸肌,将患者肘关节伸直。

(3)手腕桡侧偏:患者取坐位,前臂支持于治疗台上。治疗师取坐位,上方手握住前臂的远端,下方手握住第五掌骨。主要牵伸尺侧偏肌群以增加桡侧偏活动范围。

牵伸手法:上方手固定前臂的远端,下方手向桡侧偏,以牵伸尺侧肌群。

(4)手腕尺侧偏:患者取坐位,前臂支持于治疗台上。治疗师取坐位,上方手握住前臂的远端,下方手握住第二掌骨。主要牵伸桡侧偏肌群以增加尺侧偏活动范围。

牵伸手法:上方手固定前臂的远端,下方手向尺侧偏,以牵伸桡侧肌群。

(5)增加伸指:患者仰卧位,牵伸侧上肢稍外展,屈肘90°。治疗师面向患者站在牵伸一侧。上方手握住前臂远端,下方手放在手指掌侧五指相接触。主要牵伸屈指肌群以增加伸指关节活动度。

牵伸手法:下方手被动伸腕至最大范围,再将手指完全伸直,上述手法也可以在坐位下进行,牵伸手法与卧位相同。

(6)手指屈曲:患者仰卧位或坐位,牵伸侧上肢稍外展,屈肘90°。治疗师面向患者站立或坐在牵伸一侧。上方手握住前臂远端,下方手握住手指。主要牵伸伸指肌群以增加屈指关节活动度。

牵伸手法:下方手被动屈腕至最大范围,再将手指完全屈曲。

4. 髋部肌肉

(1)屈膝时髋关节屈曲:患者仰卧位,下肢稍屈髋屈膝。治疗师面向患者站在被牵伸患侧,远端手握住足跟,近端手托住患肢股骨远端。主要牵伸臀大肌以增加屈膝时屈髋的活动范围。

牵伸手法:双手托起患侧下肢,同时被动屈曲髋关节和膝关节至最大范围。在牵伸过程中固定非牵拉侧股骨,阻止骨盆向后方倾斜,移动患者的臀部和膝部,使其充分屈曲以达到牵拉髋关节的伸肌群。

(2)伸膝时的屈髋:患者仰卧位,健侧下肢伸直,患肢放在治疗师肩上。治疗师面向患者头部站在患侧,靠近患侧的肩部支撑患侧下肢,一手放在股骨远端以固定骨盆和股骨。主要牵伸腘绳肌以增加伸膝时的屈髋活动范围。

牵伸手法:保持患肢膝关节充分的伸展,另一手或另一个人帮助,沿大腿的前面固定对侧的下肢在膝0°伸展位,髋关节中立位,同时尽量屈曲牵伸侧髋关节至最大范围。

注意:髋外旋时,屈髋的牵拉力量作用于腘绳肌中间,髋内旋时,屈髋的牵拉力量作用于腘绳肌外侧。

(3)髋关节后伸:患者俯卧位,牵伸侧下肢稍屈膝,非牵伸侧下肢伸膝。治疗师面向患者站在非牵伸侧,上方的手放在臀部固定骨盆,防止骨盆运动;下方的手放在股骨远端托住大腿。主要牵伸髂腰肌以增加髋后伸活动度。

牵伸手法:下方的手托起大腿离开治疗床面进行牵拉,后伸髋关节至最大范围。

若患者不能俯卧位也可仰卧位,非牵拉侧下肢安置于床面上,屈曲髋膝关节均朝向胸壁方向以稳定髋和脊柱。将被牵伸的下肢悬于治疗床沿,以至髋关节后伸超过中立位。

(4)髋关节后伸伴屈膝:患者俯卧位,双下肢伸直,治疗师面向牵伸侧。主要牵伸股直肌以同时增加伸髋和屈膝的活动范围。

牵伸方法:使患者保持髋关节完全伸直,另一只手握住胫骨远端并逐渐尽可能多地屈膝,不要使髋外展或旋转,使股直肌得到最大的牵伸。

(5)髋关节外展:患者仰卧,下肢伸直。治疗师面向患者站在牵伸一侧,上方手放在对侧大腿内侧,下方手从腘窝下托住牵伸侧大腿。主要牵伸髋内收肌群以增加髋外展活动。

牵伸手法:上方手用臂和前臂支撑患者大腿的远端,并按压对侧髂前上棘或保持对侧下肢轻度外展来固定骨盆。尽可能外展髋关节至最大范围,以牵拉内收肌。

(6)髋关节内收:侧卧位,患者牵伸侧在上面伸髋,非牵伸侧下面的腿屈髋屈膝90°。治疗师站于患者的背后,上方手扶按髂嵴上,下方手按在牵伸侧股骨远端的外侧。主要牵伸髋外展肌群以增加髋关节内收。

牵伸手法:上方手按压髂嵴固定骨盆,屈膝、伸髋至中立位或轻度髋后伸位,轻度向上方牵伸。让患者的髋部利用重力内收,或治疗师下方的手外加一定的压力至大腿远端的外侧面以增强内收髋关节。

(7)髋关节外旋:患者俯卧,伸髋屈膝90°。治疗师面向患者站在牵伸一侧,上方手按压于臀部固定骨盆,下方手握住小腿远端外踝处。主要牵伸髋内旋肌群以增加髋外旋。

牵伸手法:上方手固定骨盆,下方手将小腿向内转至髋部外旋最大范围,以牵拉髋内旋肌群。

(8)髋关节内旋:患者俯卧位,牵伸侧下肢伸髋屈膝90°,非牵伸侧下肢伸直。治疗师面向患者站在牵伸一侧,上方手放在臀部固定骨盆,下方手握住小腿远端外踝处。主要牵伸髋外旋肌群以增加髋外旋。

牵伸手法:上方手固定骨盆,下方手将小腿向外转至最大范围,以牵拉股外旋肌群。

5. 膝部肌肉牵伸

(1)膝关节屈曲:患者俯卧位。治疗师面向患者站在牵伸一侧,上方手放在臀部固定骨盆,下方手握住小腿远端内外踝处。患者也可坐位,屈髋90°,治疗师一手固定大腿远端,一手握住小腿远端内外踝处。主要牵伸伸膝肌群以增加膝关节屈曲。

牵伸手法:上方手在臀部固定骨盆,下方手被动屈膝至最大范围,以牵拉膝部伸肌群。

注意:可将一小枕头放在被牵伸大腿下,以防治疗台对髌骨的压力。俯卧位时若牵张过强可损伤膝关节并导致水肿。一般俯卧位更适用于屈膝90°~135°的牵伸;坐位更适用于屈膝0°~100°的牵伸。

(2)膝关节伸直:患者伸膝小于150°时采用俯卧位,将小圆枕垫于患者股骨远端、髌骨上方,若伸膝大于150°时可采用仰卧位。治疗师面向患者足部,站在牵伸一侧,一手放在大腿后方,一手握住小腿远端内外踝处。主要牵伸屈膝肌群以增加膝关节伸直活动范围。

牵伸手法:一手固定股骨和骨盆,防止髋关节在牵伸过程中屈曲,一手将小腿缓慢拉至最大伸膝范围。

6. 踝与足部肌肉的牵伸

(1)踝关节背伸:患者仰卧,膝关节伸直。治疗师站在牵伸下肢的外侧。一手握住内外踝处固定小腿,一手握住患者足跟,前臂掌侧抵住足底,使距腓关节在中立位。主要牵伸踝跖屈肌群以增加伸膝时的踝背伸活动度。

牵伸手法:下方手一方面用拇指和其他手指向远端牵拉足跟,背屈踝关节中的距踝关节;另一方面用前臂向近端运动,并轻轻加压力于近侧的跖骨,以牵伸腓肠肌,使踝背伸至最大的活动范围。若上述手法在屈膝下进行则主要牵伸比目鱼肌。

注意:避免用力过大导致医源性平底足。

(2)踝关节跖屈:患者坐位或仰卧位,治疗师站在牵伸侧下肢外侧,一手托住踝关节的后部固定小腿,下方手握住足背。主要牵伸踝背伸肌群以增加踝关节跖屈活动范围。

牵伸手法:一手用力向下活动足至最大跖屈活动范围。

(3)踝关节内翻:患者仰卧,下肢伸直。治疗师站或坐在牵伸下肢的外侧。一手握住内外踝下方的距骨处,一手握住足跟。主要牵伸足外翻肌群。

牵伸手法:一手固定胫骨远端,一手将足跟向内转动,牵伸腓侧肌群,使足内翻达到最大的活动范围。

(4)踝关节外翻:患者仰卧,下肢伸直。治疗师站或坐在牵伸下肢的外侧,一手握住内外踝下方的距骨处,一手握住足背。主要牵伸足内翻肌群。

牵伸手法:一手固定胫骨远端,一手握住足背,跖屈、足外翻牵伸胫骨前肌,使足外翻踝关节达到最大的活动范围。

(5)足趾屈曲的伸展:患者仰卧或坐位,治疗师坐于牵伸侧,一手固定紧张关节的近端骨,一手握住所需牵伸关节的远端。主要牵伸足趾的屈曲和伸展肌群。

牵伸手法:以需要活动的方向,单独地牵伸影响足趾运动的紧张肌肉。

(四)常用的自我牵张训练方法示例

1. 肩关节牵张训练 面向墙面,患侧上肢前屈靠墙,手指尽力向上爬墙。如有墙梯,手指可通过墙梯尽力向上。身体尽量向前靠拢,即可牵张患侧的肩关节前屈肌;身体侧向墙面,患侧上肢的手指侧向尽力向上爬墙,即可牵张患侧的肩关节外展肌。每次持续时间 5~10 秒,重复 10~20 次,2~3 次/天;开始训练时肩关节有疼痛,牵张角度应小,时间应短,以后逐渐缩短身体与墙的距离,增加牵张角度与时间。

2. 髂胫束牵张训练 患侧侧身向墙,离墙站立,一手撑墙,一手叉腰,做侧向推墙动作,使患侧髋部尽量接触墙壁,即可牵张患侧的髂胫束;每次持续 5~10 秒,重复 10~20 次,2~3 次/天;训练中应注意两脚平放于地面而不应离地,离墙壁距离可逐渐增加。

3. 股内收肌群牵张训练 两足分开站立,两手叉腰,重心移向健侧,同时稍屈健膝,患侧股内收肌群即被牵张;每次持续 5~10 秒,重复 10~20 次,2~3 次/天;如两侧均需牵张,即可左右训练。两足分开站立,距离可根据需要增加或缩小。

4. 小腿三头肌和跟腱牵张训练 面向墙壁,离墙站立,两手支撑墙,两膝伸直,身体向前尽量使腹部接近墙;每次持续5~10秒,重复10~20次,2~3次/天;训练中注意两足跟不要离地。离墙距离可根据需要调整。若只需牵张一侧小腿肌,可将健侧腿靠近墙,身体(腹部)前靠墙时,患侧小腿肌即受到牵张;可利用砖块或楔形木块训练,患者双足前部踩在砖块或楔形木块上,双足后跟悬空,利用身体的重量使双侧跟腱牵张。

5. 股四头肌牵张训练　两膝跪地,取躯干后伸位,亦可取屈膝屈髋跪坐位,两手向后撑床或地面,然后做挺腹伸髋训练;每次持续时间5~10秒,重复10~20次,2~3次/天;注意两膝不要离地。

五、增强肌力及肌肉耐力训练技术

(一)概述

肌肉的能力包括肌力和肌肉的耐力两个方面。肌力是肌肉在收缩时所能产生的最大力量,通常采用手法肌力检查或利用各类肌力测试仪(如握力计、捏力计、等速肌力测试仪等)来评定。肌肉耐力是指肌肉在产生力量时所能持续的时间,通常以固定时间后的肌力能维持的时间或下降的状况来表示。肌力与肌肉耐力训练之间的差别只是在于所能承受负荷量的大小和次数的不同。

肌力及肌肉耐力训练的目的是增强肌力、增加肌肉耐力及提高功率,其临床意义主要为:①防治失用性肌萎缩,特别是肢体制动后的肌萎缩。②防治因肢体创伤、炎症疼痛所致反射性地抑制脊髓前角细胞造成的肌萎缩。③促进神经系统损害后的肌力恢复。帮助维持肌病时的肌肉舒缩功能。④通过选择性增强肌肉、调整肌力平衡,对脊柱侧弯、平足等骨关节畸形起矫治作用。⑤增强躯干肌肉和调整腹背肌力平衡,以改善脊柱排列及应力分布,增加脊柱的稳定性,以防止各种颈椎或腰椎疾病。⑥增强肌力和改善原动肌与拮抗肌之间的平衡,以促进关节的动态稳定性,防止负重关节的退行性改变。⑦增强腹肌和盆底肌训练,对防治内脏下垂、改善呼吸及消化功能有一定意义。

(二)肌力训练

1. 肌力训练原则　进行肌力训练时,应遵循下列四项基本原则。

(1)超负荷训练:也称过量负荷原则。对于非中枢性损伤引起的肌肉力量降低,训练时的负荷应当等于或略大于手法肌力评定的等级。只有当肌肉或肌群在这种超负荷情况下收缩时,肌力的增进最为有效。

(2)渐进抗阻力训练:虽然肌肉的力量训练在超负荷的环境下最为有效,但如果负荷增加的过快,反而不利于肌肉力量的训练。因此,渐进抗阻力训练一是指在训练过程中,应根据肌力的大小逐渐增加负荷,让肌肉有一个适应的过程;二是指经过一段时间的力量训练后,如果肌肉可以比较轻松地完成所施加负荷的重量,表示肌肉力量已增加,此时可再适当增加训练的重量,反之,如果训练的肌肉或肌群对所施加的负荷很难完成或很容易疲劳,则说明施加的负荷过大,需要适当减量训练。

(3)个体化训练:在肌力训练时,应考虑患者性别、年龄、肌群分布等特点,实施因人而异,因病而异,训练方案个体化。例如,训练多组肌群时应先做大肌肉群训练,再做小肌肉群训练,因为小肌肉群的训练要比大肌肉群更容易疲劳。

(4)适度疲劳原则:训练时应使肌肉感到疲劳但不应过度疲劳的原则,也是控制超负荷不至于过度的一个主观限制指标。

2. 肌力与训练方式　肌力在 0~1 级时,可选择被动运动方式如电刺激、运动想象疗法等;2 级时可给辅助运动;3 级时可根据情况给予主动抗部分重力运动、主动抗重力运动及抗轻微阻力运动;4 级时可选择抗较大阻力运动;5 级时可选择最大阻力运动。

3. 肌力训练方法的分类　按照不同肌力大小分为传递神经冲动训练、助力训练、主动训练、抗阻力训练及渐进抗阻力训练;按照肌肉收缩的方式可分为等长训练、等张训练、等速训练。

(1)按肌力大小分类

1)传递神经冲动训练:适用于肌力 0~1 级者。训练方法为引导患者做主观努力,通过意念的方式,尽力引起瘫痪肌肉的主动收缩。

2)助力训练:适用于肌力 1~3 级时,训练方法包括:①徒手助力训练:当肌力为 1 级或 2 级时,治疗者帮助患者进行主动锻炼。随着主动运动能力的改善,治疗者逐渐减少帮助。②自助式或器械助力训练:患者也可以利用健侧肢体辅助患侧肢体运动或借助于滑轮、悬吊带、滑板、水的浮力等减轻重力来运动。③悬吊助力:当肌力为 2~3 级时,可以采用范围较大的主动助力运动。助力可以来自通过滑轮的重物或治疗者徒手施加,助力大小根据患者肢体的肌力而定。悬吊是一种比较理想的方法,利用绳索、挂钩、滑轮等简单装置,将运动肢体悬吊起来,以减轻肢体的自身重量,然后在水平面上进行运动锻炼。上下肢均可进行垂直位和水平位悬吊练习,通过肌肉的主动收缩可以维持关节的活动范围,延缓肌肉萎缩,提高肌力。

3)主动训练:当肌力达到 3 级时,可以让患者将需要训练的肢体放在抗重力的位置上,进行主动运动。

4)抗阻力训练:当肌力增至 4 级或以上时,可以进行抗阻运动,同时进行速度、耐力、协调性和平衡性的训练。多用哑铃、沙袋、弹簧、橡皮条,也可用组合器械来抗阻负重。增加肌力的抗阻运动方法有:渐进抗阻运动、短暂最大负载等长收缩练习、等速练习。原则是大重量、少重复。

(2)按肌肉收缩的方式分类

1)等长训练:2~5 级肌力的患者均可运用。该训练指肌肉收缩时,肌纤维的长度保持不变,也不产生关节活动,但肌肉通过产生较大张力而增加肌力的一种训练方法。由于等长运动时无关节活动,力量增加的范围只能在完成收缩的位置上。因此,为了增加关节活动全范围内的肌力,必须把关节置于不同角度的位置上训练,每次抗阻力维持 5~10 秒为宜。与等张运动相比,等长运动产生的张力比最大等张向心性收缩生的张力大,但小于最大等张离心性收缩。

训练的形式包括:①徒手等长训练:受训肢体不承担负荷,而保持肌肉的等长收缩活动;②肌肉固定训练:适用于固定在石膏或夹板中的肢体,要求肌肉收缩时不能引起关节的运动;③利用器具等长训练:利用墙壁、地板、肋木、床等固定不动的器械和物品进行等长训练。

2)等张训练:指肌肉在抵抗阻力收缩时,长度缩短(向心性)或被拉长(离心性),关节发生运动,但张力不变的训练,称为等张训练。3~5 级肌力的患者均可运用。

训练形式包括:①基本抗阻方法:包括举哑铃、沙袋等;通过滑轮及绳索提起重物;拉长弹簧、橡皮条等弹性物;专门的训练器械,通过摩擦或磁电效应等原理提供可调节的阻力;自身体重作为负荷,进行俯卧撑、下蹲起立、仰卧起坐等练习。②渐进抗阻练习法:也称为抗渐进阻力训练。训练前先测某一肌群对抗最大阻力完成10次动作的重量(只能完成10次,做第11次时已无力完成),这个量称为10RM,以该极限量为基准,分3组训练。第1组取10RM的1/2量,重复练习10次。第2组取10RM的3/4量,重复练习10次。第3组取10RM的全量,重复练习10次。也有将上述训练分为4组,分别取10RM的1/4、1/2、3/4和全量进行训练,每组重复练习10次。每组训练之间可休息1分钟,1次/天。其中前几组可作为最后一组的准备活动。每周重新测定1次10RM量,作为下周训练的基准。

3)等速训练:指动作速度不变,器械的阻力与练习者用的力量成正比,保证动作过程中肌肉始终受到最大的负荷刺激的训练方法。由于需要维持一定的速率运动和时刻在变化的阻力,故需要特定的等速运动设备来完成,常用的设备有CYBEC、BIODEX等。等速训练具有等张训练和等长训练的优点,即能在整个动作范围内(等张训练)使用最大的力量(等长训练)。并且它的训练效率和安全性普遍优于传统方法。

以上力量训练的方法各有利弊。不管用哪种练法,只要能使肌肉进行超负荷训练,都能增加肌力。其中:①等长训练的优点:是费时少,无须特殊器械和场地,练后肌肉不太酸痛,肌肉力量易保持;不足是可引起高血压,力量的增长不如等张和等速训练效果明显。②等张训练的优点:是能在整个动作范围内发展肌肉力量,且力量随着重量的不断增加而提高,同时能使动作涉及的较弱肌群得到锻炼;不足是若重量选择不当,易造成肌肉酸痛或受伤。③等速训练集中了等长和等张训练的优点,使肌肉在各个角度收缩都能受到最大的阻力,比等张训练花费时间少,且能以不同的速度完成动作。其最大优点是不必为变换器械重量、搬动器械而烦恼,也不会感到训练枯燥乏味。

4. 肌力训练注意事项 由于人体各关节的每一运动,都是由几组肌群分工合作,而不是由一块肌肉单独收缩完成的,因此,康复治疗中的肌力训练通常是训练肌群。训练中需要注意以下事项。

(1)心血管反应:等长抗阻力运动,特别是抗较大阻力时,具有明显的升压反应。加之等长运动同时常伴有闭气,容易引起Valsalva效应,对心血管造成额外负荷。因此,有高血压、冠心病或其他心血管疾病者应禁忌在等长抗阻运动时过分用力或闭气。

(2)选择适当的训练方法:增强肌力的效果与选择恰当的训练方法有直接关系。训练前,应先评估训练部位的关节活动范围和肌力是否受限及其程度,根据肌力等级选择运动方法。

(3)阻力施加及调整:阻力通常加在需要增强肌力的肌肉远端附着部位,以较小的力量产生较大的力矩。例如,增加三角肌前部肌纤维的力量时,阻力应加在肱骨远端。但在肌力稍弱时,也可靠近肌肉附着的近端。阻力的方向总是与肌肉收缩使关节发生运动的方向相反。每次施加的阻力应平稳,非跳动。

(4)掌握好运动量:肌力训练的运动量以训练后第二天不感到疲劳和疼痛为宜。根据患者全身状况(素质、体力)、局部状况(关节活动、肌力强弱)选择训练方法,每次20~30分钟,1~2次/天。

(三)肌肉耐力的训练

1. 耐力概念 肌肉耐力是指人体长时间进行持续肌肉工作的能力,即对抗疲劳的能力。其大小可以用从开始收缩直到出现疲劳时已收缩的总次数或所经历的时间来衡量。

增强肌肉耐力的基本途径有两个,一是增强肌力量、提高肌肉耐力的训练,另一途径是提高心肺的功能。

一般在肌力训练的同时具有部分肌肉耐力训练的作用,但二者在训练方法上有所不同。为了迅速增加肌力,要求在较短的时间内对抗较重负荷,重复次数较少;而增加肌肉耐力则需在较轻负荷下,在较长时间内多次重复收缩。临床上常将肌力训练与耐力训练结合起来进行训练,从而使肌肉训练更为合理;缺憾是:设备较昂贵,不易普及。

2. 影响肌肉耐力的因素

(1)肌力的大小:肌肉耐力与肌力的大小有明显的正相关。

(2)肌纤维的类型、肌红蛋白的贮备、某些酶的作用等:肌肉耐力的大小可能与这几种原因相关,但这几种因素也都有可能从肌力上反映出来。

(3)运动的强度:即运动强度越大,耐力就越小。

3. 增加肌肉耐力的原则　超负荷是肌肉耐力训练的基础。

4. 适应证及禁忌证　与肌力训练相同。

5. 增加耐力的训练方法　肌肉耐力训练的方法与肌力训练有许多相似之处,但其特点及要点如下:

(1)正确选择患者训练姿势,否则患者易发生替代运动。

(2)运动模式的选择:除增强肌力的运动模式外,若需进行单一肌群耐力训练时,应选择使用外在稳定的阻力装置的运动模式。

(3)动作的设计:一般在康复早期多采用单一靶肌群的耐力训练,而到中后期则需选择结合功能性活动的运动进行训练。

(4)运动量的选择

1)训练顺序:大部分耐力训练需有预备期(热身期),尤其是应用阻力时。

2)训练频度:由训练的目的所决定。由于肌肉耐力训练的强度倾向于低强度,故肌肉耐力训练应每日进行。一些训练(如姿势保持训练)则可每日进行数次。抗阻形式的耐力训练必须以足够的频度、强度和时间完成,以产生过度负荷而又不产生疲劳为度。过度疲劳可导致损伤或替代,因此应让患者知道疲劳的症状和体征,并由此改良运动。

3)训练强度和时间:肌肉耐力训练增加过度负荷的方法包括增加重复次数或训练时间,一般采用多次重复、低阻力(≤25%最大自主收缩)的运动就能产生增加肌肉耐力的适应性改变。

六、平衡功能和协调功能训练

平衡和协调都属于运动功能的范畴,二者密切相关。平衡是指由于各种原因使身体重心偏离稳定位置时,通过自发的、无意识的或反射性的活动以恢复重心稳定的能力。协调是指平稳、准确和控制良好地完成动作的能力。

(一)平衡功能训练

1. 概述

(1)概念:平衡是指人体不论处在何种位置,运动或受到外力推动作用时,自动地调整姿势并维持所需要姿势的过程。平衡反应指当平衡状态改变时,机体恢复原有平衡或建立新平衡的过程,它是一种自主反应,受大脑皮质控制,属于高级水平的发育性反应。平衡功能是指人体能够维持稳定的能力。

（2）平衡功能分级:一般分为静态平衡（Ⅰ级平衡）、自动态平衡（Ⅱ级平衡）和他动态平衡（Ⅲ级平衡）三种状态:①静态平衡是指人体在无外力作用下维持某种固定姿势的过程;②自我动态平衡是指人体在无外力作用下从一种姿势调整到另外一种姿势的过程;③他人动态平衡是指人体在外力推动作用下调整姿势的过程。

（3）维持平衡的机制:一般认为主要有三个环节的参与:感觉输入,中枢整合,运动控制。而前庭系统、视觉调节系统、躯体本体感觉系统、大脑平衡反射调节、小脑共济协调系统以及肌群的力量在人体平衡功能的维持上都起到了重要作用。

（4）影响平衡功能的因素:为切实掌握恢复平衡能力的训练方法,必须了解一些与平衡有关的生物力学、生理学知识以及机体失衡时所采取的基本对策。

1）支撑面积:指人坐位时与接触物之间的面积或站立时两足之间的面积,此面积越大,越有利于平衡;反之,则不利于平衡。此外,接触面的平整以及良好的接触都有利于平衡。

2）平衡的条件:经过人体重心所作的垂线必须落在支撑面之上才有可能保持平衡,否则将不利于平衡。平衡状态的优劣,可用重心与支撑面中心的连线同经过支撑面中心所作的垂线所形成的夹角的大小来评定,此夹角越小,平衡越佳,反之则越差。

3）稳定极限:稳定极限是指在不失衡的条件下,重心在支撑点上方摆动时所容许的最大角度,其大小取决于支撑面的大小和性质,大、硬、平整时稳定极限大,小、软、不平时稳定极限则小。

4）摆动的频率:摆动的频率越低,平衡越好;摆动的频率越高,则越易失去平衡。

5）与平衡有关的感觉作用:本体感觉、视觉、前庭感觉与平衡有重要关系。正常在睁眼时控制平衡以本体感觉和视觉为主,反应灵敏;而在闭目时则需依靠前庭感觉,但反应不如躯体感觉、视觉灵敏。

6）与平衡有关的运动控制系统:主要有牵张反射（肌张力调节）、不随意运动（协调跨关节活动）和随意运动（产生有用的行为）三个系统。

7）机体应付姿势变化的对策:当姿势变化影响平衡时,机体应付的对策有一定的规律。①踝对策:当人站在地毯上时,如突然有人向后拉地毯,则身体将有向前倾倒的倾向。此时站在地毯上的人将通过腓肠肌、腘绳肌和骶棘肌的收缩使身体向后以免失去平衡,此时头、躯干成为一个整体,作为一个环节以踝为轴向后摆动。以上反应即为踝对策。②髋对策:让受试者站在一根窄的横梁上,即支撑面变小,且不能与全足底接触,此时若后移横梁,为避免失去平衡,受试者将伸直下肢,以髋关节为轴屈髋、前倾躯干,这种依靠髋活动的对策称为髋对策。③迈一步对策:以站在地毯上的人为例,如有人向后拉地毯的幅度过大,站立者将向前扑倒时,此时踝关节已不能克服,只得主动迈出一步以免失去平衡,此为迈步对策。

（5）平衡功能障碍的原因:损伤下列任何一种维持平衡功能的因素,均可发生平衡功能障碍。①视觉;②前庭功能;③本体感觉系统;④触觉的输入和敏感度;⑤中枢神经系统功能;⑥视觉及空间感知能力;⑦主动肌与拮抗肌的协调动作;⑧肌力与耐力;⑨关节的灵活度和软组织的柔韧度。

（6）平衡功能训练的原则：平衡功能训练主要是用各种方法激发平衡反应，改善维持平衡的各器官功能，以达到能够随意维持平衡的训练。其训练原则如下：①支撑面积由大到小；②从静态平衡到动态平衡；③重心由低到高；④从睁眼到闭眼；⑤从简单到复杂；⑥训练频度越高效果越好，尽可能达到平衡反应成为习惯动作为止；⑦注意安全，避免训练时发生意外。

（7）恢复平衡功能的常用方法：训练平衡反应的原则是在监护下，先将患者被动地向各个方向移动到失衡或接近失衡的点上，然后让他自行返回中位或平衡的位置上。训练中要注意从前面、后面、侧面或在对角线的方向上推或拉患者，让他达到或接近失衡点；要密切监控以防出现意外，但不能扶牢患者，否则患者因无须作出反应而失去效果；一定要让患者有安全感，否则因害怕而诱发全身痉挛出现联合反应，加重病理模式。

1）一般性平衡训练：一般性平衡治疗通常采用 Bobath 疗法中的平衡训练，训练可在肘撑俯卧位、手膝位、跪立位和站立位上进行。平衡反应的训练可在床、椅、地面等稳定的基础上进行，也可在摇板、摇椅、滚筒、大体操球等活动的基础上进行。一般先在稳定基础上，以后再在活动的基础上进行。

2）增加复杂性的训练：为增加难度，可在一般性平衡治疗的基础上遮挡视线，罩住头部，在训练中增加上肢、下肢和躯干的扭动，让患者在软的或移动的支撑面上训练，如摇板、大球、滚筒等。

3）利用仪器提供视反馈的训练：让患者两足分别放在仪器的两块压力传感台上，正常人每足将各分担体重的 50%，仪器在屏幕上用左右两个方柱的高低显示两足所承担的体重，此外，有的设备还可精确测量人体重心位置、移动的面积和形态。失衡者两侧负重不平衡，康复治疗师提示或患者自己根据屏幕显示调整自身的平衡。

4）训练应付姿势变化的对策：前庭功能缺失的患者常不能采用髋对策，本体感觉障碍的患者往往不能采取踝对策。①踝对策的训练：开始可在宽而硬的平面上分别练习将体重向左下肢和右下肢转移，练习成功后再改在松软的或窄的平面上训练。训练起初要速度慢、幅度小，在下肢髋、膝伸直位做向前、后、左、右移动，特别要强调前、后方向的运动。在此基础上，再增加外界干扰因素破坏平衡引出踝对策的应用。若引出的是髋反应而不是踝反应，可在固定髋关节情况下训练。蹲位、坐位前后摆动以及在斜面上站立均可抑制髋对策。②髋对策的训练：横站在平衡木上可以很好地抑制踝对策的应用而有利于促进髋对策，单足站立训练也可以促进髋对策。

2. 平衡功能训练方法

（1）仰卧位-桥式运动：主要适合于偏瘫患者。因完成此动作时，人体呈拱桥状，故而得名"桥式运动"。它可以训练腰背肌和提高骨盆的控制能力，诱发下肢分离运动，缓解躯干及下肢的痉挛，提高躯干肌肌力和平衡能力。应鼓励患者于病情稳定后尽早进行桥式运动。

具体方法：患者仰卧位，双手放于体侧或采用 Bobath 握手上举胸前，下肢屈曲双足支撑于床面，将臀部抬离床面，尽量抬高，即完成伸髋、屈膝、足平踏于床面的动作。双侧下肢同时完成此动作为双桥运动，单侧下肢完成者为单桥运动。

当患者不能主动完成抬臀动作时，可给予适当的帮助。治疗师可将一只手放在患者的患膝上，然后向前下方拉压膝关节，另一只手拍打患侧臀部，刺激臀肌收缩，帮助

笔记

患髋伸展。在进行桥式运动时,患者两足间的距离越大,伸髋时保持屈膝所需的分离性运动成分就越多。随着患者控制能力的改善,可逐渐调整桥式运动的难度,如由双桥运动过渡到单桥运动。

(2)前臂支撑下的俯卧位训练:此种训练体位主要适合截瘫患者,是上肢和肩部的强化训练及持拐步行前的准备训练。

1)静态平衡训练:患者取俯卧位,前臂支撑体重,保持静态平衡。开始时保持的时间较短,当保持时间达到30分钟后,则可以再进行动态平衡训练。

2)自动态平衡训练:姿势同上,患者向各个方向活动并保持平衡。

3)他动态平衡训练:患者姿势同上,治疗师向各个方向推动患者的肩部。训练开始时推动的力要小,使患者失去静态平衡的状态,又能够在干扰后恢复到平衡的状态,然后逐渐增加推动的力度和范围。

(3)肘膝跪位:此种训练体位同样主要适合截瘫患者,也适用于运动失调症和帕金森综合征等具有运动功能障碍的患者。

1)静态平衡训练:患者取肘膝跪位,由肘部和膝部作为体重支撑点,在此体位下保持平衡。保持时间如果达到30分钟,再进行动态平衡训练。

2)自动态平衡训练:患者取肘膝跪位。①整体活动:患者向各个方向活动身体并保持平衡,也可上、下活动躯干并保持平衡。②肢体活动:可指示患者将一侧上肢或下肢抬起并保持平衡。随着稳定性的增强,再将一侧上肢和另一侧下肢同时抬起并保持平衡,如此逐渐增加训练的难度和复杂性。

3)他动态平衡训练:患者取肘膝跪位,治疗师向各个方向推动患者,推动的力度和幅度逐渐由小到大。

(4)双膝跪位和半跪位:这两种训练体位也主要适合于截瘫患者。双膝跪位平衡掌握后,再进行半跪位平衡训练。

1)静态平衡训练:患者取双膝跪位或半跪位,然后保持平衡。静态平衡保持达到30分钟后,可进行动态平衡训练。

2)自动态平衡训练:患者取双膝跪位或半跪位。①患者向各个方向活动身体,然后保持平衡。②抛接球训练:治疗师在患者的各个方向向患者抛球,患者接到球后,再抛给治疗师,如此反复。抛球的距离和力度可逐渐加大,以增加训练难度。

3)他动态平衡训练:患者取双膝跪位或半跪位。①治疗床上训练:患者跪于治疗床上,治疗师向各个方向推动患者。②平衡板上训练:患者跪于平衡板上,治疗师向各个方向推动患者。由于平衡板会随着患者身体的倾斜而出现翘动,从而提供了一个活动的支持面,增加了训练的难度。无论是患者自己活动,还是抛接球训练,都可以先在治疗床上进行,然后在平衡板上进行,逐渐增加训练的复杂性。

(5)坐位平衡训练:坐位平衡训练主要包括长坐位平衡训练和端坐位平衡训练,前者多适用于截瘫患者,后者多适用于偏瘫患者。

长坐位平衡训练:

1)静态平衡训练:患者取长坐位,前方放一面镜子,治疗师于患者的后方,首先辅助患者保持静态平衡,逐渐减少辅助力量,待患者能够独立保持静态平衡30分钟后,再进行动态平衡训练。

2)自动态平衡训练:患者取长坐位。①向各个方向活动:可指示患者向左右或前后等各个方向倾斜,躯干向左右侧屈或旋转,或双上肢从前方或侧方抬起至水平位,或抬起举至头顶,并保持长坐位平衡。在患者能够保持一定时间的平衡后,就可以进行下面的训练。②触碰治疗师手中的物体:治疗师位于患者的对面,手拿物体放于患者的正前方、侧前方、正上方、侧上方、正下方、侧下方等不同的方向,让患者来触碰治疗师手中的物体。③抛接球训练:抛球、接球训练可进一步增加患者的平衡能力,也可增加患者双上肢和腹背肌的肌力和耐力。在进行抛接球训练时要注意从不同的角度向患者抛球,同时可逐渐增加抛球的距离和力度来增加训练的难度。

3)他动态平衡训练:患者取长坐位。①治疗床上训练:患者坐于治疗床上,治疗师向侧方或前、后方推动患者,使患者离开原来的起始位,开始时推动的幅度要小,待患者能够恢复平衡,再加大推动的幅度。②平衡板上训练:患者坐于平衡板上,治疗师向各个方向推动患者。

端坐位平衡训练:坐在一个固定的平面上,手放在膝上,足膝分开约 15cm,足放于地上。

1)静态平衡训练:维持上述端坐位,保持坐位对线关系,即:头平肩水平、上身直立、肩在髋的正上方、双肢和双膝分开几厘米。

2)自动态平衡训练:①头和躯干的运动:转动头和躯干,越过肩向后看,回到中立位,并向另一侧重复;向上看天花板和回到直立位。②够物动作:用患手向前(屈髋)、向侧方(双侧)、向后触碰物体,再回到中立位。非常虚弱的患者可以将患手手臂放在一个高桌子上向前触碰。在患者获得了平衡的感觉后,健手越过身体中线交叉够物以使患足负重。③向前和向侧方够物:用一只或两只手拾起地上的物体,可把物体放在箱子上使任务更容易完成。

3)他动态平衡训练:①治疗床上训练:患者坐于治疗床上,治疗师向各个方向推动患者,推动的力度逐渐加大,患者能够恢复平衡和维持端坐位。②平衡板上训练:患者坐于治疗板上,治疗师向各个方向推动患者。③训练球上训练:患者坐于训练球上,治疗师向各个方向推动患者。因为治疗球支撑体重,是一个活动的而且较软的支撑面,更难保持平衡,从而增加了训练的难度。

(6)站立平衡训练

1)静态平衡训练:先进行辅助站立训练,然后进行独立站立训练。①辅助站立训练:在患者尚不能独立站立时,需首先进行辅助站立训练。可以由治疗师扶助患者,也可以由患者自己扶助肋木、助行架、手杖或腋杖等,或者患者站于平行杠内扶助步行。②独立站立训练:患者面对镜子保持站立位对线关系,即:头平肩水平,保持平衡,上身直立,肩在髋的正上方,髋在踝前,双脚分开几厘米。

2)自动态平衡训练:①头和身体的运动:顺序为:双足分开几厘米站立,抬头向上看天花板再回到直立位;双足分开几厘米站立,转动头和躯干向后看,回到中间位置,向另一侧重复。②够物:站立,向前、向侧方(两侧)、向后取物。单手或双手进行。目标物应该超过手臂的长度,鼓励患者要伸展到稳定极限再回来。③单腿支撑(用或不用吊带或夹板):顺序为:健侧肢体向前迈一步;健/患侧肢体向前迈步;练习够物。④侧方步行:手扶着墙或扶着抬高的床栏杆侧方步行,这可训练在伸髋时使体重从一侧转移到另一侧。⑤拾起物体:站立位,降低身体高度,朝前方、侧方、后方拾起物体或触碰物体并回来。

笔记

3)他动态平衡训练:患者面对镜子保持独立站立位。根据患者能力,或站在硬而大的支撑面,或站在软而小的支撑面上,或站在活动的支撑面上训练,治疗师站于患者旁边,向不同方向推动患者,并逐渐增加推动的力度和幅度,增加训练的难度。

4)平衡测试仪训练:平衡测试仪除了可以用来客观地评定平衡功能,还可以用于平衡功能的训练。训练时,患者双足放在测试仪的测力平台上,在仪器的显示屏上通过不同的图标来显示双足所承担的体重。正常人每侧足承受体重的50%,通过有意识地将体重转移到一侧下肢,可以提高对自动态平衡能力的训练。在进行站立位平衡训练时,要注意随时纠正患者的站立姿势,防止患膝过伸等异常姿势。

一般来说,对于截瘫的患者,在进行平衡训练时应该由前臂支撑下的俯卧位、肘膝跪位、双膝跪位、半跪位逐渐过渡到坐位和站位。而对于偏瘫患者则主要是进行坐位和站位的平衡训练。

3. 前庭功能的训练　对于双侧前庭功能完全丧失的患者难以奏效,但对部分功能损伤的患者则可以通过运动疗法得到改善,在前庭功能障碍合并视觉或本体感觉障碍时,疗效也较差。1992年Susan等设计了一套提高前庭适应性和在平衡中诱发视觉和本体感觉参与的提高平衡功能的训练,具体方法为:

(1)患者双足尽可能地靠拢,必要时双手或单手扶墙保持平衡,然后左右转头,其后单手或双手不扶墙站立,时间逐渐延长并仍保持平衡,双足再靠拢些。

(2)患者步行,必要时他人给予帮助。

(3)患者练习在行走中转头。

(4)患者应双足分开与肩同宽站立,直视前方目标,逐渐使支撑面变窄,即双足间距离缩短至1/2足长,在进行这一训练时前臂首先伸展,然后放置体侧,再交叉于胸前,在进行下一个难度训练之前,每一体位至少保持15秒,训练时间总共为5～15分钟。

(5)患者双足与肩同宽站立,直视前方目标,逐渐使支撑面变窄,即双足间距离缩短至1/2足长,在进行训练时,双眼先断续闭拢,然后闭眼时间逐渐延长,同时,前臂先伸展,然后放置体侧,再交叉于胸前,在进行下一个难度训练之前,每一体位至少保持15秒,训练时间总共为5～15分钟。

(6)患者站立于软垫上,可从站立于硬地板开始,逐渐过渡到在薄地毯、薄枕头或沙发垫上站立。

(7)患者在行走中做转圈练习,从转大圈开始,逐渐变得越来越小,两个方向均应练习。

(二)协调功能训练

1. 概述

(1)概念:任何一个动作的完成都必须有一定的肌群参加,如主动肌、拮抗肌、协同肌及固定肌等。这些肌群的协调一致主要是靠小脑的功能。此外,前庭神经、视神经、深感觉、锥体外系均参与作用,动作才得以协调和平衡。当上述结构发生病变时,协调运动即会出现障碍,称为共济失调。主要表现为动作笨拙、不平衡、不准确等。体格检查中的指鼻试验、对指试验、跟膝胫试验、轮替动作、闭目难立征(Romberg)可阳性。

(2)共济失调的分类

1)小脑性共济失调:指因各种原因影响小脑功能所致的共济失调。小脑是重要的运动调节中枢,小脑半球损害导致同侧肢体的共济失调。主要表现为辨距不良和意向性震颤,上肢较重,动作愈接近目标震颤愈明显,并有快速轮替运动异常,字愈写愈大(大写症);在下肢则表现为行走时的醉酒步态。共济失调体征与视觉无关,不受睁眼闭眼的影响,不伴有感觉障碍。

2)前庭性共济失调:指各种原因影响前庭系统所致的共济失调。其表现除共济失调体征外,还有眩晕、恶心、呕吐和眼球震颤。

3)感觉性共济失调:主要因大脑及脊髓后索的病变导致深感觉障碍所引起,主要表现为站立不稳,行走时迈步不知远近,落脚不知深浅,踩棉花感,并需要视觉补偿,常目视地面行走,在黑暗处则难以行走。检查时会发现震动觉、关节位置觉缺失,闭目难立(Romberg)征阳性。其共济失调体征与视觉有关,即闭眼时加重,睁眼时减轻。

(3)协调训练的基本原则

1)由易到难,循序渐进:动作的练习由简单到复杂。

2)重复性训练:每个动作都需重复练习,才能起到强化的效果。

3)针对性训练:对具体的协调障碍进行针对性的训练,这样更具有目的性。

4)综合性训练:除了协调训练,还要进行相关训练,如改善肌力和平衡。

(4)协调功能训练的注意事项

1)先进行单块肌肉训练,然后再进行多块肌肉协调动作训练。

2)协调训练应尽量在安静、其他人员尽可能少的房间内进行,并使患者保持相对松弛、舒服及安全的体位。

3)训练要由专业治疗师进行指导:他发出的指示和口令应清晰而准确,监督要严密而细致,对全身无力或有平衡障碍者应充分支持,使患者处于安全体位;对本体感受损者,应使治疗师的每一活动都能被患者看到,以利用视反馈进行补偿;肌肉在关节活动范围内有疼痛者,应待痛消失或关节在30°内活动无疼痛时才开始进行,因关节活动至少需要有10°的范围才能兴奋本体感受器。

4)严格掌握运动量:过度疲劳不仅可影响疗效,还可加重症状。

2. 协调功能训练的方法

(1)单块肌肉的控制训练:由于患者在能把所需的肌肉动作整合成一个协调的印迹之前,必须学会单独地控制每块肌肉。所以,先进行单肌训练是重要的。

1)单肌训练原则:①促进原则:用于各种原因致患者不能或难于收缩单块肌肉时,若一旦原动肌有主动收缩时就必须停止这种方法。此法适用于因下运动神经元受损而难于收缩的肌肉,可用敲打肌腱、快速牵拉、200Hz的电震动等来促进收缩;对因上运动神经元受损而难于使单肌收缩的情况,可采用神经促通术。②小负荷或不过度用力原则:过度用力总会引起动作的不协调,因此,在单肌训练开始时,往往让患者以最小的力去收缩原动肌,并且对原动肌产生的运动给予所需的最大助力而不是阻力。

2)单肌控制训练的方法:根据不同治疗要求采取不同的体位,较常用的基本姿势是头部抬高的仰卧位,以便患者看见整个训练过程。要求患者把注意力集中到所训练的部位及肌肉上。治疗师给患者做辅助运动时让患者去想象这一运动过程,体会肌肉运动的感觉。同时,治疗师配合声音刺激,指示"用力,再用力一点!"当训练的肌肉能做有力的动作并能控制运动时,治疗师应逐渐减少辅助,直至患者能独立地完成所训练肌肉的主动收缩,必要时可利用肌电生物反馈予以强化。运动的强度、频度依患者的具体情况而定。

(2)多块肌肉协调动作的训练:协调动作是多块肌肉按一定要求协调、迅速、准确地动作,因此在单肌训练成功之后必须进行多肌训练。

1)多肌训练的原则:①准确:为达到协调的目的,训练中各种动作必须准确无误。②抑制不需要活动:准确的协调只有在经过训练后达到能够抑制一切不需要的动作时才能建立。而且这种抑制能力不能直接训练,只能通过准确地执行动作,并在保持动作准确的条件下增加用力强度来训练。③先分后合:为了达到充分准确,所学的动作复杂就需要先将动作分解,分解得越细才能使每一个小动作完成得越准确。④大量重复:重复准确的运动是在神经系统中形成协调记忆印迹的唯一方法,只要多次准确地重复一种运动,这样可以在中枢神经系统内形成一个协调运动的印迹,再现时就可出现协调的运动。

2)多肌训练的方法:①轮替动作训练:如前臂伸展快速反复地做旋前、旋后动作;或以一侧手掌手背交替拍打另一手掌;或足跟着地做打拍子动作;或做太极云手动作等上下肢双侧交替动作。②定位及方向性活动训练:如指鼻、对指、走迷宫、接沙包或球、钉木板、圈套等训练。③文体活动:如跳绳、拍球、功率自行车、划船等。

3)Frenkel 体操:Frenkel 体操是为改善下肢本体感觉控制而逐渐增加难度的一组训练。其要点是在训练时让患者充分利用视觉代偿。训练开始时,应在治疗师监护下进行,强调动作要慢、准确,位置要适当。为避免疲劳,每课的每节体操不要超过 4 次,应在最初的简单运动完成后,再逐渐增加难度,患者能自己进行每节体操后,应让其每 3~4 小时练习 1 次。具体如下:

仰卧位练习:患者躺在表面光滑的床上或垫子上,足跟能很容易地沿着床面滑动,头部枕起,使其容易看到小腿与足。①沿床面滑动足跟,屈曲一侧膝、髋部,然后恢复到原位。对侧下肢重复该动作。②同第一步一样屈曲髋、膝部,然后外展已屈曲的髋部,再恢复到屈曲位,最后恢复原位。③髋膝部半屈,然后恢复到伸直位,以后加入外展和内收。④屈曲一侧髋部与膝部,按口令在屈曲或伸直的任何部位停顿。⑤同时同等地屈曲双下肢再包括外展、内收、伸直。⑥同时使双下肢髋、膝部呈半屈位,再加入外展和内收、伸直。按口令停止在某一位置。⑦屈曲一侧髋、膝部,并把足跟抬高离床面 5cm,恢复到原来位置。⑧同⑦一样屈曲下肢,将足跟置于对侧髌骨上。连续增加运动项目,使足跟能接触到髌骨的中间、踝部、对侧足趾、膝关节以及小腿两侧的床面。⑨同⑦一样屈曲下肢,然后使足跟接触髌骨、胫骨、踝部和足趾,反向重复上述运动。⑩同⑦一样屈曲下肢,然后按口令将足跟接触治疗师所指示的某一点。⑪屈曲髋部、膝部,并将足跟抬离床面 5cm,将足跟置于对侧髌骨上,再沿胫骨嵴慢慢地滑到踝部。反向重复上述动作。⑫同⑪之方式,将足跟沿对侧胫骨嵴下滑,跨过踝部和足直至足趾。若足跟即将滑到足趾,对侧膝关节在做这一节操时应轻度屈曲。按口令停在某一运动姿势。⑬双踝双膝处同一位置,双侧足跟抬离床面 5cm,同时屈曲双下肢,恢复到原来位置。按口令停留在某一姿势。⑭在足跟接触床面情况下,双下肢交互屈曲和伸展。⑮足跟抬离床面 5cm,双下肢交替屈曲和伸展。⑯足跟抬离床面 5cm,双下肢同时屈曲、外展、内收、伸直。⑰将足跟准确地置于治疗师在床上或对侧下肢指定的位置。⑱联合各种下肢运动,并使患者足跟随治疗师手指运动。

坐位练习:①在一张有靠背和踏板的扶椅上,练习维持正确坐位姿势2分钟。在没有扶手的椅子上重复上述动作。再在无靠背的椅子上重复上述动作。②治疗师计算足跟抬离地面的时间,逐渐改为练习轮流将整个足跟抬离地面,然后准确地把足再放到地面指定的位置。③用粉笔在地下划两个"十"字标记,轮流使足顺所划的"十"字向前、后、左、右滑动。④按治疗师的节奏,练习从椅子上起身和坐下:屈曲膝关节,将足置于坐椅前缘下方;躯干在大腿上方向前屈曲;伸直髋、膝,站起来,然后伸直躯干;向前稍屈曲躯干;屈曲髋、膝部坐下;伸直躯干,再坐回椅上。

站位练习:①侧走:侧走时容易平衡,因为患者不需要以足趾或足跟为枢轴,那样会减小其支撑的基底面。这一练习有节奏地进行:把体重转移到左足;右足移30cm;把体重转移到右足;使左足向右足靠近。向右或左,每步的大小可以不同。②在35cm宽的平行线之间向前走,将右足恰好置于右边线的内侧,左足亦恰好置于左边线的内侧,强调位置要正确,走10步后休息。③向前走,把每步都踏在地板上绘好的足印上,足印应平行且离中线5cm,进行1/4步、1/2步、3/4步及一整步的练习。④转弯:提起右足趾,右足以足跟为轴向外转动;抬起左足跟,使左小腿以足趾为轴向内旋转;将左足提到右足旁。

七、步行功能训练

(一)概述

1. 定义

(1)步行:是涉及全身众多关节和肌群的一种周期性、移动性运动。正常步行是高度自动化、协调、均匀、稳定的运动,也是高度节能的运动。

(2)步行周期:由于步行是一周期性运动,故将人在行走过程中从一侧足跟着地开始到该侧足跟再次着地为止所用的时间称为一个步行周期。每个周期可分为支撑相和摆动相。支撑相又可分为足跟着地期、全足底着地期、支撑相中期、足跟离地期和足趾离地期。摆动相又可分为摆动初期、中期和末期。步行周期中任一环节的改变均可导致步态改变,严重者可出现病理步态。

(3)步态训练:即在步态评定的基础上,对异常步态进行矫治性治疗。

2. 常见异常步态

(1)肌肉软弱步态:由下肢部分肌肉无力引起者较多。

1)臀大肌(髋伸肌)步态:因臀大肌无力致足跟着地时常用力将胸部后仰,使重力线落在髋关节后方以维持髋关节被动伸展,站立中期时绷直膝关节,形成仰胸挺腰凸腹的臀大肌步态。

2)臀中肌步态:因臀中肌无力致髋关节侧方的稳定性受到影响,表现为行走中患侧下肢于站立相时,为避免健侧骨盆下降过多,躯干向患侧侧弯,借此维持平衡。两侧臀中肌受损时,步态特殊,步行时上身左右交替摇摆,状如鸭子,故又称鸭步。

3)股四头肌步态:因股四头肌麻痹致行走中患侧下肢站立相时膝关节伸展的稳定性受到影响,表现为足跟着地后,臀大肌为代偿股四头肌的功能而使髋关节伸展,膝关节被动伸直,造成膝关节反张。此时,如伴有伸髋肌无力,则患者需俯身用手按压大腿,使膝伸直。

4)跨阈步态:因小腿前外侧肌群无力致踝背屈困难,行走时足下垂,足尖拖地,为使足尖离地,患者将患肢抬得很高,犹如跨越旧式门槛的姿势。见于腓总神经麻痹患者。

5)腓肠肌/比目鱼肌无力步态:表现为踝关节背屈控制障碍,支撑相末期延长和下肢推进力降低,导致膝关节屈曲和膝塌陷步态。

(2)肌痉挛步态:主要由上运动神经元损伤所致的下肢肌张力增高所引起。

1)偏瘫步态:患者膝关节僵硬,在迈步相时活动范围减小、患侧足下垂、内翻;为了使瘫痪侧下肢向前迈步,迈步相时患侧肩关节下降、骨盆代偿性抬高、髋关节外展、外旋,使患侧下肢经外侧划一个半圆弧将患者下肢向前迈出,故又称为划圈步态。

2)剪刀步态:是痉挛型脑瘫的典型步态。由于髋关节内收肌痉挛,行走时迈步相下肢向前内侧迈出,双膝内侧常相互摩擦碰撞,足尖着地,呈剪刀步或交叉步,严重时步行困难。

3)痉挛性截瘫步态:为脊髓损伤所致截瘫已可扶双拐行走时,因双下肢肌张力增高而始终保持伸直,行走时出现剪刀步,在足底着地时伴有踝阵挛,呈痉挛性截瘫步态而使行走更加困难。

(3)拮抗肌协调障碍引起的步态异常

1)足下垂:足下垂指摆动相踝关节背屈不足,常与足内翻或外翻同时存在。

2)膝塌陷:小腿三头肌(比目鱼肌为主)无力时,胫骨在支撑相中期和后期向前行进过分,导致踝关节不稳或膝塌陷步态。

3)膝过伸:膝过伸很常见,但一般是代偿性改变,多见于支撑相早期。

(4)其他中枢神经系统损害所致的异常步态:如小脑共济失调步态、帕金森步态等。

(5)短腿步态:因各种原因致一侧下肢缩短引起。

3. 步态分析　可分为定性分析和定量分析两种方法。

(1)定性分析:是由康复医师或治疗师用肉眼观察患者行走过程中运动的形式与姿势情况,并通过系统地对第一个关节或部位(即踝、膝、髋、骨盆及躯干等)在步行周期的各个相及期中的表现进行逐一分析,以发现患者在步行中存在的异常情况(如足趾拖地、踝关节过度跖屈或屈曲、踝或膝关节内翻或外翻、髋关节抬高、躯干侧弯等)以及出现异常的时间,然后根据所得印象或按照一定的观察项目逐项评定的结果对步态作出结论。临床定性分析是目前最常用的评定手段。

(2)定量分析:需要一定的仪器或高科技设备来采集数据和分析步态的运动学和生物力学特征。主要观察内容:运动对称性、协调性、步幅、步速、骨盆的运动、重心的转移、上下肢的摆动等,头、肩的位置,髋、膝、踝关节的稳定性,足跟着地、足尖离地时足的状况,疼痛,疲劳,患者的鞋等。

4. 适应证

(1)中枢神经系统损伤(如脑外伤或脑卒中引起的偏瘫、截瘫、小脑疾患、脑瘫等)影响行走功能的患者。

(2)骨骼运动系统的病变或损伤(如截肢后安装假肢、下肢关节置换术后等)影响行走功能的患者。

(3)因疾病或某种原因长期卧床的患者。

（二）步态训练的原则及方法

1. 步态训练的原则　以步态分析为依据,以异常步态为基础,同时注重关节、肌肉及其他运动训练,必要时可选择适合的辅助支具。

2. 步态训练方法

（1）异常步态的病因矫治

1）短腿步态:短腿步态患者须用矫形术或矫形鞋来平衡两下肢的长度。

2）关节挛缩或强直步态:关节挛缩畸形时,须通过关节活动度锻炼或矫形手术改善关节活动度,消除畸形。肌肉痉挛时可用放松练习,也可用肌电反馈练习、按摩、被动牵伸、热敷或冷敷、解痉药物、神经注射或手术切除等方法缓解、消除痉挛。

3）疼痛步态:疼痛步态患者须用理疗、局部封闭、按摩、药物等治疗消除疼痛。因关节不稳或骨关节炎引起疼痛时,可用支架帮助。

4）肌无力步态:肌无力步态患者可通过肌肉锻炼得到加强。锻炼难以收效时,考虑肌肉重建手术或支架进行功能替代。

（2）长期卧床患者行走

1）需要具备相应的行走条件:①独自坐(无支持);②独自从坐位站起;③站立稳、平衡能力好;④必要时可以使用行走支具,此时上肢肌力能承受体重并使用支具,治疗师的责任是给患者一定的帮助及预防跌倒。

2）选择适当的步态:选择适合患者的最安全的步态,第一次行走不要期望过高。

3）观察生命体征:注意重要的生命体征变化,例如脉搏、呼吸、血压。

4）选择适宜的鞋:患者应穿合脚的鞋,重量应尽可能轻,且有一定的强度。

5）预防患者跌倒:①患者通常向患侧跌倒,治疗师应站在患侧,稍后于患者;②治疗师的一只手握住患者的腕部,另一只手轻轻地放在患者肩部;③避免只握住患者手臂,治疗师很难保持患者的平衡,有时甚至会引起患者跌倒;④避免让患者过于倚靠在治疗师身上,以免跌倒时治疗师也跌倒;⑤随着患者步态改善,治疗师可以不用手去帮助患者,但仍需站在患者身后,以防意外;⑥允许患者做一些自由活动,治疗师的作用主要是训练及引导,不应让患者依赖于治疗师(或其家属)的支撑。

（3）行走前的训练方案:一个典型的训练方案应包括下列全部或部分内容。

1）应用各种活动和技术,目的在于:①增加肌力,协调性和关节活动度;②促进本体反馈(通过平衡、观察、重复的方法);③增加姿势稳定性(采用侧卧、桥式运动、跪式、坐位、半跪等方法);④发展活动的控制能力(可采用不同难度的活动,如滚动、仰卧起坐、从坐到站等);⑤发展动态平衡的控制活动及技能。

2）平行杆内训练:训练从坐到站,从站到坐的活动以及训练站立平衡和体重转移的各种活动:①体重转移(侧方、前后方向);②改变手的位置、前后变化、左右手交替(如右手握住左侧平行杆),两手离开平行杆,肩前屈外展,上肢摆过中线等;③如果需要的话,可练习高抬腿(屈髋)活动;④站立位,上肢用力支撑体重;⑤向前迈步、向后迈步、向前行走、转身。

3）平行杆内动态活动:①侧方行走、后退;②从地上拾起物体;③交叉步:一条腿跨过另一条腿前方,侧向行走;④抗阻力行走;⑤上下楼梯。

4）室内活动:①使用助行器在平地行走、上下楼梯、走斜坡、开门;②摔倒后爬起来。

5)室外活动:在平地行走,在不平整的地面及斜坡上行走,上下台阶、斜坡、横穿马路、乘坐公共汽车等交通工具。

(4)使用助行器的步行训练:助行器仅适宜在平地使用,它适用于辅助患者初期的行走训练,为患者使用拐杖或手杖作准备;也适用于下肢无力但无双下肢瘫痪者、一侧偏瘫或截肢患者;对于行动迟缓的老年人或有平衡问题的患者,助行器可作为永久性的依靠。训练方法:患者用双手分别握住助行器两侧的扶手,提起助行器使之向前移动20~30cm后,迈出健侧下肢,再移动患侧下肢跟进,如此反复前进。

(5)使用助行杖行走:助行杖是指帮助人体稳定站立和行走的工具,通常分为腋杖、前臂杖和手杖三种。

1)腋杖步行:常用的有三点步、四点步、摆至步、摆过步及交替拖地步行和同时拖地步行。①三点步(图2-3):步行顺序为双侧腋杖和患腿同时伸出,健侧待三个点支撑后再向前迈出。根据患侧腿是否负重又分为完全不能负重和部分负重两种,完全不能负重的三点步,步行时患侧腿悬空。此种步行方式是一种快速移动、稳定性良好的步态;适用于一侧下肢功能正常,另一侧不能负重或部分负重的患者,例如,一侧下肢截肢、下肢骨折早期、急性踝扭伤等。②四点步和两点步(图2-4、图2-5):四点步的步行顺序为一侧腋杖→对侧腿→对侧腋杖→另一侧腿。这种步行方式接近于自然步行,稳定性好,但步行速度较慢。熟练后,可以将一侧腋杖和对侧腿同时迈出,两侧交替向前,此为两点步。③摆至步和摆过步(图2-6、图2-7):摆至步的步行顺序为两侧腋杖同时伸出→两腿同时离地摆动到腋杖附近,但不超过腋杖。熟练后,两腿同时摆动,超过腋杖,此为摆过步。摆过步在腋杖步行中速度最快,但有摔倒的危险,应在熟练掌握摆至步后,并在一定的监督下方可练习。④交替和同时拖地步行:方法是伸出左腋拐,再伸出右腋拐,然后两足同时拖地向前,到达腋杖附近;若双拐同时伸出,然后双足同时拖地向前,到达腋杖附近则为同时拖地步行(图2-8)。

2)前臂杖步行:如果是单杖,使用可参考手杖步行方法;若是双杖,可参考腋杖的使用方法。

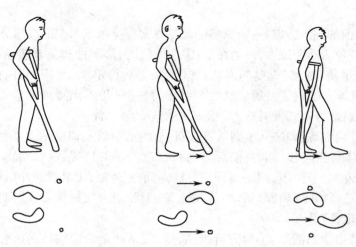

图2-3 腋杖三点步行

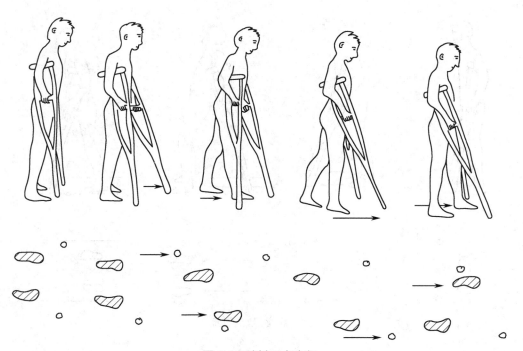

图 2-4 腋杖四点步行

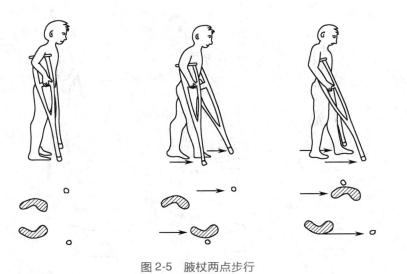

图 2-5 腋杖两点步行

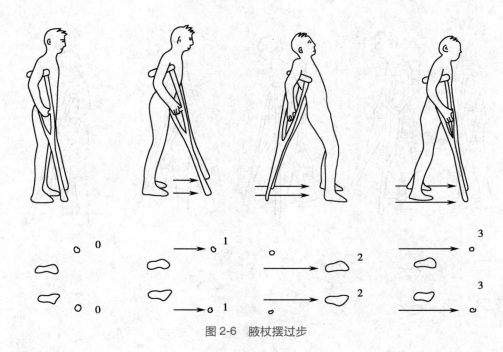

图 2-6　腋杖摆过步

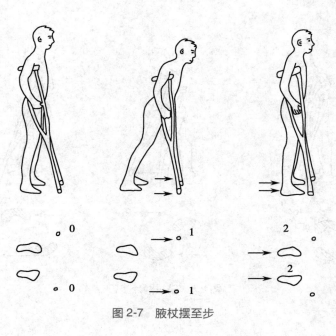

图 2-7　腋杖摆至步

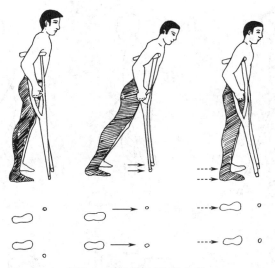

图 2-8 腋杖同时拖地步行

3)手杖步行:有三点步行和两点步行两种。①三点步行:手杖一般放在健侧手,行走顺序为手杖→患侧腿→健侧腿,即先伸手杖,后迈患侧腿,最后迈健侧腿。这种行走方式稳定性好,但速度慢,多用于步态训练早期、长期卧床患者的开始起床活动以及老年病患者(图 2-9)。②两点步行:行走顺序是手杖和患侧腿同时迈出,然后迈健侧腿。这种行走方式速度比较快,但对患者的平衡功能要求较高(图 2-10)。

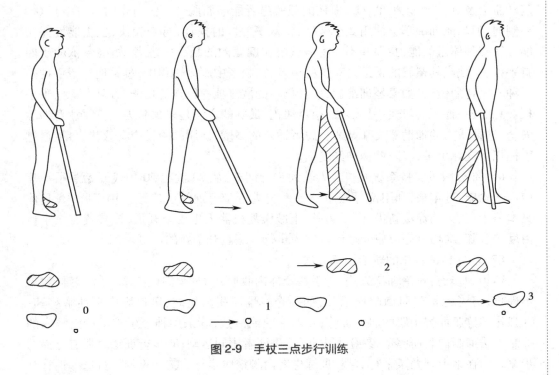

图 2-9 手杖三点步行训练

笔记

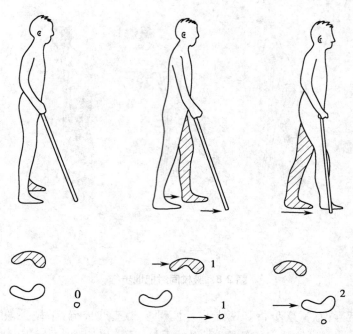

图 2-10　手杖两点步行训练

4) 注意事项:①患者一般情况:骨折或手术后,患者可以一只腿不负重、部分负重或完全负重,是否负重将决定于手术过程、骨折、韧带或肌腱的愈合情况。②关节活动度和肌力及其控制能力:T_{12}/L_1 损伤的截瘫患者能够屈髋,因此,行走时,一次可以抬一侧腿,但如能训练学会使用 2 个腋杖,将双下肢同时摆动,行走较快,也更能发挥功能。③转移体重的能力:那些不能将体重落在偏瘫侧的脑卒中患者,始终会依赖于四脚手杖、手杖或其亲属的帮助。对这些患者,在脑卒中康复过程中,过早地给予手杖是一种不明智的做法,如果经训练后,患者仍不能恢复独立行走的功能,方可考虑给予手杖。总之,一种不良习惯一旦形成,很难纠正,最好的方法是以预防为主。④注意训练安全,选择适当的辅助器具并调节至患者适合的高度,使用的腋杖应有软垫,尽量通过手握把手支撑负重,以防臂丛神经受损。

(6) 部分减重支持系统及机器人辅助步行训练:从 20 世纪 50 年代开始悬吊治疗应用于临床,近年来,利用部分减重支持系统进行步行训练已广泛应用于临床(具体见本节十三、运动疗法新进展)。另外,下肢康复机器人也逐渐开展,该装置有三个自由度:髋、膝、踝均可完成屈伸运动。它为步行训练翻开了新的一页。

(7) 常见异常步态的矫治训练方法

1) 剪刀步态:矫治训练方法:①手法牵伸内收肌;②对顽固性痉挛,手法牵伸效果不理想,可考虑神经肌肉阻滞治疗;如为全身性肌张力增高,可口服中枢性解痉药;③强化拮抗肌即臀中肌的肌力训练;④温热敷或冷敷;⑤采用神经生理学治疗技术的抑制手法抑制内收肌痉挛,易化臀中肌,促进两者协同运动;⑥步行训练时要有足够的步宽。如在地上划两条平行直线,训练患者两脚踏线步行。⑦严重的可行选择性脊神经根切断术。

2) 偏瘫步态:矫治训练方法:①手法牵张股四头肌、腘绳肌、小腿三头肌、内收肌等；②半桥运动等躯干肌肌力训练；③强化步行分解训练；④靠墙蹲马步训练；⑤退上退下台阶训练，以及侧方上下台阶训练；⑥膝关节屈伸控制性训练等。

3）足下垂步态：矫治训练方法：①胫前肌肌力训练；坐位、站位勾脚尖练习，根据患者情况，脚背上可放置沙袋以抗阻训练。②对足下垂严重的患者，有条件的可给予踝足矫形器（AFO）。③对中枢性损伤所致的足下垂及合并有足内翻的患者，除上述训练外，可配合站斜板牵伸小腿三头肌及胫后肌、功能性电刺激（FES）或肌电触发功能性电刺激等，以抑制小腿三头肌张力，提高胫前肌的肌力和运动控制能力。对局部小腿三头肌张力过高的患者，有条件的可行局部肌肉神经阻滞，以帮助缓解痉挛。

4）膝塌陷矫治训练方法：①对腘绳肌痉挛导致的伸膝障碍，首先可行站斜板和手法牵伸训练、功能性电刺激（FES）或肌电触发功能性电刺激等，以抑制腘绳肌肌张力，同时强化小腿三头肌肌力训练，如踮脚步行、前脚掌踏楼梯上下训练等。②对痉挛严重的，有条件的可行局部肌肉神经阻滞，必要时有条件的可给予伸膝矫形器以辅助治疗。③加强拮抗肌股四头肌肌力训练，如靠墙马步蹲、功率自行车训练、登山器踩踏训练、直腿抬高训练、上下楼梯训练等。

5）膝过伸矫治训练方法：①股四头肌牵伸训练；②股四头肌肌力训练，方法同上；③膝关节控制训练；④臀大肌肌力训练。

6）臀大肌步态矫治训练方法：臀大肌肌力训练，如伸膝后踢腿、抗阻后踢腿；俯卧背飞；靠墙伸髋踏步；倒退步行，随患者能力的提高，可上活动平板上训练退步走，并可逐步增加坡度和速度等。

7）臀中肌步态矫治训练方法：加强臀中肌肌力训练如侧踢腿、抗阻侧踢腿等；侧方上下楼梯训练，如为一侧肌无力，训练时采用患侧腿先上楼梯，健侧腿先下楼梯的方法；提降骨盆训练等；站立位姿势调整训练，应在矫正镜前训练调整姿势，包括单腿站立时，躯干保持稳定不许动；侧方迈步（横行）步行训练，开始横行训练时，可让患者背靠墙走，以增加安全性，随患者能力的提高，可上活动平板上训练横行，并可逐步增加坡度和速度。

八、体位转移技术

体位转移是指人体从一种姿势转移到另一种姿势的过程，它是日常生活的一个重要组成部分，它可显著改善患者的生活质量。体位转移技术是物理治疗师的基本功，本节重点介绍在他人帮助下如何完成被动体位转移。

（一）主动转移技术

1. 床上转移活动 脑、脊髓及运动系统损伤患者的床上转移活动包括翻身、坐起及坐卧等转移活动。

2. 两椅间坐位转移活动 在坐位下进行椅-椅之间转移。不需要患者站起来。对于使用轮椅的截瘫患者，掌握了这些基本技术后，可以完成轮椅到床、座厕、地面、浴盆等的转移，大大提高了生活的独立性与活动空间。为了叙述的方便及便于理解，下面将患者正在坐的椅子称为第一张椅子，将要转移过去的椅子称为第二张椅子，常用下述几种方法。

（1）成角转移：两椅前缘之间夹角 30°～45°，若是轮椅，需要拆除两轮椅间的扶手。步骤如下：①患者向椅前移动，并使两足放好。②靠近第二张椅子的扶手后，握着第二张椅子最远侧或者扶手,另一只手握着第一张椅子。若两腿不能站立,在转移前,把两腿搬到第二张椅子前。③患者用两手撑着(腿可以辅助),将臀部摆到第二张椅子上面。④两手握着第二张椅子扶手,两脚调整至舒适的位置。

(2)侧方转移:两椅并排放,如果使用轮椅,两轮椅之间的扶手要拆除。步骤如下:①患者身体向第二张椅子侧斜,握着该座位的远侧扶手或座位边缘,另一只手握着第一把椅子扶手;②患者将臀部从第一把椅子横过到第二把椅子上;③调整两脚姿势慢慢坐下。

(3)滑板转移:此方法适用于两椅高度不同,或两椅间有一定距离的情况。步骤如下:①两椅并排放着,如果使用轮椅,两椅间扶手应去掉;②滑板放在两椅间,患者坐在其中一端;③将板和椅子固定住,患者横过滑板;④移到第二把椅子后,调整两腿,然后去掉滑板。

(4)错车式转移:两椅面相对,第一把椅子略偏左(或右)侧,如果使用轮椅,应将脚踏板拉向旁边或去掉。步骤如下:①患者向椅子左(或右)迈双腿,使两椅尽可能靠在一起;②患者向椅前移,他将左(或右)手放在第一把椅子扶手上,右(或左)手放在第二把椅子座位后面;③两手向下用力抬起臀部,然后摆过来坐到第二把椅子上,把第一把椅子搬走(如果是轮椅,可将其推开),调整两脚及臀部,使其处于舒服位置。

3. 床—椅转移技术及方法　上述椅—椅转移技术同样适用于床边到轮椅的转移,对偏瘫患者,已足够使用,但有些截瘫位置较高患者双下肢不能支撑地面,完成这种床—椅转移有一定困难。需要用前向转移方法,步骤如下:

(1)轮椅放置于床边,膝能接触到床边时,锁住手闸。

(2)患者头、躯干前屈,为防止跌倒,用一手勾住扶手,另一手放在同侧下肢膝下,将该下肢抬起放在床上,用同样方法,更换另一侧,将另一侧下肢抬起放到床上。

(3)将脚踏板搬开或卸掉,打开车闸与床边对接,两手握住扶手,头、躯干后倾,撑起,将身体移至床上。

(4)两手移至床上,整理坐姿或躺至床上。

(二)被动转移技术

功能障碍比较重,不能进行主动活动的患者,通常需要他人扶抱才能完成转移活动,称为被动转移或扶抱转移。

1. 扶抱的基本原则　①扶抱者应分腿站稳;②利用下肢肌肉承担重量,避免只用腰背力来扶抱患者;③身体循着扶抱方向移动;④扶抱中保持患者身体两边对称。

2. 常用扶抱技术与方法

(1)床边坐起与躺下:患者侧卧位(健侧、患侧均可),两膝屈曲。扶抱者先将患者双腿放于床边,然后一手托着腋下或肩部,另一手按着患者位于上方的股骨大转子,骨盆或两膝后方,命令患者向上侧屈头部,扶抱者抬起下方的肩部,以骨盆为枢纽转移成坐位,在转移过程中,鼓励患者用健侧上肢支撑。此法用于偏瘫、下肢骨折的患者。对于截瘫,扶抱者可面对患者,扶抱两肩部,拉起患者成坐位。

(2)坐位间转移

1)骨盆扶抱法:具体步骤如下:①患者坐在椅子前边,身体稍前倾,两足分开,健侧脚稍后放置。②扶抱者面对患者,一膝顶着患者前面的膝使之不会倾倒,另一足适当分开放置以保持稳定。③扶抱者屈曲双膝,下蹲,腰背挺直,双臂置于患者双臀下,双手置于患者双髋下。如果扶抱者双手不够长,可把一手置于髋下,另一手抓住患者腰部的衣裤和腰带。④扶抱者让患者在口令下同时站起,然后帮助患者把髋部摆向另一个位置。

2)前臂扶抱法:具体步骤如下:①如前所述患者做好站立的准备;②扶抱者站在患者前面,顶住患者一侧膝部,背伸直同时抬双臂,双手置于扶抱者肘上,而扶抱者把双前臂置于患者前臂下,双手置于患者肘下扶住患者;③嘱患者屈肘并听从扶抱者口令一起站起,同样地如果要从一个座位转移至另一个座位,扶抱者帮助患者在坐下前摆动双髋到另一个座位。

3)臂链扶抱法:具体步骤如下:①如前所述,患者做好站立的准备工作。②扶抱者站立在患者一侧(这里以站在患侧为例)。如前所述,用膝顶着患者的膝和足,让患者把双手置于扶手上(可能的话),然后一手穿过患者较近侧的腋窝下,手置于患者肩胛上。另一只手稳定患者的骨盆或置于髋下帮助患者准备站起。③听扶抱者的口令一起站立。

4)肩胛后扶抱法:具体步骤如下:①患者坐在椅子的前沿,双肘前伸,双手合在一起放在双膝之间,受累侧拇指置于最上边;②扶抱者面对患者,顶住患者一侧膝部,双手置于患者肩后,双手掌置于患者肩胛骨上;③听扶抱者的口令一齐站立,使用这种方法,扶抱者牵拉患侧肩胛骨,可以达到减轻痉挛的作用。

(3)他人帮助站立技术:两位帮助者分别站在患者两侧,每人以臂绕过患者背后支撑,另一臂在患者屈曲的肘部、前臂和手掌下扶住;患者两脚向前触地,身体微向前倾,在两个人帮助下站起。

(三)抬起技术

当一个患者的瘫痪程度使他在转移过程中不能对抗重力在帮助下转移时,扶抱者必须把整个患者抬起从一个地方转移到另一个地方。

1. 抬起前准备　需要两个或两个以上人员帮助转移时,必须指定一个人发口令,以保持相互之间的协调。抬起患者前,两位扶抱者两手腕应相互握住,组成抬起杠杆。患者准备首先应放松,对扶抱者有信心,抬起时向前看,不要看地板或扶抱者。如果病情允许,在抬起时全力保持自己身体的位置。

2. 常用抬起技术

(1)标准式或椅式抬起法(又称柯霍特斯法):这种扶抱法的优点是在整个过程中可观察到患者的表情和反应;对胸部和上肢疼痛的患者特别适用。

1)治疗师握腕法:有单腕握、双腕握、指握、双手握持等方法(图2-11)。

2)操作方法:①扶抱者:两位扶抱者面对面站立,尽量靠近患者,双脚前后分开,前脚向着预定移动方向,屈膝半蹲,保持腰背挺直及抬起头部。一手扶着患者背部下端,另一手握腕,承托着大腿靠近臀部部分。②患者:

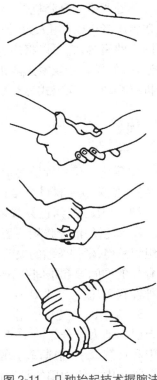

图2-11　几种抬起技术握腕法

交叉双臂于胸前或绕着扶抱者的肩部,被抱起时用脚跟向床面推,伸直双腿,帮助移动。③方法:扶抱者用下肢的力量站起将患者抬离床面,循着预定的方向把患者的重量由后脚移至前脚,到达目的地后缓缓放下。

(2)穿臂抱法:这种方法要求患者的双臂或至少一只手臂或手掌较为强壮,因此偏瘫、截瘫、脑瘫患者均可适用。

技术要领:患者在胸前两手交叉握着自己的手腕(同上述几种握法),扶抱者或抬起者站在患者后面。两手穿过患者腕下,握着患者前臂,身体贴近他的背部。若需要两位,则令一位扶抱者将两手放在患者膝下或小腿处。使用此方法,可由一人完成患者的床上转移,两位帮助者可完成患者床椅、厕所等两地间的转移。

(四)脑瘫婴幼儿的扶抱方法

前述扶抱及抬起方法主要适用于成人瘫痪者,有些方法也可适用于痉挛型、僵直型、徐动型等脑瘫患儿,但脑瘫在婴幼儿时期有其自身的特点,因此与扶抱正常婴幼儿不同。

1. 扶抱屈曲型患儿　屈曲型患儿的身体过于卷曲,往往不能自动抬起头部或挺直腰背。扶抱时鼓励患儿控制头部位置及伸直腰背和臀部。

2. 扶抱僵直型患儿　僵直型患儿的身躯笔直,非常僵硬,不能前后弯曲。扶抱时要防止他猛力将身体向后弯及鼓励他控制头部位置,扶抱者的手可以抱着或托着患儿的膝部,或空出一只手来。

3. 扶抱偏瘫或髋臀僵硬患儿　将患儿较差的一只手微屈放在扶抱者的肩膀上,并要保持患儿的手向上及向外伸,同时将其双腿分开骑跨在扶抱者的腰间。

(五)借助升降机等机械性的转移技术

此处所指的升降机是指一种用于转移和(或)吊起高位截瘫、重度颅脑损伤等严重残疾患者(无法用人力进行长期转移)的机械装置,除动力装置外,还有合适的吊带及固定的座套,它可以将患者从一个地方转移到另一个地方,如从床上到座厕椅或到浴池等,如果患者及家人能正确操作使用,将会给他的生活带来极大方便。常用的升降机有移动式、固定式等类型。

九、牵引疗法

(一)概述

1. 定义　牵引疗法是应用力学中作用力与反作用力的原理,通过器械或电动牵引装置,使关节和软组织得到持续的牵伸,从而达到复位、固定、解除肌肉痉挛和挛缩、减轻神经根压迫、纠正关节畸形的目的。

2. 牵引的治疗作用主要为:①解除肌肉痉挛,改善局部血液循环,缓解疼痛;②松解组织粘连,牵伸挛缩的关节囊和韧带,矫治关节畸形,改善或恢复关节活动范围;③增大脊柱的椎间隙和椎间孔,改变突出物(如椎间盘、骨赘)与周围组织的相互关系,减轻神经根受压,改善临床症状。

3. 牵引的种类　根据牵引部位可以分为颈椎牵引、腰椎牵引、四肢关节牵引;根据牵引的动力可分为徒手牵引、机械牵引、电动牵引;根据牵引持续的时间可分为间歇牵引和持续牵引;根据牵引的体位可分为坐位牵引、卧位牵引和直立位牵引。在康复医学临床中一般常用的是脊椎牵引疗法,即颈椎牵引和腰椎牵引,主要采用机械或电动牵引,必要时可采用徒手牵引。

(1)机械牵引:需要一定装置,如牵引架或电动牵引架或床等,可直观地反映牵引力量的大小。

(2)徒手牵引:治疗人员徒手对某一脊柱节段施加一牵引力量,治疗时间为数秒(通常为15~60秒),或仅是一突然而快速的拉伸过程,治疗人员可以感到患者的反应,但是牵引力量的大小并不能被客观地测量且患者的放松程度较机械牵引时更为困难。同时颈椎徒手牵引时,治疗人员必须经过严格训练,在治疗前须判断有无颈椎稳定度、骨质疏松、血管问题、类风湿关节炎等,否则易造成骨折、脑卒中等,而腰椎徒手牵引较耗人力,所以,临床以机械牵引为主。

4. 脊椎牵引注意事项 应充分注意个体差异,并密切观察牵引时患者的感受及反应,根据实际情况做必要的调整。一般身体整体状况好、年轻者,重量可大些,体弱、老年人,牵引的时间要短些,重量也要轻些。牵引过程要了解患者反应,如有不适或症状加重应及时停止治疗,寻找原因或更改治疗。

(二)颈椎牵引疗法

1. 方法 通常采用坐位牵引,但病情较重或不能坐位牵引时可用卧式牵引。牵引效果主要由牵引的角度、时间和重量等因素决定。

(1)角度:如主要作用于下颈段,牵引角度应稍前倾,可在15°~30°之间,如主要作用于上颈段或寰枢关节,则前倾角度应更小或垂直牵引,同时注意结合患者的舒适度来调整角度。

(2)重量:间歇牵引的重量可以其自身体重的10%~20%为标准,持续牵引则应适当减轻。以初始重量较轻,以后逐渐增加为好。

(3)时间:连续牵引20分/次,间歇牵引则20~30分/次为宜,1次/天,10~15天为1个疗程。

(4)方式:多数用连续牵引,也可用间歇牵引或两者相结合。

2. 适应证

(1)颈椎牵引常作为首选疗法广泛应用于神经根型、椎动脉型、颈型的颈椎病,但对脊髓型颈椎病脊髓受压较明显者应慎用。

(2)颈椎侧弯、后突畸形;颈椎关节扭伤及功能紊乱;颈椎滑移、脱位;颈椎骨折的固定等均可用牵引疗法。

3. 禁忌证 患有颈椎结核、肿瘤;椎动脉硬化、畸形;陈旧性颈椎外伤;严重骨质疏松;心肌梗死;脑动脉硬化等均不宜使用牵引疗法。

(三)腰椎牵引疗法

1. 方法 一般采用仰卧屈髋屈膝体位,可尽量减小脊柱应力。牵引力通常以自身体重的一半作为起始牵引重量,根据情况逐步增加,最多可加至相当于患者体重的重量。以间断性牵引为主,20~30分钟/次,1~2次/天,15~20天为1个疗程。

2. 适应证 腰椎间盘突出症、腰椎滑脱、腰椎退行性变、腰椎小关节紊乱、腰椎小关节滑膜嵌顿、早期强直性脊柱炎、无并发症的腰椎压缩性骨折等。

3. 禁忌证 脊髓疾病、腰椎结核、肿瘤、有马尾神经综合征表现的腰椎管狭窄症、椎弓断裂、重度骨质疏松、严重高血压、心脏病、出血倾向等。

十、心脏功能训练

(一)概述

现代生活方式的变化,如饮食习惯改变(总热卡增加,尤其是脂肪摄取占总热卡量的增加)、运动不足(以车代步、以机器取代人工、电脑的普及应用等)使人们罹患心脏病的机会明显增加。因此,心脏功能训练主要是指导患者科学地、合理地运动起来。

1. 定义及内容　依照美国心脏病学会(AHA)的定义,心脏患者的康复需要整合性的介入治疗,以确保他们恢复到最佳的生理、心理及社会状态,而慢性或亚急性期的心脏患者可以通过自己的努力,在社会中维持或恢复适当的功能,并经由健康行为的改善,延缓或逆转疾病的进程。

一个完整的心脏康复计划包括:合理饮食,减重,控制高血压、高血糖、高血脂,戒烟,调节心理压力,运动训练。

本章心脏功能训练主要以运动为主。

2. 适应证及禁忌证

(1)适应证:急性心肌梗死、稳定型心绞痛、冠状动脉搭桥及支架手术、心力衰竭、心脏瓣膜手术。

(2)禁忌证:不稳定型心绞痛,严重心律失常,急性心包膜炎或心肌炎,重度主动脉瓣狭窄,休息时收缩压高于200mmHg或舒张压高于110mmHg,姿势改变时血压降低高于20mmHg,且有不适应症状、急性全身性疾病或发烧、空腹血糖大于400mg/dl、近期的深静脉血栓,等等。

3. 危险性分级　心脏病患者可用运动试验的结果来预测死亡率(或存活率),心肺耐力是预测死亡率的最佳指标。心脏病患者中高危险人群常有左心室功能不良、心力衰竭、严重的心律不齐或心肌缺血,其死亡率及心脏病复发的机会较高。患者在参加心脏康复前,应先评估危险性,才能安排适当的训练计划。通常患者在心肌梗死2周后,可以接受运动试验,试验的结果配合患者的临床症状及左心室功能,即可对患者的危险性分级。美国心肺康复学会(AACVPR)所建议的心脏病患者的危险性分级标准如下:

(1)低危险性(下列所有项目都要符合):

1)运动试验判断标准:①在运动中或运动后恢复期,没有复杂的心室性心律不齐。②在运动中或运动后恢复期,没有发生心绞痛或其他明显症状(如呼吸急促、头重脚轻或头晕)。③在运动中或运动后恢复期,血流动力学正常(血压、心跳随着运动量增加而适当上升,运动后恢复期则适当下降)。④运动耐力≥7METs。

2)非运动试验判断标准:①休息时射血分数(EF)≥50%。②心肌梗死后或血管再通手术后没有并发症。③休息时没有复杂的室性心律失常。④没有心力衰竭。⑤没有心肌缺血的症状或征候。⑥临床上没有明显忧郁症。

(2)中等危险性(下列有任何一项或两项以上)

1)运动试验判断标准:①在运动量≥7METs后,有心绞痛或其他明显症状(如呼吸急促、头重脚轻或头晕)。②在运动中或运动后恢复期,心电图出现轻到中度的无症状心肌缺血(ST压低<2分钟)。③运动耐力<5METs。

2)非运动试验判断标准:休息时射血分数EF=40%~49%。

(3)高危险性(下列有任何一项或两项以上):

1)运动试验判断标准:①在运动中或运动后恢复期,有复杂的心室性心律失常。②在运动量<5METs或运动后恢复期,发生心绞痛或其他明显症状(如呼吸急促、头重脚轻或头晕)。③在运动中或运动后恢复期,心电图出现重度的无症状心肌缺血(ST压低>2分钟)。④在运动中血流动力学异常(收缩压不升、下降或心律不齐),或运动后恢复期发生严重血压降低。

2)非运动试验判断标准:①休息时射血分数EF<40%。②曾发生心跳骤停。③在休息时或运动中有复杂的心律不齐。④急性心肌梗死或心脏手术后有严重并发症。⑤有明显心力衰竭。⑥有心肌缺血的症状或征候。⑦临床上有明显的忧郁症。

(二)运动处方的原则

各国心脏病功能训练指南大同小异,心脏病患者因疾病的轻重程度不同,训练时应根据患者的运动能力及需求来开运动处方。

1. 心肺耐力运动

(1)运动形式:以大肌群、节律性有氧运动为宜,如快走、慢跑、骑脚踏车等。如果患者下肢无法运动或者工作性质以上肢为主,可以进行上肢的运动。

(2)运动频率:每周3~5次。

(3)运动时间:运动前做热身运动,运动后做缓和(凉身)运动。热身运动和缓和运动各至少10分钟,正式运动时间为20~60分钟,连续或间歇运动均可。对于周围血管疾病或间歇性跛行的患者,以间歇式运动为宜。

(4)运动强度:运动强度根据患者的危险性来调整,以不会诱发心肌缺血或心律不齐,且能有效促进体能为原则。运动强度设定有以下3种方法:

1)最大储备摄氧量(VO_2R)或最大心率储备(HR reserve)的40%~80%:摄氧量由活动时的仪器测得,最大储备摄氧量(VO_2R)= $VO_2max - VO_2rest$,靶 VO_2R = ($VO_2max - VO_2rest$)×(40%~80%)+VO_2rest;心率储备=HRmax-HRrest,最高心率(HRmax)可在运动负荷试验中直接测得,也可根据公式计算,即 HRmax = 220-年龄。靶心率 = (HRmax-HRrest)×(40%~80%)+HRrest。

2)代谢当量(METs):指单位时间内单位体重的耗氧量[ml/(kg·min)],1MET = 3.5ml/(kg·min)。靶强度一般选择50%~80% METmax。由于METs与VO_2相关,是运动强度的相对指标,不受血管活性药物的影响,同时可以通过查表的方式进行活动强度的计算,因此目前应用最广泛。一般认为2~7METs的运动强度适宜有氧耐力训练。WHO已正式公布了日常生活活动及各项体育运动对应的MET值,可据此选择适合患者情况的活动进行训练(表2-1):

3)主观用力计分(rating of perceived exertion,RPE):是患者主观感觉来决定运动量,可用于心律不齐、心脏移植或自己无法量脉搏的患者。通常采用RPE 13左右的运动量,也就是(有点累而不会太累,有点喘而不会太喘),且能持续20分钟以上,就是适当的运动(表2-2)。

(5)运动量调整:训练中以患者病情及危险程度来调整运动量,心脏病患者的运动应以低强度开始,循序渐进,逐渐增加运动时间和运动强度。

2. 肌力训练 日常生活以肌力性运动为主,适量的肌力训练对于心脏患者很有帮助。根据美国心肺康复学会的建议,心脏病患者如果没有心力衰竭、严重瓣膜疾病、无法控制的心律失常及高血压可以进行肌力训练。

表 2-1　日常生活活动及体育运动对应的 MET 值

活动	代谢当量（METs）	活动	代谢当量（METs）
整理床铺	3.4	步行 2km/h,3km/d	1.9
简单地清洁房间	2.3	远足 3.5km/h	2.3
备饭	3.0	远足 5.0km/h	3.2
扫地	4.5	慢跑每 10 分钟 1.6km	10.2
擦地(跪姿)	5.3	骑车(慢速)	3.5
擦窗	3.4	骑车(中速)	5.7
拖地	7.7	跳绳	12.0
开车	2.8	打网球	6.0
上楼	9.0	游泳(快)	7.0
下楼	5.2	游泳(慢)	4.5
修面	1.0	打羽毛球	5.5
洗手	2.0	打桌球	2.3
靠坐	1.0	弹钢琴	2.5
独立站	1.0	吹长笛	2.0
穿衣	2.0	击鼓	3.8
吃饭	1.4	拉手风琴	2.3
坐床边	2.0	拉小提琴	2.6
大便:卧位便盆	4.0	跳交谊舞(慢)	2.9
大便:坐位	3.6	跳交谊舞(快)	5.5
沐浴	1.8	跳有氧舞蹈	6.0
坐床	1.2	打牌	1.5~2.0
坐椅	1.2	织毛衣	1.5~2.0
穿脱衣	2.5~3.5	用水桶浇水	2.0
上下床	1.65	种花、种菜	2.1
挂衣	2.4	修剪树枝	2.8

表 2-2　主观用力计分（RPE）

分级	6	7	8	9	10	11	12	13	14	15	16	17	18	19	20
RPE	非常轻			很轻松		轻度用力（唱歌）		有点累（谈话）		较累（气喘）	很累			极累	

　　肌力训练的原则是低危险性心脏病患者:①开始重量以可舒适地做 12~15RM（repeatic maximum）为原则,上肢约为最大肌力的 30%~40%,下肢为最大肌力的 50%~60%。②每组动作包括 6~8 个主要肌群运动,每周 2~3 次。③训练时注意事

项:先做大肌群运动,再做小肌群运动;当 12~15 次可以轻松完成时可以增加重量5%;缓慢且有控制的动作,做时不要达到全部活动范围;不要憋气;用力时呼气;避免持续过度用力,以避免血压过度升高;运动间可稍做休息(30~60 秒),以加强肌耐力训练效果;运动强度为 RPE 11~13;如有头晕,气憋,心律失常或心绞痛等症状应停止运动。

（三）心脏功能训练过程

以急性心肌梗死患者为例。20 世纪初,急性心肌梗死的治疗方法主要是完全卧床 4~6 周,但长期卧床会造成心肺功能减退、肌肉萎缩、关节僵硬及深静脉血栓等并发症。1950 年,有人尝试让心肌梗死患者减少卧床,发现可以减少深静脉血栓、肺部并发症等。1950 到 1960 年代,运动试验应用于临床,评估患者的体能,发现多数患者可以恢复工作。早期心脏康复的对象以急性心肌梗死为主,现已应用于大多数心脏病患者。

1. 住院期(Ⅰ期) 急性心肌梗死患者多数在医院内住院 5~6 天,发病时多在监护病房。在监护病房,患者除充分休息外,可做四肢的关节运动,以避免关节僵硬或深静脉血栓的发生。当患者情况稳定,通常在发病后 2~3 天转入普通病房,即可离开病床,做日常生活活动,并在病房内走动。运动强度比休息时心率快 20 次以内或 RPE<13 为原则(心脏手术后运动强度比休息时心率快 30 次以内为宜)。运动方式可采用间歇式运动,前 3 天每天运动 3~4 次,每次 3~5 分钟。中间休息 1~2 分钟,总运动时间渐增至 20 分钟。第 4 天开始,每天运动 2 次,每次约 10 分钟,运动包括柔软操、走路或是固定式踏车。在住院期也要对患者做危险因子评估、活动量咨询及对家属宣教。

2. 出院期(Ⅱ~Ⅲ期) 患者出院后,经由门诊接受至少 3 个月(36 次)的训练,一般 3~6 个月,此后长期在社区进行。训练包括每周 3 次轻度到中度的有氧运动。在运动开始前做运动试验,评估患者的危险性及心肺耐力,作为运动处方的依据。经过 3 个月的训练后,大部分患者的最大摄氧量会增加,一般日常生活、工作和休闲活动不受限制。此期的运动训练主要目的是改善患者的体能,恢复正常的生活。出院后早期运动处方的原则如下:

(1)运动形式:以功率车或活动平板及社区步行为主。

(2)运动频率:每周 5~7 次(3 次门诊训练,其他时间可自行在家里或在社区内做轻度运动)。

(3)运动时间:运动前先热身,运动后做缓和(凉身)运动。暖身与缓和运动至少各 10 分钟,正式运动时间则为 20~60 分钟,时间长短与运动强度成反比,也可每次做10~15 分钟,一天做 2~4 次,累积足够时间即可。

(4)运动强度:运动强度要视患者的危险性来调整,强度为最大心率储备(HRR)或最大摄氧量(VO$_2$R)的 40%~80%。如果患者未接受运动试验或最近药物有改变,可依据 RPE 决定运动量。出院早期采用 RPE 11~13,后期可采用 RPE 12~15(约为60%~80%VO$_2$R)。如果运动会诱发心肌缺血,运动时的最大心率应设在缺血阈值(ischemic threshold)减 10 次以下。有些药物可能会影响心率及运动耐力,运动强度必须适当调整。

(5)运动量调整:按照患者运动能力及预后调整。一般在 3~6 个月可达到每个消耗 1000 大卡的目标。当患者可持续运动 20~30 分钟达 1~3 周,即可增加运动量。

经过 3 个月的门诊训练后(约 36 次),多数患者可以恢复正常生活,并在家里或社区内,按照建议的运动强度自行运动,并长期维持规律运动的习惯。患者可以自行选择运动,并按照自己的需求调整运动量。患者除了从事快走、慢跑、游泳、骑脚踏车等耐力性运动外,也可以参加一些传统运动,如太极拳等。

(四)心脏功能训练的效益与安全性

心脏功能训练是一个以运动为主的训练计划,运动训练可以在短期内增进体能、改善冠心病危险因子、早日恢复工作能力、减少焦虑及提高生活质量。

心脏病患者从事运动虽然有许多好处,但是运动时心肌的耗氧量增加,可能会诱发心肌缺血、心律失常或猝死,如果运动量太高,还可能诱发血栓形成,造成心肌梗死。因此,心脏病患者应做危险性分级,对高危险患者加强监护,并遵循运动处方的原则,才可保护患者的安全。随着时代进步,危险性分级的建立及预防发生心脏病突发事件(cardiac events)的能力较前提高,心脏功能训练时发生猝死的几率已明显降低。

(五)特殊心脏患者的功能训练

1. 心力衰竭 传统上认为,心力衰竭患者预后不佳,运动训练不但没有好处,还可能使病情恶化。但随后的系列研究证实,合理的运动训练能使左室射血分数、最大摄氧量提高。因而,心力衰竭并非运动的禁忌,只是需要更小心的监护及运动量的调整。

心力衰竭患者运动时,热身运动时间要长。开始运动时的运动强度为最大摄氧量的 40%~60%,可以采用间歇式训练,每次 2~6 分钟,中间休息 1~2 分钟,训练时间逐渐延长,以运动 30 分钟为目标。患者通常每周运动 3~5 次,应避免过度的肌力训练。心力衰竭患者的心率反应可能不正常,可用自觉劳累指数 RPE 10~13(稍轻松至有点累)来做运动。

2. 老年人 老年心脏病患者的运动以步行为主,配合肌力训练,以增加日常生活独立的能力。对不会测量心率的老人,运动量的调整以 RPE 为主。

心脏功能训练对于心血管病患者是安全而有效的治疗,心脏功能训练可以促进运动耐力、改善冠心病危险因子及抑郁症状、提高生活质量、减少再入院,降低心肌梗死复发及死亡率。对于心力衰竭或老年患者,心脏功能训练同样有效,应该予以推广。

十一、呼吸功能训练及排痰技术

(一)概述

呼吸运动早在 2500 年前即有记载,但一直到了公元 1781 年 Tissot 才有所谓治疗性呼吸运动。在 1940—1950 年,为了照顾因肺结核(限制性肺病)及小儿麻痹症(神经肌肉病变)有呼吸功能异常的患者,在美国开展了呼吸功能训练。随着感染性疾病的减少,呼吸功能训练逐渐转为以慢性阻塞性肺疾病、脊髓损伤、神经肌肉病变及胸腔手术前后康复患者为主。

1. 定义 呼吸训练(breathing exercise)是指通过各种运动和治疗技术来保证呼吸道通畅、重建正常的呼吸模式、提高呼吸功能、促进排痰和痰液引流、改善肺通气,减轻呼吸困难,提高肺功能的训练方式。排痰技术是指通过体位引流、胸部叩击、震颤及咳嗽训练促进患者肺部痰液排出的方法。

参与吸气的主要肌群有膈肌、肋间外肌,辅助肌群有胸锁乳突肌、斜角肌。参与呼气的主要肌群有肋间内肌,辅助肌群有腹直肌、腹内斜肌、腹横肌等。虽然呼吸中枢通过血液中 CO_2、O_2 含量变化、调节呼吸节律性运动,但在一定程度上呼吸受意识支配,因而可进行主观训练。呼吸过程中,吸气为主动,呼气为被动,因此,在呼吸训练中应着重吸气肌训练。

2. 适应证及禁忌证

(1)适应证:慢性阻塞性肺疾病,慢性限制性肺疾病,包括胸膜炎后和胸部手术前后;慢性肺实质疾病,包括肺炎、肺结核、尘肺等,脊髓损伤,神经肌肉病变及肺部痰液排出不畅者。

(2)禁忌证:临床病情不稳定、呼吸及排痰训练导致病情恶化者。

3. 注意事项

(1)训练时避免情绪紧张,选择放松体位。

(2)避免憋气和过分减慢呼吸频率,以防诱发呼吸性酸中毒。

(3)胸部叩击和震颤治疗前必须保证患者有良好的咳嗽能力,否则要在叩击后进行体位引流,以免痰液进入更深的部位,而更难以排出。

(4)空腹时进行,以防诱发呕吐而误吸。

(5)胸部叩击、震颤排痰、辅助咳嗽避免移动危重患者各种置管,如气管套管、鼻胃管、导尿管、深静脉置管。

(6)脑血管破裂、栓塞或血管瘤病史者避免用力咳嗽,最好使用多次哈气来排出分泌物。

(7)各种训练每次一般为 5~15 分钟,以避免疲劳。

(二)呼吸功能训练

1. 放松训练(relaxation training)

(1)上肢支撑位:上肢活动时最好有支撑点,避免活动时上肢悬空而增加氧耗,是慢性阻塞性肺疾病患者日常活动中的要点。

(2)前倾依靠位:患者坐于桌前或床前,前置棉被或枕,头靠于棉被或枕上放松颈背肌,两手置于棉被或枕下,以固定肩带并放松肩带肌群,减少呼吸时过度运动,减少机体耗氧量。同时腹肌张力下降,吸气时腹部容易隆起,有助于腹式呼吸。

(3)椅后依靠位:患者坐在有扶手的座椅上,头稍后仰靠于椅背,完全放松。

(4)前倾站立位:前倾站立,两手支撑于前方的低桌上或双上肢平放于前方的桌台上;自由站立,双手互握置于身后并做下拉的动作,身体稍前倾。此体位可固定肩带,放松肩带肌群,降低氧耗;同时膈肌下降,利于腹式呼吸。

2. 腹式呼吸(abdominal breathing) 又叫膈肌呼吸。患者采取仰卧位或半卧前倾位,治疗师将手置于患者腹部,嘱患者用鼻缓缓吸气,然后用嘴呼气。吸气时,患者应放松,并感受到吸入的气体将治疗师的手推起。呼气时,治疗师的手轻轻按压患者腹部,帮助膈肌上移,这样有利于激发下一次吸气时膈肌更好的收缩。因肺下叶通气量及血流灌注量最丰盛,膈肌下移 1cm,可增加通气量 250~350ml,所以此方式是相对最有效的呼吸方式。

3. 缩唇呼气(pursed-lip breathing) 又叫圆唇吐气呼吸、抗阻呼气训练(impedance breathing training)。患者经鼻腔吸气,呼气时将嘴唇缩紧,如吹口哨样,在

4~6秒内将气体缓慢呼出,强调延长呼气时间(一般吸气与吐气的时间比约为1:2~1:3)。此方法可均衡胸腔与支气管之间的压力,增加呼气时的阻力,减少肺泡塌陷,促进肺泡内气体排出,减少肺内残气量,缓解缺氧症状。研究发现,支气管的内径可随呼气末压力的增大而增大。缩唇呼气时,气道内压力平均增加至0.49kPa(5cmH$_2$O),同时可明显降低二氧化碳分压。因此,选择缩唇呼吸对改善患者呼吸功能有重要意义。

4. 气流移动呼吸(air-shift) 经鼻深吸气后屏气(在吸气末憋气)5秒钟,以便空气移动到肺部通气较少的部位或肺叶有塌陷的部位,然后缩唇呼气,使气体充分排出。此方法在增加肺通气的同时增加气体交换。

上述呼吸训练要领:思想集中,肩背放松。先呼后吸,吸鼓呼瘪。吸时经鼻,呼时经口。细呼深吸,不可用力。

5. 呼吸肌训练(ventilatory muscle training) 吸气肌力与肺活量有关,呼气肌力与咳嗽能力有关。训练呼吸肌力量可以改善呼吸肌耐力,改善通气,提高排痰力量,缓解呼吸困难症状。

(1)吸气肌力训练:仰卧,可将手或沙袋等放于腹部,当患者吸气时,以手的力量或沙袋的重量当阻力,开始不宜过重,从0.5kg开始(如每次能承受20分钟以上,再逐渐增加重量),来训练吸气肌的力量。尚有一些仪器可以辅助吸气肌力训练,例如:抗阻呼吸器等。

(2)呼气肌力训练:可用吹气球等及仪器辅助呼气肌力训练。

(三)排痰技术

排痰训练主要包括体位引流、震动叩击、控制性咳嗽等。

1. 体位引流(postural drainage) 利用解剖学的相关位置,将要引流的肺叶摆位在最高位,借助重力将痰引流至大的气道,再用力咳出。引流频率:根据痰量多少,每日2~4次不等,每次一个部位引流5~10分钟,总时间为30~45分钟为宜,以免疲劳。体位引流需注意:引流时间安排在饭前1小时及饭后2小时;若多处引流,根据量的多少决定先后次序;同时,引流过程中注意生命体征变化。

2. 震动叩击(percussion) 借助手腕空心掌叩击震动或震动排痰机的使用,将痰拍松离开肺泡、支气管而引流到大的气道,再靠咳嗽将痰排出。振动和叩击排痰时应使用腕力,轻而有节奏,以不引起疼痛为度,在胸背部由下而上,同时嘱患者缓慢呼吸,每部位叩击30~45秒。震动叩击排痰技术配合体位引流,可加强排痰效果。

3. 控制性咳嗽(controlled coughing) 主要方式就是做几次深呼吸,接着在长吸气(需停顿几秒)后咳嗽将痰排出。

(1)主动咳嗽训练法:坐位或身体前倾,颈部稍微屈曲,深吸气,治疗师示范咳嗽及腹肌收缩。患者双手置于腹部且在呼气时做3次哈气以感觉腹肌的收缩。再让患者练习发"K"的声音以感觉声带绷紧,声门关闭及腹肌收缩。将这些动作连贯起来:深吸气—短暂屏气—关闭声门—增加腹内压—声门突然打开,形成由肺内冲出的高速气流,促使分泌物移动,随咳嗽排出体外。

(2)辅助咳嗽训练法:①腹部推挤辅助法:患者平卧位,治疗师手掌交叠,掌根置于剑突下方。患者先深吸气,然后在指令下咳嗽,咳嗽同时治疗师向内、向上推挤腹部。也可采用坐式,治疗师位于患者身后。②肋膈辅助咳嗽法:患者平卧,治疗师双手呈蝶状置于患者两肋,拇指指向剑突,另四指与肋骨平行。患者深吸气—屏气—用力咳嗽,同时治疗师向下向内快速施加手部力量,增加咳嗽终末的气流,使痰咳出。③被动咳嗽训练:以中指指腹推压患者环状软骨下缘,刺激患者产生咳嗽反射,咳出痰液。

十二、神经生理学疗法

神经生理学疗法,又称神经发育学疗法(neurodevelopmental treatment,NDT)、神经肌肉促进疗法、神经促通技术或易化技术等,它是近年发展起来的主要康复训练方法,通过临床实践和神经行为科学等多学科的最新成果总结,从而制订出抑制异常姿势和动作模式,促进正常运动模式,提高运动控制能力的治疗方法,总结起来,易化技术以Bobath 方法、Brunnstrom 方法、PNF 方法、Rood 方法及 Vojta 疗法为代表。神经发育疗法的共同点如下。

1. 治疗原则　都把神经发育学、神经生理学的基本原理和法则应用到脑损伤和周围神经损伤后运动障碍的康复治疗中。

2. 治疗对象　都以神经系统作为治疗的重点对象,按照个体发育的正常顺序,通过对外周(躯干和肢体)的良性刺激,抑制异常的病理反射和病理运动模式,引出并促进正常的反射和建立正常的运动模式。

3. 治疗目的　主张把治疗与功能活动特别是与 ADL 结合起来,在治疗环境中学习动作,在实际环境中使用已经掌握的动作并进一步发展技巧性动作。

4. 治疗顺序　按照从头到脚,从近端到远端的顺序治疗,将治疗变成学习和控制动作的过程。在治疗中强调先做等长练习(如保持静态姿势),后做等张练习(如在某一姿势上做运动);先练习离心性控制(如离开姿势的运动),再练习向心性控制(如向着姿势的运动);先掌握对称性的运动模式,后掌握不对称性的运动模式。

5. 治疗方法　在治疗中应用多种感觉刺激,包括躯体、语言、视觉等,并认为重复强化训练对动作的掌握、运动的控制及协调具有十分重要的作用。

6. 工作方式　强调早期治疗、综合治疗以及各相关专业的全力配合,如物理治疗(PT)、作业治疗(OT)、言语治疗(ST)、心理治疗以及社会工作者等的积极配合;重视患者及其家属的主动参与,这是治疗成功与否的关键因素。

(一) Bobath 技术

Bobath 技术是用于治疗脑损伤瘫痪患者的一类训练方法。它由英国物理治疗师Berta Bobath 和她的丈夫 Karel Bobath 在 20 世纪 40 年代共同创立。最早用于儿童脑瘫,由于它一方面强调按运动正常发育顺序进行训练;另一方面,主张先找出小儿运动发育停止的点,并从此点出发促进其运动发育,以弥合患儿和正常儿之间的差距,故又称为神经发育疗法(NDT)。后来越来越多地用于脑卒中后偏瘫,并在偏瘫的康复治疗中占据非常重要的位置。

Bobath 方法的特点是:通过利用关键点的控制及其设计的反射抑制模式和良肢位的摆放来抑制痉挛,待痉挛缓解之后,通过反射、体位平衡诱发其平衡反应,再让患者进行主动的、小范围的、不引起联合反应和异常运动模式的较正常运动模式,然后再进行各种运动控制训练,逐步过渡到日常生活动作的训练而取得康复效果。它是目前中枢神经系统疾病导致瘫痪患者康复的主要运动治疗之一,正被世界各国康复医学工作者广泛

笔记

应用。

1. 理论基础

（1）促进、抑制的理论：即抑制异常的模式，促进正常反应，包括张力正常化，正常的姿势反应。

（2）运动训练开始时肢体应取位置的理论。

（3）通过外因传入，特别是感觉传入，可以改变大脑皮质中兴奋和抑制分布的理论：这主要是依据20世纪20年代Magnus的一些研究提出的，归纳起来有下列两个方面。

1）在脑瘫等中枢神经系统疾患的患者身上，传入冲动往往绕过正常通路而优先传到（即短路）少数已发生异常反射或异常运动模式的突触链中去，因此患者对刺激的反应总呈现异常的模式。Bobath认为通过她设计的反射性抑制模式（reflex inhibitory pattern，RIP），可以关闭通向异常运动神经元的通路，打通通向较正常运动的神经元的通路。

2）在运动的任何时刻，中枢神经都是身体肌肉状态的忠实镜子，身体肌肉的收缩和松弛决定了兴奋和抑制过程在中枢神经内的分布，而以后这种兴奋和抑制又再传出到周围。Bobath认为，Magnus的理论向我们提供了一种可以从周围通过传入影响中枢的方法，通过改变脑瘫患儿的异常姿势，使兴奋和抑制的过程在中枢内的分布变得较为正常，以后其向周围的传出也变得正常，这也是Bobath提倡用RIP修正患儿异常姿势的理论基础。

2. 基本技术与手法

（1）控制关键点：关键点是指人体的某些特定部位，这些部位对身体其他部位或肢体的肌张力具有重要影响。治疗中，治疗者通过在关键点上的手法操作来抑制异常的姿势反射和肌张力，引出或促进正常的肌张力、姿势反射和平衡反应。对关键点的控制是Bobath技术中手法操作的核心，常与反射性抑制联合应用。人体关键点包括中部关键点如头部、躯干、胸骨中下段；近端关键点如上肢的肩峰，下肢的髂前上棘；远端关键点如上肢的拇指，下肢的踇趾。

（2）反射性抑制抗痉挛模式：反射性抑制是用来抑制肌张力和姿势的一种有效方法，可以防止异常的感觉输入。常用的反射性抑制模式如下：

1）躯干抗痉挛模式：患侧躯干背阔肌、肩关节下降肌的痉挛和患侧躯干的感觉丧失常常导致患侧的躯干短缩，牵拉躯干患侧屈肌将缓解异常的肌张力而矫正患者的姿势。因此躯干的抗痉挛模式应是牵拉患侧躯干使之伸展。其方法是患者健侧卧位，治疗师站立于患者身后，一只手扶住其肩部，另一只手扶住髋部，双手做相反方向的牵拉动作，在最大的牵拉范围内停留数秒，便可缓解患侧躯干肌的痉挛。

2）上下肢的抗痉挛模式：根据偏瘫患者常见的异常痉挛模式，如上肢屈曲痉挛占优势、下肢伸肌痉挛占优势的特点，上下肢的抗痉挛模式如下：①使患侧上肢处于外展、外旋，伸肘，前臂旋后，伸腕或指、拇指外展的位置，可对抗上肢的屈曲痉挛模式。②使患侧下肢轻度屈髋、屈膝，内收、内旋下肢，背屈踝、趾，可对抗下肢的伸肌痉挛模式。

3）肩的抗痉挛模式：由于菱形肌、斜方肌，尤其是背阔肌的痉挛，将导致肩胛带出现后撤、下沉等，因此肩胛带的抗痉挛模式应使肩部向前、向上。

4)手的抗痉挛模式——Bobath 式握手:双手掌对掌,十指交叉,患侧拇指在上,肘关节伸展,双手上举,尽可能高于头部,再回原位。做此动作时,要注意双侧前臂应同等程度旋后,腕关节应始终保持伸展位。

(3)调正反应:又称翻正反应,是指当身体偏离正常姿势时,人体会自发性地出现恢复正常姿势的动作,即头部位置、头部对躯干位置、四肢对躯干位置等恢复正常的一系列反应。根据感受刺激部位和动作效应出现的部位,可将调正反应分为以下四类。

1)发自颈部,作用于躯干:由于头部与躯干之间的位置变化而使躯干转动。如在仰卧位时,将头部转向一侧,由于颈部受刺激而出现胸、腰、下肢转动。

2)发自迷路,作用于头部:当躯干位置倾斜时,保持头部直立,面部垂直,眼睛水平位的动作。例如,患者坐在椅上,被动向左、右倾斜时的头部反应。

3)发自躯干,作用于颈部:其反应为上半身或下半身扭动时,另一半随之转动成一直线。例如,患者仰卧,将肩胛带或骨盆扭转,带动躯干转动。

4)发自眼睛,作用于头部:当躯干位置倾斜时,由于来自眼部的刺激,而将头部保持正确位置。

(4)平衡反应:是比调正反应更高级的维持全身平衡的一种反应。当人体突然受到外界刺激引起重心变化时,四肢和躯干出现一种自动运动,将重心恢复到原有稳定状态。例如,当坐位或立位时,突然被推了一下,全身平衡状态发生了变化,此时会不自主地伸出上肢或移动下肢等以恢复平衡状态。患者也可以在坐位或站立位上,治疗者向各个方向推动患者(前、后、侧方、斜方),开始时缓慢推动,当患者能适应时可加快推动速度或增加推动幅度。在推患者时,治疗者可以用一只手向一个方向推患者,使其失平衡,然后另一只手抓住患者,在相反方向上将其推回中线。当患者能在稳定的平面上完成平衡反应时,就可将其放在可移动的平面上,然后移动或倾斜这一平面以引出平衡反应。

(5)感觉刺激:Bobath 技术中常用的感觉刺激主要有以下几种:

1)加压或负重:通过施加压力与阻力来增加姿势性张力与减少不自主运动。这种负重对需要发展静力性姿势,在小范围内活动的共济失调与手足徐动症的患者特别有效,但对痉挛患者效果不佳,其原因是压力和阻力可以增加这类患者的协同收缩。

2)放置及保持:放置是将肢体按要求放在一定的位置上;保持是指肢体在无帮助情况下,停留在某一位置。因此,放置与保持常一起应用。例如,上肢弛缓性瘫痪患者,可以在仰卧位,被动将上肢放置在前屈 90°、伸肘的位置上。通过从腕部对肘及肩部反复多次挤压,让患者保持上肢前屈、伸肘这一位置。

3)轻推:有几种手法。①压迫性轻推:即挤压关节,用来增加肌张力;②抑制性轻推:以诱发由于拮抗肌痉挛产生交互抑制的无力肌肉收缩;③交替性轻推:用方向相反的手法轻推患者,如从前向后与从后向前,从左向右与由右向左,以引出平衡反应。

3. Bobath 疗法在偏瘫康复中的应用　Bobath 将偏瘫患者恢复阶段划分为三个不同时期:弛缓期、痉挛期和相对恢复期,各期治疗技术均有所不同。这些阶段患者主要存在的问题、训练目标和训练计划见表 2-3。

61

表 2-3　Bobath 疗法偏瘫患者的训练和治疗计划

恢复阶段	患者主要问题	训练目标	训练计划
弛缓期	肌肉松弛 肌张力低下 无自主性运动	预防肌肉痉挛的出现 预防关节挛缩畸形的出现 预防并发症及继发性损伤 加强患侧肢体控制能力 诱发正常的运动模式	良肢位的保持 床上体位转移训练 关节被动运动 患侧肢体主动运动
痉挛期	痉挛、腱反射亢进 出现异常的姿势反射 出现异常的运动模式	抑制痉挛 抑制异常的运动模式 促进关节分离运动	关节被动运动 肌肉持续牵拉训练 肢体负重训练 躯干控制训练
恢复期	痉挛渐渐减轻 关节出现分离运动 协调性基本接近正常 平衡性基本接近正常	加强肢体运动协调性 加强身体耐力 加强动态平衡稳定性 加强步态能力	双侧肢体协调性训练 运动协调性训练 提高运动速度训练 精细运动训练 步态训练

　　一般偏瘫的康复训练顺序是:仰卧位→侧卧位→坐位平衡→膝立位→跪行→站立→立位平衡→行走,按照这样的顺序进行训练。其中大多数患者可跨越膝立位和跪行,由坐位直接进行到站立位,但对于躯干肌、臀肌力量较差的患者,仍需要进行手膝跪位和双膝立位的训练。

　　(1)第一阶段(弛缓阶段)的治疗:良肢位的设计、向健侧翻身及返回动作训练方法、患侧下肢屈伸控制训练、下肢负重的准备训练、坐位平衡反应诱发训练、患侧上肢负重训练、肩胛带活动度训练。

　　1)良肢位的设计:包括以下五个方面:

　　仰卧位:①头部摆正,面部可转向患侧;头部枕头高度适中,胸椎不得出现屈曲。取一个比躯干略高的枕头,将伸展的上肢置于枕头上,肘关节伸展,前臂保持旋后位,腕关节前伸,手指伸展。②患侧肩关节下方垫一个小枕头使肩胛骨略向前突,以防肩胛骨后撤。③患侧骨盆外下方垫枕,使患侧骨盆略向前突,用以防止髋关节外旋及下肢外展。④下肢大腿及小腿中部外侧各放一枕头防止髋关节外展、外旋,腘窝处垫一小枕头以防止膝关节过度伸展。⑤足底部放置保持踝关节略背屈及外翻位的足托板。注意:已有伸肌张力高并足内翻的患者,应尽量避免仰卧位(图 2-12)。

　　患侧卧位:①患侧肩部尽可能地前伸、肩外旋、肘关节伸展、前臂旋后、腕关节背伸、手指伸展;②患侧下肢伸展,膝关节轻度屈曲;③健侧下肢髋、膝关节屈曲,在其中下方垫一个枕头防止

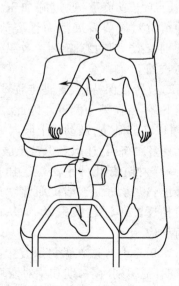

图 2-12　仰卧位

62

压迫患侧下肢。背部平放一个枕头，躯干可倚靠其上，取放松体位(图 2-13)。

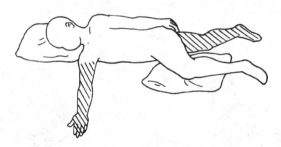

图 2-13　患侧卧位

健侧卧位：①患侧肩部、上肢充分前伸置于相同水平高度的枕头上，肩关节屈曲约90°，肘伸展；健侧上肢可以自由摆放。②患侧下肢髋、膝关节屈曲，置于枕头上。③健侧下肢髋关节伸展，膝关节轻度屈曲，患侧下肢下平放一个枕头，使躯干呈放松状态(图 2-14)。

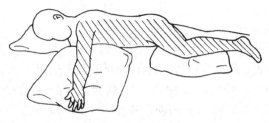

图 2-14　健侧卧位

床上坐位：应避免患者处于半仰卧坐位，应尽可能为患者选择最佳体位，即髋关节屈曲近于直角，脊柱伸展，用足够的枕头牢固地叠加起来支持背部，帮助患者达到直立坐位，头部无须支持，以便患者学会主动控制头部的活动，在患者前方放置桌子，使患者双上肢双手交叉放在上面，以抵抗躯干前屈(图 2-15)。

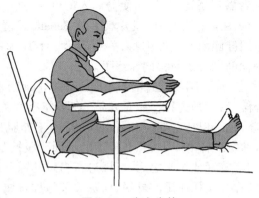

图 2-15　床上坐位

轮椅上坐位：躯干尽量靠近椅背，臀部尽量靠近轮椅的后方，患侧髋、膝、踝关节尽量保持90°直角以上。为防止躯干下滑，造成患侧下肢伸肌张力的升高，治疗师可将患者头部和躯干前屈,以促进轮椅坐位的维持;也可在患者背后放置枕头或木板以促进躯干的伸展,患侧上肢放在扶手上或双手交叉放在身前的桌子上,保持肩胛骨向前伸展(图 2-16)。

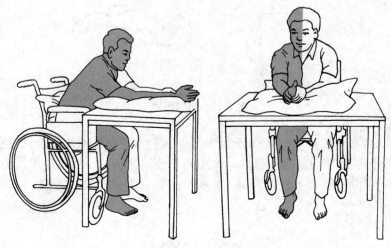

图 2-16　轮椅上坐位

2)向健侧翻身及返回动作训练方法:①健侧足置于患足下方;②患者 Bobath 式握手,双侧上肢向头的上方举(与床面垂直);③双侧上肢肘伸展,在头的上方做水平摆动;④双上肢向健侧摆动的同时,利用惯性将躯干上部向健侧旋转;⑤治疗师协助骨盆旋转完成翻身动作;⑥返回仰卧位动作训练:治疗师一手将患侧上肢保持于伸展位,并嘱患者肩向前伸,患侧下肢外展并尽量向支撑面后方转移。治疗师的一只手协助患者的骨盆向后方旋转,增加躯干旋转的角度。在下部躯干旋转首先完成的前提下,逐渐完成躯干上部的旋转。

3)向患侧翻身:姿势基本同 2),因可以充分利用健侧上、下肢,所以一般不需要辅助。

4)使用便盆:让患者做双桥运动时,将便盆插入即可。

5)从床上坐起:一般多采用从患侧坐起:双手做 Bobath 式握手(图 2-17),先取患侧卧位,指示患者一边用健侧前臂支撑上身,一边起坐。治疗师一只手在患者头部给予向上的辅助,另一手辅助患者下肢移向床缘下。

6)患侧下肢屈伸控制训练:下肢屈伸控制训练是防止画圈步态的基本动作。具体方法:①患者取仰卧位,治疗师先托住患足足底,在不伴有髋关节外展、外旋的状态下被动地屈曲病侧下肢,足部保持背屈位和外翻位;待由于伸肌痉挛而施加于足底的压力消失后,指示患者徐缓地伸展下肢,并在伸展的不同阶段控制住下肢,以达到有控制的伸展。②上述动作能较好地控制之后,可以进行自发的踝背屈练习。治疗师给予辅助时,为防止出现足内翻,应托住足的外缘,向踝关节施加背屈方向的压力。③练习髋关节屈曲状态下膝关节维持各种角度的伸展。④练习髋关节伴有内收、内旋的屈曲运动。⑤屈膝下的髋关节屈伸练习:患者仰卧位,患膝以下垂于床边,治疗师用手将患者的足趾完全背伸,拇指在患者足背部向下压,抑制踝关节跖屈,解除膝屈曲的肌紧张,直至被动运动时无抵抗;再令患者用自己的力量将患足抬起放回治疗台,维持膝关

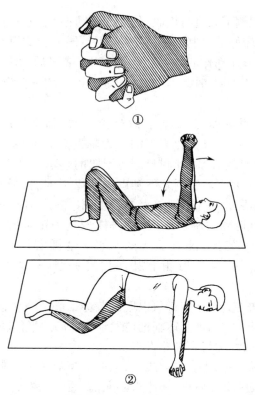

图 2-17 Bobath 握手

节屈曲位。必要时治疗师对膝关节给予辅助。⑥伸髋下的屈膝练习：患者取仰卧位，患膝以下垂于床边，治疗师保持患肢踝关节的背屈，在不使髋关节屈曲的条件下，尽可能地屈曲膝关节，然后再伸展，反复进行这样的运动，但要注意避免出现伸肌痉挛并在不引起伸肌痉挛的条件下逐渐扩大伸展范围。⑦骨盆旋前、屈膝下的伸髋练习：仰卧位，健侧下肢伸展，患侧下肢立膝，指示患者用患足抵住床面，然后伸展髋关节，并使骨盆向前回旋。⑧髋关节内收下的膝关节屈、伸练习：姿势、体位同上，患侧髋关节内收，使患肢越过中线到达健侧，患足踏于健侧墙面并上下移动。

　　以上动作反复进行直至患者独立、协调地完成。这样做可以有效地抑制下肢伸肌痉挛和共同运动模式，易化下肢负重及步行所必需的分离运动。

　　注意：在进行下肢控制训练的时候，必须避免出现上肢联合屈曲反应和肩的后撤。同时避免下肢屈曲时屈肌与伸肌的同时收缩和伴有伸肌痉挛的伸展控制。

　　7）下肢负重的准备训练：患侧下肢伸直，足部背屈、外翻，支托在治疗师股前部，治疗师沿纵轴施加一定的阻力，然后指示患者进行主动的膝关节伸屈运动，治疗师将手置于患膝下方，针对膝关节的伸展施加一定的抵抗，以选择性地引起股四头肌的收缩。能控制下肢的伸展之后，可进行髋关节伸展状态下的膝关节屈曲的练习。具体方法见上。

　　8）仰卧位下髋关节内收、外展的控制：仰卧位，患侧膝屈曲位，足放在床面，进行主动的髋关节内收、外展运动，治疗师可从膝部内侧、外侧给予一定的辅助力量或阻力，然后指示患者练习在各个角度控制停住，此运动能够较好地控制之后，再练习患侧

笔记

下肢保持在中立位,健侧下肢进行内收、外展的运动;上述动作还可以在骨盆离开床面的状态下进行。能够较好地控制以后,可以仅用一侧下肢支撑身体,在另一侧足底离开床面的状态下进行上述动作的练习。此训练对患者日后的步行训练极其有意义,可潜意识学会当健侧下肢摆动时怎么样去控制患侧下肢,有利于患者在步行站立期站立。

9)坐位平衡反应诱发训练:①患者取坐位,治疗师坐在患侧,两手于患者健侧下肋部交叉,利用治疗师的双手和躯干的合力辅助患者完成患侧躯干伸展运动,以调整患者躯干正常的对线关系,抑制患侧躯干肌的痉挛。②当进行以上运动完全没有抵抗感时,治疗师一手插入患侧腋下辅助患侧躯干伸展,另一手从后方伸到健侧腰部诱导健侧躯干侧屈,并用健侧前臂支撑身体,治疗师利用对其头部或肩胛带的辅助诱发患者头和胸廓的调正反应,将身体恢复为正常的坐位,通过反复练习,可以使其患侧负重,提高坐位平衡反应的水平。③随着运动功能的改善,治疗师要及时减少协助,做到仅扶持患侧上肢保护肩关节,完成患侧躯干的主动伸展运动。

对惧怕向前跌倒的患者,还应进行以髋关节为中心的身体前倾训练,或由治疗师固定双侧上肢予以保护,或用训练球辅助诱发躯干前倾的平衡功能。

该训练对患者的站立和行走都非常重要。

10)患侧上肢负重训练:①患者取坐位,上肢保持肩关节外展、外旋,前臂旋后位,支撑床面;②上肢伸展并支撑体重,身体重心向前、后、左、右各方向移动;③当无须对患侧伸肘给予辅助时,治疗师从肩部垂直向下施加压力,并进行小范围的肘关节伸、屈运动;④对上肢屈肌挛缩严重、不能保持患肢伸展的患者,治疗师立于其身后,控制患者的双手,使上肢完成伸展、外旋,以抑制上肢屈肌痉挛模式,同时向前推动躯干,以促进躯干和上肢的伸展。

11)肩胛带活动度训练:弛缓期肩关节的被动活动范围要控制在正常活动度的50%。具体方法:①取仰卧位或健侧在下方的侧卧位,治疗师握住患侧上肢保持肘伸展位和肩关节外旋位,然后进行肩胛向前方、上方、下方的运动;②进行肩关节内、外旋运动时,一手固定肱骨近端,另一手固定腕关节,在90°范围内活动;③当肩胛骨被动运动无抵抗时,取仰卧位训练上肢上举。在无痛的情况下,尽量扩大上肢上举的范围,并在此基础上配合肘关节屈伸的训练。训练中,治疗师在患者的腋下和肩部后方给予一定的支持,可以防止肩胛带出现后撤和下压等异常动作。在肘关节的后上方轻微拍打肱三头肌,帮助患者进行肘部的伸展。当患者上肢在伸展的位置下均能主动控制时,再指示患者从起始体位主动上举上臂,并练习上肢的控制能力。

(2)第二阶段(痉挛阶段)的治疗:在第一阶段,主要进行上肢整体的伸展、外展、外旋、上举以及下肢全关节的屈曲为目的的训练,在第二阶段,为了更好地适应有功能和有实用性的动作,就需要破坏这样的全身性的运动模式,而且为了能经常使患侧负重,尽早地开始采取坐位、立位是非常重要的。第二阶段的训练主要锻炼髋关节与膝关节同时屈曲,髋关节充分伸展状态下膝关节屈曲。包括坐位和站起的准备训练、站起训练、步行训练、肘关节选择性运动训练、上肢运动控制训练。

1)坐位和站起的准备训练:①并排放三把椅子,躯干前倾,患者双手Bobath式握手向前下方伸出,抬起臀部并用臀部感觉寻找椅子的中心,依次坐到三把椅子上;②坐位下的内收、外展训练;③取坐位,双膝紧紧并拢,将双膝倒向健侧;④取坐位,足底着地状态下屈曲膝关节;⑤取坐位,将患侧腿跨在健侧腿上,双手做 Bobath 握手置于膝部,若出现伸肌痉挛时,应使下肢呈全屈曲位,令患者有控制地将下肢徐缓落地。这些动作对站立时的足后撤和步行时向前迈步的屈膝有重要作用。

2)站起训练:双足并列或患足稍向后移;患者双手 Bobath 式握手,双上肢尽量向前伸出,躯干挺直前倾,抬头,目光平视前方;重心移至双下肢上方(患者的鼻尖超过足尖时),指示患者抬臀、伸膝、上身直起伸髋、站起。从站立到坐下的动作可用相反的顺序进行练习,注意要有控制地站起和坐下。

3)站立位的患侧下肢负重训练:按以下顺序进行训练:①站立位,先用健侧臀靠坐在诊疗台边缘,健手支撑在床上,指示患者用患侧下肢站立并撑于地面,向下用力,此时为防止联合反应,治疗师应保持患侧上肢为外展、外旋、伸展位;②继续进行上一步的练习,进一步指示患者在足底着地时,伸展髋关节和膝关节,进而可以练习膝关节的小范围内的伸屈动作;③取消健手支撑,完全由患侧下肢负重;④再进一步,健侧下肢也离开诊疗床,先使双足平行,在均等负重下站立,然后再练习逐渐向病侧转移重心;⑤指示患者交替地伸、屈膝关节,即一侧屈曲时,另一侧伸展;⑥病侧负重无恐惧感之后,让患者抬起健足,患肢负重,进行前后迈步练习,步幅逐渐由小到正常,注意向前迈步时,应使患髋充分伸展,及时转移重心,并要注意避免膝关节过伸。

4)行走训练:对于感觉丧失、患足内翻而自己意识不到的患者,应使用矫形支具。为了促进双下肢共同负重的对称性步态,最好不要一开始就利用手杖进行步行训练。同时注意预防跌倒。

具体方法:①支撑期患肢负重能力训练:患者站在治疗台前,双足并拢,治疗师位于患侧,一手控制患侧肩胛骨,另一手控制肘关节,维持其伸展,让患者重心向患侧转移,患肢负重,然后健足练习前、后迈步。注意:向前迈步时应使患侧髋关节充分伸展,向后迈步时,应充分迈至患足后方,同时要进行重心前后转移,躯干不得出现前倾和髋关节的屈曲。当患侧下肢能较好地负重后,在负重状态下反复练习膝关节小幅度的屈曲、伸展,掌握下肢负重状态下的稳定性与可动性。②摆动期训练:应辅助患者将骨盆自然放松,并屈曲膝关节,然后将屈曲的膝关节迈出;为了防止骨盆上抬的代偿动作,应进行膝关节选择性运动诱发训练,在控制骨盆稳定的前提下辅助膝关节出现屈曲的分离运动。③对完成较困难的患者可取俯卧位,被动屈曲患侧膝关节,然后令患者主动伸展并保持在任意位置上。当患者可以独立完成髋关节伸展状态下膝关节屈曲的分离运动后,改为立位健侧下肢负重,练习患侧下肢髋关节伸展、内收下的膝关节屈曲动作。④以上动作熟练后,练习背屈踝关节,向前方移动下肢,足跟慢慢着地。在反复练习膝关节屈、伸动作的同时,控制踝关节背屈和患侧下肢的迈步动作。

步行训练时,如果出现病理步态,可以反复进行双足平行站在小的支撑面上的像旋转躯干那样的骨盆旋转运动训练,可以抑制痉挛模式。

5)俯卧位和跪立位的训练:大多数脑卒中患者可跨越膝立位和跪行训练,由坐位直接进行到站立位,但对于躯干肌、臀肌力量较差的患者,仍需要进行手膝跪位和双膝立位的训练。它可以练习不使用伸肌协同模式的负重,而且可以减轻对跌倒的不安感。但高龄者和体重过重的患者不宜采取此姿势。它包括手膝位、双膝立位、单膝立位及跪行训练。

6)肩关节运动控制训练：通过训练应使患者可以主动上举上肢并可控制在各个角度。方法：①取立位，在治疗师辅助下保持肘关节伸展状态，完成肩关节各个角度的动作控制；②如患者上肢控制能力较差，可以由治疗师将上肢置于外展位，然后慢慢松手，完成一定范围的坠落，以诱发三角肌及冈上肌的牵张，促进肌肉收缩（注意控制痉挛）；③由治疗师保持患肢肘、腕关节及手指的伸展，同时屈曲肩关节达90°以上，应用"拉-推"法，促使肘关节伸展和肩关节的固定。此手法可在侧方、前方、对角线等各种方位下进行。

7)肘关节独立和有控制的训练：取仰卧位或坐位，患侧上肢高举过头，令患者屈曲肘关节触摸头顶，再伸展肘关节恢复原位。然后依次进行触摸对侧肩→恢复原位→触摸头顶→恢复原位→触摸对侧耳或对侧肩并下滑至前臂→恢复原位的训练。注意：此训练必须保持患肩位于前方，必要时将肩胛骨内侧缘向外推，以控制肩胛骨向前移动。

8)患者在病房或家中应做的练习：作为治疗的补充，患者可以反复进行下列动作的练习：①为保持手指的外展，避免前臂旋前，在坐位或立位的时候，双手采用Bobath式握手，上举上肢过头顶，然后双手移至头后，再上举过头顶；②采用Bobath式握手，屈肘触胸，然后触碰前方的墙壁而前伸上肢，进行此动作时，容易出现患肢高度低于健肢的现象，如果出现这种现象，就应该指示患者再次上举上肢过头顶，以抑制病侧躯干及肩胛带的屈肌痉挛；③为促进腕关节和手指的伸展，可以指示患者双手采用反式Bobath式握手(Bobath式握手后使双掌心先向内下然后向外翻转，至掌心向外位)，并将上肢前伸或者上举过头；④面向墙壁而立，双手平放抵在墙壁上，进行上下及向健侧方向滑动的动作；⑤取立位，双手置于桌面上支撑身体，向前、向后迈步；⑥取立位，双手平放抵于墙面上，进行肘关节的屈、伸运动；⑦患侧手能独立支撑于墙壁之后，可以让患者健手离开墙壁，并旋转躯干，患手可始终不离开墙壁，并且肘关节伸展、上肢水平外展，此方法可使患者学会对屈肌痉挛的自我控制。

(3)第三阶段(相对恢复阶段)的治疗：包括步态训练和上肢功能训练。

1)改善步态训练：基本条件：①为了改善步态，必须使患者的膝关节、踝关节及前足部获得良好的选择性运动。②踝关节及前足充分地背屈，足跟→足尖相接的步行，以及为了防止跌倒患侧单腿站立的平衡功能都是必不可少的基本条件。

具体方法：①膝、踝关节选择性运动训练。双腿平行站立，患侧下肢负重，全足底着地，健侧下肢充分向前方迈出。然后，患膝屈曲、足跟离地、前脚掌接地，使踝关节完全背屈(此时应注意避免足内翻及足跟下压)；进行上述的反方向动作，使足跟逐渐落地，返回起始位。应反复练习这种交互运动，当下肢伸肌痉挛和足跟下压完全消失时再将患侧下肢向前迈出。在做以上训练时可以利用小滑车，将患侧足踩在滑车上，进行髋关节和膝关节向前、后、侧方的运动。②立位平衡训练：一是患肢负重训练：令患者取立位，患足置于体重计上，观察负重情况，练习患侧支撑，也可以双足置于体重计上(使用两个体重计)。二是重心转移训练：观察重心转移的程度和身体正确的姿势，抑制反向负荷，提高平衡能力。良好的立位平衡是步行的基本条件。为了改善患侧下肢的平衡反应，可以根据患者的具体状况设计训练方案。原则是提高患侧下肢的反向控制能力,当患侧负重时,健侧可以自由活动。③肩胛带与骨盆旋转训练:一是肩胛带旋转训练:患者站立,在步行训练前做双手交替触摸对侧大腿的摆动动作。步行时治疗师位于患者后方持患者双肩,在行走中配合下肢运动进行摆动。二是骨盆旋转训练:患者取立位,治疗师双手置于患者骨盆两侧,在原地辅助骨盆旋转。当治疗师手感出现阻力减小或消失后发出行走的口令,双手辅助骨盆交替旋转。如出现异常运动模式则停止步行,再一次练习原地旋转。骨盆与肩胛带的旋转是改善步行协调性的重要训练。肩胛带旋转可以促使上肢摆动,改善肩胛带下掣。骨盆的旋转可以抑制下肢痉挛和连带运动。躯干的旋转可以避免强化两侧的分离,促进双侧交互运动,使步态向正常化发展。

2)上肢功能训练:在第二、三阶段的训练中,作业治疗应将学到的运动功能运用到日常生活中并加以反复练习。同时患者应避免过度用力或紧张,以免加重痉挛,影响动作的灵巧性。当患侧上肢及患手完全丧失恢复功能的可能性时,也应对躯干及上肢进行双侧性活动,并且无论何时都要将患肢放在自己的面前,而不是忽略在身边,不予顾及。

具体方法:①上肢感觉训练:患侧上肢充分前伸置于桌面上,手指外展、伸展,用健侧手自上而下地擦拭患肢。②上肢分离运动训练:双手在前方交叉,进行滚筒训练。③控制联合反应的训练:患手放在桌上,使用健手时保持患手固定不动;患侧肩关节前伸,肘关节伸展,手握住固定在桌上的直立木棒,同时用健手做写字、绘画、进食等活动;患手同上,用健手高举沙袋等重物并视进步情况逐渐加大负荷物的重量。④上肢负重训练:站在桌前,肩部充分前伸,双上肢支撑于桌面或坐在治疗台前,患手于侧方支撑负重,健手持物并越过中线将其放到患侧。⑤肘关节屈、伸分离运动训练:上举患侧上肢,手掌向下用手触头顶部,反复交替进行。屈肘关节的同时用手摸嘴,逐渐可以进行持勺取物进食的应用性训练。

4. Bobath 在小儿脑瘫中的应用　Bobath 疗法治疗小儿脑瘫,一般按以下步骤分阶段治疗:第一阶段使肌张力恢复或接近正常状态,此时常采用抑制异常紧张性姿势反射,如非对称性颈反射和紧张性迷走反射等。第二阶段要进行促进立直反射与平衡反射发育的训练,这种训练多在站立时向各方向推动患儿,使其在失去平衡的情况下诱发出迈步动作,以促进平衡反射的形成。第三阶段是促进随意动作的训练,治疗师不给患儿规范动作,而是根据环境引导患儿出现正常的动作姿势,即随意动作。Bobath 在治疗脑瘫时除了用抑制技术来抑制异常姿势外,还强调必须在此基础上,运用促通正常姿势运动的技术来诱发正常的运动姿势。具体应用如下:

(1)反射性抑制伸展姿势技术

1)适应证:适用于头背屈,全身呈非对称性紧张性颈反射姿势,以伸展明显甚至角弓反张的痉挛脑瘫患儿。

2)方法:①患儿仰卧位,治疗师面对患儿并跪坐在患儿足下方,首先屈曲呈对称性紧张性颈反射姿势患儿后头侧下肢,然后再屈曲前头侧下肢,使两下肢均呈屈曲姿势并固定于治疗师胸前;治疗师再用双手握住患儿双手,使上肢内收、内旋固定于患儿胸前方;治疗师一手固定患儿上肢,另一手托起患儿后头部,使患儿呈坐位坐在治疗师大腿上;治疗师再将患儿双下肢伸直,同时治疗师的双腿压在患儿伸展、外展的双腿上,用双手握住患儿拇指,使患儿上肢屈曲、伸展,并向上、向下调节头部位置,使头部保持正中位置。如患儿头背屈时,可使患儿处于仰卧位。治疗师屈曲患儿下肢于腹部,双手固定患儿两侧臀部并轻轻上提,使患儿头颈部接触床面。治疗师轻轻地向左、右、上、下方向做移动动作,调节头部成正中位。②患儿仰卧位,治疗师位于患儿头上方,双手固定患儿两侧上臂向前方内收做肘支撑,使头部上抬,并诱导患儿自动调节头部。③患儿侧卧位,使患儿下肢屈曲于腹部。治疗师位于患儿背侧,一手按压在腹部向后用力,另一手位于背部(上胸部)向前方用力,注意力量要均匀,反复进行,以调节背屈,增加躯干回旋的能力。若患儿有脊柱侧弯或短缩时,使患儿侧卧位,短缩侧在上,治疗师位于患儿背部,用左手拇指、示指固定骨盆并向躯干下方用力推动,反复进行,以促进脊柱伸展。

（2）反射性抑制屈曲姿势技术

1）适应证:适用于异常屈曲姿势的所有脑瘫患儿,患儿头前屈,脊柱弯曲呈拱背状,屈髋、屈膝的屈曲姿势。

2）方法:患儿俯卧位,双上肢向前方伸展。治疗师双手按在患儿背部,一手向头部、另一手向尾部呈相反方向用力,以促进脊柱伸展;然后治疗师使患儿处于肘支撑位,诱导抬头,使脊柱伸展。患儿坐位,治疗师可用双手固定患儿头部两侧,做上提头部的动作。或治疗师在患儿后方,握住患儿的双臂外展,外旋上肢,使肩关节后伸,让患儿出现挺胸、脊柱伸展的动作。患儿仰卧位,在腰部处放上高垫,可使躯干或骨盆带得到充分的伸展,从而有效地抑制了异常的屈曲姿势。

（3）关键点调节技术

1）头部关键点调节操作:头部前屈,抑制全身伸展状态,促进屈曲运动;头部背屈,抑制全身屈曲状态,促进伸展运动;头部回旋,抑制和破坏全身屈曲和伸展姿势,促进躯干回旋,四肢外展、外旋及内收、内旋姿势。如果痉挛明显,要避免直接在头部操作,改为在其他如肩、躯干等部位的关键点上操作。

2）肩部关键点调节操作:肩关节前屈,抑制头背屈及全身伸展姿势,促进全身屈曲姿势;肩关节后伸,抑制头前屈及全身屈曲姿势,促进全身伸展姿势。

3）躯干部关键点调节操作:躯干前屈,对全身性伸展姿势起到抑制作用,对屈曲姿势及屈曲运动起到促进作用;躯干背伸,对全身性屈曲姿势起到抑制作用,对伸展姿势及伸展运动起到促进作用。

4）下肢关键点调节操作:屈曲下肢,促进髋关节外展、外旋和踝关节背屈;下肢伸展并外旋,可促进下肢外展及踝关节背屈;足趾背屈,可抑制下肢伸展痉挛,促进踝关节背屈与下肢外展、外旋,抑制髋关节和膝关节的伸展。

5）骨盆关键点调节操作:主要用于坐位与立位训练。骨盆后倾,坐位时可促进上部躯干屈曲姿势及下肢伸展姿势,立位时可促进全身伸展姿势;骨盆前倾,坐位时可促进上部躯干伸展姿势及下肢屈曲姿势,立位时可使全身向前倾斜而促进全身屈曲姿势。

对各关键点调节技术的使用应根据患儿的肌紧张情况,采用一种或多种手法。对重度脑瘫患儿多以抑制的目的采用关键点调节;对中度脑瘫患儿多采用抑制与促通同时作用的方法;对轻度脑瘫患儿多采用促进的方法。随着治疗的深入,应根据患儿情况,逐渐减少治疗师的被动操作,并发挥诱导出来的患儿主动调节能力的作用,使其在训练中更多地体会正常运动的感觉。

（4）叩击法：这是 Bobath 为提高脑瘫患儿一定部位肌肉的肌紧张,在四肢躯干上有规律地或任意地叩击后,使之出现的肌收缩,以自动保持患儿正常姿势的促进手法。在治疗中若出现肌张力异常增高,要立刻终止叩击。此法多用于手足徐动型、迟缓型和失调型脑瘫,以保持一定姿势。叩击法常分以下四种:

1）抑制性叩击法：局部肌紧张时,不是直接触及这个部位的肌肉,而是在小范围内启动拮抗剂的功能,称抑制性叩击法,多用于刺激固有感受器和浅表感受器。如肱二头肌痉挛致上肢屈曲,可叩击肱三头肌,使肘关节伸展。下肢伸肌痉挛时,可在下肢小腿处给予叩击,使膝关节逐渐屈曲。

2）压迫性叩击：是指刺激关节感受器和启动主动肌、拮抗剂、共同肌共同作用,以维持中间位的方法。如为使手足徐动型脑瘫患儿两手在前方支撑,治疗师可用双手向下压迫患儿肩部,然后再松开,一压一松地反复进行,可使肩关节肌肉同时收缩,以维持对称的中间姿势。

3）交替性叩击：这是交替地叩击脑瘫患儿身体诱发立直反射、平衡反射的一种手法。操作时治疗师用手叩击患儿身体使其失去平衡,然后再用另一只手使之恢复平衡的状态。

4）轻抹（扫）叩击：是在一定肌肉及对应皮肤上给予强烈刺激,使主动肌和共同肌启动而增强肌紧张的手法。操作时治疗师伸开手指,沿着引出运动的方向,在局部肌肉对应的皮肤上做快速的轻抹叩击,以刺激特定的肌群收缩,而启动肌肉的协同姿势。

（二）Brunnstrum 疗法

Brunnstrum 疗法是瑞典物理治疗师 Signe Brunnstrum 夫人于 20 世纪 70 年代创立的用于偏瘫患者运动功能评价和治疗的一种技术。其基本观点是在中枢神经系统损伤后软瘫期,利用联合反应、共同运动和反射活动等诱导出运动反应,然后再把这些运动模式逐步修整成功能性运动,以恢复运动控制能力。她的主要贡献是对偏瘫肢体功能提出"恢复六阶段"理论,至今仍广泛应用于临床。而且在此基础上,北欧学者发展出 Fugl-Meyer 评定方法,日本学者发展了上田敏评定法。

1. 基本概念

（1）异常姿势反射：又称紧张性姿势反射、原始反射。出生后的新生儿均具备原始反射,随着婴儿神经的发育完善,大部分的原始反射在 1 岁以后逐渐消失。当脑部受损后,这些反射又会再次出现。主要有以下几种:

1）对称性紧张性颈反射：当头前屈使下颌靠胸时,出现双上肢屈曲与双下肢伸展反射;当头后伸时,出现双上肢伸展与双下肢屈曲。如反射较弱,可不出现肢体运动而仅有肌张力变化。

2）非对称性紧张性颈反射：当头转向一侧时,出现同侧上下肢伸展和对侧上下肢屈曲反射。如反射较弱,可不出现肢体运动而仅有肌张力变化。

3）紧张性迷路反射：又称前庭反射。当头处于中间位,仰卧时可出现四肢伸展或伸肌肌张力增强,俯卧时出现四肢屈曲或屈肌肌张力增强（如伸肌痉挛严重,可仅表现出伸肌肌张力略为降低）。可分为静态和动态两种:①静态紧张性迷路反射:由重力作用于内耳蜗感受器引起,能增加上肢屈肌张力,使肩外展 90°并伴外旋,肘部和手指屈曲,双手能上举至头部两侧。如将人体悬吊起来,则髋、膝不会完全伸直,但如让双脚紧贴地面,髋、膝就会完全伸直。该反射通过易化下肢、腰背及颈部的伸肌而有助于保持直立位。②动态紧张性迷路反射:头部的角加速度运动能刺激半规管的加速度运动,引起该反射,出现四肢反应,临床上称为保护性伸展反应。向前摔倒时,双手举过头顶,伸肘,颈和腰部后伸,下肢屈曲。向后摔倒时,出现上肢、颈、腰背屈曲和下肢伸直。向侧方摔倒时,同侧上下肢伸展,对侧下肢屈曲。

4)紧张性腰反射:指上部躯体对骨盆的位置发生变动时所出现的肢体肌张力变化。腰向右侧旋转时,右上肢屈曲,右下肢伸展。腰向左侧旋转时,右上肢伸展,右下肢屈曲。

5)同侧伸屈反射:刺激上肢近端伸肌产生的冲动能引起同侧下肢伸肌收缩,或者刺激上肢近端屈肌可以引起同侧下肢屈曲反射。

6)交叉伸屈反射:当肢体近端伸肌受刺激时,会产生该肢体伸肌和对侧肢体伸肌同时收缩;刺激屈肌会引起同侧和对侧肢体的屈肌收缩。

7)屈曲回缩反射:刺激伸趾肌可以引起伸趾肌、踝背伸肌、屈膝肌,以及髋的屈肌、外展肌和外旋肌出现协同收缩以逃避刺激。

8)伤害性屈曲反射:肢体远端受到刺激时,肢体出现屈肌收缩和伸肌抑制。

9)正、负支持反射:正支持反射又称为磁反应,是指在足跖球部(足底前部)加以适当压力时,如果将施加压力的手缓慢收回,受刺激的下肢在伸肌反应的作用下会随着收回的手产生运动,如受到磁铁吸引一样;负支持反射是指牵拉伸趾肌时能有效地引起伸趾、伸踝、屈膝以及髋的屈曲、外展、外旋。

(2)联合反应:脑损伤患者在进行健侧肢体抗阻练习时,可以不同程度地增加患侧肢体的肌张力或患侧肢体出现相应的动作,这种反应就称为联合反应。

(3)共同运动:又称协同运动。在偏瘫肢体存在痉挛情况下,患者做单关节运动时,与该动作关联的、在同一协同模式中的所有肌群会自动收缩,而呈现一种固定的活动模式。上肢共同运动在举起手臂时最常见到,下肢共同运动在站立和行走时最易见到。

1)上肢屈肌共同运动:肩胛骨内收(回缩)、上提,肩关节后伸、外展、外旋,肘关节屈曲,前臂旋后,腕和手指屈曲,如同手抓同侧腋窝前的动作。

2)上肢伸展共同运动:肩胛骨前伸,肩关节内收、内旋;肘关节伸展;前臂旋前;腕和手掌常为伸腕、屈指;如同坐位时手伸向两膝之间的动作。

3)下肢共同运动:下肢由于伸肌收缩占优势,因此,主要为伸展的共同运动模式。下肢伸展共同运动表现为髋关节内收、内旋,膝关节伸,踝跖屈、内翻。下肢屈曲共同运动表现为髋关节屈曲、外展、外旋,膝关节屈曲,踝跖屈、内翻。

2. Brunnstrom 脑卒中偏瘫恢复六阶段理论　第一阶段为弛缓期;第二阶段为联合反应期;第三阶段为共同运动期;第四阶段为部分分离运动期;第五阶段为分离运动期;第六阶段为正常。具体见表2-4。

3. Brunnstrom 不同分期的治疗

(1)Ⅰ~Ⅱ期

1)治疗目的:是利用躯干肌的活动,通过对健侧肢体的活动施加阻力引起患侧肢体的联合反应或共同运动,以及姿势反射等,提高患侧肢体的肌张力和肌力,促使肩胛带和骨盆带的功能部分恢复,并注意预防痉挛。

表 2-4 Brunnstrom 运动恢复阶段的特点

分期	上肢	手	下肢
Ⅰ期	弛缓,无随意运动	弛缓,无随意运动	弛缓,无随意运动
Ⅱ期	开始出现痉挛、肢体共同运动,不一定引起关节运动	出现手指稍屈曲	最小限度的随意运动,开始出现共同运动或其成分
Ⅲ期	痉挛显著,可随意引起共同运动,并有一定的关节运动	能全指屈曲,钩状抓握,但不能伸展,有时可反射性引起伸展	①随意引起共同运动或其成分;②坐位和立位时髋、膝、踝可协同性屈曲
Ⅳ期	痉挛开始减弱,出现脱离共同运动模式的分离运动:①手能置于腰后部;②上肢前屈 90°(肘伸展);③屈肘 90°,前臂能旋前、旋后	能侧捏及松开拇指,手指能半随意地、小范围地伸展	①开始脱离协同运动的运动;②坐位,足跟触地,踝能背屈;③坐位,足可向后滑动,使屈膝大于 90°
Ⅴ期	痉挛明显减弱,基本脱离共同运动,能完成复杂分离运动:①上肢外展 90°(肘伸展);②上肢前平举及上举过头顶(肘伸展);③肘伸展位,前臂能旋前、旋后	①用手掌抓握,能握圆柱状及球形物,但不熟练;②能随意全指伸开,但范围大小不等	从共同运动到分离运动:①立位,髋伸展位能屈膝;②立位,膝伸直,足稍向前踏出,踝能背屈
Ⅵ期	痉挛基本消失,协调运动正常或接近正常	①能进行各种抓握;②全范围地伸指;③可进行单个指活动但比健侧稍差	协调运动大致正常:①立位,髋能外展;②坐位,髋可交替内、外旋,并伴有踝内、外翻

2)治疗方法:①床上的抗痉挛位:由于仰卧位会增强背部伸肌张力,因此应采取侧卧位。又因患者往往有患侧忽略,故宜采取患侧卧位。仰卧位时,头部放在枕头上,面部朝向患侧,枕头高度要适当,胸椎不得出现屈曲。患侧臀部下方垫一枕头,使患侧骨盆向前突,防止髋关节屈曲、外旋。患侧肩关节下方垫一个枕头,使肩胛骨向前突。上肢肘关节伸展,置于枕头上,腕关节背伸,手指伸展。下肢大腿及小腿中部各放一沙袋,防止髋关节外展、外旋。患侧卧位时,患侧肩胛带向前伸、肩关节屈曲,肘关节伸展,前臂旋后,腕关节背伸,手指伸展。患侧下肢伸展,膝关节轻度屈曲。健侧下肢髋关节、膝关节屈曲,下面垫一枕头,背部挤放一个枕头,躯干可倚靠其上,取放松体位。健侧卧位时,患侧上肢向前伸出,肩关节屈曲约 90°,下边用枕头支持,健侧上肢可以自由摆放。患侧下肢髋、膝关节屈曲,置于枕头上。健侧下肢髋关节伸展,膝关节轻度屈曲,背后挤放一个枕头,使躯干呈放松状态。②床上翻身:从仰卧位转向侧卧位时,向患侧卧位较容易,而向患侧卧位较难。可先双手交叉相握,用健手带动患手,使双上肢上举,肩关节屈曲 90°,同时,患侧下肢屈曲,先使双上肢向健侧摆动,越过中线,再向患侧摆动,并借助健足蹬床的动作,使身体转向患侧。③应用联合反应:当上肢无随

意运动时,可使健侧上肢屈曲抗阻收缩,以引起患侧上肢屈曲的联合反应;亦可使健侧上肢伸肌抗阻收缩,以引起患侧上肢伸肌的联合反应,此现象也称为镜像性联合反应。另外,使健侧上肢屈肌抗阻收缩,会引起患侧下肢屈肌的联合反应;使健侧上肢伸肌抗阻收缩,亦会引起患侧下肢伸肌的联合反应,此现象也称为同侧性联合反应;仰卧位时,对健侧下肢的内收、外展或内旋、外旋施加阻力,可以引起患侧下肢出现相同的动作;对健侧足背屈施加阻力,可诱发患侧上下肢的伸展,如使患者脸朝向患侧,通过紧张性颈反射可进一步加强其作用;对健侧足趾屈施加阻力,可诱发患侧上下肢屈曲,如使患者脸朝向健侧,通过紧张性颈反射,亦可进一步加强其作用。④应用共同运动:用近端牵拉引起屈曲反应,轻叩上、中斜方肌、菱形肌和肱二头肌引起屈曲的共同运动;轻叩三角肌,牵拉前臂肌群以引起伸肌的共同运动;迅速牵张瘫痪的肌肉并抚摸其皮肤引起反应,先引起屈肌反应或共同运动,接着引起伸肌反应或共同运动,通过被动的屈伸共同运动来维持关节的活动范围。

（2）Ⅲ期

1）治疗目的:学会随意控制屈、伸共同运动,促进伸肘和屈膝,伸腕和踝背伸,诱发手指的抓握,并将屈伸共同运动与功能活动和日常生活活动结合起来。

2）治疗方法:①上肢可从随意控制屈、伸共同运动开始,先训练肩胛骨的上举,使关节尽量在无痛情况下增加活动范围,颈部向患侧侧屈可诱发肩胛骨的活动。方法:将患臂支撑在桌子上,屈肘、肩关节外展,要求头向患肩侧屈,对头肩施加分开阻力,可加强屈颈肌群和斜方肌、肩胛提肌的收缩;亦可在头向患肩侧屈时对健肩上举施加阻力,通过联合反应提高患肩的主动上举能力;如患肩仍不能主动上举,可将患臂上举,通过叩击或按摩斜方肌来促进肌肉收缩。②在交替进行屈、伸共同运动时,因伸肌共同运动常在屈肌共同运动之后出现,并在开始时需要帮助,可利用类似下肢的Raimiste现象,将患者健侧上臂外展45°后,让其将臂向中线内收,在健肘内侧近端施加阻力,以诱发患侧胸大肌收缩。③由于伸肌张力相对较弱,可用以下方法促进上肢的伸展:利用紧张性迷路反射,在仰卧位促进伸肌群的收缩;利用不对称性紧张性颈反射,使头转向患侧,降低屈肌群的张力,增加伸肘肌群的张力;前臂旋转,旋前促进伸肘,旋后促进屈肘;利用紧张性腰反射,即躯干转向健侧,健肘屈曲,患肘伸展;轻叩肱三头肌肌腹,在皮肤上刷擦,刺激肌肉收缩;治疗者与患者面对面双手交叉相握做划船动作,通过联合反应促进伸肘。④对抗异常的屈腕、屈指,诱发手指的抓握。可利用近端牵引反应、抓握反射牵引内收的肩胛肌等,还可以利用伸肌的共同运动模式,保持伸腕。例如:将手臂上举叩击腕伸肌;或将臂保持在外展90°位置,对手掌近端施加压力;也可轻拍伸腕肌并令其做伸腕的动作,如患者能握拳并能维持时,可轻叩伸腕肌使握拳与伸腕同步,或者伸腕握拳时伸肘,屈腕放松时屈肘。⑤利用Raimiste现象(即患侧的联合反应导致的运动模式与健侧的运动模式相似,但不同于健侧,而是原始运动模式的表现),可促进下肢的联合反应。方法一:仰卧位时,对健侧下肢的内收、外展或内旋、外旋施加阻力,可引起患侧下肢出现相同的动作;方法二:对健侧足背屈施加阻力,可诱发患侧上下肢的伸展,如使患者脸朝向患侧,通过紧张性颈反射可进一步加强其作用;方法三:对健侧足趾屈施加阻力,可诱发患侧上下肢屈曲,如使患者脸朝向健侧,通过紧张性颈反射,亦可进一步加强其作用。

（3）Ⅳ期

1）治疗目的：促进上下肢共同运动的随意运动，以及手的功能性活动。

2）治疗方法：①训练患手放到后腰部。通过转动躯干，摆动手臂，抚摸手背及背后；在坐位上被动移动患手触摸骶部，或试用手背推摩同侧肋腹，并逐渐向后移动，也可用患手在患侧取一物体，经后背传递给健手。②训练肩前屈90°：在患者前中三角肌上轻轻拍打后，让其前屈肩；被动活动上肢到前屈90°，并让患者维持住，同时在前中三角肌上拍打，如能维持住，让患者稍降低患肢后，再慢慢一点一点地前屈，直至达到充分前屈；在接近前屈90°的位置上小幅度继续前屈和大幅度的下降，然后再前屈；前臂举起后按摩或刷擦肱三头肌表面以帮助充分伸肘。③训练屈肘90°时前臂的旋前和旋后：伸肘时先对前臂旋前施加阻力，再逐步屈肘；或屈肘90°时翻转扑克牌，取牌时旋前，翻牌时旋后。④手的伸屈、抓握与放松：患者前臂旋后，治疗者将其拇指外展并保持这一位置；被动屈掌指关节和指间关节，以牵拉伸指肌，并在伸指肌的皮肤上给予刺激；肩前屈90°以上，前臂旋前可促进伸指，反复练习直到肩前屈小于90°时仍能伸指；保持肩前屈位，前臂旋前时可促进伸第4、5指，如前臂旋后可促进伸拇指，如能同时刷擦尺侧缘背面则效果更好，当能反射性伸指后，可练习交替握拳和放松。⑤训练踝背伸。仰卧位，患者屈膝、屈髋，治疗者在其大腿远端施加阻力，由于股四头肌抗阻做等长收缩，可使足背伸，经过多次练习后在不施加阻力的情况下，患者可出现足背伸的动作，也可用冰、毛刷在足背外侧部快速摩擦，同样可使足背伸。

（4）Ⅴ期

1）治疗目的：脱离共同运动，增强手部功能。

2）治疗方法：①通过上肢外展抗阻来抑制胸大肌和肱三头肌的联合反应；②被动肩前屈90°～180°，推动肩胛骨的脊柱缘来活动肩胛带；③加强前锯肌的作用，当肩前屈90°时，让患者抗阻向前推，并逐渐增加肩前屈的活动范围；④用类似Ⅳ期中旋前和旋后的训练方法，训练在肩前屈30°～90°时伸肘并旋前旋后；⑤当手能随意张开，拇指和各指能对指时，开始练习手的抓握；⑥分离膝关节屈肌共同运动时，令患者坐于靠背椅上，使髋关节屈曲或呈钝角，则屈膝困难，如使上身前弯，髋关节屈曲呈锐角，则屈膝容易。

（5）Ⅵ期

1）治疗目的：恢复肢体的独立运动。

2）治疗方法：按照正常的活动方式来完成各种日常生活活动，加强上肢协调性、灵活性及耐力练习和手的精细动作练习。如加强坐、站平衡及起立训练，以及进行步态训练。

（三）PNF技术

PNF技术又称为神经肌肉本体促进技术、本体感觉神经肌肉促进疗法等。它是美国内科医生和神经生理学家Hermen Kabat在20世纪40年代创立，20世纪50年代Margaret KnottT Dorothy Voss进一步完善的主要用于周围神经损伤的一种治疗方法。主要是应用本体感觉刺激促进肌肉收缩、增强肌力和耐力、扩大关节活动范围、增加功能活动的方法。最初用于对各种神经肌肉瘫痪患者的治疗，被证实非常有效，后来证明它可以帮助许多肌力、运动控制、平衡和耐力有问题的患者，如脊髓损伤、骨关节和周围神经损伤、脑外伤和脑血管病等。

1. 基本原理 根据神经肌肉的生理特点,在活动中施加阻力、本体感受性刺激、牵拉肌肉、外感受器辅助等刺激,激发尽可能多的感受器兴奋,从而增强肌肉活动,促使功能性运动的实现。本方法最常用的是肢体和躯干的对角线和螺旋形主动、被动、抗阻力运动,通过主缩肌和拮抗肌间的交互收缩、放松,促进肌力的平衡与协调。

2. 治疗原则 PNF 最基本、最有代表性的原则归纳起来有以下几点。

(1)充分挖掘潜能:所有个体都有尚未开发的潜能,这是 PNF 技术的基本原则,患者的能力和潜能成为减轻残障的方法。

(2)利用各种反射:早期的运动以反射活动占优势,如新生儿期的各种反射活动,成熟的运动可以通过姿势反射来维持或增强。例如,伸肘肌力较弱时,可以让患者注视患侧,通过非对称性紧张性颈反射来增强。反之,也可以通过反射来影响姿势。例如,当患者从侧卧位坐起来时,可以借助身体的调正反射。

(3)按照发育顺序:动作发展是按照运动和姿势的总体模式的一定顺序进行的,如,婴儿先学会爬、滚、最后才学会站立和行走。在此学习过程中,婴儿也学会了在不同的动作模式中和不同姿势下使用四肢。协同运动和动作方向的发展也是有一定顺序的,因此,在治疗中应遵循发展的观念。

动作的发育具有一定的规律和顺序,但并非按部就班,其间可有跳跃和重叠。在治疗中,并非要等患者的坐位平衡很好后才进行站立训练。发育训练可帮助治疗师找到患者治疗的开始位置和姿势。一般来讲,患者稳定并且能够成功地移动的姿势就是开始治疗的准备姿势。

(4)近端先于远端:正常的运动发育是按照由头向足或由近端向远端的顺序发展的,治疗中也应如此。例如,治疗时先改善头、颈、躯干功能,然后改善四肢功能。只有在改善了头、颈、躯干的运动之后,才有可能恢复上肢的精细和技巧运动。因此,当严重残疾时,应注意头、颈部的位置,并借助于视觉、听觉和前庭感觉器来促进肢体远端的运动。

(5)注意双向运动:早期动作的特征是一种节律性、可逆转、自发性的屈、伸运动,因此,治疗中要注意到两个方向的动作。例如,训练患者向上站起时,也要训练由站立到坐下;训练更衣时,必须同时学习穿衣和脱衣这两个方面,才能达到期望的目的。

(6)拮抗中平衡:治疗中如果患者屈肌张力高,应以伸肌训练为主;如果伸肌张力过高,则应以训练屈肌为主。

(7)强调感觉反馈:治疗中的多种感觉输入会促进患者动作的学习和掌握。到了没有这些外部信号的输入也能正确地完成这一动作时,该动作的学习即告完成。

(8)重复所学动作:反复刺激和重复动作可以促进和巩固动作的学习,发展力量和耐力。

(9)治疗要有目的:借助 PNF 技术可加快日常生活动作的学习,因此,PNF 技术强调与功能活动相关的动作和模式的训练。例如,对平衡失调的患者,通过挤压肩关节和骨盆,提高稳定性,以便能完成站立洗漱的动作。

3. 基本技术

(1)手法接触:通过刺激本体感受器诱导正确的运动方向、促进肌肉收缩增强肌力。

(2)指令和交流:运动前让患者理解运动要求,运动中用言语指令控制运动的节奏、鼓励其努力活动。

（3）肌牵张：用肌牵张诱发更强的运动反应。

（4）关节牵拉和加压：通过关节牵拉和加压,刺激关节内本体感受器,改善关节的活动度（牵拉）和稳定性（加压）。

（5）最大阻力：施加最大阻力,以便使肌肉最大程度地收缩,通过兴奋的放散影响周围肌肉的兴奋性。

（6）正常的时限：先易化远端肌肉收缩,再易化近端的肌肉收缩,以便产生所需的运动。

（7）视觉刺激：用视觉诱导运动的强化及向正确的方向运动。

（8）治疗师体位：基本是弓箭步。便于治疗又避免疲劳损伤。

4. 特殊技巧　PNF 除了运用基本的运动模式之外,尚有以下特殊技巧：

（1）节律性启动：在关节活动范围中由被动活动开始逐渐转为主动抗阻运动。其目的是帮助开始运动,改善运动的协调和感觉,使运动的节律趋于正常。具体方法如下：治疗者先由被动活动患者肢体开始,通过口令来调整节律；要求患者按照一定的方向开始主动运动,反方向的运动由治疗者完成；练习数次,等患者掌握好节律之后,治疗者再施加阻力,让患者抗阻力完成运动。

（2）等张收缩组合：一组肌肉（主动肌）持续进行向心、离心、稳定收缩,其目的是控制和协调主动运动,增加关节活动范围,增加肌力,以及控制离心性运动中的功能性训练。具体方法如下：患者在关节活动范围中做向心性抗阻力收缩（由治疗者施加阻力）,在运动的终末端患者保持该位置（稳定性收缩）,稳定后,治疗者加大阻力,使患者缓慢地回到开始收缩的位置（离心性抗阻力收缩）。

（3）拮抗肌逆转：运动中在不停顿或放松的前提下,主动改变运动的方向（从一个方向到另一个方向）。其目的是增加主动的关节活动范围,增加肌力,发展协调性,预防或减轻疲劳。具体方法如下：患者在某一方向上做抗阻力运动,当接近运动的终末端时,治疗者改变阻力的方向在肢体的背侧施加阻力,患者达到主动的关节活动范围的终末端时,随即（不停顿）改变运动的方向,抗新的阻力反方向运动。

（4）稳定性逆转：通过改变阻力的方向来改变等长收缩的方向,但关节不运动或运动范围很小。其目的是增加肌力和关节的稳定和平衡。方法如下：治疗者在一个方向上施加阻力,患者抗阻力收缩,但关节不发生运动；当患者完全抗阻力时,治疗者改变手的位置,在相反方向上施加新的阻力,患者抗新的阻力收缩。

（5）重复牵拉：通过牵拉肌肉,增加肌张力,以诱发肌肉的牵张反射。其目的是促进运动的开始,增加主动的关节活动范围,增加肌肉力量,引导关节按照既定的方向完成运动。具体方法如下：治疗者先牵拉肌肉至最大范围,然后快速拍打拉长的肌肉,以诱发牵拉发射,患者同时主动收缩肌肉,治疗者再对肌肉施加阻力,即反射性和自主性抗阻力运动。

（6）收缩-放松：活动受限的关节等张抗阻力收缩,然后放松。其目的主要是增加被动的关节活动范围。具体方法如下：患者先活动关节至终端,治疗者施加阻力让患者主动抗阻力收缩,10~15 秒之后,完全放松；患者再活动关节到新的范围,主动抗阻力收缩,然后再放松,反复多次,直至关节活动范围不再增加。

（7）保持收缩-放松：肌肉等长抗阻力收缩后放松。其目的是增加被动的关节活动范围,降低疼痛。具体方法如下:治疗者先活动患者的关节至终端或受限处,施加阻力并缓慢增加,患者抗阻力做等长运动(关节不发生运动)5~10秒,然后逐渐放松;治疗者再活动患者的关节至新的终末端,重复上述步骤。

5. 对角线或螺旋的运动模式　PNF技术中最常用的是对角线模式(diagnal D),它是在多数功能活动中都能见到的粗大运动。身体每一主要部位都有两种对角线运动模式(D1、D2),每个运动模式有三种成分:屈(flexion,F)伸(extension,E)、外展内收和内外旋。由这三者产生一条斜向的动作线;头颈和躯干的对角线模式为屈曲伸展伴左右旋转。

(1)上肢模式:上肢抬高超过头部动作被称为屈曲模式;反之,则为伸展模式,每一模式根据运动的方向和结束的位置进行命名,某一模式的结束位置便是其拮抗肌模式的起始位置。以肩关节为轴心,上肢有四种基本模式。①D1F屈:屈曲-内收-外旋;②D1E伸:伸展-外展-内旋;③D2F屈:屈曲-外展-外旋;④D2E伸:伸展-内收-内旋(图2-18)。

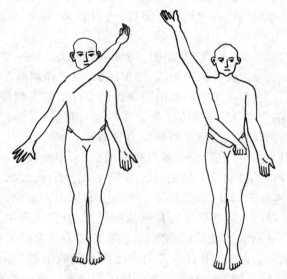

图2-18　肩为轴心的四种基本模式

1)上肢D1屈曲:①肩胛骨:上抬、外展、旋转;②肩:前屈、内收、外旋;③肘:屈伸;④前臂:旋后;⑤腕及手指:腕桡侧偏,拇指内收,其余手指屈曲内收;⑥功能活动,如进食时手指伸到嘴边,梳对侧头等。

2)上肢D1伸展:①肩胛骨:下降、内收、旋转;②肩:后伸、外展、内旋;③肘:屈伸;④前臂:旋前;⑤腕及手指:腕桡侧偏,拇指外展,其余手指伸直、外展;⑥功能活动,如打网球时的正手抽球,从汽车内打开车门。

3)上肢D2屈曲:①肩胛骨:上抬、内收、旋转;②肩:前屈、外展、外旋;③肘:屈伸;④前臂:旋后;⑤腕及手指:腕桡侧偏,拇指伸,其余手指伸、外展;⑥功能活动,如梳同侧头,仰泳时的上肢摆动。

4)上肢D2伸展:①肩胛骨:下降、外展、旋转;②肩:后伸、内收、内旋;③肘:屈伸;④前臂:旋前;⑤腕及手指:腕尺侧偏,拇指对掌,其余手指屈曲,内收;⑥功能活动,如用手摸对侧膝。

（2）下肢模式：以髋关节为轴心，下肢亦有四种基本模式：①D1F 屈：屈曲-内收-外旋；②D1E 伸：伸展-外展-内旋；③D2F 屈：屈曲-外展-内旋；④D2E 伸：伸展-内收-外旋。以膝关节为轴心，下肢有四种基本模式：①伸展-内收-髋外旋踝背屈；②屈曲-外展-髋内旋踝跖屈；③伸展-外展-髋内旋踝背屈；④屈曲-内收-髋外旋踝跖屈（图 2-19）。

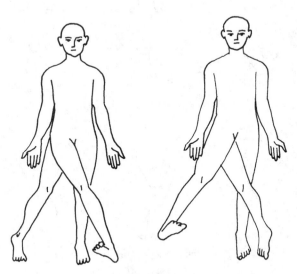

图 2-19　髋为轴心的四种基本模式

1）下肢 D1 屈曲：①髋：屈曲、内收、外旋；②膝：屈伸；③踝及足趾：踝背屈、内翻、趾伸；④功能活动，如用足内侧踢足球。

2）下肢 D1 伸展：①髋：后伸、外展、内旋；②膝：屈伸；③踝及足趾：踝跖屈、外翻、趾屈；④功能活动，如穿裤子时将腿伸入裤中。

3）下肢 D2 屈曲：①髋：屈曲、外展、外旋；②膝：屈曲；③踝及足趾：踝背屈、外翻、趾伸；④功能活动，如蛙泳中的蹬腿。

4）下肢 D2 伸展：①髋：后伸、内收、外旋；②膝：屈伸；③踝及足趾：踝跖屈、内翻、趾屈；④功能活动，如行走时足跟离地。

（3）双侧模式：即上下肢同时进行的运动模式。

1）对称性模式：双上肢或双下肢同时完成相同运动，其作用是促进躯干屈肌和伸肌的运动。

2）不对称性模式：双上肢或双下肢同时完成相同一侧相同方向的运动，其作用是促进躯干屈肌伸肌的运动。

3）相互模式：双上肢或双下肢同时完成不同方向的运动，其作用是促进躯干旋转。

4）交叉对角模式：即上下肢结合运动模式：①同向模式：同侧上下肢同时完成相同方向的运动；②异向模式：不同侧的上下肢同时完成相同方向的运动；③对角线交叉模式：不同侧上下肢在完成相同方向动作的同时，另一侧上下肢进行同方向的运动（图 2-20）。

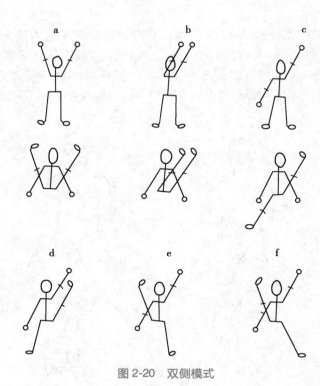

图 2-20　双侧模式

6. 适应证和禁忌证

（1）适应证：①可用于多种神经疾患，特别适用于肌无力和运动控制能力差的患者。如因脑卒中、脑瘫、脑外伤、脊髓损伤、帕金森病、脊髓灰质炎等疾病引起的肌无力、肌张力改变（减弱或增强）及共济失调；②骨关节疾病、软组织损伤等疾病引起的关节疼痛、肿胀、肌肉肌腱僵硬等；③各种原因所致关节不稳定者。

（2）禁忌证：合并骨折部位，骨折未愈合或有开放性损伤部位的患者，不能应用牵伸手法；持续抗阻重复收缩不能用于脑卒中急性期；有以下情况者不宜使用：伤口和手术刚缝合部位、皮肤感觉缺乏部位、听力障碍的患者、对命令不能准确反应的婴幼儿患者、无意识的患者、骨质疏松患者、血压不稳定患者、关节不稳定、本体感觉障碍的部位。

7. 应用示例　PNF 是促进技术中应用最广泛的一种，特别适用于肌无力和控制能力差的患者。应针对患者存在的主要问题，选择最适合的技术，以便患者能达到最佳的康复效果。

（1）肌肉障碍

1）肌无力：选用重复收缩、慢逆转技术来增加肌力和耐力。

2）肌张力低下：快速牵拉、节律型发动技术使肌肉收缩，产生运动。

3）肌张力过高：应用保持-放松、节律型稳定、慢逆转技术降低肌张力、增加肌肉的弹性。

（2）关节障碍

1）疼痛肿胀：关节疼痛肿胀活动受限的患者，为了防止肌肉萎缩，维持关节活动度,可选择等长收缩的技术,而不是用关节产生运动,如,保持-放松。

2)肌肉僵硬:由于肌肉肌腱僵硬使关节受限的患者,可选择收缩-放松、慢返回-维持-放松技巧来放松肌肉、增加关节的活动度。

3)关节不稳定:节律型稳定、慢逆转均可增加关节的稳定性,增加本体感觉性反应。

(3)共济失调障碍:慢逆转-保持、节律型稳定技术可增加稳定性和协调性。

(4)PNF 对偏瘫肩半脱位的治疗:据研究,PNF 方法对病程较长的偏瘫肩半脱位,即使不能达到临床治愈,也能起到减轻脱位程度的效果。治疗时利用患侧的 PNF 肩胛带模式和患侧的上肢组合模式进行有针对性的训练,具体方法为:①肩胛骨前伸模式:在健侧卧位下引导患侧肩胛骨对着患者的鼻尖做向上、向前运动;②肩胛骨后缩模式:在健侧卧位下引导患侧肩胛骨朝下段胸椎做向下、向后运动;③肩胛骨前缩模式:在健侧卧位下引导患侧肩胛骨朝着对侧髂嵴做向下、向前运动;④肩胛骨后伸模式:在健侧卧位下引导患侧肩胛骨朝着对侧髂嵴的相反方向做向上、向后运动;⑤上肢 D2 屈模式:在仰卧位下引导患侧上肢由肩关节伸展-内收-内旋位向肩关节屈曲-外展-外旋位运动;⑥躯干"上提"模式:在坐位下健手握住患手腕部,在治疗人员引导下健侧上肢由 D1 伸模式运动到 D1 屈模式、患侧上肢由 D2 伸模式运动到 D2 屈模式。

治疗时利用拮抗肌逆转、稳定收缩、强调节律等技术,每个模式操作 10 个,上、下午各 1 次,共计治疗 4 周。

(5)脑卒中 PNF 的治疗

1)软瘫期脑梗死患者应在病情允许 1 周后开始治疗,不论任何原因引起的脑出血患者应根据出血量的大小及血压稳定情况确定治疗开始的时间,多在两周后开始做被动感觉刺激下的对角螺旋运动。

2)给颈部肌抗阻增加躯干肌反射活动可以增强四肢肌肉的收缩力。此技术应用于脑血管病偏瘫上,对加速瘫痪肢体运动功能恢复有肯定的效果。

3)脑损伤后多为上肢屈肌张力增高,治疗时手触及肩部肌肉,使肩胛骨充分前伸,牵拉上肢辅助完成 D1 屈式,D1 伸式阻力加在肱三头肌,达到抑制松弛痉挛肌的作用。

4)也可给患者最大抗阻,运动达全范围或维持到等长收缩。阻力因人而异,允许患者做缓慢、稳定、协调的运动而不产生异常运动。

8. 实施 PNF 法的注意事项 ①在全身做完热身运动后才进行 PNF 练习;②等长收缩不宜为爆发性的;③运动搭档在等长收缩时只提供阻力,而在静态伸展阶段只提供助力;④等长收缩时,前面 2 秒内应该逐渐加大力量,然后持续 3~5 秒;⑤进行 PNF 练习的人在静态伸展阶段不应该感觉疼痛和不适;⑥进行 PNF 法练习时,对抗性的肌肉用力主动收缩可能造成心率、血压升高,因此小孩和有心血管疾病的成年人或老人要注意医务监督;⑦发展肌肉力量和柔韧性有时存在一定的矛盾,PNF 伸展由于有效地提高即时柔韧性,增大关节的活动幅度,可能使力量减弱,特别是在有些需要强爆发力、肌肉力量的运动项目和技术动作中。

(四)Rood 技术

Rood 技术也称 Rood 感觉运动治疗技术、多感觉刺激法,它是由美国物理和作业治疗师 Margaret Rood 于 20 世纪 50 年代创立的。可用于控制能力差的任何患者,它通过对表皮的机械性刺激、温度刺激、有节律的运动和关节面的刺激使 γ 传出神经兴奋,从而诱发所需要的肌肉收缩。它是临床常用而有效的治疗方法,常与其他易化技术联合应用。

1. 基本技术与手法

(1)利用感觉刺激来诱发肌肉反应

1)触觉刺激:包括快速刷擦和轻触摸。快速刷擦是指用软毛刷在治疗部位的皮肤上做 3~5 秒的来回刷动,也可以在相应肌群的脊髓节段皮区刺激,如 30 秒后无反应,可以重复 3~5 次。轻触摸是指用轻手法触摸手指或脚趾间的背侧皮肤、手掌或足底部,以引出受刺激肢体的回缩反应,对这些部位的反复刺激则可引起交叉性反射性伸肌反应。

2)温度刺激:常用冰来刺激,因冰具有与快速刷擦和触摸相同的作用。具体方法是将冰放在局部 3~5 秒,然后擦干,可以引起与快速刷擦相同的效应。由于冰可引起交感神经的保护性反应(血管收缩),因此应避免在背部脊神经后支分布区刺激。用冰快速刺激手掌与足底或手指与足趾之间背侧皮肤时,可以引起与轻触摸相同的效应——反射性回缩,当出现回缩反应时应对运动的肢体适当加阻力,以提高刺激效果。

3)牵拉肌肉:快速、轻微地牵拉肌肉,可以引起肌肉收缩,这种作用即刻可见。牵拉内收肌群或屈肌群,可以促进该群肌肉而抑制其拮抗肌群;牵拉手或足的内部肌肉可引起邻近固定肌的协同收缩。例如,用力抓握可以牵拉手部的内在肌,如果这一动作在负重体位下进行(肘、膝跪位),则可以促进固定肘、膝肌群的收缩。

4)轻叩肌腱或肌腹:可以产生与快速牵拉相同的效应。

5)挤压:挤压肌腹可引起与牵拉肌梭相同的牵张反应;用力挤压关节,可引起关节周围的肌肉收缩。因此,各种支撑位,例如,仰卧位屈髋、屈膝的桥式体位,屈肘俯卧位,手膝四点跪位,站立位时抬起一个或两个肢体而使患侧肢体负重等,都可以产生类似的效应。对骨突处加压具有促进与抑制的双向作用,例如,在跟骨外侧加压,可促进踝背伸肌,抑制小腿三头肌,产生踝背伸动作;在跟骨内侧加压则相反。

6)特殊感觉刺激:Rood 常选用一些特殊的感觉刺激来促进或抑制肌肉。例如,听觉和视觉刺激可用来促进或抑制中枢神经系统;节奏明快的音乐具有促进作用,节奏舒缓的音乐具有抑制作用;治疗者说话的音调和语气可以影响患者的行为;光线明亮、色彩鲜艳的环境可以产生促进效应。

(2)利用感觉刺激来抑制肌肉反应

1)挤压:轻微的挤压关节可以缓解肌肉痉挛。

挤压肩部:在治疗偏瘫患者疼痛肩时,治疗者可以托住其肘部,使上肢外展,然后把上臂向肩胛盂方向轻轻地推,使肱骨头进入关节窝,并保持片刻,可以使肌肉放松,缓解疼痛。

轻压背部:在治疗儿童脑性瘫痪时,挤压背部骶棘肌可以放松全身肌肉。例如,患儿俯卧位,治疗者双手交替由颈后部开始从上而下轻压脊柱两侧肌肉,直至骶尾部,一般 3~5 分钟后可出现肌肉的放松效应。

加压肌腱:当手屈肌腱痉挛时,在屈肌腱上持续加压可引起该肌肉的放松。

2)牵拉:持续牵拉或将已经延长的肌肉保持在该位置数分钟、数天甚至数周,可以抑制或减轻痉挛。例如,对屈肌明显痉挛的患者,可用系列夹板或石膏托使痉挛的屈肌处于延长的位置持续牵拉数周,然后再更换新的夹板或托使肌腱保持较长状态。

2. 临床应用

(1)弛缓性瘫痪:对于弛缓性瘫痪,应采取快速、较强的刺激以诱发肌肉的运动,常用方法有以下几种:①快速刷擦:在关键性的肌肉或主动肌群的皮肤区域上快速刷擦;②整体运动:通过肢体的整体运动来促进肌肉无力部位收缩;③刺激骨端:适当地在骨端处敲打、快速冰敷和振动;④诱发肌肉收缩:固定肢体远端,在肢体近端施加压力和阻力来诱发深部肌肉的活动。

(2)痉挛性瘫痪:采取缓慢、较轻的刺激以抑制肌肉的异常运动,常用的方法有以下几种:①轻刷擦痉挛肌群的拮抗肌,以此来诱发关键肌肉的反应;②利用缓慢牵张来降低颈部和腰部伸肌、肩胛带回缩肌、股四头肌的肌张力;③通过非抗阻性重复收缩来降低肩部和髋部肌群的痉挛;④将患者放置在负重体位上,通过负重时的挤压和加压来刺激力学感受器,促进姿势的稳定。例如,为了降低上肢痉挛,促进前臂和手部的负重能力,肱骨头在关节盂内的位置必须正确,不能内收和内旋;同样,对下肢负重,髋关节必须处于中立位,没有屈曲和内收;⑤按照个体所需选择适当的模式。例如,如果伸肌张力增高应避免使用整体伸展的运动模式。

(3)吞咽和发音障碍:主要是诱发肌肉反应,可以在局部采取比较强的刺激,方法如下:①轻刷上嘴唇、面部和咽喉部,避免刺激下颌、口腔下部;②用冰刺激嘴唇和面部,用冰擦下颌部的前面;③抗阻吸吮。

3. 注意事项

(1)应用时,根据患者个体运动障碍程度和运动控制能力的发育阶段,由低到高,循序渐进。

(2)冰刺激和刷擦的促进作用仅在治疗即刻和结束后 45～60 秒内有效。刺激宜重复多次进行,否则难以奏效。

(五)Vojta 疗法

1. Vojta 疗法的概念　Vojta 疗法是西德学者 Vojta 博士在总结前人经验的基础上发展起来的,于 1968 年创立了完整的 Vojta 疗法。所谓 Vojta 疗法就是对患儿身体特定部位的诱发带给予压迫刺激,诱导产生全身性的、反射性移动运动的一种疗法,所以又称诱导疗法。反射性移动运动包括反射性腹爬(R-K)和反射性翻身(R-U)两种,其实是在原始反射支配下的一种原始运动。

2. Vojta 疗法的基本原理　基本原理是利用诱发带的压迫刺激,诱导产生反射性运动。通过这种移动运动反复规律的出现,促进正常反射通路和运动,抑制异常反射通路和运动,达到治疗的目的。Vojta 发现反射性移动运动是在系统发生和个体发生过程中形成的,在正常新生儿和脑瘫患儿同样存在。新生儿在自然生长发育过程中可以将反射性移动运动综合为协调的复合前进运动,即随意运动,脑瘫患儿的这种综合能力发生障碍,但是,通过诱发带诱发的反射性移动运动的反复规律的出现,完全可以恢复和促进这种综合能力的发展。

3. Vojta 疗法早期治疗的意义

(1)婴儿早期脑组织尚未发育成熟,脑的可塑性大,这个时期代偿能力强,Vojta 认为 3 周之内是最佳治疗时期。

(2)脑瘫早期异常姿势运动尚未固定下来,容易取得较好的治疗效果。

（3）早期治疗可防止肌肉挛缩，关节变形。

（4）早期激活在种系发生中存在的移动运动功能，阻止姿势向异常方面发展。

4. Vojta 疗法的优点与存在问题

（1）优点：Vojta 疗法应用范围广，从小婴儿到年长儿童都可应用，是早期治疗最好的办法。它手法简单，容易掌握，而且不需要复杂、价格昂贵的设备，只需要一个温暖、光线充足的场所和一张治疗台，经济适用，因地制宜，如肌张力较强的患儿，治疗1周后，就可以出现效果，特别是早期治疗，效果更好。

（2）存在问题：①治疗时，由于在诱发部位上压迫刺激较强，呼吸功能较差或体质较差的患儿不适用，应经过呼吸功能训练后体质增强了再应用。②治疗时因较强的刺激，患儿往往哭闹剧烈反抗，特别是刚开始治疗时，给家长带来严重的心理负担，甚至不能坚持治疗而影响效果。③随着患儿年龄增长，1岁后力量增强，治疗师如果力量不足，则往往达不到治疗目的，这时应与家长配合，在其协助下进行治疗。

5. Vojta 姿势反射 Vojta 姿势反射是指婴儿身体的位置在空间发生变化时，婴儿本身所采取的应答反应和自动动作。它是 Vojta 博士经过多年实践及反复研究后创立的，用于早期诊断脑瘫等脑损伤性疾病的七种姿势反射，被认为是简便、快捷、准确的早期筛查脑损伤的方法，也用于疗效的评估。

由于 Vojta 姿势反射随着小儿神经系统发育而逐渐完善，表现出明显的规律性，与月龄有很大关系，整个检查过程最好由受过专门训练的医生完成。

（1）拉起反射

出发姿势：仰卧位，头正中。

诱发：检查者以拇指伸入婴儿手掌，其余4指握住腕部（不要触碰手背），将小儿从床上提起，使躯干与床成45°。

异常反应：较正常反应相有3个月以上的延迟。常见的异常：①头过度弯曲，或角弓反张；②两下肢硬直伸展，呈棒状拉起；③头脊屈，四肢硬性屈曲；④两下肢过度抬高，躯干震颤。

（2）俯卧位悬垂反射

出发姿势：俯卧位。

诱发：以手掌支撑婴儿胸腹部，水平拖起。

异常反应：①两上肢固定屈曲，手握拳；②躯干侧屈，头与躯干不对称；③两下肢硬直伸展并角弓反张；④躯干低紧张，身体呈倒U形；⑤两下肢硬直交叉、尖足；⑥两上肢硬性伸展，手握拳；⑦立位。

（3）悬垂反射

出发姿势：垂直位。

诱发：检查者在小儿背后，用双手支撑腋下将小儿垂直提起。注意不要触碰婴儿背部。

异常反应：①下肢内旋，硬直伸展，尖足；②两下肢内收，交叉；③不对称，一侧伸展一侧屈曲。

（4）侧位悬垂发射

出发姿势：俯卧位。

诱发：用双手支撑婴儿躯干，迅速提起并向侧方倾斜于水平位。

异常反应:①上肢紧张性屈曲,手握拳,肩回缩;②两下肢硬性伸展;③四肢硬直伸展,一侧手握拳;④两上肢 moro 样时两下肢硬直伸展;⑤第一相反应中上侧下肢屈曲延迟;⑥躯干四肢张力低下;⑦各相中均见强直性把握;⑧两下肢内旋内收,伸展交叉,手指异常运动,躯干张力低,头下垂(混合型);⑨持续性 moro 反应,下肢强直伸展,躯干张力低,头下垂(手足徐动型)。

(5)Collis 水平反射

出发姿势:仰卧位,可侧卧位。

诱发:握住一侧上下肢将婴儿从床上水平提起。

异常反应:①手握拳,上肢硬直伸展,不完全 moro 样;②肩回缩,上肢硬直伸展;③下肢硬直,尖足;④手指、足趾不规则运动;⑤4 个月以后的婴儿,下肢缓慢伸展及屈曲运动(踢腿动作)。

(6)倒位悬垂反应

出发姿势:3 个月以前,婴儿仰卧位,3 个月以后俯卧位。

诱发:用双手握住婴儿大腿,急速倒立提起。

异常反应:①手握拳,两上肢硬直伸展;②躯干角弓反张;③头颈躯干无伸展;④一侧可两上肢固定屈曲,手握拳;⑤躯干及头颈的非对称性姿势。

(7)Collis 垂直反射

出发姿势:仰卧位。

诱发:使婴儿头部向着检查者,握住一侧大腿迅速提起。

异常反应:①自由侧下肢硬直性伸展,尖足;②自由侧下肢固定屈曲;③自由侧下肢的伸展倾向,即先伸展后屈曲。新生儿至 2 个月的婴儿,下肢伸展后立刻屈曲为正常;④第 1 相屈曲无力,第 2 相出现延迟。

6. 基本技术

(1)反射性腹爬(RK)

1)出发姿势:患儿俯卧位,头颈在躯干延长线上回旋30°~45°,稍屈曲。后头侧额部着床,颈肌伸展,左右肩胛及骨盆保持水平位。①颜面侧上肢:外展,肩关节呈135°,肘关节屈曲呈40°。放于颜面前方,腕部在肩的延长线上,手半握拳。②后头侧上肢:肩内旋,上肢伸展状态放于躯干外侧,手自然位置或握物。③颜面侧下肢与后头侧下肢:髋关节、膝轻度屈曲位外展、外旋,跟骨在坐骨结节的延长线上。

2)诱发带与刺激方向:①主诱发带:主诱发带都分布在四肢的远位端,共有 4 个。一是颜面侧上肢肱骨内上髁,推向同侧肩胛骨;二是额面侧下肢股骨内侧髁,在髋外展同时将股骨头向髋臼方向压迫刺激;三是后头侧上肢前臂桡骨茎突上 1cm 处,与上肢外展、向前移动的力量相对抗;四是后头侧下肢跟骨,在足的背屈、跖屈中间位上,从后上方向床面压迫。②辅助诱发带:辅助诱发带主要分布在肩胛带、骨盆带及胸廓。共有 5 个:一是颜面侧肩胛骨内侧缘下 1/3 处或下角:向同侧肘关节方向压迫,使内收肌伸展,肩胛骨内收;二是颜面侧髂前上棘:向内侧、背侧、尾侧三个方向压迫,使腹斜肌收缩,下肢屈曲;三是后头侧臀中肌处:向颜面侧膝关节内侧、腹侧、尾侧三个方向给予压迫刺激,使臀中肌收缩、髋关节内收、外展;四是后头侧肩峰:向内侧、背侧、尾侧给予抵抗,使胸大肌伸展;五是后头侧肩胛骨下角之二横指处:向颜面侧肘关节的内侧、腹侧、头侧给予压迫刺激,使肋间肌与横膈肌伸展。后头侧下颌及后头部,向头部活动相对抗的方向用力(图 2-21)。

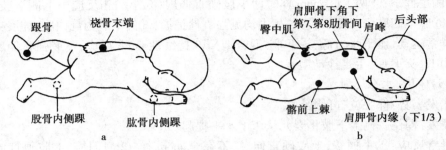

图 2-21　反射性腹爬出发姿势与诱发带

使用辅助诱发带有两种目的:①促进肌肉收缩活动而给予刺激。②对移动运动给予抵抗,以调节运动的方向,使肌肉持续性收缩。只有在利用主诱发带刺激并出现良好反应后,才可以改为单独使用辅助诱发带。

3)诱发反应:①颜面侧上肢:肩胛固定,使肩胛带抬起、肩关节上抬、内收、外展或呈中间位,肘关节轻度屈曲,前臂内旋与外旋的中间位,腕关节出现桡背屈、拇指外展,其余手指屈曲、握拳。肘关节出现支持运动。②后头侧上肢:上臂外旋、外展,稍向前上方上举,继而与前臂同时向前方伸出,这时前臂出现外旋运动。与腕关节背屈的同时,出现从小指开始的手指伸展。③颜面侧下肢:下肢产生整体向前迈出的动作,髋关节外旋、外展伴屈曲。同时由于骨盆带抬起机构的功能及髋内收肌群的抗重力作用,还有臀中肌的同时收缩,使骨盆带固定。膝关节屈曲、踝关节背屈、足趾伸展。④后头侧下肢:下肢整体在外旋、外展位上伸展,在伸展运动终末,小腿三头肌与胫骨前肌同时收缩,将踝关节固定于中间位。同时由于胫骨后肌的作用使足外旋、足趾屈曲。⑤头部及躯干:头部从出发体位回旋到对侧,在回旋中的中间位上,颈部对称性伸展、头上举。⑥胸廓、腹肌及其他肌群:后头侧胸廓扩张,腹壁可见腹直肌收缩。同时可以见到从颜面侧的腹内斜肌开始,经过腹直肌鞘至对侧的腹外斜肌的活化,以及相反的从后头侧的腹内斜肌开始,向对侧的腹外斜肌的连锁性活化。除此之外,也诱发肛门括约肌、尿道括约肌的活动(图 2-22)。

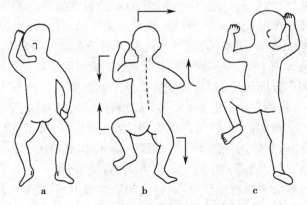

图 2-22　反射性腹爬的诱发反应

4)RK 标准反应模式:综观上述反射性运动的整体状态,可见颜面侧上肢以肘为支点的整体屈曲与后头侧下肢的伸展相对应,驱动身体向前方活动。还有颜面侧下肢屈曲及与其相对应的后头侧上肢的向前方伸出运动。颜面侧上肢的抬起结构能使后头侧上肢容易伸向前方。同样颜面侧下肢的抬起结构使后头侧下肢容易伸展。

5)RK 的其他类型:包括 RK1、RK2 及各种变法。

RK1 法:该法的出发姿势与 RK 相同,不同的是:主诱发带选择颜面侧肱骨内侧髁、后头侧跟骨,辅助诱发带选择颜面侧肩胛骨内侧缘下 1/3 处,一般选三个以下的诱发带,由一位或两位治疗师完成。

反应的观察:主要观察颜面侧肩胛带与下肢的反应。①肩胛带:局部肌肉收缩,肩胛带内收、抬高,上肢用力向后回旋。这时训练师要注意与向后回旋的力量相对抗,并使肘关节作为一个固定点与支持点。这样不仅可增加刺激强度,而且可以促进肱二头肌、肱三头肌的收缩方向向支持点转换,促进腹爬运动的完成。②颜面侧下肢:屈曲,骨盆抬高,踝关节背屈。因这一下肢没被固定,常见屈曲—伸展—屈曲—伸展的反复运动,这是正常反应。有的患儿见不到屈曲—伸展的反复动作,反而呈现持续的硬直性伸展,是异常的反应。

要注意保持出发姿势不被破坏,如必须保持两肩的水平位、头颈与躯干的垂直位、各关节的角度等。

RK1 变法:适用于上半身运动障碍较重的患儿。①出发姿势:患儿俯卧于床上,两下肢游离于床边,上半身姿势与 RK 的出发姿势相同。②诱发带的选择:RK1 变法适用于上半身运动障碍较重的患儿,根据不同情况选择相应的诱发带。抬头运动差的患儿可选用颜面侧肱骨内上髁与后头部一个主诱发带、一个辅助诱发带。肘支持功能障碍的患儿,可选用颜面侧肱骨内上髁及肩胛骨内侧缘下 1/3 处两个主诱发带与后头部一个辅助诱发带,这时应使颜面侧上肢肘关节保持固定的 90° 屈曲位。

RK2 法:本法适用于下半身障碍明显的患儿。①出发姿势:除颜面侧下肢屈曲于腹部下面外,其余与 RK 相同。②诱发带选择:如骨盆抬高能力差、下肢硬直性伸展、不能进行两下肢的交替运动等。对上肢及全身肌肉同样有激活作用。也适用于手、肘支撑能力差的患儿。

为了促进下肢的屈曲与伸展及骨盆抬高,选用颜面侧肱骨内侧髁与后头侧跟骨,也可选用颜面侧髂前上棘与后头侧跟骨。为了促进肩胛带与骨盆的抬高,可单独应用颜面侧肱骨内侧髁。为了诱发肘支持,可选用后头侧臀部辅助诱发带,采用向颜面侧的肘与膝方向压迫的方法。诱发手支撑,可以选用后头侧臀部诱发带,向下向后压迫刺激。诱发骨盆抬高,选用额面侧髂前上棘与后头侧臀中肌,也可选用后头侧跟骨与颜面侧臀大肌。诱发全身反应,选用颜面侧肱骨内侧髁、股骨内侧髁及同侧臀大肌,治疗师可用左肘部压迫臀大肌、右手刺激股骨内侧髁,用腿固定后头侧下肢,另一治疗师刺激与固定颜面侧肱骨内侧髁。

(2)反射性翻身(R-U)

1)出发姿势:患儿仰卧位,使头部向一侧回旋 30°,颈伸展,头轻度前屈,以眼睛能看到自己的乳头为宜。颜面侧上肢与下肢伸展,后头侧上、下肢屈曲,ATNR 肢位。

2)诱发带与刺激方向:①主诱发带:颜面侧乳头下二横指,即第 6~7 或第 7~8 肋间。可以通过剑突划一横线,再通过乳头划一横线,两线交叉点上为主诱发带,也可在此点内、外移 1cm。用拇指指腹部分向下、向对侧肩峰方向压迫。②辅助诱发带:对侧肩峰、后头侧下颌骨、后头部、对侧肩胛骨下角。③刺激方向：主诱发带先向下，后向背、向头，再向对侧肩峰及腋下。辅助诱发带与主诱发带相反的方向。有增强刺激与维持出发姿势的作用。

　　3）诱发反应：①局部反应：由于直接按压刺激，使第7~8肋间肌伸展，横膈扩张。由于肺部受压，纵膈移动，腰肌、腹肌收缩而使骨盆抬高，身体向对侧旋转。②远隔反应：头后对侧回旋，上半身伸展，肩胛骨内收。腹肌收缩、两下肢90°屈曲、轻度外展、外旋、足背屈。颜面侧上肢外展。后头侧上肢肘屈曲外展。进一步刺激压迫，头和躯干进一步向对侧回旋并进行翻身（图2-23）。

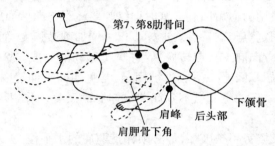

第7、第8肋骨间

下颌骨

后头部

肩峰

肩胛骨下角

图2-23　反射性翻身的出发姿势、诱发带及诱发反应

　　4）R-U标准反应模式：R-U诱导产生的是典型的翻身运动：首先是腹部肌肉收缩，下肢对称屈曲，臀部抬高，然后头、颈、躯干及颜面侧上肢向对侧回旋。反应从1开始，经过2到3逐步完成向对侧翻身，这一连续动作是在个体发育过程中形成的，在正常新生儿已得到证实。

　　5）R-U的其他类型

　　R-U2法：

　　①出发姿势：患儿侧卧位，两下肢伸展，下侧上肢外旋位，肘关节90°屈曲与胸廓平等上举，上臂伸展使肩关节与躯干呈90°。上侧上肢、肩关节处于伸展状态放于体侧。头颈伸展与脊柱成直线。②诱发带及刺激方向：上侧肩胛带内缘下1/3处，向对侧肘关节方向压迫；上侧髂前上棘，向后方压迫；上侧股骨内侧髁，向同侧髋臼方向压迫；下侧肱骨内上髁，向同侧肩胛带方向压迫。③诱发反应：上侧上肢在肩关节固定的基础上，肩关节外旋、外展并举向对侧，前臂回旋至外旋位，手出现背屈、手指张开；下侧上肢出现以肘关节为支点的肩胛带抬起，这时肩胛骨内收，背部位置稳定。肘关节轻度屈曲，前臂内旋，腕关节桡背屈，手指张开；上侧下肢髋关节由于内收与外展、内旋与外旋均协调，故处于中间位置，髋、膝关节屈曲，足也处于内、外旋的中间位，足趾张开；下侧下肢外展、外旋、伸展状态，出现以膝关节为支点的骨盆带抬起，足部出现伴有小腿三头肌收缩的外翻位背屈，足趾屈曲。颜面、躯干、骨盆的上举回旋与R-U相同。④各诱发带的适应证：上述前两个诱发带适用于小龄患儿，可诱发躯干的立直反应及进一步翻身，由侧卧位翻向俯卧位。注意使下侧上肢上臂与躯干呈90°，以利于抬头、翻身后形成肘关节支撑。后两个诱发带适用于年长患儿，具体实施手法时，治疗师可将自己的下肢放于患儿两腿之间压迫并固定下侧下肢，使上侧下肢置于治疗师腿上，治疗师的腹部向前用力靠紧患儿背部，固定上侧上肢。两个诱发带同时应用，促进翻身，并能抑制两下肢交叉，促进脊柱伸展。四个诱发带同时应用，两刺激方向相反，形

成一平行力的偶联。

R-U3 法：

①出发姿势：上肢与 R-U2 相同,双下肢屈曲,髋关节、膝关节均屈曲。②诱发带及刺激方向：上侧肩胛骨下缘下 1/3 处,刺激方向朝着腹部。另一诱发带为下侧下肢股骨外侧髁,刺激方向是向着股骨头呈背侧、头侧、内侧三方向,也就是两诱发带刺激方向相反。③诱发反应：与 R-U2 相同,只是 R-U3 更容易促进腹肌活动。

R-U4 法：

①出发姿势：患儿侧卧位,上肢与 R-U2 相同,下肢有区别。上侧下肢髋、膝关节屈曲,下侧下肢伸展、足跟与臀部成一直线。②诱发带与刺激方向：上侧肩胛骨内侧缘下 1/3 处及股骨内侧髁,两处诱发带给予相反方向的刺激。诱发反应：基本反应与 R-U2相同,但 R-U4 更易诱发出下肢的交互动作。

7. Vojta 疗法的注意事项

(1)治疗前后一小时不要洗澡,治疗后要及时擦干汗液,以免受凉感冒。

(2)治疗前一小时不要进食,治疗后要及时补充水分和饮料等。

(3)治疗的房间应光线充足、温暖,最好裸体治疗,以便观察反应。

(4)出发姿势要摆好并根据出现的反应不断调整刺激点和刺激强度,密切观察所希望的反应是否出现,并应注意与反射运动相对抗,以延长反应时间。

(5)两次治疗间应充分休息并给予娱乐活动。

(6)患儿出现发热、惊厥、腹泻等不良反应时应暂停治疗。

(7)原则上一种手法 4 次/天,10~30 分钟/次,如情况不允许,2 次/天也可,每次一个部位 3~5 分钟。

十三、运动疗法新技术

在近二三十年来,随着康复医学的发展及治疗范围的扩大,康复疗法又取得新的进展,出现了虚拟现实康复技术、机器人辅助康复、运动再学习疗法、运动想象疗法、强制性运动疗法、神经松动术等新的康复治疗方法。

(一)虚拟现实康复技术

1. 虚拟现实(VR)概念　虚拟现实又称 VR,是 20 世纪 80 年代提出的,也称灵境技术或人工环境。VR 的英文本义是真实世界的一个映像,而不仅只是一个狭义定义中的人机界面而已。

虚拟现实中的"现实"是泛指在物理意义上或功能意义上存在于世界上的任何事物或环境,它可以是可实现的,也可以是难以实现的或根本无法实现的。而"虚拟"是指用计算机生成的意思。因此,虚拟现实是指用计算机生成的一种特殊环境,人可以通过使用各种特殊装置将自己"投射"到这个环境中,并操作、控制环境,实现特殊的目的,即人是这种环境的主宰。

VR 是一项综合集成技术,涉及计算机图形学、人机交互技术、传感技术、人工智能等领域,它用计算机生成逼真的三维视、听、嗅觉等感觉,使人可以作为参与者通过适当装置,自然地对虚拟世界进行体验和交互作用。概括地说,虚拟现实是人们通过计算机对复杂数据进行可视化操作与交互的一种全新方式,与传统的人机界面以及流行的视窗操作相比,虚拟现实在技术思想上有了质的飞跃。

2. VR 系统构成 VR 系统是一种由计算机局部或全部生成的多维虚拟感觉环境,给参与者产生各种感官信息,如视觉、听觉、手感、触感、味觉及嗅觉等,能体验、接受并认识客观世界中的客观事物。三维立体显示是一项必不可少的关键设备,它是系统向用户输出反馈信息的主要手段。双眼视觉对产生 VR 系统环境至关重要。VR 系统可由如下各部分构成:

(1)高性能计算机系统、计算机图像的特征采样与图形交互作用技术。

(2)虚拟环境生成器。智能虚拟环境是 VR、人工智能及人工生命技术的有机结合。

(3)计算机网络。

(4)三维视景图像生成及立体显示系统。

(5)立体音响生成与扬声系统。它是虚拟环境多维信息中的一个重要组成部分。听觉是仅次于视觉的感知途径,它向用户提供的辅助信息,可增强视觉的感知,弥补视觉效果之不足,增强环境的逼真性。

(6)力反馈触觉系统。参与者在虚拟环境中产生沉浸感的重要因素之一是用户在用手或身体操纵虚拟物体时,能感受到虚拟物体之间的作用力与反作用力,从而产生出触觉和力觉的感知。

(7)人体的姿势、头、眼、手位置的跟踪测量系统。运动跟踪作为人与虚拟环境之间信息交互的一个重要因素,是近年来 VR 技术发展的一个重要领域。

(8)人机接口界面及多维的通信方式,这些技术目前主要集中反映在头盔显示器和数据手套这两类交互设备中。

(9)各种数据库。如地形地貌、地理信息、图像纹理、气动数据、武器性能参数、导航数据、气象数据、背景干扰及通用模型等。

(10)软件支撑环境。需建立并开发出虚拟世界数据库;在底层支撑软件及三维造型软件的支撑下,建立起 VR 系统的开发工具软件;在输入输出传感器等硬件支撑下,建立起人机交互图形的界面。

3. VR 关键技术

(1)VR 特点

1)沉浸性(immersion):是指用户对虚拟世界中的真实感,此种真实感将使用户难以觉察、分辨出其自身正处于一个由计算机生成的虚拟环境。

2)交互性(interaction):是指用户对虚拟世界中物体的可操作性。

3)构想性(imagination):是指用户在虚拟世界的多维信息空间中,依靠自身的感知和认知能力可全方位地获取知识,发挥主观能动性,寻求对问题的完美解决。

(2)VR 设计关键技术:研究和开发 VR 技术的根本目的旨在扩展人类的认知与感觉能力,建立和谐的人机环境。为实现这种新型的信息处理系统,满足人们对沉浸性、交互性和构想性日趋增高的需求,在众多技术难题中至少应重点提高三项关键技术的水平。

1)提高"身临其境"的沉浸感:VR 的沉浸性是使人具有逼真感之根本。视觉是提高沉浸感的重要因素,但并非是唯一的因素;听觉可能是 VR 技术中心最先达到逼真程度的领域;触觉是一个刚起步研究与试验的领域。由微处理器和传感器构成的数据手套,与视觉、听觉相配合,大大地增强了 VR 系统的逼真感;而嗅觉与味觉还属于一个尚未实质性开展研究的领域。

2)开发高性能的传感器:VR 的交互性是达到人机和谐的关键,其性能优劣在很大程度上取决于与计算机相连的高性能传感器及其相应的软件。为与虚拟环境发生交互作用,迄今已研制出多种传感设备,如鼠标器、数据手套、跟踪球和超声波头部跟踪器等。

3)研制高性能的计算机:VR 的构想性是辅助人类进行创造性思维的基础。因此,高效的计算机信息处理技术是直接影响 VR 系统性能优劣的关键。高性能计算机是构建 VR 系统的"基石",是对多维信息进行处理的"加工厂",是实现各种软硬设备的集成及控制人机协调一致的"工作平台"。未来 VR 技术的发展必将会对计算机的性能提出更高的要求,主要是网络技术、信息压缩与数据融合、系统集成技术等 3 个方面。

4. VR 应用

(1)军事:从 20 世纪 90 年代初起,美国率先将虚拟现实技术用于军事领域,主要用于以下四个方面:①虚拟战场环境;②进行单兵模拟训练;③实施诸军兵种联合演习;④进行指挥训练。

(2)教育:虚拟现实应用于教育是教育技术发展的一个飞跃。它营造了"以教促学"的学习方式,并为学习者提供通过自身与信息环境的相互作用来得到知识、技能的新型学习方式。具体应用主要在以下几个方面:①科技研究;②虚拟实训基地;③虚拟仿真校园。

(3)其他:虚拟现实在医学、娱乐、艺术、航天工业、城市规划、室内设计、房产开发、工业仿真、应急推演、文物古迹、游戏、Web3D/产品/静物展示、道路桥梁、地理、虚拟演播室、水中、维修等方面均有广泛应用。

5. VR 在国内康复领域的应用进展

(1)上肢康复训练机器人虚拟环境建模技术:为了改变脑卒中康复训练中单纯依靠治疗师手把手训练的状况,研究者们将机器人技术应用于脑卒中康复领域,如 MIT-MANUS、MIME、ARM-Guide、ARMin 和 Thera Drive 等。研究表明,如果能够在训练过程中提供多种形式的信息反馈,充分发挥患者的主观能动性,并根据患者状态给予患者暗示或建议等,将会使康复效果得到很大提高。因此研究者们设计了基于虚拟现实的康复训练系统,以激发患者进行康复训练的兴趣和动力。国内关于康复机器人的研究最近几年才刚刚起步,对于这种治疗方式的探讨还有待于继续深入。

(2)虚拟现实在踝关节康复系统中的应用:为了改善踝关节康复治疗的条件,提高患者踝关节运动功能障碍的康复治疗质量,河北工业大学机器人及自动化研究所提出一套基于虚拟现实技术的踝关节康复医疗实施方案。在康复系统中构建了虚拟环境平台,为患者设计虚拟的康复训练场所和医疗作业任务,使患者借助虚拟环境产生一种临场感,提高患者投入康复医疗的积极性。

(3)虚拟现实在手臂外骨骼康复系统中的应用:由于现有的康复器械的局限性,导致患者在康复治疗中的运动形式单调枯燥,使患者很容易产生厌烦情绪,且无法将运动治疗、心理治疗及功能测评有机地贯穿起来。河北工业大学机器人及自动化研究所提出将虚拟现实技术应用于手臂外骨骼康复医疗系统中,开发出集康复训练、心理治疗和病案数据库管理为一体的自动康复医疗器械。

6. 虚拟现实技术在康复训练中的应用　可视化虚拟康复由 Wann 和 Turnbull 于 1993 年首次提出,即为患者提供一个虚拟环境,利用一个计算机生成的世界可以让患者看见其自身执行功能任务,也被称为计算机辅助疗法。可视化康复计划可以让患者更了解治疗过程,并使他们更易于接受治疗,而且也节约了治疗师的时间。在心血管病、脑血管病、脑外伤等多种疾病康复方面已经取得一定效果。虚拟现实技术已经被广泛地应用于康复治疗的各个方面,如在注意力缺陷、空间感知障碍、记忆障碍等认知康复,焦虑、抑郁、恐怖等情绪和其他精神疾患的康复,以及运动不能、平衡协调性差和舞蹈症等运动障碍康复等领域都取得了很好的康复疗效。

(1)虚拟现实的治疗作用

1)治疗作用

①反馈-激励:可视化虚拟治疗计划可向患者提供持续而迅速的反馈,这些反馈创造并且增强了患者的治疗积极性。最佳的计划应该是为实时训练活动提供快速和积极的反馈,并为长期的治疗提供清晰的图像,患者可以自己感觉到病情在长期治疗中得到的改善,从而有助于患者设定合适的治疗目标并体验治疗过程。

②注意力集中:患者可以完全将注意力放在可视化虚拟的任务上,而无需对运动进行苛刻的要求。可视化虚拟康复通常按照日常生活中的经历和考验设定一些双重或多重功能型任务,如防摔倒计划,而与纯粹注重于孤立的肌肉技巧的治疗性运动完全相反。在训练中,患者试图达到治疗性运动目标,并开发支持该目标的运动策略。早期的证据证明双重任务环境能够真正改善治疗结果。

③促进生活技能转化:可视化虚拟康复可以有效增强治疗计划产生的动态感受外界刺激的暗示,尤其在计算机创造的意外情况发生时会更加有效。研究表明,在运动期间提供的非预测考验,能对日常生活环境中所需技能产生有效的转化。

2)优越性:虚拟现实可以使患者能以自然方式与具有多种感官刺激的虚拟环境中的对象进行交互,比人类教练更有耐心和一致性,患者可以根据自己的情况反复观察模仿练习,减少在真实环境中由错误操作导致的危险,可以提供多种形式的反馈信息,使枯燥单调的运动康复训练过程更轻松、更有趣和更容易,虚拟现实允许用户进行个性化设置,将康复训练、心理治疗及功能检测有机地结合起来,针对患者个人的实际情况制定恰当的康复计划,由于虚拟环境与真实世界的高度相似性,在虚拟环境中习得的运动技能能更好地迁移到现实环境中。

(2)临床应用及疗效

1)运动功能训练

①平衡和协调能力训练:最早用于平衡训练的虚拟现实系统,包括一辆固定的自行车和提供视觉虚拟环境的虚拟现实平面显示器,经过一段时间在虚拟视觉空间里的骑行训练后,患者保持姿势平衡的控制水平有了很大的提高。虽然该系统为患者提供了一种相对安全的训练技术,但由于技术方面不足,还存在自行车运动和视觉、听觉等线索信息不匹配的问题。目前,已开发的用于平衡和动作协调训练的虚拟现实程序,包括多种训练任务。如由 Rademaker 等人应用 SilverFit 进行所有有关臀部运动后的相关平衡训练研究表明,患者通过使用 SilverFit 改变方向的次数大约是传统治疗的两倍。传统治疗中的患者一般只是被动和机械地重复着简单的转向和向前跨步动作,并在意识里始终关注着这些动作,而使用 SilverFit 的患者关注的是可视化虚拟任务(双

重任务），而且患者还可以做更多横向运动和向后跨步运动。

②行走训练：帕金森病患者的运动失能主要表现为发起运动和保持动作困难，例如行走中很难迈出第一步，患者往往要借助外部线索才能发起行为动作。利用虚拟现实视觉呈现技术，在行走训练的虚拟道路上提供一个视觉线索，可以有效指引患者迈出行走的第一步；在行走过程中，该线索始终位于患者脚前方指示前进方向，有助于患者持续行走，视觉线索越真实，对患者行走能力的康复越有利。由于脑卒中偏瘫患者常产生身体的前倾运动感，站立姿势和步态不协调，可用 GaitMaster2（GM2）虚拟现实设备对此类患者进行步态训练。脚踏板按照正常人行走的轨迹和步幅交替运动，向患者的双腿传递正常行走的本体感觉，同时用显示屏幕提供各种虚拟地形环境的视觉空间。结果表明，患者的行走速度、步幅长度、持续行走的距离和步态协调性等有显著提高。

③上下肢训练：脑卒中偏瘫患者的上下肢运动康复是虚拟现实技术应用的一个新领域，国内许多专家已经利用虚拟现实技术，在该领域进行了许多研究，也取得了一定的临床效果。

2）日常生活行为康复训练：虚拟现实技术在模拟真实生活场景，提供日常生活技能训练方面具有不可比拟的优越性。在虚拟环境中跟随计算机程序学习诸如倒茶、烹饪、打扫、购物等日常行为，可以保证训练指导跨条件一致性，并降低错误操作导致危险的可能性。Guidali 等提出一种能够结合机器人辅助支持 ADL 的康复系统，将重要的 ADL 任务在虚拟环境中被鉴别和实施，而且和人合作的控制策略可以辅助患者在完成任务的时间和空间上修改自由度。技术可行性和系统的使用在 7 位健康受试者和 3 位慢性卒中患者身上得到证实。

有关 ADL 的成功康复需要精确有效的评估和训练。大量研究已经强调康复方法的需求，这些方法应该与患者的现实生活环境相关，并能将其转化到日常生活任务中。VR 在 ADL 康复技术方面占有很大优势，并有开发人为绩效测试和训练环境的潜能。各种研究均证实，基于社区生活技巧的虚拟现实技术对获得性脑损伤患者的技巧获得和记忆成绩都有改善，并能将这种技巧转移到现实环境中。

3）认知功能训练

①颅脑损伤：虚拟现实干预可以通过个体交互的娱乐活动改善认知功能和注意力，应用 3D 电子游戏在记忆康复的开发应用很少。虚拟航行是一种允许参与者编码环境的空间安排，并能激活记忆程序区域。Caglio 等通过治疗颅脑损伤伴有记忆障碍的患者，并应用神经心理方法和反映大脑活性的 fMRI 来评测虚拟航行治疗记忆的功效。结果提示，强化航行训练可以改善成人脑损伤患者的记忆功能，fMRI 还提示海马区的脑活动明显增强。

②脑卒中：虚拟现实训练对脑卒中后偏侧空间忽略患者也是一种有用的训练技术。运用位置追踪定位系统，能对患者在虚拟环境中的空间行走线路进行精准定位，通过空间行走行为加深空间感知记忆障碍患者对空间线路的记忆。另外，脑卒中的患者如果想提高空间记忆能力，可以通过自己或操纵虚拟人物在虚拟空间中行走，肌肉运动会对空间布局形成表征，获得相应的程序性记忆，从而促进空间感知记忆功能的康复。在偏瘫的脑卒中患者如果想提高患者跨越障碍物行走和单侧空间忽视的脑卒中患者行走过街的训练方面，虚拟现实也体现出了优越性。

笔记

4)轮椅训练:轮椅虚拟驱动环境可以提供定量测评驾驶能力,提供驾驶员训练,以及测评选择性控制。Spaeth 等设计虚拟驱动环境,将轮椅图标显示在一台 2 寸的鸟瞰视野中,配有一逼真的转向器与惯性。通过一个标准动作传感操纵杆(MSJ)和一个实验性等距操作杆进行比较。结论是虚拟驾驶环境和评定虚拟驾驶技术能替代真正的驾驶。

5)评定作用:颅脑外伤经常会影响到真实环境下的航行(导航功能)。Livingstone 等对 TBI 后的导向定位问题通过水迷宫(morris water maze)虚拟刺激来进行研究,即标准的海马功能实验。虚拟环境包括:在一个虚拟大房间中放置一个大的平台,房间四壁是自然风景。11 位社区居住的 TBI 幸存者和性别、年龄及教育水平匹配的 12 位参照者。测试他们能否发现测试台上的不同定位:结果显示,TBI 生存者的导航在邻近线索存在时,没有障碍,但当邻近线索缺乏时就会表现出障碍。由于能够形成记忆或使用认知地图,从而对 TBI 后导航能力损伤提供更多的证据。

6)虚拟现实应用于感知运动康复的优势和展望

利用虚拟现实进行运动康复训练,具有现实世界真实环境所不具备的优势。正常人进行乒乓球击球训练和动作平稳性练习,健忘症患者识记行走路线,偏瘫患者操作轮椅训练,慢性脑卒中患者躲避障碍物行走训练,单侧空间忽视的脑卒中患者过街训练等一系列研究表明,和真实环境中康复训练的结果相比,虚拟环境中动作技能学习和运动康复训练的效果更好。将虚拟现实技术应用到运动康复医疗领域,可以有效解决传统康复训练方法的局限性。随着虚拟现实技术本身的不断进步,以及该技术在康复治疗领域的不断推广和深入,它必将带来一场影响深远的康复训练革命并推动运动康复训练技术日臻完善。

7. 国内使用的几种 VR 仪器设备

(1)跑步机:程序员在跑步机前设计了一个大屏幕,投影仪模拟虚构了一个虚拟环境。跑步机可以安装在壮丽的自然奇观中,或著名的城市中,当然也可以安置在当地的居委会,患者会感到自己好像在户外行走一样。其特点包括:

1)视觉影响:大型投影屏幕会立即吸引进行锻炼的训练者和患者的注意力。对于他们来说,屏幕变成了他们的世界,而且这种处于康复室内的环境比起专业电影创造的户外场景要安全得多。

2)不同路径:虚拟跑步机包含有很多不同形式的路径。既可以步行走过著名的城市,也可走过村庄、森林和公园。走完每个完整的路径大约需要 50 分钟,但患者每次都可以根据自己的兴趣选择不同的步行路段,因为路径可以在不同的地点开始。

3)当地漫游:设备还可以展现当地的影像,使人们能够在他们熟悉的家乡散步。例如,患者可以围绕着疗养院散步,也可以在市中心行走,甚至可以在当地的一个公园或旅游景点里散步。

4)适应体能:跑步机可以根据使用者体能进行调节,设定不同的行走速度和使用时间。对于需要精神护理的患者,可以令其每天走过相同的路程,以便他们逐渐熟悉路线。

5)操作简便:相关设备操作简单,使用方便。治疗人员可以专注于患者的训练。

(2)用于体能训练的虚拟治疗系统:此类设备的作用原理是以游戏吸引患者的注意力,这些游戏一般具有画面精美、引人入胜的特点,游戏装置通常配备有直观的触屏界面。游戏软件可以安装在设备的小屏幕上,也可以安装在可移动屏幕上,这样就可以将游戏屏幕由一个训练点转移到另一个训练点。软件多包含基础练习、生物反馈练习、客观结果检测、患者跟踪数据库和视频分析模块。

(3)用于临床的虚拟治疗系统简介:该虚拟治疗系统主要用于脑卒中、膝关节和髋关节术后。患者可以使用该系统作为物理治疗方案的一部分。

1)操作

①基本操作:操作简单,利用手腕控制鼠标各按钮即可,不需要移动手臂,而且还有专供患者使用的遥控器。

②菜单结构:主菜单可显示 6 种运动,选择任意一种训练即可。训练难度分为 4 级,选择一个难度开始训练。

2)训练流程

①训练启动步骤:a. 正确定位患者:每项训练都要求患者站立在一个特定的位置。患者需要移动,直到屏幕上的人物位于彩色矩形内。b. 选择训练项目:通过一个屏幕,选择训练项目,然后患者尝试所选的运动。治疗师可使用此屏幕向患者解释相应的训练,以倒计时方式开始这项训练。c. 解决问题:如果暂停训练,按鼠标左键,若要中途结束训练,按鼠标右键。若在游戏过程中,按"播放"按钮,可打开一个小相机屏幕。通过视图,可以帮助消除一些故障。d. 结果显示:训练结束,会得出一评分概述。如果安装了打印机,可以从得分界面打印患者的表现。

②使用详细菜单:详细菜单界面的意义是根据患者的需要调整其所需训练的具体设置,以便开始更适合患者的游戏。

(二)机器人辅助康复治疗

1. 概述　康复机器人(rehabilitation robotics)属于医疗机器人范畴,即使用智能化、自动化技术和器械辅助患者进行治疗、护理和日常生活的高科技产品。

2. 分类　康复机器人一般可以分为治疗型和辅助型两种。治疗型康复机器人主要用来辅助患者进行各种恢复运动功能的训练,如行走训练、手臂运动训练、脊椎运动训练、颈部运动训练等,并可以同时进行运动功能评定;辅助型康复机器人主要用来辅助患者进行各种日常活动,如机器人轮椅、导盲手杖、机器人义肢、机器人护士等。治疗型机器人具体分类如下:

按康复机器人训练部位分类:

(1)上肢机器人

1)Lum PS 的最初设计:治疗型康复机器人最早的设想,来自一款针对上肢运动功能恢复的神经康复机器人:美国的 Lum PS 等人在 1993 年报道了一种被称作手-物体-手的系统,该装置针对日常活动中双手需协调活动的需求开发,主要通过双手移动和挤压物体来训练双手协调性。2 年后,Lum 等人又设计出另一套训练双手上举协调性的装置,并依靠该装置为患肢提供辅助力,从而使上肢易于上举。这两个装置的结构和功能都比较简单。由于该实验是由正常人完成的,因此研究没有对肌肉运动功能的改变作出评价。

2)MIME:2000 年,Lum 与斯坦福大学合作,开发了称作 MIME 的系列康复机器人。该系列机器人包括三代。第一代可以完成两个自由度的单关节活动;屈肘/伸肘和前臂的旋前/旋后;第二代能够实现前臂的平面运动;第三代能够实现前臂的三维空间运动。第二代和第三代的显著特点是：在机器人的带动下，患者不仅能够完成单侧上肢训练，而且能够完成双侧肢体的镜像运动。在该系统中，人体上肢由两个支撑架支撑，提供上肢运动的机器人连接在患侧的支撑架上，当健侧上肢实现某个二维或三维动作时，负责监测的传感器和光电编码器记录运动，并将数据传送给机器人，从而带动患肢实现对健侧运动的复制。通过训练前后的比较，证实使用该装置进行康复训练，可以产生一定程度的运动功能恢复。

3）MIT-Manus：同一时期，麻省理工学院的 Krebs HI 等人研制出一种复杂、称作 MIT-Manus 的上肢康复机器人，并应用于临床。该机器人采用连杆结构，提供平面运动和手部三维运动两个训练模块，具有反向可驱动性，并可以通过阻力控制实现训练的安全性、稳定性和顺畅程度。训练时，患者握住装置末端的手柄，机器人可辅助其完成圆形或线形的平面内运动，计算机可为患者提供运动的反馈信息，包括手的平面运动参数。但训练前后对照研究发现，当机器人评价的运动参数发生改变时，传统的运动功能评定并没有发生变化。

4）其他：更复杂的上肢机器人，如由瑞士苏黎世大学研制的康复机器人，具有 6 个自由度（4 个主动，2 个被动）及 4 种运动模式。4 种运动模式为预定轨迹模式、预定义治疗模式、点触碰模式和患者引导力支持模式。其中，预定轨迹模式为治疗师指导患者进行手臂运动，并记录下运动轨迹，其后由机器人以不同速度对该轨迹进行复制。预定义治疗模式是在预定的几种练习模式中，进行选择性训练。点触碰模式是指预定碰触点通过图像显示给患者，由机器人支撑和引导患者上肢进行碰触训练。在患者引导力支持模式中，运动轨迹由患者确定。系统根据测得的肢体运动位置和速度信息来预测该运动所需的力与力矩的大小，并通过可调节的辅助力来完成运动。

（2）下肢康复机器人

1）国外产品：2000 年美国开始研制下肢康复机器人设备。最早的下肢康复机器人利用机械臂引导下肢进行脚踏车运动，并通过传感器来测量患者的运动学和动力学参数。近年来出现的 Lokohelp 系统和 Lokomat 系统，都是通过机械装置支撑下肢来模拟正常人的行走姿态，并结合减重方式训练脑损伤后步态的下肢机器人系统，它们还可以放置在跑步机上使用。瑞士的 SWROTEK 是一种坐式下肢康复机器人系统，可以视患者情况选择主动、被动或助动运动模式。

2）国内产品：国内如哈尔滨工业大学、上海交通大学、上海理工大学和复旦大学均研制过下肢康复机器人系统。

3.　机器人辅助肢体功能训练

（1）机器人辅助上肢功能训练

1）训练目标：改善上肢活动的协调性；改善痉挛和疼痛；减轻上肢的残疾程度。事实证明，适当的训练不仅可以改善早期和亚急性期偏瘫患者的神经功能，也能使发病数月乃至数年的偏瘫患者的主动功能出现进步。

2）训练的条件和方法

①患者条件和渐进式治疗：如前所述，不同康复机器人的性能是不同的，多数机器人能模拟上肢手部以外的关节运动模式，但在手部动作的模拟上尚有欠缺。康复治疗需针对患者的具体情况制订训练方案。以卒中偏瘫患者为例，在疾病的不同阶段需要采用不同的康复方法进行渐进式治疗。在急性期，患者常处于软瘫，除临床医疗外，早

期康复介入的重点是预防关节挛缩及提供适宜感觉刺激,因此机器人辅助被动运功是康复训练的主要措施。在亚急性期,患者出现协同运动和痉挛,康复方法常为诱导关节的分离运动和抑制异常的运动模式,机器人辅助助力运动是康复训练的主要措施。在慢性期,患者多有较多的分离运动,但协调性仍差,康复方法应由简到繁、由易到难,进行机器人辅助的任务特异性主动运动。

②练习活动的方法:康复训练应该使患者产生全方位的运动,运动需要囊括上肢所有关节。机器人可在各种康复训练模式下,对患肢的肩、肘、前臂、腕,甚至手指关节进行被动运动及助力运动。现有的机器人能实现肩肘协调直线移动运动和平面环转运动,肩内旋/外旋运动,抗重力的肩关节垂直方向运动,腕关节的屈伸/桡尺偏运动,前臂的旋前/旋后运动,以及手部的抓握和释放等运动。这些运动或涉及上肢的单关节运动,或为包括数个关节的整合运动。机器人辅助训练虽然只涉及单个或数个自由度,但却是上肢日常功能活动的相关动作,是所有上肢复杂动作的基础,在机器人辅助训练的同时,可以辅以简单的日常生活动作的训练,将各机器人简单训练动作加以深化及应用。

③训练动作阶段化:具体训练过程中,可以将训练动作阶段化。如以 MIT-Manus 对慢性期偏瘫患者训练 12 周,阶段化设计可以是:1~3 周进行平面内的肩肘单元活动;4~6 周进行肩关节抗重力活动和抓握活动;7~9 周进行腕关节活动;10~12 周进行全部活动的整合。患者如不能主动完成动作,或不能完成姿势,机器人给予辅助或支撑。

3)训练中的反馈和评价

①使用传感器:患者在进行上肢练习时,可佩戴不同用途的传感器,用于评价动作的幅度、速度和力,通过计算机,可以进行视觉听觉反馈。

②使用肌电图:多通道表面肌电图可以反映原动肌、拮抗肌和协同肌等多个肌肉在运动中的状态,显示上运动神经元综合征中的阳性征和阴性征,可以提供另一种客观评价。

③发现错误练习法:神经康复中的一项重要原则是发掘运动再学习的潜能,而运动再学习是神经康复的基础理论。当患者上肢置于运动环境中时(如直线来回推拉物体),会产生推拉运动轨迹和实际完成运动轨迹的差异(错误),机器人系统可以将这种错误在屏幕上加以显示。如采取人为方式增加这种错误(使用歧向力),并要求患者更努力地加以克服,称之为发现错误练习法。

使用这种方法时,患者会根据内部意愿,不断加以调整和适应,从而产生和完善内部运动模式。研究发现,脑损伤患者可以通过这种称为"放大方式"的适应性训练技术,唤醒新的适应性运动策略,从而完成更好的运动学习。这种学习是通过不断犯错误和修正错误来改善的。错误的原因可以是肢体痉挛和肢体不协调运动。有时,错误也可以和注意力及训练动机有关。犯错误时,可以通过噪音反馈来提供感觉反馈,使患者进行自我评价和修正。存在歧向力(弹力带)的运动环境下,经由机器人辅助,而由患肢完成直线来回推拉物体的练习。弹力带的弹力可以进行调整,从而设置完成任务的不同难度。

(2)机器人辅助步行训练

1)训练目标和关键因素:机器人辅助步行训练的目标是:重新获得独立的步行能

力;提高步行速度;改善步态质量。事实证明,步行训练中的训练强度、训练任务的针对性、患者的积极参与,以及运动协调性训练等因素,是确保有效康复的关键。

①训练强度:没有步行能力的患者,可在减重的条件下由机器人辅助进行跑台行走训练,近期的大样本随机对照研究显示,亚急性期卒中的患者参与减重跑台训练,可以比一般训练获得更好的独立步行能力。跑台训练的一个优势,是比一般的训练重复更多的步行周期,即大量重复对行走摆动相和支撑相的运动控制。研究发现瘫痪步态的能耗是正常步态的 1.5~2 倍。慢性期卒中患者的最大吸氧量平均为 13.7ml/(kg·min),仅为正常对照的 50%。而维持缓慢步行时吸氧量即可以达到 10ml/(kg·min),已达到最大吸氧量的 70%。实际操作中,应检测卒中患者训练时的心率,以不超过 70%~85% 最大心率为度。服用 β 受体阻滞剂的患者,靶心率还要酌减。有运动治疗绝对禁忌的患者,不能参加跑台练习。年老体弱,或伴随其他较严重慢性病需限制运动强度者,以低负荷练习为宜。

②训练任务的针对性:根据运动再学习理论,任务特异性练习就是步行,因此训练任务就是步行本身。

③患者的积极参与:应要求患者积极参加训练。应该视患者体能情况进行减重程度和跑台速度,但跑台速度一般不超过 3.5km/h。在整个训练过程中,治疗师应尽量不给予辅助。如患者存在消极情绪、注意力分散等精神心理问题,则需要积极鼓励和提醒。必要时,与医生讨论其训练中表现,寻求必要的心理和药物治疗。

④运动协调性训练:步态周期分支撑相和摆动相。患者步行中的不协调,可以发生在支撑相和摆动相的各个时期。运动的不协调性不仅存在于下肢,也可以存在于骨盆、躯干、上肢和头部。治疗师需注意患者支撑相和摆动相的异常现象,视具体情况使用口头反馈纠正和直接辅助纠正。

⑤反馈:口头反馈时多使用处方性反馈而非描述性反馈,反馈频度一般不宜100%,即每个动作均给予不间断的纠正,宜使用平均反馈与总结性反馈,即对患者的一系列动作给予平均化和总结,以提高其动作的稳定性和自信心。最好使患者自己有一个思考的余地。启动其内在的运动感觉整合,逐步恢复独立运动的控制能力。

⑥注意避免异常步态:需注意由机械装置问题导致的异常步态。其原因或由于机械放置不当,或由于机器人硬件设计缺陷。过快的跑台速度超出患者能力时,也会促使异常步态的产生。

2)跑台训练的机制和方法

①跑台训练的机制:目前认为改善步行功能的机制,是基于训练刺激了中枢模式发生器(CPG)的原理。CPG 是一种神经网络,它可以使用特定的序列来交替刺激控制站立和摆动的肌肉,来进行步行运动。一般认为,CPG 存在于脑干和脊髓,它可以被跑台训练所兴奋和激活。对于脊髓中枢模式发生器最重要的传入是发生在支撑相终末期的髋关节伸展运动,和支撑相时来自足底的压力。

②使用跑台和机器人训练的适宜开始时间:患者应满足下列条件才可以进行机器人辅助跑台训练:

a. 具有保持坐位平衡的能力,需要上肢支撑才能保持平衡者也计入此列。

b. 具有较好的循环功能,能够在保持 10 分钟垂直姿势的条件下,不发生血压降低的现象。

c. 具有基本的交流沟通能力,能理解治疗师的说明。

d. 下肢没有不稳定性骨折或严重的骨质疏松。

e. 在安装悬吊带的部位没有压疮或开放性创伤。

③减重(BWS):机器人辅助跑台训练,通常针对的是没有独立行走能力的患者。使患者在跑台上具有独立行走能力的辅助措施之一,是使用悬吊带减重。减重还可分为静态减重和动态减重。如果患者需要治疗师的辅助,就要使用静态减重。如果患者可以独立行走,并且速度大于2km/h,就可使用动态减重。另外,减重也可分为对称减重和非对称减重。根据具体病情,静态和动态条件下都可以使用非对称减重。在使用悬吊带进行减重和保护时,悬吊带要固定于胸廓下部。悬吊带位置靠上会影响呼吸和心脏舒缩。使用悬吊带减重时,要按患者的实际需求进行减重调节,尽可能减少减重量,最大减重量不超过体重的1/3。减重悬吊带的放置顺序依次是:当患者平卧、站立或坐位的时候安装吊带,将吊带往下拉至胸廓下部;将内衬的系带拉紧;将下肢系带在臀部和大腿处固定拉紧,牵拉至伸髋位,可交叉或不交叉。悬吊带放置完毕后要仔细检查,注意吊带承重的时候不可滑动,吊带的压力点要处于合适的部位。跑台训练开始时,要先妥善固定患者的重心。其措施包括:将跑台两侧的支撑杆调节到骨盆高度;使用松紧带,将重心固定于悬吊带力点的下方,如果有必要,可在患者前面加一根横向支撑杆,并将患者与之固定。对于卒中偏瘫患者,如有必要,可使用支具支撑偏瘫手,避免偏瘫手因痉挛或无力而脱离支撑杆。具体执行可将手和上肢用吊索或吊带固定。如有需要,可在肢体与吊索之间放置垫子或内衬,使之柔软舒适。无机器人辅助的跑台训练时,患者往往需要治疗师辅助,支撑相时往往需要治疗师辅助伸髋伸膝以及辅助纠正内翻足,使患足按正常力线承重。摆动相时,患者往往需要辅助屈髋。有时辅助任务需要两个治疗师共同完成。如出现突发安全状况时,可使用跑台紧急制动;要求患者在支撑相末期时完全伸展髋关节;要求患者训练时目光平视,不可看着地面;要求患者在训练时对着镜子调整身体姿势,改善对称性;可使用绳子标注中线,提醒身体对称性;强调训练时的节奏。每周至少训练3次,每次坚持20分钟。能力提高后,可以酌情使用斜坡模式(提高对腘绳肌和小腿肌的练习强度),并提高行走速度,和延长训练时间,一般情况下,训练时靶心率为180-年龄。患者如果使用β受体阻滞剂,心率需要再减去15。如患者进步缓慢,则可视情况降低速度和坡度。每次20分钟训练中可有数次10秒钟的速度练习,但注意短暂加速后要减速以恢复患者体力,如果患者有跌倒风险则要降低训练速度。某些协调障碍的患者,如帕金森病,可额外进行横向移动训练。提高行走速度和耐力,是实现社区内行走的前提。要考虑到患者至少将以80m/min的速度过马路(13~27m),而行走耐力须至少达到300m。

3)机器人辅助跑台训练

①来自治疗师的需求:除上述的强度优势外,使用机器人辅助跑台训练也来自治疗师的需求。用人力辅助患者进行跑台训练,对于治疗师而言是非常劳累的工作。重复的过度劳累会造成治疗师腕部和腰部的损伤。因而治疗师通常不喜欢人力辅助跑台训练。另外,人力辅助只能提供短时间且不一致的训练。会影响训练效果。在需要多个治疗师同时给予训练辅助时,会增加人力成本。使用机器人辅助跑台训练,可以有以下益处:降低治疗师的劳累程度;在长时间训练中可保持距离、步幅和步频的一致;根据患者伸髋和负重情况,系统调节减重和关节轴向运动;可能达到较快的行走训

练速度。

②适用人群:有行走障碍的患者(步行功能分级≤2级)。患者通常是脑卒中、颅脑外伤、脑瘫、帕金森病和多发性硬化等。

③使用过程:先确定患者是否有运动治疗禁忌,以及是否满足跑台行走条件。再确定髋关节和膝关节被动伸展的活动范围。患者在跑台前先安装减重吊带,并穿上治疗靴(可以穿在日常用鞋外面)。治疗师辅助患者上跑台后,将治疗靴和电机相连(以使用 Lokohelp 系统为例),再启动减重,并确定患者合适的重心。练习开始时以低速进行。指导患者训练时不要对抗设备,而要花一定时间来适应设备。某些系统可以和功能性电刺激配合,共同完成行走任务:如髋、膝用外骨骼机器人,踝背屈用功能性电刺激。

④练习中的要求:患者自始至终要积极参与。要安慰患者,不必对长时间穿戴治疗靴的练习过程心生畏惧。支撑相末期时须向下用力蹬踏,使髋关节伸展达到最大程度。支撑相中期时要注意主动伸膝(卒中偏瘫患者在支撑相中期往往会屈膝),脑卒中偏瘫患者有时会通过屈肘支撑或其他方式来转移重心,训练时要注意避免这种不对称性。有些时候,可增加对偏瘫患者健侧的减重,来改善姿势的不对称性。如有需要,治疗师应协助患者矫正关节位置。对偏瘫患者进行训练时,可增加对其姿势的要求,如"抬头","一侧或双侧手臂上举"。

(三)运动再学习疗法

运动再学习疗法是由澳大利亚物理治疗师 Janet H Carr 和 Shepherd 根据多年的临床研究并与其他神经发育疗法相比较而总结出来的康复疗法,它把中枢神经系统损伤后运动功能的恢复训练视为一种再学习或再训练的过程。它以神经生理学、运动科学、生物力学及行为科学等为理论基础,以作业或任务为导向,在强调患者主观参与和认知重要性的前提下,按照科学的运动学习方法对患者进行再教育以恢复其运动功能。此方法主要用于脑卒中患者,也适用于其他运动障碍的患者。

1. 理论基础

(1)以多学科知识为基础理论。

(2)以大脑损伤后的可塑性和功能重组为理论依据。

(3)限制不必要的肌肉活动。

(4)重视反馈对运动的控制。

(5)调整重心。

2. 治疗步骤 运动再学习方法由 7 个部分组成,包括了日常生活中的基本运动功能:即上肢功能、口面部功能、从仰卧到床边坐起、坐位平衡、站起与坐下、站立平衡和步行。治疗师可根据患者情况选择最适合于患者的任何一部分开始治疗。每一部分一般分 4 个步骤进行。

(1)观察、分析、比较:描述正常的活动成分并通过对作业的观察来分析缺失的基本成分和异常表现。

(2)练习丧失的运动成分:采用解释、指示、练习结合语言、视觉反馈以及手法指导。

(3)作业的练习:设定符合日常生活中的不同难度的作业练习,采用解释、指示、练习结合语言、视觉反馈及手法指导,再评定,鼓励灵活性的训练。

(4)训练的转移:包括创造良好的学习环境,安排和坚持练习,练习中要自我监督,亲属和有关人员的参与等保证患者将所学的运动技能用于日常生活及各种情况,使学习能持续和深入。

3. 治疗方法

(1)上肢功能训练

1)脑卒中后常见问题:①臂:肩胛活动差(特别是外旋与前伸)和肩带压低;肩关节的肌肉控制不良,即肩外展、前屈差,患者常以过度抬肩或用躯干侧屈来代偿;过度屈肘,肩关节内旋和前臂旋前。常伴有不同程度的肩痛。②手:伸腕抓握困难;指间、掌指关节微屈时的屈伸障碍,使手抓握和够物困难;拇指外展、旋转障碍,难于抓、放物体;只能在屈腕时握持物体,或放开时过度伸拇指及其他手指;当抓或拾起物体时,前臂有过度旋前倾向;对指困难。

2)训练指导:诱发肌肉活动及训练伸向物体的控制能力:①仰卧位,支撑患者上肢于前屈90°,让患者上抬肩带使手向上伸向天花板方向或让患者的手随治疗师的手在一定范围内向上活动,让患者用手触摸自己的前额、枕头等,并逐渐增加难度;让患者用手越过自己的头部,再伸直肘关节。此时注意不能让患者的前臂旋前,不允许肩关节外展,检查肩胛骨是否产生运动。②一旦患者能控制部分肩关节周围肌肉的活动,则可取坐位练习,用手向前、向上指物体并逐渐增大范围,直至上臂从侧位屈曲前伸和外展前伸。此时不能提高肩带以代偿肩外展或前屈;不允许肘关节屈曲。

维持肌肉长度,防止挛缩:①坐位,帮助患者将上臂后伸、肘伸直、肩外旋、手平放于升高的训练床或桌上以承受身体上部的重量。此动作帮助防止肩关节屈曲肌群、内收肌群和屈指长肌群的挛缩。注意,完成此动作时,要确保患者身体的重量真正后移并确实通过患手负重,而不允许患侧肘关节屈曲。②坐位或站立,帮助患者上肢外展90°,肘伸直,将手平置于墙上,通过其臂施以一些水平压力,防止手从墙上滑落。开始时,需要患者肘关节伸直,在这个姿势下,患者练习弯曲和伸直肘关节以改善对肘伸肌群的控制;当患者重新获得肩关节和肘关节控制后,让患者练习转动躯干和头部。

诱发手操作的肌肉活动和训练运动控制:①练习伸腕:方法一:坐位,手臂放桌上,前臂处于中立位,手握一杯子或物体,然后试着将杯子或物体拿起、放下、伸腕、屈腕。训练中要桡侧偏移,不要屈肘,同时要在不同的屈曲和伸展的范围内练习。治疗师可用腕桡偏移诱发腕伸肌的活动。方法二:姿势同上,练习用手背向后移动以触碰物体(背伸腕部),可沿桌面背伸腕部以推动物体、移动的距离可逐渐增加。②练习旋后:方法一:坐位,手臂放桌上,手指环握圆柱状物体,让前臂旋后以使该物体上端接触桌面;方法二:姿势同上,让前臂旋后用手背第三掌骨压橡皮泥形成压迹,以训练前臂旋后等;方法三:姿势同上,让前臂旋后,手掌向上接住掉下来的小物体(如米粒等)。③练习拇外展和旋转:方法一:坐位,手臂放在桌上,前臂在中立位及伸腕,让患者抓和放开杯子。操作时确保拇指外展而不能用伸展拇指腕掌关节来代替,要用拇指指腹而不是用拇指内侧去抓物体、不能屈腕或前臂旋前。方法二:姿势同上,侧移拇指去触碰物体,逐渐增加推的距离。不能用屈腕以代偿拇指外展。④训练对指:患者前臂旋后,练习拇指尖和其他手指尖相碰。注意要确保两个腕掌关节活动,指尖和拇指尖要碰上,特别是小指和拇指。⑤训练操作物体:方法一:练习用拇指分别和各个手指捡起各种小物体,要确保患者用拇指指腹而不是用拇指内侧抓捏。方法二:练习从杯口上方

笔记

向下抓住塑料杯杯口边缘但不使其变形;将一个杯子的水倒到另一个杯子里。方法三:练习从对侧肩部拾起一块小纸片。方法四:向前伸去捡起或触碰一个物体。方法五:向侧伸从桌面上捡起一物体并将其放在前面。方法六:向后伸臂抓、放物体。方法七:用双手完成不同的活动。练习中患者要不断向更困难的活动进展;如完成某个特定动作有困难,应分析该动作丧失的成分,并通过不同方法来进行练习。⑥改善餐具的使用:以用匙子为例:方法一:当拿起匙而很难将匙移到手中适当的位置时可练习以下动作:前臂旋后位,让患者练习尽可能快地用拇指分别触碰各指尖;前臂旋后位,让患者转动手中的一个小物体。方法二:当从盘中拿起匙送到口而难以调整抓握以保持匙的水平位时,可让患者拿起盛有液体的匙移动手臂,然后练习将匙移向口。

3)将训练转移到日常生活中去:为使上肢功能恢复,要避免继发性软组织损伤(尤其是肩部)。要鼓励使用患肢,限制不必要的代偿活动。在康复部治疗以外的时间,患者要集中练习治疗人员留下的作业。要正确摆放肢体的位置,特别要防止上肢固定于内旋屈曲位。

(2)口面部功能训练

1)脑卒中后常见问题:①吞咽困难:主要因缺乏控制口面部肌肉的能力,特别是张颌、闭唇、舌不能运动。②面部运动和表情不平衡:因患侧脸部松弛下垂和缺乏运动控制以及健侧脸部过度活动所致。③呼吸控制差:深呼吸、屏气及延长呼气困难,由于软腭控制差或运动不持续等多种因素引起。

2)训练指导

训练吞咽:采用坐位训练。①训练闭颌:让患者含空气在口腔内,治疗人员可帮助患者闭颌,先将牙轻轻合上,再对称张开嘴,再合上,确保不要向后推患者的头部,牙齿咬合。②训练闭唇:治疗人员用手指指出患者没有功能的唇的区域,训练患者闭唇。不鼓励患者噘嘴及吮下唇,这样会妨碍吞咽时的舌部动作。③舌部运动:治疗人员用示指用力下压舌前 1/3 并做水平指颤,震颤幅度要小,时间不超过 5 秒,然后帮助闭颌;用棉签或压舌板均匀用力向后推压舌中后部,使舌根部向上向后抬高以关闭口腔后部,完成吞咽动作。④可用冰刺激口部功能。

训练面部运动:如让患者张口,放松健侧脸部,再闭口。

改善呼吸控制:患者坐于治疗桌前,躯干前倾,双上肢放在治疗桌面上,让患者深吸气后立即呼出,同时加压和震颤其下 1/3 胸廓,呼气尽量长些,并与发声相结合。也可让患者试验用变化的声音,以提供有用的听觉反馈。

3)将训练转移到日常生活中去:必要时,在患者进餐前训练其吞咽功能;在患者进行肢体训练或其他活动时要监督其面部表情,保持闭嘴,改善其口面部的控制和外形等。上述口面部功能问题如能早期处理,一般会很快恢复。

(3)从仰卧到床边坐起训练

1)脑卒中后常见问题:①转向健侧的困难为:一是患侧屈髋屈膝、肩屈曲、肩带前伸困难;二是不适当的代偿活动,如用健手将自己拉起。②从侧卧坐起可能发生的代偿为:一是旋转头前屈颈部或用健手拉依靠物以代偿侧屈颈和躯干;二是用健腿钩拉患腿,将双腿移至床边。

2)训练指导

训练丧失的成分:①帮助患者转向健侧时鼓励其转头,并帮其将肩和臂向前及屈

笔记

102

髋、屈膝。②训练颈侧屈:方法一:治疗师帮助患者从枕头抬起头,再自行回到枕头上,做颈侧屈肌群的离心性收缩;方法二:帮助患者床边坐起:治疗师帮助患者坐起时,患者颈侧屈,治疗师一手放在患者的肩上,另一手推患者的骨盆,并尽可能把患者的腿部移至床边;方法三:帮助患者躺下:患者从坐位侧移体重到健侧前臂上,当患者提起双腿放在床上时,其颈部向相反方向侧屈,然后让自己低下身体呈侧屈。

从侧卧坐起训练:让患者颈侧屈,同时治疗师一手放其肩下,另一手推其骨盆,患者用健手作杠杆。帮患者躺下时,让患者将体重侧移于健侧臂上;提双腿放在床上时,让其向相反方向侧移头,然后侧卧。

3)将训练移到日常生活中:只要病情允许,应尽快帮助患者恢复坐起动作,这对中枢神经系统是良好刺激,可预防抑郁症,有助于增加口面部和膀胱的控制能力、增加视觉输入及便于交流。注意:①坐起时要坚持上述正确方法,防止替代动作;②坐起时用枕头支持其患臂;③患者必须卧床时,要帮助患者进行桥式运动。

(4)坐位平衡训练

1)脑卒中后常见问题:扩大支撑面,双腿分开或用手支持;随意运动受限,患者显得僵硬,常常屏息;患者移动脚以代替对身体的调整;用手或上肢进行保护性支持以维持最小范围的运动。

2)训练指导

训练移动重心时调整姿势:①患者坐位,双手放在大腿上,向一侧转动头部和躯干,使视线通过该侧肩胛上方向后,然后还原到中立位,再向另一侧重复此动作。②患者坐位,治疗人员从患侧辅助患者用患侧前臂支撑在1~2个枕头上,让其从这个体位练习坐起。③患者坐位,伸手向前方触摸物品,然后再练习伸向前下方地面及向两侧够物。每次动作后都回到直立坐位。治疗师在必要时帮助支持患侧上肢。

增加练习的复杂性:①坐位,让患者从侧下方地面拾起一件物品。②坐位,让患者用双手拾起地面上的一个小盒子;双手向前伸、拿起桌上一件物品,再向后伸手取一件物品。

3)日常生活中的训练:按照此法进行训练,通常大多数患者几天内便可达到坐位平衡。注意:①患者要坐在舒适和易于站立的椅子上,经常练习将重心在两侧臀部交替转移。②要有练习站立的机会。③如果患侧上肢松弛无力,应用桌子支持患侧上肢,以便能够阅读和做其他活动。④患者可以按照日程安排表进行练习。

(5)站起与坐下训练

1)脑卒中后常见问题:站起时主要由健腿负重;重心不能充分前移,如肩不能前移过足、膝不能前移、过早伸髋伸膝等;用躯干和头的屈曲代替屈髋、躯干前倾及膝前移,并有用上肢平衡代偿向后倾倒的倾向。

2)训练指导:练习躯干在髋部前倾伴膝前移:患者坐位,双足平踏地面,双足间距不能过大,通过屈髋伴伸展颈部和躯干来练习躯干前倾,同时重心前移,注意患者双足,使其充分着地。

练习站起:让患者肩和膝前移,练习站立。治疗师可一手放在其患侧肩胛骨处,引导肩尽量前移;另一手放在其患膝上,当膝前移时,沿着胫骨下压膝部,使患足充分着地,如果患者很弱或体重过重,需要两人帮其站立,分别扶肩和扶膝,方法同上;此外,坐较高椅子练习站起和坐下都比较容易,可改善对站立的控制。

练习坐下:治疗师帮助患者前移肩和膝,让患者向下、向后移动臀部并坐下。

增加难度:开始阶段可让患者双上肢向前放在桌子上来练习抬高臀部和前移肩部,可用较高椅子来练习。以后可利用接近日常生活的环境来训练患者。如从不同的物体表面,如:椅子、沙发、床等站起,从一侧站起,握物站起,交谈中站起,以适应日常生活的需要。

3)将训练转移到日常生活中:①注意练习的连续性,即其他时间也要按治疗中学习的站立与坐下要点去做。要为患者安排平时的练习计划,包括目的、要求、次数等。②开始时可让患者双上肢向前放在桌面上来练习抬高臀部和前移肩部;可用较高的椅子来练习。后阶段应用接近日常生活环境来训练。

(6)站立平衡训练

1)脑卒中后常见问题:①支撑面增宽,如双足间距太大或一侧或两侧髋关节外旋。②随意运动受限(患者显得僵硬、屏息)。③患者用移动脚来代替姿势调整。当重心移动,患者便跨步。④向前伸时,患者用屈髋代替踝背屈;侧伸时,用躯干移动代替髋和足的活动。⑤重心稍移动,患者即向前或侧方伸手抓支持物。

2)训练指导:训练髋关节对线(前伸):①仰卧位,患腿置于床边,患足踩地,患者练习小范围的髋伸展。②站立位,双足负重,髋前伸。

防止膝关节屈曲可使用膝部支具。

引发股四头肌收缩:①坐位,支持和伸展膝关节,练习等长收缩股四头肌,并尽可能坚持一定长的时间,然后放松。②坐位,治疗师用手托住患膝呈伸展位,然后将手移开,嘱患者不让患腿落到地上或让其慢慢下落。

重心转移时调整姿势:①患者站立位,双足分开10cm左右,嘱患者看天花板。要注意髋、踝前移。②患者站立位,向一侧转头,同时躯干也向该侧后转,然后还原到中立位,以同样方法再完成另一侧运动。③患者站立位,患侧上肢分别伸向前方、侧方及后方从桌子上取物品。④患者站立位,患侧下肢负重,用健腿向前迈一步,然后还原到中立位,再向后退一步。⑤患者靠墙站,双足跟间距约10cm,健手握住患手向前伸,嘱患者做重心前后移转的动作。重心后移时,令其双踝背屈。治疗师站在患者前予以一定帮助和保护。

增加难度:①治疗师从不同方向将球抛给患者,让患者分别向前、向侧、向下伸手去接抛来的球或向前迈一步去接球;②用一手或双手从地上拾起大小不同的物体;③用健腿或患腿向不同方向迈步(前、后、左、右),以及练习跨过物体等。

3)将训练转移到日常生活中:患者身体情况允许,第一次治疗便应帮其站起并进行站位训练,同时也应在其他时间练习,要给患者以书面指导,以便他能监测自己的练习。特别要患者注意站姿及患腿负重。可以练习靠桌子站,可用家用磅秤放在地上,两足分别站在两个磅秤上以确保患腿负重,另外,站立和坐下要结合起来进行。

(7)行走训练

1)脑卒中后常见问题:①患腿站立相:伸髋和踝背屈不足;膝关节在0°~15°的屈伸缺乏控制;骨盆过度向病侧水平移动;骨盆过度向健侧下斜和向患侧过度侧偏。②患腿摆动相:脚趾离地时膝屈曲不足;屈髋不足;足跟着地时膝关节伸展及踝背屈不足;行走时缺乏各成分的顺序概念及行走的节律和时间关系不协调。

2)训练指导

站立相:①训练在整个站立期伸髋:卧位抬患侧臀部以引出髋关节的伸肌活动;站位,髋正确对线,患者练习用健腿向前及向后迈步,并保证患侧伸髋。②训练站立相膝控制:方法一:取坐位,伸膝,治疗师从跟部向膝部加压,通过0°~15°屈膝和伸膝,练习股四头肌离心和向心收缩及保持膝关节伸展练习等长收缩,以改善股四头肌对膝部的控制。方法二:患肢负重,健腿向前,向后迈步同时将重心移至健腿,伸患膝。在负重不多的情况下练习小范围的膝屈伸控制。方法三:用健腿迈上、迈下8cm高的台阶,保证迈健腿时患髋始终伸展。方法四:患腿踏台阶上,前移健腿重心并迈上台阶,再迈回,然后过渡到迈过台阶。③训练骨盆水平侧移:方法一:取站立位,髋在踝前,练习将重心从一脚移至另一脚,治疗师用手控制其移动范围在2.5cm左右;方法二:练习侧行:先将重心移到健腿,再迈患腿,然后健腿合拢,再迈下一步。

摆动相:①练习摆动初期屈膝:方法一:俯卧位,治疗师屈曲患者膝关节,并使之小于90°,通过小范围屈伸活动来练习屈肌群的离心和向心收缩;维持膝关节在不同范围并计算时间,使其在各个角度都得到良好控制,要求患者不能屈髋。方法二:取站立位,治疗师帮患者微屈膝,让其练习离心和向心收缩控制。但不要屈膝太多,以免绷紧股直肌而引起屈髋。方法三:用患腿向前迈步,治疗师帮助控制最初的屈膝。前迈时确保伸髋。方法四:向后退时,治疗师指导屈膝及足背屈。②训练足跟着地时伸膝和足背屈,用健腿站立,治疗师将患者的患腿置于伸膝和足背屈位。患者前移其体重至足跟处。

行走练习:练习行走的个别成分后,接着练习行走,将这些成分按顺序组合起来。①行走练习:患者先用健腿迈步,然后训练用患腿迈步。如患腿迈步有困难,治疗师可用自己的腿来指导患者的腿前移。可给予一定口令,让患者有节奏地行走。同时要观察分析患者的对线情况,找出问题,改善其行走的姿势。②增加难度:让患者到有人群和物体移动的公共环境进行练习。方法一:跨过不同高度的物体;方法二:行走时同时做其他活动,如和别人说话,拿着东西等;方法三:改变行走速度;方法四:在繁忙的走廊中行走;方法五:出入电梯等;方法六:在活动平板上练习行走。

3)将训练转移到日常生活中:为患者制订家庭训练计划:使用平行杠、三足杖等要适当,因其只能暂时解决患者的平衡,但破坏了平衡控制的正确反馈。使用夹板或短腿矫形器也会妨碍足的背屈及跖屈。

（四）强制性运动疗法

强制性运动疗法(constraint induced movement therapy,CIMT 或 CIT),又称强制性治疗或强制使用,是美国 Alabama 大学研究人员从猴传入神经阻断的研究中衍生而来的一种用于治疗中枢性瘫痪的康复训练方法。该方法通过限制健侧上肢,达到强制使用和强化训练患肢的目的。自20世纪80年代美国开始将其应用于治疗慢性脑卒中患者上肢运动功能障碍以来,强制性运动疗法得到了较大发展,并扩展到神经康复的其他领域,受到广泛关注。

1. 强制性运动的理论依据

（1）习得性失用:在脑卒中急性期和亚急性期早期,患者多次尝试使用患侧上肢不成功,而使用健肢却可能很顺利地完成运动,很快患者就不再使用患手并开始逐渐依赖健手,即使以后功能恢复到了可以有效使用患肢的阶段,仍然不尝试使用患肢。结果,习得性失用得以长期存在,并无限期地掩盖了患肢潜在参与运动活动的能力。

(2)训练不足:患者若要获得新技术及恢复功能,就必须反复多次地、不断地练习。而对于中枢性瘫痪的患者来说,由于各种原因往往不能达到足够的训练强度。

(3)潜伏通路和发芽:典型的上肢功能运用仅需要启动皮质脊髓束的一小部分。大约 90% 的皮质脊髓束在髓质中穿行,但是约 10% 的纤维却可以在半侧大脑卒中和脊髓半切综合征中"幸免"。在足量的易化刺激下,可以激活并利用潜伏通路,随后,出现发芽现象,增强激活潜伏通路的效果。

(4)皮质功能重组:很多 PET、功能磁共振成像(fMRI)、经颅磁刺激(TMS)等新技术的临床研究均已证实 CIM 治疗后皮质运动输出区扩大,在病变的边缘可见大量的激活区,这些区域并不在典型的皮质运动区。而且在病变同侧感觉运动区、补运动区、运动前区,甚至病变对侧都可见到广泛的激活。提示可能出现皮质运动代表区邻近中枢的再募集,能明显促进脑损伤后的功能重组。

2. CIMT 的治疗时机及作用　开始时 CIMT 主要治疗脑卒中慢性期(病程超过一年),现在也应用于亚急性期、急性期。其作用主要是显著提高力量、主动关节活动度、功能运用,而且其治疗效果可维持相当长的时间。

3. CIMT 的入选标准　CIMT 的最低运动标准是:穿戴强制性装置后要有足够的平衡和安全能力,主动伸腕 20°、拇指外展 10°;患手除拇指外至少有其他两个手指在 1 分钟内连续伸展 3 次,每次 10°。因为小范围的运动不需要过度用力,所以上述标准据此原则制订。

但是 Levy 等发现,因痉挛而不能达到 CIMT 最低运动标准的患者,经过肉毒毒素 A 注射治疗后,如果能在抗重力条件下伸展 3 个手指,会有较好的疗效。Fritz 等发现,若患手具有从肌群屈曲中放松的能力,其功能水平即使未达到最低运动标准,这些患者也可顺利进行 CIMT。所以,不管最低标准如何,初始运动水平越高,CIMT 效果也越好。

4. CIMT 的治疗方案

(1)虽然在治疗中有差异存在,但是一般程序应该包括:

1)在 90% 的清醒时间内,用连指手套限制健手的使用,鼓励患者多使用患手。

2)患手进行为期两周、每周 5 天、每天 6 小时的强制训练。训练任务包括投掷沙包、抓取物品、堆垒方块、翻阅杂志、翻转扑克、擦写黑板、自主进食。

3)鼓励患者尽量使用患手,无论训练与否。

(2)改良后的 CIMT:一般采用更小的训练量(尽可能少到每周 5 天、1 小时/天;或每周 3 天、1.5 小时/天),持续更长的周期(如:总练习时间为 10 周)。其他一些变化包括对患者进行小组治疗,并且在练习时减少对健手限制装置(连指手套或吊带)的使用。

5. 临床应用

(1)主要用于治疗脑卒中后的上肢运动功能障碍。

(2)也可应用于以下情况:①对卒中后下肢功能障碍的治疗;②对儿童脑瘫和脑外伤所致不对称性上肢功能障碍的治疗;③对慢性失语症的治疗;④局部手肌张力障

碍的治疗;⑤治疗患肢痛。

(五)运动想象疗法

1. 概述　运动想象疗法是指为了提高运动功能而进行的反复运动想象,没有任何运动输出,根据运动记忆在大脑中激活某一活动的特定区域,从而达到提高运动功能的目的。

早在20世纪30年代,学者就发现想象做某一种动作可以提高简单运动的功能水平。经半个多世纪的不断完善,20世纪80年代末、90年代初运动想象技术开始逐渐应用于功能训练,由原来体育心理学领域扩展到康复医学领域,尤其对因各种原因导致运动功能障碍者,确有临床疗效。

2. 运动想象疗法的作用　"运动想象"和身体锻炼相结合具有改善肌力、耐力和活动的精确性,促进运动或新技巧的学习,提高老年妇女的平衡能力,矫治异常脊柱弯曲患者的姿势,增强活动能力等作用。近年来的研究发现"运动想象"还可改善脑卒中偏瘫患者的运动功能,可作为激活运动网络的一种手段,适用于脑卒中的任何阶段,同时这种疗法不依赖于患者的残存功能,又与患者的主动运动密切相关。

3. 可能的作用机制　目前公认的"运动想象"疗法改善运动学习的最有力的解释依旧是心理神经肌肉理论(psychoneuromuscular theory,PM理论)。PM理论是基于个体中枢神经系统已储存了进行运动的运动计划或"流程图"(schema)这一概念,假定在实际活动时所涉及的运动"流程图",在"运动想象"过程中可被强化和完善,所以,运动想象可能更符合正常由大脑到肢体的兴奋传导模式,从而更能有效地促进正常运动反射弧的形成。

4. 运动想象能力的评定　在进行运动想象疗法之前,一般应先对患者的运动想象能力进行评定。评定方法有多种,常用以下两种:

(1)运动觉及视觉想象问卷(KVIQ):它将10个姿势的运动觉及视觉成分分为5级。采用的运动姿势包括头部运动(屈曲—伸展)、肩部运动(上抬)、躯干运动(屈曲)、上肢运动(肩关节屈曲、肘屈曲—伸展、对指)、下肢运动(膝伸展、髋外展、髋内旋、足拍打地面)。受试者需要实际进行这些运动,然后立即想象做同样的运动。受试者根据2种方法,即:一种方法是评定想象后的清晰度(视觉评分);另一种方法是感受到的运动程度(运动觉评分)对自己诱导的运动想象能力进行评分(分为5级,1分为低想象力,5分为高想象力)。

(2)运动想象能力的方法是运动想象筛选试验(MIST):让受试者想象迈步运动(即将足迈上高度为3cm的台阶,然后下台阶),在每次上台阶时用口语讲出来,直到评定者叫停为止。每一次试验时间不同(25秒,15秒,35秒,随机进行)。然后让受试者在同样时间内进行实际上台阶运动。除了记录上台阶的次数外,也要用秒表记录每一次上台阶的时间,以便对想象上台阶运动与实际上台阶运动进行比较。对非瘫痪侧下肢进行试验,想象运动在实际运动前进行。

由于脑损伤后运动想象能力也可能受损,因此在进行运动想象疗法前应该进行运动想象能力的评定。

5. 运动想象疗法的适应证及注意事项

(1)适应证:①患者应具备一定的想象能力,运动想象问卷(KVIQ)积分<25分;②熟悉任务的种类和程度;③具有完整的工作记忆能力;④动力大、焦虑少的患者;

⑤依从性好。

（2）注意事项：运动想象是整个康复过程都可运用的治疗手段，不依赖患者残存的运动活动能力。必须与传统功能训练一起使用。

6. 训练程序及操作方法

（1）训练程序：实施通常包括 6 个操作步骤：①说明任务：首先由康复师进行示范，讲解有关运动想象训练的内容，要求患者认真观察，掌握肢体活动的要领和感觉；②预习：让患者把有关动作想象一遍；③运动想象：听运动想象指导语录音，进行想象练习；④重复：重复练习想象训练的动作；⑤问题的解决：通过反复练习学会有关技能；⑥实际应用：把有关技能转化为实用性技能。

（2）操作方法：目前认为"想象"的活动应是有针对性地从功能训练活动中选择出来的一些动作，可结合电脑技术予以实施。运动想象疗法治疗时间应短于物理疗法，一般以 12~15 分钟为宜。

一般操作是在每次功能训练后。让患者移至安静的房间听 10 分钟"运动想象"指导语录音带（头两次治疗可有人陪伴）。患者闭目仰卧于床上，用 2~3 分钟进行全身放松。指导患者想象其躺在一个温暖、放松的地方，让其先使脚部肌肉交替紧张、放松，随后是双腿、双上肢和手。接着用 5~7 分钟提示患者进行间断的"运动想象"，想象的内容应集中于某项或某几项活动，以改善某种功能，同时强调患者利用全部的感觉。最后 2 分钟让患者把注意力重新集中于自己的身体和周围环境，告诉患者回到了房间，让其体会身体的感觉，然后让其注意听周围的声音，最后解说者从 10 倒数至 1，在数到 1 时让患者睁开眼。

运动想象疗法的具体实施方法有 3 种方式：听录音指令、自我调节及观察后练习。

运动想象疗法所采取的作业项目有：OT 训练作业中的功能性 ADL 训练，即用偏瘫侧上肢移动木块、及物及抓住杯子、拿杯子喝水，做饭，购物，增加步行速度及对称性，踝关节运动等。

运动想象疗法的具体实施办法因想象作业项目的不同而不同，一定要在安静的环境中进行治疗，而且患者应该处于放松状态。

7. 训练效果　"运动想象"疗法目前在脑卒中康复中的临床应用还不是很多，但已有的研究表明此疗法可应用于急性或慢性、轻度或严重的偏瘫患者，有利于提高患者手、踝、坐—站、ADL 和功能性任务再学习（家务、做饭、购物等）等能力，改善单侧忽略等障碍，对慢性脑卒中患者的功能恢复也有较深入的研究。

（六）神经松动术

神经松动术（The neurodynamic technique）是通过多关节的摆放和运动，从而将力直接作用到神经组织上的一种徒手治疗方法，是与其他治疗方式一起治疗神经肌肉紊乱的一种相对新的、从 20 世纪 70 年代后飞跃发展的徒手治疗技术。

1. 原理及作用

（1）原理：神经纤维具有传递信号和在结构上连接神经细胞体与其传感器的功能，对张力及压力非常的敏感，而神经内膜、神经束膜、神经外膜作为神经纤维外围连续的层状结缔组织，具有保护神经的连续性作用，周围神经的血供由节段性沿着神经走行进入的大血管提供，在神经外膜、神经内膜纵向走行，神经束膜斜向走形，血管之间相互吻合。因为此种结构，当做神经松动术时（将神经沿着神经的长轴拉长，血管壁受到了一定的压力),血液从大血管流到神经外膜,又到神经束膜,再到神经内膜,最后到达神经纤维,这样不仅能够促进血液循环,而且还能改善神经压力和张力,恢复神经的正常位置,减少神经粘连,促进轴浆运输,利于有害物质的排出,营养物质的输送,使其恢复正常的生理功能。

(2)神经松动术主要有两方面的作用:①机械方面:主要是改善神经张力,运动和挤压神经;②生理方面:主要在于促进神经内的血液流动,神经冲动的传导,轴浆的运输和降低炎性物质的敏感性。

2. 神经松动术的手法分类　　神经松动术有张力和滑动两种分类方法,它是通过多关节的被动运动作用于神经上实现的,当关节运动时,张力会在凸侧关节面增加,也就是在关节运动反方向神经被动的拉长,凹侧关节面则相对的缩短,从而形成神经的滑动和张力。

(1)滑动手法:需要在关节活动范围内大范围的活动,主要是固定一端神经,另一端活动,它的目的是让邻近的相关神经结构活动,对于减轻疼痛和增加神经的移动更加适合,主要用于损伤的急性期。

(2)张力手法:在关节活动终末端活动,两端固定,同时多个关节一起活动,单个关节对于神经张力不会有太大的影响,因为神经会向活动的关节滑动,从而减少了局部神经的张力,多个关节同时活动则会避免这种情况,张力手法的目的是调节神经的张力,要在神经的黏滞性范围内活动,不能超出它的范围,只要手法适宜,就有可能改变神经的黏滞性和它的生理功能,该手法主要用于损伤的慢性期。

3. 神经松动术的临床应用

(1)主要神经的松动手法操作:此方法操作过程速度要匀速,并按一定的顺序进行,应用不同的顺序会引起症状的发作,导致不同的结果,并且操作过程一般不超过5分钟,每次牵拉时间为1~10秒,对于体型健壮的男性可牵拉10秒。

1)正中神经松动术:①患者仰卧,将患侧肩关节外展到出现症状或感觉局部组织张力增加的位置,术者站在患侧与肩之间;②术者用一只手固定患者的大拇指和其他手指,用另一侧上肢的肘和大腿固定患者上臂;③腕关节背伸并确保肩部的位置不动;④前臂旋前并确保肩部的位置不动;⑤肩关节外旋到出现症状或感觉局部组织张力增加;⑥肘伸直到出现症状;⑦嘱患者颈椎向对侧侧偏。

2)尺神经松动术:①患者仰卧,将患侧肩关节外展,术者站在患侧与肩之间,患者的肘放于术者的大腿部;②术者一手固定患者前臂,一手将患者手腕和手指背伸,尤其是第四、五指;③前臂内旋;④肩部内旋并确保手腕不动;⑤肘关节弯曲,碰到患侧耳朵;⑥术者通过另外一只手将肩胛骨向足部推;⑦肩外展,嘱患者颈椎向对侧侧偏。

3)桡神经松动术:①患者仰卧,术者站于患侧并将肩置于床外侧,术者用大腿将肩胛骨向下肢方向推;②术者一手放于患侧肘关节,另一手握住腕关节然后将其肘伸直并牵伸;③握手腕的手将肩关节内旋;④肩外展;⑤腕关节尺偏并掌屈,大拇指内收。

4)腋神经松动术:①患者仰卧,术者站于患侧,一手放于头部,另一手放于患侧肘关节;②放于头部的手将患者的头向对侧拉,另一手同时做肩关节内旋并且下拉肩关节。

5)腓总神经松动术:①患者仰卧,术者站于健侧,术者一手放在患侧膝部,一手放在足部;②将患侧腿伸膝位抬到 90°,髋关节内收;③髋关节内旋;④躯体向对侧偏;⑤足内翻并跖屈。

6)胫神经松动术:①患者仰卧,膝屈曲,术者站于患侧;②术者一手放于患者膝关节,一手放于足部,然后将足外翻;③膝伸直;④将患侧腿抬高到 90°。

7)股神经松动术:①患者侧卧,健侧肢体在下屈曲,躯体屈曲并用两手抱其健侧腿;②术者站于患者后方,膝屈曲,大腿后伸并外展。

8)颈神经松动术:①患者仰卧,术者一手固定手指或前臂麻木侧的横突与棘突之间,另一手向足跟方向推患侧的肩关节;②助手一手固定患侧手,使腕关节背伸,另一手放于患者肘关节,使上肢伸直,并使肩关节外展 60°;③术者将棘突向对侧斜向上 45°拉 10 次后,助手做正中神经松动术的动作,同时术者固定关节突关节,做 10 次。以同样的方法做肩关节外展 90°、120°的运动。

9)SLUMP 试验:①患者坐于床边,嘱患者下颌向胸骨上窝中央靠近并且颈椎屈曲,术者一手按压头部,并用肘关节按压颈胸关节,另一手放于腹部正中脐以上向斜上方推;②双膝关节伸直,然后踝关节背伸。

(2)临床应用

1)周围神经卡压综合征:卡压综合征是指周围神经在其行程中任何一处受到卡压而引起的感觉、运动等障碍的一组疾病。Oskay D 等用神经松动术治疗了 7 例顽固的尺管综合征,疼痛和 Tinel 征明显减轻,肩和手指的活动障碍也得到明显改善,握力和捏力都较前增加。Bialosky JE 和 Bishop MD 等选取 40 例具有腕管综合征的女性患者随机分为用神经松动术治疗组和假做神经松动组,假神经松动术组给予同样的正中神经松动手法,但是给予神经的压力很轻,两组都在晚上或有感觉疼痛的活动时带腕部夹板,3 周以前及以后 VAS 评分量表显示神经松动术组疼痛减轻,Jamar 液压握力测力计评定肌力也得到了明显的改善。

2)神经动力学改变:因神经动力学(神经张力过高或位置的改变等)引起的疼痛,Nee RJ 和 Jull GA 等通过审查上肢神经松动术的测试,评估上肢神经松动术对于周围神经痛的有效性,检查结果呈阳性,生物力学和实验性疼痛的数据支持神经松动术的真实性,因此这种积极的神经松动术用于临床是可靠的。Shannon M Petersen 和 Daphne R Scott 应用神经松动术治疗腰痛和腿痛,认为这种方法对因肌肉骨骼损伤和神经动力学损伤导致的疼痛有良好效果。Nelson R 和 Hall T 用神经松动术治疗一个 12 岁网球运动员双侧足背痛取得了很好的疗效,疼痛明显缓解。Silva GB 等通过观察 15 个 70~90 岁的老人,发现正中神经松动术可以减少拇指腕掌关节的疼痛并且增加手的握力和捏力。

3)周围神经术后的治疗:王艳、唐强等选取 61 例神经断裂术后的患者(因外伤导致),将其随机分成两组,治疗组 30 例用神经松动术结合头穴丛刺与康复训练治疗,对照组 31 例用头穴丛刺与康复训练治疗,通过临床疗效和肌电图观察臂丛神经损伤对上肢功能的影响,结果显示治疗组痊愈率和显效率之和为 86.6%,优于对照组($P<0.05$)。

4)脑卒中导致的功能障碍:苏久龙、潘翠环等选取 43 例脑卒中偏瘫患者,年龄 45~76 岁,随机分为研究组 22 例和对照组 21 例,两组均采用常规康复治疗,研究组同时运用神经松动术进行治疗。治疗前、治疗后 3 周分别采用上肢 Fugl-Meyer 量表

（FMA）、简易上肢功能检查（STEF）评价患者的上肢运动功能,结果显示神经松动术结合康复治疗对脑卒中偏瘫患者早期上肢功能恢复有较好的治疗效果,Patricia M. Davies 认为把神经松动术以最有效的方式结合在所有偏瘫患者的治疗中十分重要,因为"只有在神经支配下肌肉才能发挥作用"。

神经松动术是一种新的治疗方法,对于周围神经损伤具有独特的疗效,尤其对于卡压类的疼痛,常常具有立竿见影的效果,其原理关键在于改善神经的血液循环,因为神经对于血液敏感性很强,被称为"嗜血组织"。还可降低神经张力,神经张力过高,很容易因外界的挤压而诱发疼痛、麻木等症状,故我们将此神经松动术用于周围神经损伤中,例如周围神经术后功能的恢复、神经根型颈椎病、外伤导致的周围神经损伤等。

十四、McKenzie 技术

（一）概述

McKenzie 技术是新西兰的物理治疗师麦肯基先生（Robin McKenzie）1956 年创建的对颈、胸、腰椎引起疼痛的力学诊断及治疗方法。后来经过几十年的努力,逐步创立和完善了独特的诊断系统,以其无创、无痛、快速、显著的疗效而闻名于世。它主要适用于机械性疼痛的治疗。

McKenzie 疗法的技术基本点:①坐姿不良和反复低头弯腰是造成颈肩腰腿痛的重要原因,因此,正确姿势的维持和有针对性的体操会消除患者颈肩腰腿痛的症状。②麦肯基先生设计了一套完整的评估表,通过自我检查和体操实践,确定适合自己的体操或手法并施以治疗。患者的疼痛、麻木等症状会在数天之内缓解甚至消失,而不需任何药物或是手术。③患者掌握了适合自己的体操后,即使以后因为劳累而导致颈腰腿痛,也不必马上到去医院治疗,自己在家做特定的体操就可以缓解症状。

（二）诊断方法

麦肯基力学诊断治疗方法是从患者的评定开始的,它是治疗成功的关键。通过麦肯基的评测方法,不仅需要确定疼痛是否是机械性的,还要确定是三大综合征的哪一类,才能决定治疗方案。

1. 病史采集　通过患者的一般情况了解患者日常活动对脊柱可能产生的不利影响,推测可能的诊断;通过现病史了解疼痛的特点、推断疼痛的性质是否为机械性,初步判断是否适用麦肯基方法,如果适用,应选择哪种治疗原则。通过既往史,了解以往的病情及治疗情况,以除外禁忌证。

2. 体格检查　通过观察患者的姿势、受累节段脊柱各个方向活动范围是否正常,在运动过程中是否有偏移,确定下一步运动试验是否进行及进行的程度;再通过运动试验来确定患者的力学诊断。必要时进行感觉、运动、反射等检查。

3. 运动试验　是麦肯基评定系统中最关键的部分,行运动试验时,明确患者当时症状尤其是改变检查体位前的症状。

（1）运动试验的评定指标

1）加重:运动中原有症状程度加重。

2）减轻:运动中原有症状程度减轻。

3)产生:运动前无症状,运动中出现症状。

4)消失:运动中症状消失。

5)向心化:运动中症状的部位向脊柱中心区变化。

6)外周化:运动中症状的部位向肢体远端变化。

7)无变化:运动中原有症状的程度和部位无变化。

8)好转维持:运动中发生了减轻、消失、向心化等现象,这些变化在运动后能够持续存在。

9)好转不维持:运动中发生了减轻、消失、向心化等现象,在运动后又恢复至运动前的基准。

10)加重维持:运动中发生了加重、产生、外周化等现象,这些变化在运动后能够持续存在。

11)加重不维持:运动中发生了加重、产生、外周化等现象,在运动后又恢复至运动前的基准。

（2）运动试验内容

1)颈椎运动试验顺序:坐位前突→坐位反复前突→坐位后缩→坐位反复后缩→坐位后缩加伸展→坐位反复后缩加伸展→卧位后缩→卧位反复后缩→卧位后缩加伸展→卧位反复后缩加伸展→坐位侧屈→坐位反复侧屈→坐位旋转→坐位反复旋转。

2)胸椎运动试验的顺序:坐位屈曲→坐位反复屈曲→坐位伸展→坐位反复伸展→俯卧位伸展→俯卧位反复伸展→仰卧位伸展→仰卧位反复伸展→坐位旋转→坐位反复旋转。

3)腰椎运动试验的顺序:站立位屈曲→站立位反复屈曲→站立位伸展→站立位反复伸展→卧位屈曲→卧位反复屈曲→卧位伸展→卧位反复伸展→站立位侧方滑动→站立位反复侧方滑。

4. 静态试验 对于多数患者,在进行运动试验时可以发现某个运动方向对患者的症状有影响,并根据运动试验的结果进行诊断和决定治疗方案。但如果各个方向的运动都不能影响患者的症状,需要进行静态试验。静态试验是让患者维持在受累脊柱节段某个方向的终点位置3分钟,观察患者的症状有无变化。

（1）颈椎静态试验:包括前突体位、后缩体位、屈曲体位、伸展体位。

（2）胸椎静态试验:包括屈曲位、伸展位和旋转位。

（3）腰椎静态试验:包括弓背坐姿、挺直坐姿、弓背站立、挺直站立、俯卧腰椎伸展位和直腿坐位。

5. 三大综合征

（1）姿势综合征:多因正常组织过久地在运动范围终点受牵拉造成脊柱软组织力学变形所致。多见于30岁以下、长期坐位工作又缺乏锻炼者。其疼痛为间歇性,常局限在脊柱中线附近,不向四肢放射,可分别或同时有颈、胸和腰椎各部位的疼痛。运动中无疼痛,仅于长时间的静态姿势后出现疼痛,活动后疼痛立即缓解。体检无阳性体征,运动试验结果无变化,长时间不良的坐姿和站姿易引起姿势综合征。

（2）功能不良综合征:是由于姿势不良或创伤造成的软组织损伤、挛缩,在运动终点的时候出现疼痛,一般都发生在创伤恢复的后期。多见于 30 岁以上(创伤除外)、长期处于不良姿势且缺乏运动者。其疼痛为间歇性,多局限于脊柱中线附近,疼痛总是在活动范围终点发生,绝不在运动过程中出现,当有神经根粘连时可出现肢体症状。运动试验结果为在进行受限方向全范围活动时产生疼痛,加重不维持。

(3)移位综合征:多因椎间隙内在解剖学紊乱和(或)移位刺激外部伤害感受器所致。多见于 20~55 岁、长期存在不良坐姿者。其疼痛常为突发性,无明显诱因,甚至可在数小时或 1~2 天内由完全正常发展至严重的功能障碍。疼痛多呈持续性,也可为间歇性,可能局限于脊柱中线附近,也可能放射或牵涉至远端并多伴麻木及感觉异常。进行某些运动或维持某些体位时,可使症状产生或消失,加重或减轻。运动试验结果为产生、加重、外周化、加重维持;或减轻、消失、向心化、好转维持。严重的病例,可能出现运动功能明显丧失,并可见急性脊柱后凸畸形和侧弯畸形。

6. 功能不良综合征分型　功能不良综合征根据活动受限的方向或出现疼痛的方向进行分型。一般分为屈曲功能不良综合征、伸展功能不良综合征和侧屈功能不良综合征三种类型。

7. 移位综合征分型　移位综合征根据患者距离脊柱最远端的症状部位和是否出现急性畸形分型,共分为 7 型,其中胸椎仅有前 3 型。1~6 型为后方移位,7 型为前方移位。

(1)移位综合征 1

颈椎移位 1:C_5~C_7 水平中央或对称性疼痛,肩胛或肩痛少见,无畸形。

胸椎移位 1:T_1~T_{12} 水平中央或对称性疼痛,无畸形。

腰椎移位 1:L_4~L_5 水平中央或对称性疼痛,臀部或大腿疼痛少见,无畸形。

(2)移位综合征 2

颈椎移位 2:C_5~C_7 水平中央或对称性疼痛,肩胛、肩或上肢疼痛可有可无,颈椎后凸畸形。

胸椎移位 2:T_1~T_{12} 水平中央或对称性疼痛,胸椎后凸畸形(极少见,多为创伤的结果)。

腰椎移位 2:L_4~L_5 水平中央或对称性疼痛,臀部和(或)大腿疼痛可有可无,腰椎平坦或后凸畸形。

(3)移位综合征 3

颈椎移位 3:C_5~C_7 水平单侧或不对称性疼痛,肩胛、肩或上肢疼痛可有可无,无畸形。

胸椎移位 3:T_1~T_{12} 水平单侧或不对称性疼痛,可在胸壁范围内出现疼痛。

腰椎移位 3:L_4~L_5 水平单侧或不对称性疼痛,臀部和(或)大腿疼痛可有可无,无畸形。

(4)移位综合征 4

颈椎移位 4:C_5~C_7 水平单侧或不对称性疼痛,肩胛、肩或上肢疼痛可有可无,急性斜颈畸形。

腰椎移位 4:L_4~L_5 水平单侧或不对称疼痛,臀部和(或)大腿疼痛可有可无,腰椎侧弯畸形。

(5)移位综合征 5

颈椎移位 5：$C_5 \sim C_7$ 水平单侧或不对称性疼痛，肩胛和肩的疼痛可有可无，上肢症状至肘关节以下，无畸形。

腰椎移位 5：$L_4 \sim L_5$ 水平单侧或不对称疼痛，臀部和（或）大腿疼痛可有可无，症状至膝关节以下，无畸形。

（6）移位综合征 6

颈椎移位 6：$C_5 \sim C_7$ 水平单侧或不对称性疼痛，肩胛和肩的疼痛可有可无，上肢症状至肘关节以下，颈椎后凸畸形或急性斜颈畸形。

腰椎移位 6：$L_4 \sim L_5$ 水平单侧或不对称疼痛，臀部和（或）大腿疼痛可有可无，症状至膝关节以下，腰椎侧弯畸形。

（7）移位综合征 7

颈椎移位 7：$C_4 \sim C_6$ 水平对称或不对称性疼痛，颈前或前侧方疼痛可有可无，无畸形。

腰椎移位 7：$L_4 \sim L_5$ 水平对称或不对称性疼痛，臀部和（或）大腿疼痛可有可无，伴脊柱过度前凸畸形。

8. 向心化现象 在进行某个方向的脊柱运动后，脊柱单侧方或单侧肢体远端的脊柱源性的疼痛减轻，疼痛部位向脊柱中线方向移动的现象叫向心化现象。在侧方或远端的疼痛减轻时，脊柱中央部位的疼痛可能暂时加重。向心化现象仅出现于移位综合征的病例，反复运动后减轻了移位的程度，症状随之减轻，且出现向心化现象，提示患者预后良好。

（三）治疗原则

1. 姿势综合征的治疗原则

（1）姿势矫正，使患者避免产生姿势性疼痛的应力。

（2）健康教育，使患者认识到姿势与疼痛之间的关系，自觉保持正确的姿势，出现疼痛时知道通过调整姿势来缓解症状。

2. 功能不良综合征的治疗原则

（1）姿势矫正：排除姿势因素引起的症状。

（2）有效牵伸的原则：对短缩的组织进行牵伸，牵伸要有一定的力度，否则短缩的组织无法重塑牵长。有效牵伸力度的临床标准是：牵伸时一定要出现瞬间疼痛。有效的牵伸还需要一定的频度，建议牵伸频度：每 1~2 小时 1 组，10 次/组，10 组/天。

（3）安全牵伸的原则：对短缩的组织进行牵伸，牵伸的力度不能引起微细损伤。安全牵伸的临床标准是，在牵伸中引起的疼痛在牵拉力去除后立即消失，一般要求 10~20 分钟以内必须消失。

3. 移位综合征的治疗原则

（1）复位：根据移位的方向，选择脊柱反复单一方向的运动，反复运动产生复位力，将移位的髓核复位。后方移位时需要应用伸展方向的力复位，前方移位时需要应用屈曲方向的力复位，后侧方移位时需要应用侧方的力复位。

（2）复位的维持：在短时间内，避免与复位相反的脊柱运动，使复位得以维持。如后方移位的病例，通过伸展原则使移位复位，短时间内必须避免屈曲的运动，因为屈曲可能使后方移位复发。

（3）恢复功能：在症状消失后，逐渐尝试与复位时方向相反的脊柱运动，使各方向的脊柱运动范围保持正常，且不出现任何症状，防止功能不良综合征的发生。

（4）预防复发：通过姿势矫正、适度体育锻炼、日常生活活动正确姿势指导来防止复发，教育患者重视复发先兆，在症状初起时进行恰当的自我运动治疗，防止症状加重。

（5）力的升级：为了保证治疗的安全性，在开始选择治疗方向时，需使用较小的力，一旦出现了症状减轻或向心化现象，表明该方向是适合的治疗方向，则在必要时，逐渐增加该运动方向的力。一般情况，力的升级是从静态体位、患者自我运动开始，增加到患者自我过度加压、治疗师过度加压，其后再进行松动术、手法治疗，以确保治疗的安全性和有效性。

（四）基本治疗技术

1. 颈椎的治疗技术

治疗技术 1：坐位后缩

起始位：患者高靠背椅坐位，腰背部有良好支撑使腰椎前凸。

具体方法：患者头部尽可能地向后运动，达到最大范围，在终点停留瞬间后放松回到起始位。有节律地重复，争取每次重复时运动幅度能进一步增加。注意在运动过程中头部必须保持水平，双眼平视前方，脸朝前，既不低头也不仰头。

力的升级：坐位后缩自我过度加压。

起始位：同前。

具体方法：患者先进行后缩运动，如前所述，在运动范围终点时让患者用单手或双手在额部加压。

力的升级：坐位后缩治疗师过度加压。

起始位：患者同前。治疗师站在患者身旁，一手放在患者 $T_1 \sim T_2$ 椎体上保持躯干稳定，另一手从患者的下颌处加压。

具体方法：患者进行后缩运动，达到运动范围终点时治疗师双手相向用力加压。

适用范围：颈椎后方移位综合征、上颈椎屈曲功能不良综合征、下颈椎伸展功能不良综合征和颈源性头痛。后缩是最基本的治疗方法，应首先应用。在判定安全有效后，如果需要，再进行加压等力的升级。进一步可进行治疗技术的升级。

治疗技术 2：坐位后缩加伸展

坐位后缩加伸展起始位：同治疗技术 1。

具体方法：患者先进行后缩运动至最大范围，方法如治疗技术 1 中所述，从后缩位开始缓慢小心地进行头颈部全范围的伸展。在伸展终点停留 1 秒后，缓慢地回到起始位。有节律地重复。

力的升级：坐位伸展自我过度加压。

起始位：同前。

具体方法：在后缩加伸展至最大范围后，在伸展终点位进行小幅度的左右旋转 4~5 次，在旋转的过程中进一步加大头颈伸展幅度。

适用范围：颈椎后方移位综合征、颈椎伸展功能不良综合征的治疗和预防。是在应用治疗技术 1 后的治疗技术的第一个升级。可长期应用，可于坐位、站立位或行走时进行。

治疗技术3:卧位后缩加伸展

仰卧位后缩起始位:患者去枕仰卧位,急性期时可能需要1~2个枕头垫在头颈部。

具体方法:患者用枕部和下颏部同时尽量下压,达到后缩的效果,至后缩终点位后放松,回到起始位。重复数次后如果症状没有加重或外周化,继续下述运动。

仰卧位后缩加伸展起始位:从仰卧位起,让患者将一手放置枕后,保持仰卧姿势朝头侧移动,使得头颈和肩部移至治疗床以外悬空,治疗床的边缘在患者第3或第4胸椎处。

具体方法:患者先进行充分后缩运动,在最大后缩位将支撑手放开,进行头后仰,让头尽量放松地悬在床头旁。1秒钟后,患者用手将头被动地回复至起始位。有节律地重复5~6次。

力的升级:仰卧位伸展自我过度加压。

具体方法:后缩和伸展方法同前,在伸展的终点位进行小幅度的左右旋转4~5次,在旋转过程中,鼓励患者再尽量增大伸展幅度。动作完成后回复至起始位。后缩加伸展加终点位旋转整个过程重复5~6次。

俯卧位后缩加伸展起始位:患者俯卧肘撑位,双手手指伸直支撑下颏,使得躯干上半部抬起。

具体方法:患者进行后缩加伸展,动作要领同坐位。重复5~6次后,停在手支撑、头后仰的体位。嘱患者一定要放松,在这个体位维持数秒钟,产生被动的过度压力。

力的升级:俯卧位伸展自我过度加压。

具体方法:从俯卧肘撑头颈伸展终点位进行左右小幅度的旋转4~5次,在旋转中进一步伸展。

评测后将上述过程连贯进行,后缩加伸展,伸展终点加旋转,旋转中再伸展,整个过程重复5~6次。

适用范围:颈椎后方移位综合征、颈椎伸展功能不良综合征,尤其适用于移位综合征急性期的患者和坐位治疗不能减轻症状的患者。它是应用治疗技术1后的治疗技术的第二个升级。如果患者在仰卧位做后缩加伸展时出现头晕和恶心,而且数次重复后头晕和恶心不能减轻,则必须改为俯卧位进行。

治疗技术4:手法牵引下后缩加伸展和旋转

应用此治疗技术之前,一定要排除创伤或其他原因造成的骨折、韧带损伤等病理变化,一定先进行运动试验,以确保应用此治疗技术的安全性。起始位:患者仰卧位,头颈部在治疗床之外如仰卧位伸展时的体位。治疗师支托患者的头颈部,一手托在患者的枕部,拇指和其余4指分开,另一手置于患者下颏。

具体方法:治疗师双手在支托患者头颈部同时,轻柔持续地施加牵引力。在维持牵引力的基础上,让患者进行后缩和伸展运动。在整个过程中患者一定要保持放松。在伸展的终点位,将牵引力缓慢地减小,但不完全松开,然后同治疗技术2和治疗技术3一样,增加旋转。治疗师应在保持很小的牵引力的同时,小幅度地旋转患者的头部4~5次,以达到更大的伸展角度。治疗师的操作应该轻柔而缓慢,整个过程密切注意患者症状的变化。通常重复5~6次。

治疗师应用治疗技术4之后,应指导患者在家或工作中自我进行治疗技术3。一般情况,治疗技术4只需要应用2~3次。

适用范围:牵引下后缩加伸展和旋转是后缩治疗技术的第三个治疗技术升级,应用于颈椎后方移位综合征的复位,尤其适用于急性期的患者和顽固的后方移位综合征的患者。部分患者只有在应用这个治疗技术之后,症状才能减轻,才有可能进行颈椎伸展运动。

治疗技术5:伸展松动术

起始位:患者俯卧位,双上肢置于体侧。上胸部放置一个枕头,枕头尽量向头侧放。治疗师站在患者身旁。

具体方法:治疗师双拇指置于应治疗节段的棘突两旁,有节律地双侧对称加压和放松。加压时要达到活动范围终点,在终点维持该压力瞬间后放松,但放松时治疗师的手仍保持与患者皮肤的接触。重复5~15次,力度可逐渐增加,最终达到全范围。

适用范围:顽固的颈椎后方移位综合征的患者,多应用于颈后症状呈对称性分布的患者。与治疗技术1和治疗技术2合用,治疗中下颈椎伸展功能不良综合征。

治疗技术6:后缩加侧屈

起始位:患者高靠背椅坐位,腰背部有良好支撑使腰椎前凸。

具体方法:患者先进行后缩,方法同治疗技术1,在后缩的基础上进行头侧屈运动。在侧屈终点停留1秒钟后回复至起始位。重复5~15次。

力的升级:侧屈自我过度加压。

起始位:患者高靠背椅坐位,腰背部有良好支撑使腰椎前凸,一手抓住椅子,以固定躯干,另一手越过头顶置于对侧耳旁。

具体方法:患者先进行后缩加侧屈,在侧屈达终点位用头上的手加压侧屈,尽可能至最大范围并停留1秒钟后回复至起始位。重复5~15次。进行该运动时需注意不要有旋转动作。

适用范围:多应用于颈椎后外侧移位综合征的患者,症状多表现为单侧不对称性。如果应用矢状轴方向的治疗技术无效,可使用该技术。治疗方向需选择侧屈朝向疼痛侧。一般情况下,应用该治疗技术后24小时或48小时,患者的症状应出现变化。如果该治疗技术不引起患者症状的变化,需停用。也适用于侧屈功能不良综合征的患者,此时侧屈朝向疼痛的对侧。

治疗技术7:侧屈松动术和手法

坐位侧屈松动术起始位:患者高靠背椅坐位,腰背部有良好支撑使腰椎前凸,双手相握放在大腿上。治疗师站在患者身后,一手放在疼痛侧颈根部,拇指指尖位于棘突旁,固定患者的颈椎,另一手置于疼痛对侧的耳部,用于加压。

具体方法:治疗师一手固定患者的颈椎,另一只手用力使得患者头颈向疼痛侧侧屈,终点位加压,随后回复至起始位。有节律地重复5~15次,根据患者情况,力度可以逐渐增加。在治疗的全过程患者应该完全放松。注意在侧屈过程中不要发生明显的旋转和头前突。1周左右进行2~3次侧屈松动术治疗。

力的升级:坐位侧屈手法。

起始位:同松动术。

具体方法:先进行手法治疗前安全性测试。应用伸展松动术时,除了判定手法治疗的安全性、必要性以外,还同时确定了应该施加手法的节段。在伸展松动术之后,治疗师过度加压的手在患者侧屈的终点位沿侧屈方向施加1次瞬间、小幅度、快速的猛力。在治疗的全过程患者应该完全放松。

仰卧位侧屈松动术起始位:患者放松平卧在床上,头颈部悬在床头以外,由治疗师支托。治疗师站在患者的疼痛侧,一手从疼痛的对侧握住患者的下颌,其前臂环绕在患者的枕部支托,另一手置于颈椎疼痛侧,示指的掌指关节顶在应治疗节段棘突的侧方。

具体方法:治疗师用环绕患者枕部的上肢将患者头颈向疼痛侧侧屈,用位于棘突旁的手固定患者颈椎,在患者侧屈终点位,治疗师双手用力加压,随后放松回复至起始位。有节律地重复5~15次。力可以逐渐地增加。在治疗的全过程患者应该完全放松。

力的升级:仰卧位侧屈手法。

起始位:同仰卧位侧屈松动术。

具体方法:先进行仰卧位松动术测试,然后在患者侧屈终点位,治疗师用环绕患者枕部的上肢固定患者头颈部,用棘突旁的示指掌指关节施加1次瞬间、小幅度、快速的猛力。在治疗的全过程患者应该完全放松。

适用范围:颈椎后侧方移位综合征的患者。侧屈松动术和手法是应用治疗技术6后治疗技术的升级,主要应用于对前述治疗技术治疗效果不好的患者。侧屈松动术和手法与后缩加侧屈、后缩加旋转配合,适用于中下颈椎侧屈功能不良综合征和旋转功能不良综合征,应用于功能不良综合征的治疗时,朝向非疼痛侧侧屈。

治疗技术8:后缩加旋转

起始位:患者高靠背椅坐位,腰背部有良好支撑使腰椎前凸。

具体方法:患者先做后缩动作,在后缩的基础上转向疼痛侧,旋转过程中注意保持后缩。在后缩旋转的终点位停留1秒钟后回复至起始位。整个过程重复10~15次。

力的升级:旋转自我过度加压。

起始位:患者高靠背椅坐位,腰背部有良好支撑使腰椎前凸,非疼痛侧手置于脑后,手指达到疼痛侧耳部,疼痛侧手置于下颌。

具体方法:患者后缩并旋转,在后缩旋转终点位双手施加旋转力,1秒钟后回复至起始位。重复5~15次。

适用范围:后缩加旋转适用于颈椎后侧方移位综合征的患者,患者多表现为单侧症状,如单侧的颈肩痛或单侧的头痛,应用其他治疗效果不好时,可用此治疗技术。应用后缩加旋转后,应该在24~48小时之内使患者的症状发生变化,如果无变化,停用此技术。后缩加旋转还适用于旋转侧屈功能不良综合征,在治疗功能不良综合征时,旋转方向朝向疼痛对侧。

治疗技术9:旋转松动术和手法

坐位旋转松动术起始位:患者高靠背椅坐位,腰背部有良好支撑使腰椎前凸,双手握持放在大腿上。治疗师站在患者身后,一手放在患者非疼痛侧的肩上,四指在肩前,拇指在应治疗节段棘突旁,另一上肢环绕患者头面部,手的尺侧位于患者的枕骨粗隆下。

具体方法:患者向疼痛侧旋转头部至终点位,治疗师用环绕患者头部的上肢轻轻地施加牵引力,并同时施加旋转力,用棘突旁的拇指固定并施加反作用力,然后回复至起始位。有节律地重复 5～15 次。

力的升级:坐位旋转手法。

起始位:同坐位旋转松动术。

具体方法:在旋转松动术确定安全性和治疗节段之后应用。在患者头颈旋转终点位,治疗师用固定患者颈椎的拇指在棘突旁施加 1 次瞬间、小幅度、快速的猛力。在治疗的全过程患者应该完全放松。

仰卧位旋转松动术起始位:患者仰卧在治疗床上,头颈部在床头以外由治疗师支托。治疗师一侧前臂支托患者的枕部,手握持患者的下颌,另一手在患者非疼痛侧的颈部,示指的掌指关节位于疼痛侧的棘突旁。

具体方法:治疗师将患者头颈转向疼痛侧,至终点后停留 1 秒钟,再回复至起始位。有节律地重复。

力的升级:卧位旋转手法。

起始位:同卧位旋转松动术。

具体方法:治疗师先进行松动术,然后在患者头颈旋转终点位,用棘突旁的示指掌指关节施加 1 次瞬间、小幅度、快速的猛力。在治疗的全过程患者应该完全放松。

适用范围:旋转松动术和手法是后缩加旋转治疗技术的升级,适用于颈椎后侧方移位综合征,且应用前述治疗技术效果不佳的情况。此技术还适用于上颈椎功能不良综合征的治疗,尤其是与颈源性头痛相关的病例。与治疗技术 8 和治疗技术 6 合用,可治疗中下颈椎旋转功能不良和侧屈功能不良。

治疗技术 10:屈曲

起始位:患者放松坐位。

具体方法:患者主动低头至下颌接近胸骨,然后回复至起始位,有节律地重复 5～15 次。

力的升级:屈曲自我过度加压。

起始位:患者放松坐位,双手十指交叉置于颈后。

具体方法:患者尽量低头至屈曲终点位后,双手加压 1 秒钟,然后回复至起始位。重复 5～15 次。

适用范围:颈椎前方移位综合征患者的复位治疗,是颈椎后方移位综合征患者在复位稳定后,进行恢复功能治疗时的主要治疗技术,适用于颈源性头痛。

治疗技术 11:屈曲松动术

起始位:患者仰卧,头悬于床头以外,治疗师站在患者头侧,用一手手掌支托患者枕部,拇指与其余 4 指分别在寰枢椎两侧,另一手从支托手的下方穿过,手掌向下固定对侧的肩关节。

具体方法:治疗师用支托患者枕部的手用力屈曲患者头颈部,同时用固定肩部的手施加相反的对抗力,使得颈椎处于最大屈曲位,然后回复至起始位,有节律地重复 5～15次。

适用范围:屈曲功能不良综合征伴有颈源性头痛的患者。

治疗技术 12:仰卧位颈椎牵引

建议采用仰卧位颈椎屈曲状态下进行牵引,应根据在牵引中患者的症状变化来决定牵引的角度,能够使患者症状减轻和向心化的角度是合适的。牵引的主要目标是缓解上肢,尤其是肘关节以下的症状。牵引的参数需根据患者情况调整,通常需要数次治疗后才能缓解症状。多用于有持续性上肢症状的颈椎移位综合征的患者。

2. 胸椎的治疗技术

治疗技术1:直坐屈曲

起始位:患者坐直,双手交叉置于颈后。

具体方法:患者尽可能地弓背屈曲,同时用交叉的双手加压。在弓背屈曲时,从中颈椎至骶椎,整个脊柱处于屈曲位。一旦达到最大屈曲位,立即回复至直立坐位。重复5~15次。

适用范围:屈曲功能不良综合征。

治疗技术2:卧位伸展

俯卧位伸展起始位:患者俯卧,双手掌心朝下,置于肩下。

具体方法:患者双上肢同时用力将上身撑起,注意保持骨盆以下不离开床面。上半身被撑起后再回复到起始位,重复5~15次。

仰卧位伸展起始位:患者仰卧于治疗床上,T_4 椎体水平以上身体悬于床头以外,用一手支托头部。

具体方法:患者支托头颈部的手逐渐降低,使得头颈和上胸部伸展至最大范围,1秒钟后让患者用手支托枕部回复至起始位,重复5~15次。

适用范围:卧位伸展是胸椎移位1和胸椎移位3复位的首选方法,也适用于伸展功能不良综合征。这个治疗技术是施加胸椎伸展的力,俯卧位进行,力主要作用于中下胸椎,仰卧位进行力主要作用于上胸椎。

治疗技术3:伸展松动术和手法

伸展松动术起始位:患者俯卧位,头转向一侧,双上肢置于体侧。治疗师站在患者身旁,双上肢交叉,双手掌根部放置于相应节段的两侧横突位置。

具体方法:治疗师双上肢均匀对称地用力,然后慢慢地放松,放松时治疗师双手与患者的皮肤仍保持接触。有节律地重复5~15次,每一次较前一次略增加力度,根据患者的耐受性和疼痛的变化调整力度。需要时可以在相邻节段进行松动术。

力的升级:伸展手法。

起始位:患者与治疗师的体位同前。

具体方法:必须先进行松动术并评测其效果。治疗师双手掌根置于应治疗节段的两侧横突上,双上肢伸直,用力将脊柱活动至最大伸展位时,施加1次瞬间、小幅度、快速的猛力,随后立即松开。

适用范围:伸展松动术是胸椎移位综合征1和移位综合征3患者进行复位时治疗技术的第一个升级,是非常有效的技术,也用于伸展功能不良综合征。伸展手法治疗是胸椎移位综合征1和移位综合征3患者进行松动术后力的升级,只在伸展松动术治疗4~5次之后仍无满意疗效时应用。

治疗技术4:直坐旋转

起始位:患者挺直坐位,双手十指相勾置于颏下,双手和双肘抬至与胸同高。

具体方法:患者向疼痛侧旋转身体直至最大旋转角度,然后回复至起始位。有节律地重复 5~15 次,力度逐渐增大,仿佛用肘撞击身后的物体。

适用范围:直坐旋转是胸椎移位综合征 3 患者复位治疗技术的第二个升级,也适用于旋转功能不良综合征,用于旋转功能不良综合征时,旋转向非疼痛侧。

治疗技术 5:伸展位旋转松动术和手法

伸展位旋转松动术起始位:患者俯卧于治疗床上,头转向一侧,双上肢置于体侧。治疗师站在患者身旁,双上肢交叉,双手掌置于相应节段的两侧横突。

具体方法:治疗师通过一手掌根向受累节段的一侧横突加压,然后缓慢轻轻地松开,在松开压力的同时,治疗师的另一手向对侧横突加压。重复这个动作,造成交替的旋转。每一次加压都较上一次略强,力度根据患者的耐受性和疼痛的变化来确定。重复 10~15 次后,根据患者的反应应该能够确定哪一侧加压可使症状减轻和向心化,提示进一步进行松动术或手法治疗的位置。

力的升级:伸展位旋转手法。

具体方法:在进行手法治疗前,必须先进行旋转松动术并评测患者的反应。运用疼痛的减轻和向心化作为标准,来确定治疗的节段、治疗的方向。治疗师一手置于相应节段的一侧横突上,另一手叠加其上,双上肢共同用力使得脊柱向伸展方向活动,直至最大幅度,在这个位置施加 1 次瞬间、小幅度、快速的猛力,随后立即松开。

适用范围:伸展位旋转松动术是移位综合征 3 患者进行复位时治疗技术的第三个升级,如果效果不佳,可应用旋转手法。旋转手法治疗是移位综合征 3 的患者复位时治疗技术的第四个升级。

3. 腰椎的治疗技术

治疗技术 1:俯卧位

起始位:患者俯卧位,头转向一侧,双上肢置于体侧。

具体方法:患者全身放松,静止 5~10 分钟。

适用范围:俯卧位是患者自我治疗的第一步。应用于后方移位综合征患者治疗的第一步,与其他治疗技术相配合,应用于伸展功能不良综合征的治疗。

治疗技术 2:俯卧伸展位

起始位:同俯卧位。

具体方法:患者从俯卧位开始,用双肘和前臂支撑将上半身抬起,骨盆和大腿不离开床面,维持 5~10 分钟。注意让腰部有意下陷。

适用范围:治疗技术 2 是治疗技术 1 的升级,应用于后方移位综合征患者。对于急性期的患者,不能耐受此体位时间太长,可间歇性地进行。

治疗技术 3:俯卧伸展

起始位:患者俯卧位,双手掌心朝下置于肩下。

具体方法:患者用力伸直双上肢将上半身撑起,骨盆以下放松下陷,然后双肘屈曲,上半身降下至起始位,重复 10 次。第 1 次和第 2 次撑起时需非常小心,逐渐增大幅度,直至最后 1 次达到最大伸展范围。第 1 组完成后有效,可进行第 2 组,力度可加大,最后 2~3 次在终点位维持数秒。

适用范围:俯卧伸展是前 2 个治疗技术的升级,应用间歇的伸展应力,有泵的作用和牵伸的作用,是治疗后方移位综合征和伸展功能不良综合征的最重要和最有效的方法。

治疗技术 4:俯卧伸展加压

起始位:患者俯卧位,双手掌心朝下置于肩下。用一条安全带固定在需要伸展的腰椎节段之下,用于防止骨盆和腰椎离开床面。

具体方法:患者的运动方式同治疗技术 3,但在伸展时由于安全带固定增加了外力,增大了腰椎伸展角度。也可以用其他外力达到同样的效果,如很小的孩子的体重。

适用范围:这个治疗技术较前一个治疗技术产生更大的伸展力,作用更局限,更适用于伸展功能不良综合征。

治疗技术 5:持续伸展位

起始位:患者俯卧位,治疗床可调节角度。

具体方法:将治疗床的头侧缓慢地抬起,5~10 分钟抬起 3~5cm。一旦达到最大伸展角度,维持在该体位 2~10 分钟,持续时间根据患者的具体情况调整。治疗结束时,需要缓慢地降低床头,一般需要 2~3 分钟回复到水平位。

适用范围:这个治疗技术主要用于后方移位综合征的治疗,治疗效果与治疗技术 3 类似,但增加了时间因素。对某些病例,持续的伸展应力比反复的伸展应力效果更好。

治疗技术 6:站立位伸展

起始位:患者站立位,双足分开约 30cm,双手支撑腰部,手指朝后。

具体方法:患者尽量向后弯曲躯干,用双手作为支点,达到最大伸展范围后回复至起始位。动作重复 10 次。

适用范围:与卧位伸展效果相似,可应用于后方移位综合征和伸展功能不良综合征的治疗,但在急性期,效果不如卧位伸展。当没有条件进行卧位伸展时,可用站位伸展替代。

治疗技术 7:伸展松动术

起始位:患者俯卧位,头转向一侧,双上肢置于体侧,全身放松。治疗师站在患者身旁,双上肢交叉,双手掌根置于应治疗的腰椎节段的两侧横突上。

具体方法:双上肢同时对称地施加柔和的压力,随后立即松开,松开时治疗师的双手仍保持与患者腰部皮肤的接触。有节律地重复 10 次,每一次较前一次力度逐渐增加,并观察患者的症状变化。同样的治疗技术可以应用于相邻的节段。

适用范围:后方移位综合征,患者的症状为对称性或双侧性,当上述患者自我治疗技术不能达到满意治疗效果时,需要增加治疗师的外力。

治疗技术 8:伸展手法

起始位:患者俯卧位,头转向一侧,双上肢置于体侧,全身放松。治疗师站在患者身旁,双上肢交叉,双手掌根置于应治疗腰椎节段的两侧横突上。

具体方法:在实施伸展手法治疗之前,必须先进行伸展松动术,并同时观察患者的反应,以确保手法实施的安全性。治疗师调整双手与患者脊柱之间的角度,上身前倾,双肘伸直,缓慢地加压直至脊柱紧张,在此终点位施加 1 次瞬间、小幅度、快速的猛力,随后立即松开。

适用范围:后方移位综合征的患者,应用伸展松动术没有达到预期的治疗效果,可以使用手法治疗。

治疗技术 9：伸展位旋转松动术

起始位：患者仰卧位，头转向一侧，双上肢置于体侧，全身放松。治疗师站在患者旁边双上肢交叉，双手掌根置于应治疗腰椎节段的两侧横突上。

具体方法：治疗师双上肢交替用力加压，产生摇摆的效果，重复 10 次，必要时在邻近节段重复。

适用范围：后方移位综合征的患者，患者的症状不对称或仅有单侧症状，当患者自我治疗不能达到满意治疗效果时，可应用此治疗技术。

治疗技术 10：伸展位旋转手法

起始位：患者俯卧位，头转向一侧，双上肢置于体侧，全身放松。治疗师站在患者身旁，一手掌根置于应治疗腰椎节段的一侧横突上，另一手叠加于其上。

具体方法：在应用此手法之前，一定先进行旋转松动术，由此既确保了安全性，又能根据患者症状的变化决定治疗的位置。治疗师调整双手与患者脊柱之间的角度，上身前倾，双肘伸直，缓慢地加压直至脊柱紧张，在此终点位施加 1 次瞬间、小幅度、快速的猛力，随后立即松开。

适用范围：后方移位综合征的患者，应用伸展位旋转松动术未达到满意疗效时。

治疗技术 11：屈曲位持续旋转/屈曲位旋转松动术持续旋转

起始位：患者仰卧位，治疗师站在患者身旁，面朝向患者头侧。

具体方法：治疗师一手置于患者远侧的肩上固定，用另一手屈曲患者的双侧髋膝关节至一定角度后，向治疗师方向旋转，维持在这个体位 30～50 秒，此时患者的腰部处于侧屈加旋转的位置。

适用范围：此治疗技术主要应用于移位综合征的治疗。在整个过程中必须密切观察患者的反应。任何症状的外周化都提示在此体位维持时间过久。

屈曲位旋转松动术：起始位同前。

具体方法：治疗师一手置于患者远侧的肩上固定，用另一手屈曲患者的双侧髋膝关节至一定角度后，向治疗师方向旋转。治疗师将患者的踝部靠在自己的大腿上，用力将患者的膝关节下压，立即放松，反复有节律地重复 10 次。

适用范围：功能不良综合征和移位综合征。

治疗技术 12：屈曲位旋转手法

起始位：同治疗技术 11。

具体方法：必须先进行治疗技术 11 以确保手法治疗的安全性。多数移位的患者选择腰椎旋转向健侧，即双下肢旋转向患侧。功能不良综合征的患者治疗时选择受限的方向。治疗师将患者下肢屈曲并旋转至最大幅度后，在终点位施加 1 次瞬间、小幅度、快速的猛力，然后立即放松。

适用范围：移位综合征，应用屈曲位旋转松动术疗效未达满意时。

治疗技术 13：卧位屈曲

起始位：患者仰卧位，双足底接触床面，双髋膝关节屈曲约 45°。

具体方法：指导患者用双手带动双膝向胸部运动，达到运动终点时，双手用力下压，随后放松，双足回复至起始位。重复 10 次，前 2 次需小心进行，最后 2 次需达到最大屈曲范围。

适用范围:后方移位综合征的患者,在复位治疗后开始功能恢复治疗时应用;屈曲功能不良综合征的患者;移位综合征7(前方移位)患者的复位治疗。

治疗技术14:站立位屈曲

起始位:患者站立位,双足分开大约30cm,双膝伸直。

具体方法:患者向前弯腰,双手沿大腿前方下滑,以提供必要的支撑,并可作为测量的依据。达到最大屈曲范围后回复至起始位。有节律地重复10次,起初要轻柔小心。

适用范围:站立位屈曲可作为卧位屈曲治疗的升级,可用于神经根粘连、神经卡压的治疗,是治疗前方移位综合征很重要的技术。

治疗技术15:抬腿站立位屈曲

起始位:患者站立位,一侧下肢站在地面上主要负重,另一侧下肢放在凳子上,使得髋膝关节大约屈曲90°。

具体方法:保持负重的下肢膝关节伸直,指导患者上身前倾,使得同侧肩部尽量靠近已经抬起的膝部。如果有可能,肩部可以低于膝部。患者可以通过牵拉抬起的踝部进一步加压。达到最大屈曲范围后回复至起始位。重复6~10次。每次屈曲后一定要回复至直立位。

适用范围:这个治疗技术产生了非对称性的屈曲应力,应用于患者站位屈曲时脊柱偏离中心的病例,可能是移位综合征,也可能是功能不良综合征。两种情况都将偏离方向对侧的下肢抬起,如屈曲时脊柱向左侧偏移,抬起右侧下肢。

治疗技术16:侧方偏移的手法矫正

起始位:患者站立位,双足分开大约30cm。

具体方法:治疗师站在患者偏移侧,将患者该侧的肘关节屈曲靠在胸侧壁上。治疗师用双上肢环绕患者躯干,双手交叉置于患者骨盆边缘,用肩部抵住患者屈曲的肘关节,前推患者的胸壁,同时双手回拉患者的骨盆。作用于患者躯干上下的对抗力使得脊柱侧弯畸形减轻,如果有可能,可以轻度过度矫正。第1次用力时一定要轻柔,并且是瞬间用力。在评测患者对该治疗技术的反应后决定是否应用。有节律地重复10~15次,当过度矫正时患者的疼痛明显减轻并向心化,或对侧出现疼痛。如果没有出现症状减轻,可尝试持续用力。

适用范围:移位综合征有急性腰椎侧弯畸形的患者。

治疗技术17:侧方偏移的自我矫正

起始位:治疗师与患者面对面站立,治疗师一手置于患者偏斜侧的肩,另一手置于对侧的髂嵴。

具体方法:先由治疗师用力矫正侧方偏移,方法为治疗师双手相向用力挤压患者进行侧方偏移的矫正,注意保持患者双肩与地面平行、双足跟不离地,双膝关节伸直。在过度矫正位置停留1~2分钟很有必要。侧方偏移矫正后应立即进行伸展活动。在治疗师的帮助下,患者能学会骨盆的侧方移动来进行自我侧方偏移的矫正。

适用范围:移位综合征有急性腰椎侧弯畸形的患者。

(五)临床综合征的治疗

1. 脊椎姿势综合征的治疗方法 各种姿势综合征均需矫正姿势,它是在治疗师的指导下,由患者本人完成。同时,还要向患者解释,在矫正坐姿的过程中可能会出现新的疼痛,由于对新姿势的不适应而产生的疼痛,一般5~6天可缓解。

(1)坐姿的矫正:主动地保持正确的坐姿是取得姿势矫正、增加姿势肌肌力的最好方法。正确坐姿:患者首先采取最好的坐姿(挺直腰部达到最大腰前凸度,头颈部尽量后缩,同时头顶向上,使头的位置恰在脊柱的正上方),然后腰椎从最大前凸度放松10%,颈椎从最大后缩位放松10%。练习方法:用"弓背—过度伸展"的练习来指导患者学会正确的坐姿,每次重复5~15次,3次/天,坚持练习3周,必要时练习更长时间,直至患者能够自动采取正确的坐姿。当患者忽略了坐位姿势而产生了疼痛症状时,可以立即自我采取最好的坐姿并维持数分钟。用这个方法,不良坐姿引起的疼痛多能很快消失。

(2)站姿的矫正:正确站位姿势:教患者头颈后缩,胸部尽可能抬高,胸椎前移,腹部肌肉缩紧,骨盆后倾。

(3)卧姿矫正:只有当疼痛在夜间反复发生,影响睡眠质量,或者每日睡醒时疼痛症状最重时,才需要关心卧位姿势和卧具。其矫正原则是颈部和腰部在睡眠时要有良好的支撑。可用颈椎垫枕填充颈部的凹陷,用腰椎靠枕填充腰部的凹陷。同时选择软硬适度的床垫。

2. 脊椎功能不良综合征的治疗方法 姿势矫正和安全有效的牵伸是功能不良综合征的治疗原则。姿势矫正的方法同姿势综合征的治疗。此处仅介绍各型功能不良牵伸的具体方法。建议的治疗频度为开始时每1~2小时1组,每组5~15次,每天10组。一般患者6~10周后有改善。活动度改善后可将治疗的频度逐渐降低为每天4组,最后降为每天2组并保持终生。请参考安全有效牵伸的标准。当患者自我运动产生的力不足以牵伸短缩的组织时,需要增加治疗师的外力,即应用治疗师治疗技术。一般需要患者自我治疗1周以后再决定是否增加治疗师治疗技术。在应用治疗师治疗技术时,一般每周2~3次,而同时要求患者仍需继续每天反复进行自我运动的治疗。

(1)颈椎伸展功能不良综合征的治疗技术应用程序:常用的治疗技术有后缩(治疗技术1)、坐位后缩加伸展(治疗技术2)和卧位后缩加伸展(治疗技术3)。当上述治疗技术无效时,可应用手法牵引下后缩加伸展(治疗技术4)和伸展松动术(治疗技术5)。

(2)颈椎旋转功能不良综合征的治疗技术应用程序:常用的治疗技术是后缩加旋转(治疗技术8),无效时应用旋转松动术(治疗技术9),仍无效时,可应用旋转手法(治疗技术9)。

(3)颈椎侧屈功能不良综合征的治疗技术应用程序:常用的治疗技术是后缩加侧屈(治疗技术6),无效时应用侧屈松动术和手法(治疗技术7)。

(4)颈椎屈曲功能不良综合征的治疗技术应用程序:常用的治疗技术是坐位屈曲(治疗技术10),可逐渐尝试屈曲加压。每组运动后需要进行后缩加伸展(治疗技术2)。

(5)胸椎伸展功能不良综合征的治疗技术应用程序:常用的治疗技术是卧位伸展(治疗技术2),如无效,可加用伸展松动术(治疗技术3)。

(6)胸椎旋转功能不良综合征的治疗技术应用程序:常用的治疗技术是直坐

旋转(治疗技术4)和卧位伸展(治疗技术2),若无效,可应用旋转松动术(治疗技术5)。

(7)胸椎屈曲功能不良综合征的治疗技术应用程序:常用的治疗技术是直坐屈曲(治疗技术1),开始时所有运动参数减半,逐渐增加至常规参数。每次直坐屈曲运动后,一定练习卧位伸展(治疗技术2)。

(8)腰椎伸展功能不良综合征的治疗技术应用程序:常用的治疗技术是俯卧伸展(治疗技术3),可升级至俯卧伸展加压(治疗技术4),无条件进行俯卧位治疗时,可进行站位伸展(治疗技术6)。效果不理想时可应用伸展松动术(治疗技术7)和伸展位旋转松动术(治疗技术9)。治疗技术进一步可升级至伸展手法(治疗技术8)和旋转手法(治疗技术10)。

(9)腰椎屈曲功能不良综合征的治疗技术应用程序:常用的治疗技术是卧位屈曲(治疗技术13),升级的治疗技术是站位屈曲(治疗技术14),开始时运动参数减半。必要时增加屈曲位旋转松动术(治疗技术11)和屈曲位旋转手法(治疗技术12)。

3. 脊椎移位综合征的治疗方法

(1)颈椎移位综合征的治疗方法

1)复位的方法:一般应先从患者自我运动开始,然后增加患者自我过度加压,再增加治疗师过度加压,其后才能进行松动术和手法治疗。每次应用的治疗技术不宜太多,一般仅选择1项治疗技术,24小时以后观察疗效,疗效不理想时再进行力的升级和治疗技术的升级。最常用的运动参数是每两小时进行1组,每组5~15次。所有治疗师的治疗技术一般是2~3天1次,然后,嘱患者回家继续反复进行同方向的自我运动,以巩固和提高疗效。

颈椎移位1复位的治疗技术应用程序:应用伸展原则进行复位。从坐位后缩(治疗技术1)开始应用,第一个治疗升级是坐位后缩加伸展(治疗技术2),可能需要过度加压。治疗技术的进一步升级是卧位后缩加伸展(治疗技术3)。复诊时如果患者的症状无明显改善,治疗技术升级为手法牵引下伸展和旋转(治疗技术4),仍无效,可应用伸展松动术(治疗技术5)。

颈椎移位2复位的治疗技术应用程序:应用伸展原则进行复位。先应用移位综合征1的复位治疗技术进行尝试。多数移位2的患者利用自身产生的力不足以达到复位的效果,需要应用治疗师外加的力进行复位。许多移位2的患者开始治疗时不能进行坐位后缩的运动,需要从卧位后缩(治疗技术3)开始治疗,并根据患者畸形的程度和疼痛的耐受程度决定是否头下垫枕,使头颈处于屈曲位开始治疗。如果患者无法完成卧位的后缩运动(治疗技术3),可应用手法牵引下后缩加伸展和旋转(治疗技术4)。一旦患者症状和活动度改善,就可尝试坐位后缩运动,复位的治疗同颈椎移位1。如果患者症状和活动度无法减轻,则可应用屈曲位机械牵引(治疗技术12),其后立即进行手法牵引下后缩加伸展和旋转的治疗(治疗技术4)。

颈椎移位3复位的治疗技术应用程序:多数需要应用伸展原则进行复位。先尝试矢状轴伸展方向的治疗,具体方法同颈椎移位1的复位。如果伸展方向治疗无效,可应用侧方程序进行复位。如果症状来自下颈椎,应用坐位侧屈运动(治疗技术6),需要时可加压,可升级为侧屈松动术(治疗技术7),甚至侧屈手法(治疗技术7);如果症状来自上颈椎,应用坐位旋转运动(治疗技术8),需要时可加压,可升级为旋转松动术(治疗技术9),甚至旋转手法(治疗技术9)。

颈椎移位4复位的治疗技术应用程序:多数患者需要进行侧方程序复位。但先尝试卧位后缩(治疗技术3)和卧位后缩加伸展(治疗技术3),通常该治疗技术无效。随后应用卧位的侧屈(治疗技术6的变化),必要时过度加压。仍无效,可应用卧位的旋转(治疗技术8的变化)。如果上述治疗技术都不奏效,可应用卧位侧屈松动术(治疗技术7)和(或)卧位旋转松动术(治疗技术9)。当患者症状减轻并向心化后,及时进行伸展原则的治疗程序,具体方法同颈椎移位1的复位治疗。

颈椎移位5复位的治疗技术应用程序:对于有上肢肘关节远端症状的患者,首先需要鉴别诊断患者上肢疼痛的原因。鉴别的方法是进行反复屈曲的运动试验。如果反复屈曲后症状加重、外周化,且加重维持,表明患者的症状来自于移位综合征,需要进行复位治疗,具体的复位程序同颈椎移位3。但由于有上肢远端的症状,复位过程需非常小心缓慢,否则可引起症状加重。先尝试伸展原则,24小时以后判定疗效,决定是继续伸展原则,还是尝试侧方治疗程序。如果患者上肢的症状仅于屈曲终点位发生,反复屈曲后症状不加重,考虑为神经根粘连,需要进行牵张治疗,具体方法同屈曲功能不良综合征。如果患者上肢的症状在屈曲时加重,但加重不维持,考虑为卡压综合征,不适合进行力学治疗。

颈椎移位6复位的治疗技术应用程序:复位的方向由运动试验的结果决定。在运动试验中,哪个方向出现症状减轻并向心化,该方向就是复位治疗方向。多数患者可在第一天选择坐位后缩(治疗技术1)、卧位后缩加伸展(治疗技术3)和卧位手法牵引下后缩加伸展(治疗技术4)。第二天复诊时如果患者症状减轻,则治疗方法不变,如果患者症状无变化,则可选用卧位侧屈(治疗技术6)或卧位旋转(治疗技术8)进行治疗。进一步治疗的升级是侧屈松动术(治疗技术7)、旋转位伸展松动术(治疗技术5)和旋转松动术(治疗技术9)。

如果没有任何一个方向的运动试验能使症状减轻和向心化,则可应用屈曲位机械牵引方法,1周以后重新评测。

颈椎移位7复位的治疗技术应用程序:应用屈曲原则进行复位。先从坐位屈曲(治疗技术10)开始,可过度加压,一般不需要治疗师治疗技术,必要时可应用屈曲松动术(治疗技术11)。如果患者的症状为非对称性的,可应用侧方治疗程序,即单侧屈曲松动术(治疗技术11),极少数患者需要应用屈曲位机械牵引治疗(治疗技术12)。

2)复位的维持:复位维持的要点是将复位治疗的效果尽可能保持,需要患者尽量避免与复位治疗力相反的姿势应力,避免反向的颈椎运动,需要患者自我反复进行复位方向的运动,一般每2小时重复一次,以维持疗效。

3)功能恢复:功能恢复的治疗在复位稳定后才能开始,一般在患者的症状消失24小时后,并根据运动试验结果判定是否能安全地进行功能恢复的治疗。对于移位综合征6的患者为了防止复发,功能恢复的治疗开始较晚,一般6~8周以后开始。

后方移位综合征患者的复位治疗采取伸展原则,复位维持治疗中尽量避免屈曲运动,因而复位后常出现屈曲功能受限。功能恢复的治疗则应采取屈曲原则。为了防止后方移位复发,在进行屈曲方向的运动时应该从最小、最安全的力开始,通常应用坐位屈曲(治疗技术10),重复次数较常规运动参数减半。在进行屈曲方向的运动后,一定要以一组伸展方向的运动结束自我治疗。

前方移位综合征患者复位的治疗采取屈曲的原则,但复位后伸展活动度受限很少发生。如果伸展活动度受限,可应用坐位后缩(治疗技术1)和坐位后缩加伸展(治疗技术2)。

4)预防复发:在移位综合征的患者复位稳定、功能完全恢复正常以后,应指导患者进行预防复发的治疗。复发的原因可能是复位后没有完全恢复功能,也可能是我们没有给患者足够的预防复发的指导。

指导患者继续保持正确的姿势,尤其是保持正确的坐姿是预防复发的关键。保持颈部良好的柔韧性对于防止复发也非常重要。指导患者每天进行坐位伸展运动(治疗技术2)2组(早晚各1组),坐位屈曲运动(治疗技术10)每天1组(晚)。以上运动进行3个月或更长时间。

(2)胸椎移位综合征的治疗方法

1)复位的方法:胸椎各种移位综合征复位的方法是根据运动试验的结果来选择治疗力的方向。一般应先从患者自我运动开始,然后增加自我过度加压,再增加治疗师过度加压,其后才能进行松动术和手法治疗。每次应用的治疗技术不宜太多,一般仅选择1项治疗技术,24小时以后观察疗效,疗效不理想时再进行力的升级和治疗技术的升级。最常用的运动参数是每两小时进行1组,每组5~15次。所有治疗师的治疗技术一般每2~3天1次,然后,嘱患者回家继续反复进行同方向的自我运动,以巩固和提高疗效。

胸椎移位1复位的治疗技术应用程序:应用伸展原则进行复位。先进行肘撑位3~4分钟,然后进行卧位伸展运动(治疗技术2),症状在$T_4 \sim T_5$以下时,采用俯卧位伸展运动,症状在$T_4 \sim T_5$以上时,采用仰卧位伸展运动。无效时可应用伸展松动术(治疗技术3),1周后仍无效,可应用伸展手法(治疗技术3)。

胸椎移位2复位的治疗技术应用程序:胸椎移位2非常少见,如果确认为移位2的患者,在开始力学治疗之前,一定先进行影像学检查,以确保不漏诊。胸椎移位2的复位治疗方法同腰椎移位2。

胸椎移位3复位的治疗技术应用程序:先应用伸展原则进行复位,具体方法同移位1。如果症状减轻并向心化,胸椎移位3转变为胸椎移位1,治疗同前。如果不能改善症状,则应用直坐旋转(治疗技术4),并可进一步应用旋转松动术和手法治疗(治疗技术5)。

2)复位的维持:复位的维持需要保持正确的姿势,避免胸椎屈曲、旋转动作和静态体位,并在一天中经常重复伸展运动。

3)功能恢复:当患者24小时无症状后,可开始功能恢复的治疗。常用的治疗技术是直坐屈曲(治疗技术1),开始时运动次数比一般自我运动减少一半,逐渐增加至常规参数。

4)预防复发:指导患者在功能完全恢复后仍继续进行卧位伸展(治疗技术2),每天早晚各1组,坚持3个月或更长时间。保持正确的坐姿和站姿对于预防复发非常重要。

(3)腰椎移位综合征的治疗方法

1)复位的方法:腰椎各种移位综合征复位的方法是根据运动试验的结果来选择治疗力的方向,以该方向为治疗原则,根据患者的具体情况,决定是通过运动还是静态姿势进行治疗。治疗从最小的应力开始,需要时逐渐进行力的升级和(或)治疗技术升级。除侧方偏移的手法矫正技术之外,其他方向的力学治疗应先从患者自我运动开始,然后增加患者自我过度加压,再增加治疗师过度加压,其后才能进行松动术和手法治疗。除侧方偏移的手法矫正技术以外,其他手法治疗一定先进行松动术,确定安全有效后再进行手法治疗。在应用每一项治疗技术之前,首先必须记录患者当时疼痛和其他症状的程度和部位,尤其要注意患者下肢最远端的症状部位。在进行治疗中,特别注意询问患者下肢最远端的症状有无加重,或症状部位有无进一步向远端发展(外周化),如果有,治疗需非常小心,需要调整力度、角度等参数。如果治疗中症状减轻、向心化出现,提示该治疗技术对患者是合适的治疗方法。在每一组治疗后记录结果,应用术语好转维持、好转不维持、加重维持、加重不维持来描述。一般情况下,好转维持提示该治疗技术对患者安全有效,需要反复重复;好转不维持提示该治疗技术力学方向正确,但需要力的升级;加重维持提示该治疗技术的力的方向对患者不适用,需要调整力的方向,或者力的升级太快,需要调整力的大小;加重不维持不能肯定,可能需要重复,可能需要改变力的方向,进一步的运动试验可以得出结论。每次应用的治疗技术不宜太多,一般仅选择1项治疗技术,24小时以后观察疗效,疗效不理想时再进行力的升级和治疗技术的升级。治疗升级后是否有效,也需要24小时之后最后判定。复位治疗的常规参数为:静态姿势治疗每次5分钟;患者自我运动每2小时1组,每组10次;治疗师治疗技术2~3天1次。在应用治疗师治疗技术的同时,应坚持同方向患者自我运动。

腰椎移位1复位的治疗技术应用程序:应用伸展原则进行复位治疗。首先应用俯卧位(治疗技术1)5分钟,俯卧伸展位(治疗技术2)5分钟,如果患者的反应提示治疗方向正确,让患者放松后进行俯卧伸展(治疗技术3)10次,重复5~6组,组间休息2分钟。患者出现症状减轻并维持,指导患者回家后继续进行自我复位治疗,每2小时1组。如果患者没有条件进行俯卧位伸展(治疗技术3),可用站立位伸展替代(治疗技术6)。复诊时如果治疗效果不满意,治疗的第一个升级是伸展松动术和伸展位旋转松动术(治疗技术7和9),治疗作用于受累节段及其上下,每节段8~10次,其后患者继续俯卧位伸展运动(治疗技术3)。治疗的第二个升级是伸展松动术(治疗技术7)加俯卧伸展治疗师过度加压(治疗技术4)。治疗的第三个升级是伸展手法(治疗技术8)。

腰椎移位2复位的治疗技术应用程序:应用伸展治疗原则或侧方治疗原则进行复位治疗。复位时首先尝试移位1的复位方法,对于移位2的患者最大的困难是不能俯卧。可先在患者腹部垫枕使腰椎处于屈曲位,然后逐渐撤出枕头直至患者能达到水平俯卧。时间因素在移位2的复位中非常重要,整个过程需缓慢进行,通常需要45分钟。当患者能达到水平俯卧时,如果仍不能按照移位1的复位方法进行治疗,可应用俯卧伸展位(治疗技术5),伸展角度需小幅度增加。

腰椎移位3复位的治疗技术应用程序:应用伸展治疗原则进行复位治疗。具体治疗程序同移位 1。若患者第二天复诊时无症状改善,需立即应用伸展松动术或伸展位旋转松动术(治疗技术 7 和 9),第三天仍无改善,需应用骨盆偏离中线的俯卧伸展(治疗技术 3)。第三个升级治疗技术是持续旋转(治疗技术 11),多数将患者的下肢移向疼痛侧,维持 2 分钟。第四个治疗升级技术是伸展位旋转松动术(治疗技术 10),治疗的第五个升级技术是屈曲位旋转手法(治疗技术 12)。在治疗过程中,如不出现症状向心化,需要进行下一级的治疗,如果出现向心化,移位 3 已经转变为移位 1,进一步的治疗同移位 1。

腰椎移位 4 复位的治疗技术应用程序:应用侧方治疗原则进行畸形矫正后再应用伸展治疗原则。第一天就应用侧方偏移的手法矫正(治疗技术 16),患者回家后的自我治疗运动是侧方偏移的自我矫正(治疗技术 17)。一旦侧方偏移矫正,立即开始伸展运动,可采用俯卧或站立位(治疗技术 3 和 6)。如果偏移矫正后应用伸展治疗原则不能使症状减轻和向心化,则采用侧方治疗技术,具体程序同移位 3 的治疗。

腰椎移位 5 复位的治疗技术应用程序:先进行站立位屈曲和卧位屈曲的运动试验,以确定患者的病因是否与神经根粘连相关。若为神经根粘连,治疗技术见屈曲功能不良综合征,若不存在神经根粘连,具体复位程序及方法同移位 3,但治疗进展程序需比移位 3 缓慢。

腰椎移位 6 复位的治疗技术应用程序:首先进行各方向的运动试验,以确定复位是否可能发生。若各个方向的运动试验结果均使患者症状加重、外周化且加重维持,提示移位不可逆,需要手术治疗。若运动试验提示某个方向的运动使患者症状减轻或至少不加重,可在该方向进行治疗。治疗程序可参照移位 4 的复位治疗。

腰椎移位 7 复位的治疗技术应用程序:应用屈曲治疗原则进行复位治疗。若在站立位屈曲检查中发现屈曲有偏移,治疗从抬腿站立位屈曲(治疗技术 15)开始,一旦偏移纠正,治疗立即改为卧位屈曲(治疗技术 13)。若开始站立位屈曲中无偏移现象,治疗从卧位屈曲(治疗技术 13)开始,逐渐增加至站立位屈曲(治疗技术 14),有时在二者之间可增加坐位屈曲过渡。如果患者的单侧症状始终不能向心化,可应用侧方治疗原则,如持续旋转(治疗技术 11)和屈曲位旋转手法(治疗技术 12)。

2)复位的维持:对于腰椎移位 1~移位 6 的患者,复位的基本原则是伸展原则,在治疗的间歇期需要维持腰椎的前凸度,以保证已经减轻的移位程度不再反复。需要指导患者正确的坐姿与站姿,避免站位弯腰的日常活动,有规律地反复进行自我治疗技术。对于有侧方偏移的患者,保持腰椎前凸度对防止偏移的复发也非常重要。

3)功能恢复:腰椎移位 1~移位 6 的患者在复位治疗和复位的维持治疗中,强调尽量避免屈曲,容易引起屈曲功能不良,需要应用屈曲治疗程序恢复屈曲功能。何时开始屈曲程序应由屈曲运动试验结果决定,原有移位的程度越重,需要避免屈曲运动的时间就越长。一般移位 6 的患者需要 8~10 周以后,才能开始功能恢复的运动。

屈曲程序从卧位屈曲(治疗技术 13)开始,开始运动参数为常规量的一半,每组屈曲运动后一定进行伸展运动,且不要在晨起后 4 小时以内进行屈曲运动。

腰椎移位 7 的患者很少出现伸展功能不良,需要时应用伸展治疗程序。

4)预防复发:在复位完成并稳定,功能恢复之后,为了防止复发,需要坚持全范围的伸展,每日早晚各 1 组,全范围的屈曲每晚 1 组,至少 6 周;需要始终注意保持良好的姿势,尤其是坐位姿势,可经常练习"弓背—过度伸展"。

(六)禁忌证

1. 绝对禁忌证 如原发或继发恶性肿瘤;各种感染;疾病炎症活动期;中枢神经受累(脊髓受压体征,马尾病灶等);严重骨骼疾病;骨折、脱位和韧带撕裂等骨关节肌肉系统不稳定因素;血管性疾病;糖尿病晚期。

2. 相对禁忌证 如轻至中度骨质疏松,无并发症;结构性/先天性疾病;炎症性疾病非活动期;韧带松弛;孕妇,尤其最后 2 个月;骨关节炎晚期或多节段;精神性或行为性疾病;既往腹部或胸部手术;服抗凝药或长期口服激素;近期重大创伤后;近期手术后;服用止痛药后在止痛效应期内;严重疼痛,不能活动。

第二节 物理因子疗法

一、物理因子疗法概论

(一)物理因子疗法的定义

物理因子疗法(physical factor therapy)是应用人工或天然的物理因子如光、电、热等作用于人体以提高健康水平、保健、预防和治疗疾病,促进病后机体康复,延缓衰老等的治疗方法。

(二)物理因子疗法的内容

主要包含电疗法(含直流电、低频、中频、高频疗法)、磁疗法(含静磁场疗法、磁热疗法、脉冲磁场疗法等)、光疗法(含可见光疗法、红外线疗法、紫外线疗法、激光疗法等)、超声波疗法、热疗法、冷疗法、水疗法等。康复医生和治疗师应当掌握这些疗法的使用方法、适应证和禁忌证。

(三)物理因子治疗的分类

1. 自然的物理因子 如热疗法、冷疗法、磁疗法、水疗法、日光浴、海水浴等物理因子均属于自然的物理因子,运用得当,有利于一些慢性病的恢复。

2. 人工的物理因子 力学的运用如力学牵引、肢体气压等;电的运用如中频、低频、高频、超高频等;光的运用如红外线、紫外线、蓝光、蓝紫光等;其他如超声波、超短波、微波等。

3. 物理因子疗法对人体的作用方式 一种是原发性作用:如物理因子对微量元素的影响、对氧自由基的影响、对生物膜通透性的影响、对生物共振的影响,以及一些物理因子作用于机体后的热和非热效应。另一种是特异性作用:主要表现在特定物理因子对于机体组织形态学、血液成分、细胞超微结构等方面的特异性作用。如紫外线作用于皮肤后,其上皮的表层细胞发生变性分解成较深层的上皮细胞的现象,皮肤充血、血管内白细胞蓄积,并从血管内移向上皮,进而体表上皮细胞脱落,基底层细胞呈有丝分裂性的增殖,故增厚。又如波长 6m 的超短波作用于动物机体后,当即引起血清 γ-球蛋白显著增加,10 次为 1 个疗程,结束后 10 天才复原。又如干燥空气小室内虽使动物机体过度加热,也不引起线粒体功能的改变,而在 $25 \sim 100 \mu W/cm^2$ 的脉冲式微波($\lambda = 3cm$)作用下,线粒体的功能开始有所下降,10次作用后氧化磷酸化指标恢复正常。

二、电疗法

(一)直流电及直流电药物离子导入疗法

1. 直流电疗法

(1)概念:直流电是一种电流方向不随时间变化的电流,若电流强度也不随时间变化,称平稳直流电;若电流方向不变,电流强度随时间变化,称脉动直流电;若周期性通断电,则称断续直流电。利用直流电作用于人体以治疗疾病的方法称直流电疗法(galvanization)。

(2)生物物理作用与生物化学作用:直流电作用于人体,在两电极间存在着方向不变的电势差,使人体组织内各种离子或带电粒子向一定方向移动而形成电流;由于离子移动及其移动引起体液中离子浓度对比的变化是直流电生物物理和生物化学的作用基础;产生的理化作用包括:电解、电泳和电渗等,进而引起电极下组织酸碱度、含水量、细胞膜通透性和兴奋性等生物学方面的改变。

(3)治疗作用:主要包括以下几个方面。

1)改善局部组织营养和代谢:电泳和电渗的结果可使阴极下的组织水分增多,蛋白颗粒分散、密度降低,细胞膜结构疏松,通透性增加等;同时直流电所致的局部组织内理化性质的变化,对神经末梢产生刺激,通过轴索反射和节段反射而引起小血管扩张。

2)对神经系统的影响:直流电作用的阳极下组织兴奋性降低,阴极下组织兴奋性升高,上行电流通过脊髓,可使中枢神经系统兴奋性升高,而下行电流则使兴奋性降低。

3)对静脉血栓的作用:较大电流强度的直流电作用下,可使血栓先从阳极侧松脱,然后向阴极侧退缩,直至血管再通。

4)其他作用:直流电还可用于软化瘢痕、促进骨折愈合、改善心肌缺血和治疗癌症等。

2. 直流电药物离子导入疗法

(1)概念:用直流电将药物离子通过皮肤、黏膜、伤口等导入体内的方法称为直流电药物离子导入疗法(galvanoiontophoresis)。

(2)药物离子导入的原理、途径和特点:根据电学"同性相斥"的原理,直流电可以使电解质溶液中的阳离子从阳极、阴离子从阴极导入体内。导入途径主要为皮肤汗腺管口、毛孔进入皮内或经黏膜上皮细胞间隙进入黏膜组织。导入的离子主要堆积在表皮内或黏膜组织内形成"离子堆",以后通过渗透渐渐进入淋巴和血管。该疗法的特点包括:①导入药物在局部表浅组织浓度较高,作用持续时间长;②导入体内的是药物的有效成分;③兼有反射治疗以及直流电和药物的综合作用。

(3)治疗技术:仪器采用直流电疗机,衬垫法是用薄铅片或导电橡胶电极,外包1cm厚吸水衬垫,用温水或电解液浸湿后在治疗部位对置或并置,电流强度为0.03~0.1mA/cm^2,每日一次,20~25分钟/次,12~18次/疗程;还可用电水浴法、体腔法和创面、穴位直流电或直流电离子导入疗法等。

（4）适应证与禁忌证:适应证:神经（根）炎,自主神经功能紊乱,慢性溃疡,伤口,放射治疗反应,深浅静脉炎（血栓性）等。禁忌证:高热,恶病质、心力衰竭、出血倾向者、直流电过敏等。

（二）低频脉冲电疗法

1. 概念　应用频率 1000Hz 以下的脉冲电流治疗疾病的方法称为低频脉冲电疗法（low frequency electrotherapy）。

2. 作用特点

（1）兴奋神经肌肉组织:电刺激可使细胞膜去极化,因而有可能引起神经肌肉的兴奋。哺乳动物运动神经的绝对不应期多在 1 毫秒左右,因此频率在 1000Hz 以下的低频脉冲电每个脉冲都有可能引起一次运动反应。

（2）镇痛和促进局部血液循环:作用机制同中频电疗法。

（3）生物物理和生化作用特点:电流为低压、低频、可调,无电解作用、无热作用。

3. 常用的低频脉冲电疗法

（1）感应电疗法

1）概念:感应电流是用电磁效应原理产生的一种双相、不对称的低频脉冲电流,又称法拉第（Faraday）电流。应用这种电流治疗疾病的方法即为感应电疗法。

2）治疗作用:主要包括以下几个方面:①防治肌萎缩:应用感应电流刺激那些神经和肌肉本身均无明显病变但暂时丧失运动的肌肉,如失用性肌萎缩的肌肉,使之发生被动收缩,从而防治肌萎缩。②防治粘连和促进肢体血液和淋巴循环:感应电刺激激发肌肉的活动,增加组织间的相对运动,可使轻度的粘连松解;肌肉收缩也可促进静脉和淋巴管的挤压排空,肌肉松弛时,静脉和淋巴管随之扩张和充盈,改善了血液和淋巴循环。③止痛:感应电刺激穴位或病变部位,可降低神经兴奋性,产生镇痛效果。

3）治疗技术:感应电治疗的操作方法和注意事项与直流电疗法基本相似,唯衬垫可稍薄些。感应电流的治疗剂量不易精确计算,一般分强、中、弱三种,强剂量可见肌肉出现强直收缩,中等剂量可见肌肉微弱收缩,弱剂量则无肌肉收缩,但患者有感觉。

常用治疗方法如下:①固定法:两个等大的电极（点状、小片状、大片状电极）并置于病变的两侧或两端（并置法）,或在治疗部位对置（对置法）,或主电极置神经肌肉运动点、副电极置有关神经肌肉节段区。②移动法:手柄电极或滚动电极在运动点、穴位或病变区移动刺激（也可固定作断续刺激）,另一片状电极（约100cm²）置相应部位固定。③电兴奋法:两个圆形电极（直径3cm）在穴位、运动点或病变区来回移动或短暂固定某点作断续刺激。

4）适应证与禁忌证:①适应证:感应电疗法常用于失用性肌萎缩、肌张力低下、软组织粘连、血循环障碍、声嘶、便秘、癔症性麻痹等。②禁忌证:有出血倾向、化脓过程、痉挛性麻痹或感觉过敏者禁用。

（2）间动电疗法

1）概念:间动电是将 50Hz 正弦交流电整流后叠加在直流电上而构成的一种脉冲电流,又称 Bernard 电流,将该电流用于临床治疗,即为间动电疗法（diadynamic therapy）。

2）常用波形及其作用特点见表2-5。

133

表2-5 各型间动电流的作用特点简表

类型	感觉和运动反应	生理作用	适应证
密波（DF）	针刺感，细振动	止痛（早而短）；降低交感神经张力；促进局部血循环	疼痛；交感神经过度兴奋，周围血液循环不良
疏波（MF）	强的震颤感，紧压感，量大可见肌肉收缩	止痛（晚，较久）	痉挛性疼痛
疏密波（CP）	DF、MF 的交替出现	促进渗出物吸收；止痛	软组织扭挫伤；神经炎；神经痛；局部循环和营养不良
间升波（LP）	同 CP，有渐升和渐降的蚁爬感	止痛（明显）	神经痛，肌痛，瘢痕
断续波（RS）	断续震颤感，量大，见肌肉收缩	肌肉节律性收缩	失用性肌萎缩
起伏波（MM）	同 RS，刺激较缓和	同 RS	同 RS（适用于重病者）

3）治疗技术：利用间动电疗法的波形和波幅的多种变化可以防止或延迟适应现象的产生，使该疗法具有止痛、改善血液循环和对神经肌肉的兴奋作用。常用疗法包括：①痛点治疗：以小圆极（直径 2~3cm）置痛点联阴极，阳极面积等大置痛点附近或对置。当痛点多时可采用"追赶"痛点法，逐点作用各 2~5 分钟不等。治疗时均以阴极置痛点，因阴极感觉阈较阳极明显。②沿血管或神经干治疗：阴极置患部，阳极置血管或神经干走行方向，电极大小依病变范围选择。③交感神经节与神经根部位治疗：小圆极或小片状极置神经节或神经根部位连接阴极，阳极等大或稍大置神经相应部位。④离子导入：方法同直流电导入。有实验证明，间动电流将药物导入机体具有一定的特点和量的规律，以导入药物量来说，直流电超过所有各型间动电流，但就透入的深度来说，某些间动电流则更为优越。

4）适应证与禁忌证：①适应证：可用于治疗各类神经性疼痛和瘫痪肢体疼痛。对肌肉、肌腱、韧带、骨关节及其周围组织的急慢性挫伤、炎症和关节变形等均有一定疗效。也可用于某些血管疾患的治疗，如雷诺病、中心性视网膜、高血压等。②禁忌证：急性化脓性炎症、出血倾向、严重心脏病、高热患者等禁用。

（3）神经肌肉电刺激（neuromuscular electric stimulation，NES）：是指任何利用低频脉冲电流刺激神经或肌肉引起肌肉收缩，达到提高肌肉功能或治疗神经肌肉疾患的一种治疗方法，包括功能性电刺激和经皮电神经刺激，国外用于瘫痪治疗已有四十多年的历史，国内也得到了较广泛的应用。

1）功能性电刺激（functional electric stimulation，FES）：是利用一定强度的低频脉冲电流，通过预先设定的刺激程序来刺激一组或多组肌肉，诱发肌肉运动或模拟正常的自主运动，以达到改善或恢复被刺激肌肉或肌群功能的目的。FES 所刺激的肌肉在解剖上具备完整的神经支配，但是失去了应有的收缩功能或失去了中枢神经的支配（如脊髓或脑损伤），其特点是可以产生即刻的功能性活动，如上肢瘫痪患者手部肌肉在受到刺激时，可以产生即刻的抓握动作，下肢瘫痪患者（截瘫、偏瘫）的腿部肌肉在受到刺激时,可以产生行走动作,等等。那些虽然也能引起肌肉收缩但没有功能性活动的电刺激,不能称之为 FES。

临床上用于治疗瘫痪的 FES 主要有以下几种类型。

①膈神经刺激仪:通常用植入式电极,适用于两类患者,一类是高位脊髓损伤,一类是中央小气道通气功能低下(central alveolar hypoventilation,CAH)。CAH 多为先天性,但在脑干损伤或对 CO_2 不敏感的患者也可以出现。患者清醒时呼吸功能正常,入睡后容易出现呼吸暂停,需要用膈神经刺激仪治疗,但要除外睡眠中有上呼吸道阻塞,否则刺激膈神经会加重病情。高位脊髓损伤患者的膈神经核可能部分或完全破坏,特别是 C_4 中央型脊髓损伤(膈神经核位于此处)。如果膈神经核完整,膈肌可兴奋,此类患者适合于治疗。

②膀胱控制治疗仪:利用植入电极刺激支配膀胱的神经或神经根(如骶神经前根)。治疗有两个目的,一是恢复膀胱的控制能力,二是达到有效排空。

③肢体瘫痪治疗仪:FES 最广泛的临床应用是作为支具用于肢体瘫痪患者的功能训练。Liberson 等最早用表面电极刺激腓神经和胫前肌以改善偏瘫患者的踝背伸和外翻,其作用如同“电生理支具”,能有效地控制步行摆动中的足下垂。此后,表面电极和植入电极一直用于脊髓损伤和脑卒中所引起的肢体瘫痪,其主要目的是增加关节活动范围,提高肌肉的功能如收缩力、耐力,诱发反射活动等。

2)经皮电神经刺激(transcutaneous electric nerve stimulation,TENS):是将电极放在皮肤表面,通过低频脉冲直流电刺激神经纤维,达到治疗目的。广义上任何利用表面电极的电刺激都可以称作为 TENS,习惯上则指用于治疗疼痛的低频脉冲电刺激。自从 Long 在 20 世纪 70 年代设计出第一台 TENS 并将其用于临床,大量的临床和基础研究证明其缓解疼痛的疗效比较满意。近二十年来,TENS 的应用远远超出治疗疼痛的范围。

临床上使用的 TENS 主要有以下几种模式。

①通用型(conventional TENS,constant mode):为感觉水平刺激,特点为频率高(100Hz 以上),强度低,脉宽小,20～100 微秒(通常为 50～80 微秒)。由于这一型 TENS 主要通过脊髓机制刺激 Ⅱ 型神经纤维来达到镇痛作用(没有肌肉收缩),因此,镇痛作用快,持续时间短,一般在治疗后数小时内有效(图 2-24)。

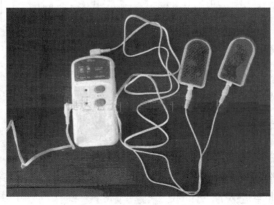

图 2-24　通用型经皮电刺激

②针灸型(acupuncture-like TENS,acupuncture mode):为运动水平刺激,特点为频率低(1~4Hz),强度高,脉宽大(1~200us),治疗时刺激电极通常放置在针灸的穴位上或运动点上,能引起可见的肌肉收缩。主要刺激Ⅲ型和Ⅳ型神经纤维以及小运动神经纤维。镇痛作用慢于通用型,但持续时间长。

③混合型(burst train TENS,burst mode):由一系列较高频率的脉冲(100Hz)叠加在较低频率的脉冲(1~4Hz)上所产生,患者容易耐受引起较强肌肉收缩的刺激强度。也有学者将此型称为针灸型,二者的区别在于针灸型为单次脉冲,混合型为系列脉冲。

④调制型(modulation mode):电流强度从0增加到预先设置的水平,持续2秒再回到0,间歇1秒。如此循环。给患者一种按摩的舒适感受。

3)治疗技术

①治疗前准备:治疗前先向患者解释治疗时的感觉;被治疗的关节应可以活动(不是僵硬的关节);确定刺激的部位、治疗参数,电极大小及其放置位置。

②电极及其放置:电极的大小应随所刺激的肌肉大小来决定。大肌肉用大电极,小肌肉用小电极。大电极能产生较强的收缩而不引起疼痛。但如果电极大于需要刺激的肌肉。刺激时电流会扩散到附近不需要刺激的肌肉甚至是拮抗肌。相反,如果电极明显小于肌肉。刺激时电流强度可能会太大而超过了患者的耐受性。电极应定期更换,使用时,电极表面可用导电胶。电极的贴放可见图2-25。

放置电极

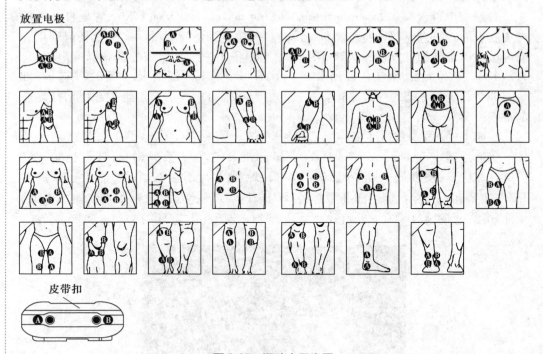

图2-25 运动点示意图

电极通常放置在外周神经或肌肉的运动点上。运动点(motor point)是指在肌肉的皮肤上用最小剂量的电流就可以激发肌肉收缩的位置。一般来说,肢体和躯干肌肉的运动点位于运动神经进入肌肉的位置或其附近。操作时,可以用试错法(trial and error)找出运动点,方法是先将电极放置在拟刺激肌肉的肌腹上,用小强度的电流刺

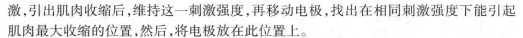

激,引出肌肉收缩后,维持这一刺激强度,再移动电极,找出在相同刺激强度下能引起肌肉最大收缩的位置,然后,将电极放在此位置上。

③电流刺激:从低强度开始,逐渐增加到患者的最大耐受强度。

4)临床应用

适应证:①FES:改善或促进瘫痪肌肉的功能恢复,预防或延缓肌肉的失用性萎缩,维持或增加关节活动范围,增加局部的血液循环,肌肉功能的再训练,预防下肢手术后深静脉血栓形成。②TENS:除了用于治疗各种类型的疼痛之外,尚可用于治疗脑损伤患者的肢体瘫痪,减轻肌肉痉挛;治疗不稳定型心绞痛;缓解肿瘤患者化疗时出现的恶心和呕吐等副作用;减轻 Down 综合征患者的自我伤害行为;改善下肢烧伤患者烧伤局部的血液循环;改善早期 Alzheimer 患者的非语言性短期和长期记忆、语言性长期记忆和语言的流利性。据文献报告,均取得了良好的疗效。

禁忌证:①佩戴心脏起搏器者,特别是按需心脏起搏器(可能会影响起搏器的正常功能,引起室颤)。②外周血管性疾病,如静脉血栓形成,可能会引起栓子脱落。③对刺激不能提供感觉反馈的患者,如婴幼儿、老人、精神病患者。④下列部位不能放置 FES 的电极:颈动脉窦处(电流可能会影响血压和心脏收缩,引起心律失常);感染部位(可以加重感染);孕妇的躯干部位(可以引起子宫收缩);手术部位(肌肉收缩可以引起伤口裂开);恶性肿瘤,皮肤感觉缺损或对电极过敏的部位。

（三）中频电疗法

1. 概念　应用频率 1~100kHz 的交流电治疗疾病的方法称为中频电疗法(medium frequency electrotherapy)。含干扰电、等幅中频、调制中频等几种疗法,后面将分开介绍。

2. 作用特点和机制

(1)生物物理作用特点及其机制:①无电解作用:中频电疗法采用正弦交流电,临床治疗时无正负极之分,故无电解效应;②作用较深:机体组织对交流电显示的容抗(Xc)可用公式 $Xc=1/2\pi f C$ 表示,中频电的频率(f)较高,Xc 较小,作用较深;③低频调制的中频电兼有低、中频电流的特点。

(2)生理作用特点及其机制:①特殊的神经肌肉刺激作用:与低频电相比,中频电需综合多个电脉冲才能引起一次兴奋,即中频电刺激的综合效应。低频电只能兴奋正常的神经肌肉,而中频电有可能兴奋变性的神经肌肉;尤其是 6000Hz 以上的中频电,使用较大的电流强度可使肌肉强烈收缩而不致疼痛,即肌肉收缩阈和痛阈的分离现象。②镇痛:其中以低频调制的中频电镇痛作用最明显。③促进血液循环:通过轴突反射、刺激局部神经释放出血管活性物质、肌肉活动代谢产物的堆积和对自主神经的作用等使局部小血管扩张。④软化瘢痕和松解粘连:以音频电疗法的效果最为显著,机制尚不详。

3. 干扰电流疗法(interference electrotherapy)

(1)概念:是将两组频率不同的正弦电流[(4000±100)Hz]交叉输入人体,在电力线交叉部位产生低频调制(差频变化 0~100Hz)的中频电流(差频电流),用以治疗疾病的一种方法。该疗法兼有低、中频电疗的特点。

(2)治疗技术:治疗时,差频可固定于 0~100Hz 的任一值,也可在任一范围内变动(扫频),不同的差频选择可用于不同的治疗目的;当输出两组等幅中频电流时为静态干扰电,若输出两组中频电流的幅度在一定范围内自动变化即为动态干扰电,可提高该疗法的选择性和疗效。新近开展的立体动态干扰电疗法是将三组5000Hz等幅中频电流立体交叉地输入人体,利用星形电极产生高负荷的中频电流,发生三维效应,其特点为立体、多组小刺激、电流的动态性等。

电极和治疗方法:一般电极要求同直流电和低频电,但衬垫可以较薄,用于固定法治疗;四联电极是在一块绝缘垫上镶嵌四个电极,通过多芯线和多脚插头与主机连接,用于小部位治疗;手套电极可做移动治疗用;吸盘式电极用于抽吸法治疗,可产生干扰电流和负压按摩的综合治疗作用。

(3)适应证与禁忌证

1)适应证:可用于治疗失用性肌肉萎缩,内脏平滑肌张力低下(尿潴留、便秘、大小便失禁等),胃肠功能紊乱,关节软组织的损伤和疼痛等。

2)禁忌证:对急性炎症、出血、严重心脏病、局部有金属等患者禁用。

4. 调制中频电疗法(modulated middle frequency electrotherapy)　是使用低频调制的中频电流治疗疾病的方法。其频率为2000~5000Hz,调制频率10~150Hz,调制深度0~100%。

(1)治疗技术

1)主要波形:连续调制波(简称连调)即调制波连续出现,用于止痛和调整神经功能以及刺激自主神经节;间歇调制波(简称间调)即调制波间歇出现,适用于刺激神经肌肉;交替调制波(简称交调)指调制波和未调制波交替出现,变频调制波(简称变调)即两种频率不同的调制波交变出现,交调和变调波有显著的止痛、促进血液循环和炎症吸收的作用。

2)对神经肌肉的作用:采用不同波形和频率交替出现,可以克服神经肌肉对电流的适应性;调制深度小(25%~50%),电流的兴奋作用弱;调制深度大(75%~100%),电流的兴奋作用强;波形中有可调的通断电时间,以防止过度刺激引起肌肉疲劳,因此可用于正常神经支配和失神经支配的肌肉训练。

3)抗肌痉挛的作用:脑卒中所致的痉挛性和混合性轻瘫也可应用间调波,作用于痉挛肌的拮抗肌。

4)脊髓损伤所致的神经源性膀胱功能障碍:可用间调波20~30Hz,80%~100%,通断比5:5(s)。

5)促进淋巴回流作用:30~50Hz交调波,通断1:1(s),调幅100%,5分钟;150和50Hz变调波,通断1:1(s),调幅100%,5分钟;100Hz间调波,通断3:3(s),调幅100%,5分钟。采用以上电流作用可使淋巴管径增大,对促进瘫痪肢体的淋巴回流有较好作用。

6)选用半波的调制波形电流有类似间动电或直流电的作用:可以做药物离子导入临床治疗。

(2)适应证与禁忌证:适应证:基本同干扰电流疗法,还可用作神经肌肉电刺激、药物离子导入(半波),并且可治疗小腿淋巴淤滞、输尿管结石和眼部疾病等。禁忌证同干扰电流疗法。

5. 等幅中频电疗法

(1)概念:应用频率为1000~5000Hz(常用2000Hz)的等幅中频正弦电流治疗疾

病的方法为等幅中频电疗法(nonmodulated medium frequency electrotherapy),又称音频电疗法(audiofrequency electrotherapy)。

(2)治疗技术:电极要求同直流电和低频电,但衬垫可以较薄,每次治疗20~40分钟,10次为1个疗程,可根据病情连续2~3个疗程。

(3)适应证与禁忌证:适应证:主要适用于术后和烧伤瘢痕的镇痛、止痒、消炎消肿,具有软化瘢痕和松解粘连、促进毛发生长等作用,也用于肌腱粘连、关节僵硬、肠粘连等病症的治疗。禁忌证同干扰电疗法。

6. 中频电疗法的一些新技术

(1)音乐电疗法:该疗法是一面听音乐、一面将音乐电流作用于人体的治疗方法。这种音乐电流是将音乐的声信号经过放大转换而成,其节奏、强度和速度随音乐变化而改变,其所用频率(27~7000Hz电流),跨越了低、中频范围。通过不同乐曲对高级中枢神经系统的影响,以及音乐电流的刺激作用,对各种神经症有独特的疗效。

(2)双动态调制中频电疗法:双动态调制中频电流是一种新型的由低频调制的中频电流,载波频率为2.5~5kHz,变化范围和幅度可任意设定,调制频率为25、50、100Hz,调制波形有正弦波、方波、三角波等,与单动态的调制中频电不同,而且已研制成由电脑程序控制的仪器,应用于临床。

由于该疗法具有宽频带、多波形"双动态"的低频调制中频电流的物理特点,因此能有效地扩展机体受作用的层次和深度,机体不易产生耐受性,治疗电流的耐受量较大等。在临床应用中显示出对瘫痪肌肉的力量和耐力训练、软组织和骨关节病变的治疗等具有较好的疗效。

(四)高频电疗法

1. 概念　频率在100kHz以上的交流电为高频电流。用高频电作用人体防治疾病的方法即为高频电疗法。

2. 作用特点　属于交流电而不产生电解作用;频率高、刺激持续时间短(小于0.01毫秒)、不引起神经肌肉兴奋;作用机体时的容抗(X_c)小、电极可以离开皮肤(中波疗法的频率较低而仍需接触皮肤)。

3. 疗法分类　①按波长分为共鸣火花、中波、短波、超短波、微波;②按波形分为减幅正弦电流(如共鸣火花)、等幅正弦电流(如中波、短波、超短波、微波)、脉冲正弦电流(如脉冲短波、超短波、微波等);③按功率分为中小功率(如大、小超短波等)、大功率(如射频疗法等);④按治疗方法分为直接接触法(如中波疗法)、电容电场法(如短波、超短波疗法)、电缆法(电感场法)、辐射电磁场法(如微波疗法)。

4. 作用基础和生物物理学效应　主要包括热效应和非热效应。①热效应是指高频电引起人体组织内带电微粒运动而产热。②非热效应是指当高频电引起人体组织内带电微粒运动的强度不足以产热时,仍可产生生物学效应,即电磁振荡效应。如共振吸收产生的选择性点状产热,体内带电微粒沿电力线的重新排布,体内导磁物质的磁化改变,高频电场使细胞超微结构和分子水平的改变等。高频电治疗中,采用的频率越高、剂量越小、非热效应越明显;反之,则热效应明显或非热效应被热效应掩盖。

5. 治疗作用　中小剂量的高频电疗法主要是通过温热效应和非热效应产生:改善血液和淋巴循环、解痉、镇痛、消炎、促进组织修复和调节免疫功能等作用;治疗剂量、部位和方法的不同选择又可以对不同疾病、不同器官和系统产生特殊的治疗作用。

大剂量高频电疗法产生的高热主要用于治疗恶性肿瘤和肢体深部真菌病等。

6. 共鸣火花疗法

（1）概念：用火花放电所产生的高频电流，通过共振和升压电路获得高电压、低电流强度、断续、减幅的高频电流，采用特殊电极进行治疗的方法。波长 2000～300m。

（2）治疗技术：该疗法采用特殊的玻璃电极，具有不兴奋神经肌肉、热作用不明显、有独特的火花放电刺激、局部产生 O_3 有化学刺激性等特点。

（3）适应证与禁忌证：适应证：主要适用于头痛，失眠，偏头痛，雷诺病，神经痛，神经炎，幻肢痛，面肌痉挛，神经性耳聋，癔症性瘫痪，癔症性失语，脑外伤后遗症等。对头面部疾病用共鸣火花治疗方便有效。治疗功能性疾病如癔症性瘫痪、癔症性失语等可用大剂量作用于瘫痪肢体，同时配合暗示，往往能收到理想的效果。禁忌证：对化脓性疾病、肿瘤、出血性疾病等患者禁用。

7. 短波疗法

（1）概念：频率 3～30MHz、波长 100～10m 的电流为短波电流，应用该电流治疗疾病的方法即为短波疗法（short wave electrotherapy）。临床常用频率波长：13.56MHz（22.12m）、27.12MHz（11.26m）。

（2）治疗技术：治疗方法包括电感场法和电容场法。电感场法采用电缆（线圈）、电缆盘或涡流电极三种治疗电极；电容场法采用电容电极。治疗剂量根据患者在治疗中的温热感觉、氖灯管的启辉程度和机器仪表指针参数（mA）等分为：无热量、微热量、温热量和热量。

（3）适应证与禁忌证：适应证：适用于运动系统、周围神经和其他器官系统的各种亚急性和慢性炎症，以及疼痛、肌肉痉挛、骨关节损伤、肢体水肿等。禁忌证：对活动性结核病、出血倾向、心肺功能衰竭患者禁用，对装起搏器者、体内金属异物、孕妇应慎用，对恶性肿瘤患者禁用中小剂量。

8. 超短波疗法

（1）概念：频率 30～300MHz、波长 10～1m 的电流为超短波电流，应用该电流治疗疾病的方法即为超短波疗法（ultrashort wave electrotherapy）。临床常用频率和波长为38.96MHz（7.7m）、40.68MHz（7.37m）、42.85MHz（7.0m）、50.00MHz（6.0m）。

（2）治疗技术：以电容场法为主；小功率机（50W 左右）治疗时电极的气距为 0.5～1cm，深部治疗 2～3cm；大功率机（200～300W）表浅治疗 3～4cm，深部治疗 5～6cm；电极放置方法有对置法、并置法、交叉法和单极法（适用于小而浅的病变）等；治疗剂量的选择同短波疗法。

（3）适应证与禁忌证：适应证：适用于一切炎症过程，尤其是对极性和亚急性炎症效果更好；各种疼痛性疾病；血管运动神经和一些自主神经功能紊乱性疾病，如：症状性高血压、胃肠道疾病、肾炎、肾衰等。禁忌证同短波疗法。

9. 微波疗法

（1）概念：频率为 300～300 000MHz、波长 1m～1mm 的电流为微波电流，应用该电流治疗疾病的方法即为微波疗法（microwave therapy）。临床常用频率和波长：分米波：300～10 000MHz（1m～30cm）；厘米波：10 000～30 000MHz（30～1cm）；毫米波：30 000～300 000MHz（10～1mm）。

（2）治疗技术：厘米波和分米波治疗时需用同轴电缆（波导管）将微波电流传输至

辐射器内的天线上进行辐射,借反射罩集合电磁波辐射于治疗部位。各种辐射器有相应的治疗方法,包括:①有距离辐射:可用球形、圆形、矩形和马鞍形辐射器,气距7~10cm;②接触辐射:可用聚焦辐射器紧贴面积相当的病区;用体腔辐射器作体腔内治疗,如直肠、尿道和耳道内辐射治疗等。此外还有隔沙、隔水袋辐射法等。

（3）适应证、禁忌证及不良反应

1）适应证:微波疗法非热效应更加明显;热效应方面微波具有减轻脂肪产热的优点;在微波波段,波长越短,作用深度(半价层)越浅,一般认为分米波作用深度约为5~7cm,厘米波为3~5cm,毫米波仅作用于体表。

2）禁忌证同超短波。

3）不良反应:长期和大剂量接受微波辐射对机体有一定伤害作用,如晶状体混浊、生殖系统损害、中枢神经系统和自主神经系统的功能紊乱,腹部治疗不当可引起胃肠壁的坏死、溃疡和穿孔等。因此治疗时应注意防护,治疗剂量分级同超短波。

三、超声波疗法

（一）概念

超声波是指频率在20 000Hz以上,不能引起正常人听觉反应的机械振动波。将超声波作用于人体以达到治疗目的的方法称为超声波疗法。目前理疗中常用的频率一般为800~1000kHz。治疗方面除一般超声疗法外,还有超声药物透入疗法,超声雾化吸入疗法,超声复合疗法、超声治癌等。

超声波与声波的本质相同,都是物体的机械振动在弹性介质中传播所形成的机械振动波。因此超声波的传播必须依赖介质,而且在介质传播时产生一种疏密交替的弹性纵波,具有一定的方向性;超声波的传播速度与介质的特性有关,而与声波的频率无关;传播距离与频率(同一媒质)、介质的特性、温度及半吸收层有关;超声波在两种不同介质中传播,在声阻不同的两界面就会发生反射和折射现象,两种介质的声阻差愈大,则反射能量愈多。超声波的声场不均匀,因此,在治疗时声头在治疗部位缓慢移动。

（二）生物学效应的作用机制

1. 机械作用 超声波在介质中疏密相间的传播,交变声压作用介质点,引起组织细胞容积和内容移动变化及细胞原浆环流,从而对组织、内物质和微小细胞器产生一种"微细按摩的作用",这种作用可改善血液和淋巴循环,增强细胞膜的通透性,降低神经的兴奋性,使坚硬的结缔组织延长变软。

2. 温热作用 超声波在机体组织内传播时,一部分能量被组织吸收由机械能转变成热能。超声产热的特点是人体各组织吸收声能不一,产热不等,在整个组织中,超声产热是不均匀的,在两种不同组织交界面产热较多,如骨膜上可产生局部高热,这在关节、韧带运动创伤的治疗上有很大意义。这与高频电及其他物理因子所具有的弥漫性热作用(均匀性加热)是不同的(图2-26)。

3. 理化作用 在超声波作用下引起化学反应的加速或抑制,对高分子化合物的聚合与解聚(蛋白质的解聚及合成加速)、氢离子浓度的变化(pH向碱性方向变化)、酶活性变化(水解酶活性)和某些高活性化学物质形成(HO_3,OH,H_2O_2,O等)。

上述三种作用机制的关系,多数学者认为,具有物理学独特发生的超声机械振动,以及在此基础上产生的分布特殊的"内生热"和必然引起的生物理化改变,这些方面

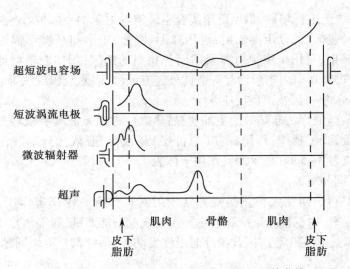

超短波电容场

短波涡流电极

微波辐射器

超声

皮下脂肪　肌肉　骨骼　肌肉　皮下脂肪

图 2-26　四种深部透热治疗时各层组织温热曲线

是有机联系的,孤立地强调哪一方面的作用都是片面的。

（三）治疗作用

1. 对神经系统的影响　小剂量超声波能使神经兴奋性降低,传导速度减慢,因而对周围神经疾病如神经炎、神经痛,具有明显镇痛作用。

2. 对结缔组织的作用　对有组织损伤的伤口,有刺激结缔组织增长的作用;当结缔组织过度增长时,超声波又有软化消散作用,特别对于浓缩的纤维组织作用更显著。因此超声波瘢痕化结缔组织有"分离纤维"的作用,有使"凝胶变为溶胶"的作用。

3. 对骨髓的影响　小剂量超声波多次投射可以促进骨骼生长,骨痂形成;中等剂量作用时可见骨髓充血,温度上升 7℃,但未见骨质的破坏,故可用于骨关节创伤,大剂量超声波作用于未骨化的骨骼,可致骨发育不全,因此对幼儿骨骺处禁用超声。

（四）适应证及禁忌证

1. 适应证　临床常用于治疗运动支撑器官创伤性疾病,如腰痛、肌痛、挫伤、肩周炎、颞颌关节功能紊乱、腱鞘炎等;瘢痕、粘连等结缔组织增生,如炎症后硬结,注射后硬结,血肿机化、慢性附件炎等;下行神经炎、神经痛、带状疱疹等。

2. 禁忌证　活动性肺结核,严重心脏病,急性化脓性炎症,恶性肿瘤（一般剂量禁忌）,出血倾向,孕妇下腹部、小儿骨骺部位等不宜用超声波治疗。

（五）其他超声波疗法

1. 超声药物透入疗法　超声药物透入疗法系将药物加入接触剂中,利用超声波对媒质的弥散作用和改变细胞膜的通透性把药物经过皮肤或黏膜透入机体的治疗方法。该疗法的特点:①超声和药物综合作用,声透疗法不仅能将药物透入体内,同时保持原有药物性能;②声透疗法是将整个药物分子透入体内,所用药源较广,不限于电离和水溶物质,可以根据药物性能配成水剂、乳剂或抹膏等,作为接触剂透入组织;③无电刺激现象,不发生电灼伤,操作简便。临床应用的超声波的适应证及药物作用的适应证应结合起来考虑。

2. 超声雾化吸入疗法　超声雾化吸入疗法系气雾及吸入疗法的一种,是利用超声的空化作用,使液体在气相中分散,将药液变成雾状颗粒（气溶胶）,通过吸入直接作用于呼吸道病灶局部的一种疗法。超声雾化器产生的气雾,其雾量大,雾滴小而均匀,吸入时可深达肺泡,适合药物在呼吸道深部沉积。该疗法特点:药物可直接作用于呼吸道局部,使局部药物浓度高,药效明显,对呼吸道疾病疗效快。用药节省,全身的反应少。常用于各种急、慢性呼吸道感染,慢性支气管炎、肺气肿,支气管哮喘、肺心病、肺结核,硅沉着肺(尘肺、矽肺)及全身其他疾病引起的肺部并发症等的预防和治疗。

3. 超声与各种低、中频电流混合疗法 近年来国内外采用低、中频电流附加超声波同时进行治疗。在国外发现各种低频脉冲电流中,以间动电流与超声波并有效果最佳。国内还采用超声波与调制中频电流混合疗法。经实验研究与临床观察证明,在止痛作用、促进血循环与淋巴回流、调节神经肌肉紧张度、软化瘢痕与松解粘连等方面均优于两种疗法的单一使用,二者有非常显著的协同作用,适应证见超声波、低、中频电疗法。

四、光疗法

（一）概念

光疗法(light therapy)是利用日光和人工光辐射能作用防治疾病的方法。康复治疗中所采用的人工光线包括红外线、可见光、紫外线和激光。

（二）红外线疗法

1. 概念 红外线疗法(infrared radiation therapy)是利用红外线防治疾病的方法,红外线波长范围为 $0.76 \sim 400 \mu m$。

医用红外线按波长不同分为两类:波长 $0.76 \sim 1.5 \mu m$ 为近红外线(短波红外线),穿透人体组织较深(半价层约 $5 \sim 10mm$);波长 $1.5 \sim 400 \mu m$ 为远红外线(长波红外线),易被表层组织吸收,穿透组织较浅(半价层小于 $2mm$)。

2. 生理和治疗作用 红外线疗法的生理和治疗作用的基础是温热效应。其主要的治疗作用如下:

（1）改善肌肉痉挛:红外线使皮肤温度升高,通过热传递使肌肉温度升高,降低肌梭中 γ 纤维兴奋性,使牵张反射减弱,肌肉张力下降,肌肉松弛。同时红外线照射也可使胃肠道平滑肌松弛、蠕动减弱。

（2）消炎作用:红外线照射可改善血液循环和组织营养,促进组织代谢,促进炎性渗出物的吸收,消除肿胀,提高吞噬细胞的吞噬功能,有利于慢性炎症的消散、吸收。

（3）止痛作用:热作用可降低感觉神经的兴奋性,并通过缓解肌痉挛、消炎和改善血液循环而治疗各种类型的慢性炎症。

（4）促进组织再生:红外线可增强局部血液循环,促进成纤维细胞和纤维细胞的再生,增强组织的修复和再生能力,促进伤口愈合。

（5）其他:红外线照射还能减少烧伤创面的渗出,减轻术后粘连和促进瘢痕软化。

3. 适应证与禁忌证

（1）适应证:关节僵硬、疼痛,痉挛性或弛缓性麻痹,各种神经痛和神经炎、肌肉痛等,软组织损伤和瘢痕挛缩、粘连等。

（2）禁忌证:出血倾向,高热,活动性结核,恶性肿瘤,闭塞性脉管炎等。

（三）可见光疗法

1. 概念 可见光疗法(visible light therapy)是利用可引起视网膜光感的可见光线治疗疾病的方法。可见光的波长范围为 $400 \sim 760nm$,不同波长产生不同的光,包括红、橙、黄、绿、蓝、靛、紫 7 种颜色的光,常用的有红、蓝和白炽光。

2. 生理治疗作用 可见光线可通过视觉神经反射,使中枢神经系统和内分泌系统产生变化,从而对机体产生一系列的生理治疗作用。红、橙、黄色具有兴奋性作用,可使精神振奋;可引起呼吸、心率加快;绿、蓝、紫色具有抑制作用;可引起呼吸、心率减慢。红光接近红外线,其生理治疗作用类似红外线。蓝紫光照射可使血清中的脂溶性胆红素通过光化学反应形成一种无毒的、水溶性低分子量的化合物,通过尿和粪便排出体外。

3. 适应证与禁忌证 适应证:蓝紫光可用于新生儿核黄疸的治疗;红光的适应证和禁忌证与红外线相同。

（四）紫外线疗法

1. 概念 紫外线疗法(ultraviolet therapy,UV)即利用紫外线照射人体以防治疾病的方法。紫外线波长范围为 180~400nm。

2. 紫外线光谱及其生物学作用特点 按生物学特性的不同,将紫外线光谱分为三个波段:①长波紫外线(UVA,320~400nm):色素沉着、荧光反应作用强,生物学作用弱;②中波紫外线(UVB,280~320nm):红斑反应最强,生物学作用最强;③短波紫外线(UVC,180~280nm):对细菌和病毒的杀灭和抑制作用强。

3. 紫外线红斑及最小红斑量的概念 一定剂量的紫外线照射皮肤或黏膜后 2~6 小时,局部出现界限清楚的红斑,红斑持续时间十余小时至数日,局部可有皮肤脱屑或色素沉着,红斑反应强度、持续时间与照射剂量有关。最小红斑量(MED)即一个生物剂量是指紫外线灯管在一定距离(50cm 或 30cm)垂直照射下引起机体最弱红斑反应(阈红斑反应)所需的照射时间。最小红斑量是衡量紫外线照射剂量的指标。

4. 红斑强度的分级 不同的紫外线照射剂量所引起的红斑反应的程度不同,为便于掌握红斑反应的程度,临床上常通过一些指征来确定红斑的分级(表 2-6)。

表 2-6 紫外线红斑分级

红斑等级	生物剂量	红斑反应	症状	皮肤脱屑	色素沉着
亚红斑	1 以下	无	无	无	无
阈红斑	1	微红,12 小时内消退	较大面积照射时有轻微灼热感	无	无
弱红斑（一级红斑量）	2~4	淡红,界清,24 小时左右消退	灼热、痒感,偶有微痛	轻微	可有,较轻
中红斑（二级红斑量）	5~6	鲜红,界很清,可有皮肤微肿,2~3 天内消退	刺痒,明显灼热感	轻度	轻度
强红斑（三级红斑量）	7~10	暗红,皮肤水肿,4~5 天后逐渐消退	较重度的刺痛和灼热感,可有全身性反应	明显	明显
超强红斑量（四级红斑量）	10 以上	暗红,水肿并发水疱,持续 5~7 天后逐渐消退	重度的刺痛和灼热感,可有全身性反应	表皮大片脱落	明显

5. 生物学和治疗作用

（1）杀菌、消炎、增加机体防卫和免疫功能：紫外线可直接破坏细菌和病毒的DNA分子结构而起到杀灭作用，红斑反应可加强局部的血液和淋巴循环、升温、新陈代谢，并可使交感神经系统-垂体-肾上腺系统的功能得到调节，增强单核吞噬细胞的功能，增强体液免疫功能。

（2）镇痛：通过局部病灶的治疗作用缓解疼痛，并且抑制感觉神经的兴奋性，同时红斑反应产生的反射机制具有中枢镇痛的效果。紫外线红斑对交感神经节有"封闭"作用。

（3）脱敏：多次小剂量紫外线照射可刺激组织中组胺酶活性的增加，组胺酶可分解、中和、破坏血液中过量的组胺。

（4）加速组织再生：局部紫外线照射引起的细胞分解产物可刺激组织细胞的生长，局部血液淋巴循环的加强，也改善了组织细胞再生的条件。但大剂量照射则抑制或破坏细胞DNA的合成。

（5）促进维生素D生成、防治佝偻病和软骨病：人体皮肤中的7-脱氢胆固醇经紫外线照射可转变为维生素D_3，酵母和植物油中的麦角固醇经紫外线照射可转变为维生素D_2。

（6）光敏反应：紫外线照射与某些药物（如补骨脂素等）同时应用，可产生光化学反应或光动力学反应，可治疗某些皮肤病，如银屑病、白癜风等。

6. 治疗技术

（1）光源：最常用的人工紫外线光源是高压水银石英灯（氩水银石英灯），类型有立地式、手提式、塔式（集体照射）和水冷式（体腔内照射用）。还有低压水银石英灯和冷光石英灯等。

（2）照射技术：主要有以下两种方法。①红斑量照射法：按不同治疗目的采用不同强度的红斑量开始照射，以后根据皮肤反应和病情适当增加剂量（增加30%~50%），以达到经常保持红斑反应为目的；②无红斑量照射法：用亚红斑量开始照射，如1/8~1/2生物剂量开始，隔次或隔两次增加1/4~1/2生物剂量，达3~5倍生物剂量为止，多用于全身照射，按照患者病变和体质可采用基本进度、缓慢进度和加速进度；③注意事项：应注意保护患者和操作者的眼睛，避免超面积和超量照射。

7. 临床应用 ①适应证：对较表浅组织的化脓性炎症、伤口、皮下瘀斑、急性神经痛、关节炎、佝偻病和软骨病等有特殊疗效；也可用于皮肤病和过敏性疾病的治疗。②禁忌证：心肝肾功能衰竭、出血倾向、急性湿疹、结核病活动期等。

8. 紫外线照射血液疗法（ultraviolet irradiation of the blood，UIB） 又称光量子血液疗法（the method of quantum hemotherapy），在消毒抗凝条件下抽取患者少量静脉血（每千克体重3~5ml），必要时也可用献血员的同型静脉血，经体外在特制的光量子血疗仪中进行紫外线照射后立即回输患者体内以治疗疾病；在照射血液同时给予充氧处理则称为紫外线照射充氧自血回输疗法（auto transfusion of UV-irradiated oxygenated blood，AUIOB），也可称UBIO疗法（UV-blood irradiation of oxygenation）。

（1）主要的生理治疗作用：调节机体免疫状态和杀灭血中病原体，提高血红蛋白的氧饱和度，改善血液流变学和微循环，改善血液物质代谢和血管壁状态等。

（2）治疗技术：治疗过程为：采血→UBIO仪中紫外线照射和充氧→血液回输。仪器所用的紫外线波长为 240~360nm,每日或隔日治疗 1 次,共 5~10 次,最多可连续治疗二十余次。

（3）适应证与禁忌证:适应证:适用于各型急慢性脑病及其后遗症,缺血性心脏和血管疾病,细菌和病毒感染性疾病,糖尿病和胃肠道疾病等。禁忌证:对出血倾向,系统性红斑狼疮,Fanconi 综合征,某些血液病等患者禁用。

（五）激光疗法

1. 概念　激光即由受激辐射的光放大而产生的光(light amplification by stimulated emission of radiation,laser)。应用激光治疗疾病的方法称为激光疗法。

激光的本质与普通光线无区别,但由于激光产生的形式不同于普通光线,故具有其自身特点:高亮度、高单色性、高度定向性和相干性好。激光生物学作用的生物物理学基础主要是:光效应、电磁场效应、热效应、压力与冲击波效应。

2. 生理治疗作用及其临床应用　①低能量激光主要呈现刺激作用和调节作用。包括:改善血液循环,消炎,止痛,加强组织代谢,促进组织生长、修复和伤口愈合,调节器官和系统的功能,刺激穴位有"光针"作用等。常用氦氖激光原光束或聚焦照射、半导体激光、二氧化碳激光散焦照射等。②高能量激光即大功率激光,主要表现为热作用和破坏作用。利用高能量激光束或经聚焦后,光点所产生的高能、高温、高压的电磁场作用和烧灼作用,可进行组织切割、黏和和气化。如脑外科和血管外科的激光手术等,常用二氧化碳激光、掺钕钇铝石榴石激光、氩离子激光原光束或聚焦照射以及准分子激光等。

3. 低能量氦氖激光血管内照射疗法(intravascular laser irradiation of blood,ILIB)是通过纤细柔软的光导纤维将低能量氦氖激光导入患者血管内,直接照射循环血液而达到治疗疾病目的的方法。

（1）作用机制:关于 ILIB 的机制目前尚不十分明了。一般认为,当低能量氦氖激光直接在血管内照射循环血液时,血液中蛋白质(酶和功能性蛋白质)的分子构象发生改变,换能性的光化学作用使接受治疗的机体产生一系列的生物学效应,其中包括:①改变血液流变学性质(降低全血黏度、血浆黏度、血小板聚集能力和红细胞聚集能力、增强红细胞变形能力等),使血液黏滞度下降,抑制血栓形成,改善血液循环尤其是微循环;②调整体内的免疫状态(包括体液和细胞免疫),提高机体的抗病能力,有利于感染性疾病以及变态免疫性疾病的恢复;③增强体内超氧化物歧化酶(SOD)的活性,降低体内中分子物质(MMS)的水平,减少自由基和其他毒性物质的堆积。可见 ILIB 具有非特异性和广谱的治疗作用。

（2）治疗技术:ILIB 的主要部件包括激光器主机、光纤耦合连接器和光纤针。治疗时将连接的光纤针直接插入表浅静脉内,激光光源经光纤耦合连接器、光纤和光纤针照射循环血液,50 分钟/次,1 次/天,10 次/疗程。还可直接照射体表或将光纤针插入穴位内照射。

（3）适应证与禁忌证:适应证:ILIB 治疗的病种比较广泛,包括:①神经系统疾病:脑血管疾病、脑外伤、肌萎缩性侧索硬化症、帕金森病、脑炎、吉兰-巴雷综合征等;②其他:糖尿病、呼吸系统疾病、心血管疾病等。禁忌证:出血性损害活动期、卒中前症状、急性炎症伴有脓毒血症、恶性肿瘤、日光疗法禁忌证、结核等。

五、磁疗法

（一）概念

应用磁场生物学作用来治疗疾病的方法称为磁疗法（magneto-therapy）。人体各种体液都是电解质溶液，在交变磁场中，磁力线做切割导体的运动，将产生感生电流；在恒定磁场中，由于血管内血流的运动，对磁力线进行切割，也将在体内产生电流，这些微电流可影响体内电子运动的方向和细胞内外离子的分布、浓度和运动速度，改变细胞膜电位，影响神经兴奋性，改变细胞膜的通透性、细胞内外的物质交换和生物化学过程。磁场方向还可影响体内类脂质、肌浆蛋白、线粒体以及大分子的取向而影响酶的活性和生物化学反应。磁场可以通过对神经的刺激反射作用于全身，或通过对经穴的刺激影响经络的传感。

（二）磁场的生理作用和治疗作用

1. 生理作用

（1）对神经系统的作用：神经系统对磁场作用最敏感，磁场对动物条件反射活动主要是抑制作用，脑电图表现为大脑个别部位慢波和锤形波数目增加，在行为中伴有抑制过程占优势。磁场作用后观察动物脑髓的超微结构，发现神经细胞膜结构，突触和线粒体有变化，而轴突的结构较稳定。

（2）对内分泌系统的作用：磁场可通过对神经的作用而对体液、内分泌产生影响。磁场作用于动物头部，可激活下丘脑-垂体肾上腺系统，使其分泌物的合成与释放增加。

（3）对血液的作用：磁场对血液系统的影响，动物实验和对人体经磁场作用后的采血观察都有不同的结果。总的倾向为强磁场短时间作用后，血细胞数值趋向增加，长时间作用可出现减少，离开磁场后血细胞数值又增加。对凝血系统的影响，取决于磁场的作用强度和时间，高强度恒磁场作用于动物头部，其血流的凝固性升高，纤维蛋白活性增高；低强度磁场则影响不大。强磁场长时间作用可显著减缓血流速度。

（4）对组织代谢的影响：在磁场作用下有机分子发生力的取向现象，这种现象以类脂质的膜、肌浆球蛋白和线粒体表现明显，这样可加速或减慢生物体的生化反应，影响酶的活性，从而影响体内的新陈代谢。

（5）对皮肤反应的影响：脉冲磁场 16mT 作用 10 分钟可使皮肤对化学刺激的敏感性增加，使皮肤对某些离子的通透性增强。恒定磁场 30mT 作用 10 分钟能减轻致敏动物皮肤的变态反应。

（6）磁场对生物体成长的影响：动物实验表明磁场可促进桑蚕和兔的生长发育，可使带瘤鼠的生命延长，磁场还可增加鼠对放射线的耐受力。

2. 治疗作用

（1）止痛作用：磁场可抑制神经的生物电活动，降低末梢神经的兴奋性，阻止感觉神经的传导，提高痛阈，并可加强血液循环，缓解因缺氧、缺血、水肿和致痛物质积聚所引起的疼痛等。

（2）消肿作用：磁场既有降低致炎物质（组胺等）使血管通透性增加的作用，又能加速蛋白质从组织间隙转移的作用，说明磁场的消肿作用与其影响通透性和胶体渗透压有明显关系。

（3）消炎作用:磁场有一定的消炎作用,这与磁场改善微循环、消肿止痛和调节免疫反应等有关。

（4）镇静作用:磁场可加强大脑皮质的抑制过程,改善睡眠,调节自主神经功能,缓解肌肉痉挛。

（5）调节心血管系统的功能:磁场能够降压,其机制可能是磁场通过穴位,调整了中枢神经和自主神经的功能,降低其兴奋性,增加抑制功能,解除了毛细血管痉挛,减少了外周阻力,达到降压作用。

（三）治疗技术

1. 治疗剂量 按磁场强度分为三级:①弱剂量:<100mT,适用于头、颈、背、胸部,年老、年幼、体弱者;②中剂量:100～300mT,适用四肢、背、腰和腹部;③强剂量:>300mT,适用于肌肉丰满部位、肿瘤。

2. 治疗方法

（1）静磁场法:磁场强度恒定不变,多采用磁片或磁珠敷贴于体表病变部位或穴位,或将磁片置于背心、乳罩、腰带、护膝、枕头、表带等生活用品上间接敷贴。也可采用直流电恒定磁疗机治疗。

（2）动磁场法:包括交变磁场法、脉冲磁场法、磁针法及磁处理水疗法。

（3）除磁片敷贴及磁处理水外,以上各种疗法用于局部病变时,每次 15～20 分钟;用于穴位时每穴 1～5 分钟,每次 3～5 个穴位,均每日治疗 1 次,15～20 次为 1 个疗程。

（四）临床应用

1. 适应证 瘫痪患者的肢体水肿采用磁疗可以受到较好的临床疗效;对软组织扭挫伤、血肿、关节僵硬强直和高血压、神经衰弱等与瘫痪有关的病症也有较好疗效;另外还可用于浅表性毛细血管瘤、单纯性腹泻、乳腺小叶增生、耳廓浆液性软骨膜炎、婴儿腹泻、胃肠功能紊乱、尿路结石等治疗。

2. 禁忌证 严重的心脏病、戴有心脏起搏器;肝脏病、肾脏病及血液病患者;出血及有出血倾向者;高热患者;活动性肺结核患者;恶性肿瘤患者;孕妇的下腹部;磁过敏反应严重者。少数患者磁疗后可出现无力、头昏、失眠、嗜睡、皮炎、水疱、心悸、恶心、血压波动等反应,停止治疗后即消失。

六、导热疗法

（一）概念

导热疗法是利用特定的、已加热的导热载体(介质)的温热效应作用于人体治疗疾病的方法。临床常用的疗法有石蜡疗法、泥疗法、砂浴疗法、温水浴等。

（二）石蜡疗法

1. 概念 利用加热溶解的石蜡作为温热介质,将热能传至机体,达到治疗作用的目的,称为石蜡疗法。

2. 作用原理

（1）物理特性:石蜡的热容量大,导热性小,因其不含水分及其他液体物质,热量几乎不对流,故有很大的蓄热性能。加热的石蜡冷却时,能释放出大量的热能,因其没有对流,散热过程慢,故患者可以耐受较高的温度而不至于烫伤。石蜡具有良好的可塑性和黏滞性,能与皮肤紧密接触,更好地发挥治疗作用。

（2）生理治疗作用

1）温热作用：加热的石蜡具有较强、较持久的温热作用，蜡疗后皮肤血管明显扩张充血，血流加速，排汗增强，局部新陈代谢旺盛，组织通透性增强，再生修复过程和单核吞噬细胞系统功能增强，因而具有良好的消炎止痛作用和促进组织修复愈合作用，并能缓解痉挛，减轻组织水肿，软化瘢痕，松解粘连。

2）机械作用：石蜡对皮肤和皮下组织有轻柔的机械性压迫作用，在扭挫伤初期，应用石蜡疗法可防止组织内血液及淋巴液的渗出，减轻组织水肿，促进渗出物吸收。

3）其他作用：石蜡含有油质，对瘢痕有润泽作用，可使之柔软、富有弹性。加入放射性物质，能使石蜡具有放射性作用。组成石蜡的碳氢化合物能刺激上皮生长防止细菌繁殖，促进创面愈合。蜡疗对神经系统有调节作用，并能使周围血液中的白细胞数量增加。

3. 治疗技术　主要包括以下几种方法。

（1）刷蜡法：平毛刷浸沾加热到 55～65℃ 的石蜡，在治疗部位的皮肤上迅速而均匀地涂抹几层薄蜡，这几层蜡迅速冷却后，即凝结成紧缩的软蜡壳，形成一层导热性低的保护层，再反复涂刷，直至蜡膜增厚至 1～2cm 时，即行保温治疗或外加一层蜡饼后再行保温治疗。本法适用于四肢，多为加强石蜡的机械压迫作用，如对急性外伤（扭伤、挫伤等）常用此法。

（2）浸蜡法：用特制的木盒或瓷盆盛装加热溶解的 55～60℃ 石蜡，用刷蜡法在四肢的治疗部位涂敷石蜡，形成一层软蜡壳后再浸入前述容器中。本法常用于四肢部位。

（3）蜡饼法：将已溶解成液体的石蜡倾倒入铺有胶布的木、搪瓷或铝盘中，厚 2cm 左右，待表层石蜡冷却凝结后，连同胶布一起取出放在治疗部位上。也可将石蜡放在无胶布的容器中，待冷却凝固成饼状以后，用刀将石蜡与盘边分开后取出放于治疗部位上。然后盖上胶布，再用棉被或毛毯包好保温。

（4）蜡袋法：是以塑料袋装蜡代替蜡饼的一种方法。将成品蜡袋放入热水中，使蜡吸热到 55～60℃ 溶解，取出之后放于待治疗部位即可进行治疗。此法的温热作用比蜡饼法强，操作简便，清洁且易于携带，不浪费石蜡，但不能发挥石蜡的机械性压迫作用。

各种蜡疗方法每次治疗 20～30 分钟，每日或隔日 1 次，20～30 次为 1 个疗程。

4. 临床应用　①适应证：关节扭挫伤，术后粘连、瘢痕强直，新鲜创面和溃疡面肉芽组织生长缓慢的营养性溃疡，退行性关节炎和慢性或亚急性关节炎，软组织和关节疼痛等；②禁忌证：高热、肿瘤、急性感染期、结核病活动期、出血性疾病和出血性倾向，脑动脉硬化，心功能不全，肾功能衰竭，温热感觉障碍和 1 岁以下婴儿。

（三）泥疗法

1. 概念　采用各种泥类物质加热后作为介质，涂敷在人体一定部位上，使热传导至体内以达到治疗作用的方法称为泥疗法。泥疗所用的治疗泥是含有矿物质、有机物、微量元素和某些放射性物质而具有医疗作用的泥类，如海泥、矿泥、煤泥、淤泥、火山泥、黏土泥和人工泥等。具有温热、机械、化学等作用，常用泥浴和泥包裹等治疗方法。

笔记

2. 临床应用

（1）适应证：慢性风湿性关节炎,类风湿关节炎,增生性关节炎,痛风性关节炎,腰背痛,坐骨神经痛,末梢神经麻痹,软组织损伤,闭合性骨折,肌腱滑膜慢性炎症,血栓闭塞性脉管炎,雷诺病,慢性盆腔炎,慢性前列腺炎,外伤与手术后的瘢痕挛缩和粘连,肌肉痉挛疼痛等。

（2）禁忌证：急性发热性疾病,结核、肝炎及皮肤传染性疾病,严重的心血管和呼吸系统疾病,二期以上的高血压,肾炎,重度贫血,出血性疾病,全身衰竭等。

七、水疗法

（一）概念

利用水的温度、压力、浮力和所含成分,以各种方式作用于人体治疗疾病的方法称为水疗法。

（二）水疗种类及其特点

水的热容量大,导热性强,又是良好的溶剂,因此可以利用水的温度、机械性质和所含化学成分的刺激作用,达到治疗疾病的目的。水疗法的种类很多,常用的水疗方法有以下几类。

1. 按水的温度分类　包括冷水浴(低于 25℃)、低温水浴(25～32℃)、不感温水浴(33～35℃)、温水浴(36～38℃)、热水浴(38℃以上)等。

2. 按水中成分分类　包括下列几种：①淡水浴：即一般的自来水或河水洗浴；②药物浴：包括中药浴、松脂浴、硫黄浴、盐水浴、重碳酸钠浴等；③气水浴：二氧化碳浴、硫化氢浴、氡气浴；④矿泉水浴：即用含有不同化学成分的天然矿泉水洗浴治疗,矿泉水通常为自动涌出或人工开采的地热资源；⑤海水浴：即天然海水洗浴治疗。

3. 按作用的部位分类　包括全身水浴、局部水浴(其中包括半身浴、手浴、足浴、坐浴、局部冲洗浴、局部擦浴等)。

（三）作用原理

1. 水温作用　不同温度对患者的治疗作用不同,如温热的水作用于人体后可以使血管扩张,血液循环加快,新陈代谢过程加强,有利于代谢产物和有毒物质排出体外,使组织损伤的修复过程加快,同时可使肌肉韧带的紧张度降低,缓解痉挛,减轻疼痛；冷水擦浴或浸泡能够降低体温,使机体的代谢过程减慢,并使局部毛细血管和小血管收缩,可以减轻局部软组织的出血和肿胀,能刺激神经系统使兴奋性增强,肾上腺素分泌增加。

2. 机械作用　水疗的机械作用主要表现在以下几个方面。

（1）静水压力作用：静水压压迫体表的血管和毛细血管,使体液的回流量增加,特别是在坐浴或在水中站立时,下肢承受的压力最大,腹部承受的压力大于胸部,使静脉回流变得容易,回心血量增加,心排血量增大,并引起体内的体液重新分配。同时静水压对胸腔和腹腔的压迫作用促使呼吸运动加强,使肺组织的弹性和膈肌运动加强,使呼吸功能和循环功能都得到了锻炼。

（2）水流的冲击作用：用多个 2～3 个大气压的定向水流冲击人体,这种机械性刺激可以引起明显的周围血管扩张,神经系统的兴奋性增强,使神经血管的功能活动得到改善。

(3)浮力作用:由于浮力作用,人体在水中失去的重量约等于体重的9/10,使肌肉、骨骼的负荷很轻,肌张力降低,全身大部分关节处于松弛状态,运动阻力减小,有利于水中运动疗法治疗骨关节和软组织运动障碍性疾病。

3. 化学作用 水疗的化学作用取决于水中所含的微量离子和药物以及水的pH值,各种矿泉水所含的微量元素不同,治疗作用也有很大的差别,如碳酸泉浴时溶于水中的二氧化碳迅速被机体吸收,进入体内的二氧化碳作用于肺感受器可使呼吸变深变慢,改善气体代谢。另外硫化氢、氡、钠、钙、碘、低铁等活性离子也可经皮肤进入体内而发挥作用。

(四)治疗技术

1. 水中运动疗法 在水池中进行运动训练治疗骨关节和软组织运动功能障碍性疾病的方法称为水中运动疗法。水温保持在37~41℃,夏天也可用30℃左右的凉水,将患者由斜坡或升降机放入水中,根据患者功能障碍部位和程度选择适当的器械和锻炼方法,进行水中运动锻炼。每次治疗30~60分钟,或视患者具体情况而定,每日1次,10~12次为1个疗程。适用于骨及软组织损伤后遗症,骨关节运动功能障碍;失用性和不完全性失神经所致肌肉萎缩无力;骨关节退行性炎症,风湿、类风湿关节炎,强直性脊柱炎;中枢及周围神经损伤引起的运动功能障碍;重病后身体虚弱体能恢复,减肥,特殊部位的肌力训练等。对皮肤外伤未愈或有感染,传染性皮肤病,有比较严重的呼吸和心血管疾病,身体极度虚弱者,二便不能控制者,有出血性疾病或出血倾向者,活动性肺结核和肝炎、痢疾、伤寒等传染性疾病患者禁用。

2. 矿泉水疗 用天然矿泉水浸浴治疗疾病的方法称为矿泉水疗法。矿泉水一般为天然或人工开采地热泉水,不同地域或不同深度的矿泉水所含的微量化学元素不同,其治疗作用也不尽相同。矿泉水疗既有普通水疗的温热作用、浮力作用、机械作用,又有矿泉水独特的微量元素和离子的特殊治疗作用。矿泉水所含的离子不同,其治疗的适应证也有很大的差别。例如氡泉浴,其医疗效果产生于氡及其子代产物放射出的α、β、γ射线的电离作用,其中起主要作用的是α辐射。它可以使水分子电离、组织细胞中氢氧根和过氧化氢等氧化物增加,并激活机体蛋白质分子中巯基等活性集团,使体内多种酶类、核酸等蛋白质分子的活性或结构发生变化,使机体的代谢过程增强。

3. 脉冲水疗 又称为旋涡浴、涡流浴,是一种用脉冲旋涡水流冲击人体,治疗疾病的方法。脉冲水疗兼有水浴和机械脉冲刺激的双重治疗作用,同时还有气泡浴的一些治疗特点。机械脉冲作用是指由喷水嘴喷射出的水流作用于人体时有较强的机械刺激和按摩作用,可以促进肌体组织的血液循环加快,局部组织的代谢增强,改善肌肉及其他软组织的营养,防止或减轻肌肉和韧带等软组织的萎缩和挛缩。水浴作用与前述水疗的治疗作用相同。治疗方法:可将浴槽注满38~42℃的温水,患者的肢体或全身浸入水中,开动电机,调节喷水强度和喷水方向,使水射向治疗部位,人体承受多方位射来的旋涡脉冲水流,产生治疗作用。每次治疗10~20分钟,每日或隔日一次,15~20次为1个疗程。适用于骨关节和软组织的慢性损伤疼痛,截瘫,中枢和周围神经损伤的恢复期和后遗症期,慢性神经炎和神经痛,周围血管性疾病,关节挛缩、肌肉萎缩无力等病症。禁忌证同其他水疗法。

八、冷疗法

（一）概念

以低于人体温度的低温介质作用于人体治疗疾病的方法称为冷疗法。

（二）治疗作用

1. 对局部组织的影响　致冷源可使局部组织的温度明显下降，血管立即收缩，局部组织的血流量明显减少，血管通透性降低，渗出减少，组织细胞内的酶活性降低，组织细胞代谢过程减慢，组织耗氧量减少。因此有抑制组织水肿，减轻和延缓组织细胞损伤和损害的作用。烧伤后即时进行冷疗可以减轻热损伤的程度。

2. 对神经系统的影响　正确的用冰刺激皮肤感受器，对神经系统有易化作用，可使神经系统对所支配肌肉控制作用加强，有利于瘫痪肌肉的运动再训练。

3. 对肌肉组织的影响　冷刺激可以使肌肉温度降低，通过对肌梭的作用，可使肌肉张力和痉挛状态以及肌肉痉挛减弱。

4. 镇痛作用　冷疗的镇痛作用非常明显，除减轻痛性痉挛、减轻损伤和炎症反应的间接镇痛作用外，尚可以作为对抗刺激减轻疼痛，并能使内啡肽含量增多，痛阈提高。

（三）治疗技术

常用的治疗方法有以下几种。

1. 敷贴法　将冰块捣碎装入塑料袋中或用化学冰袋贴敷于患部，进行局部降温，可根据情况治疗数小时或更长时间。也可用冷水或冰水打湿的湿毛巾局部贴敷，可持续数小时或更长时间。

2. 浸泡法　将患肢或患部浸泡于15℃以下冷水或冰水中，治疗时间视具体情况决定。

3. 蒸发冷冻法　用氯乙烷、氯氟甲烷等易蒸发物质，呈雾状喷涂于患部皮肤表面，挥发过程中从皮肤表面带走热量，使局部降温，一般喷涂20秒左右，常间歇反复多次喷涂。

4. 其他方法　用冰块在治疗部位表面来回轻擦刺激3~5秒，可以兴奋C纤维，并易化G运动神经。在刺激后30秒如仍然无反应，可重复刺激3~5次；将冰块放在痉挛或强直肌肉的肌腹上，缓慢地前后、左右或螺旋状按摩，在皮肤出现鲜红色时停止。

（四）适应证与禁忌证

1. 适应证　适用于骨关节和软组织的急性损伤，蚊虫咬伤，冷疗有止血、消肿、止痛作用。急性烧伤和烫伤时，冷疗可以减轻组织损伤，缓解疼痛，减少渗出。偏瘫患者软瘫期可以用冰擦法刺激瘫痪肌肉，增加患部的感觉刺激，对中枢神经系统起到易化作用，提高瘫痪肌肉的兴奋性和运动能力。高热和中暑患者采用冷疗法物理降温，既能够保护大脑等重要器官免受高热缺氧的损害，又能有效地降低体温。对皮肤和皮下软组织的损伤和炎症肿痛，冷疗有非常明显的止痛效果。

2. 禁忌证　对皮肤感觉障碍、老年人、婴幼儿、恶病质者慎用，对皮肤感觉障碍、血管闭塞性疾病导致局部血运障碍者禁用，对有严重心脑血管疾病和高血压患者禁用或慎用。

用较低的温度进行冷疗时，要注意观察皮肤的反应，防止冻伤。冷疗的范围不宜过大,防止引起全身反应,应注意非治疗区域的保暖。对冷冻过敏的患者,多表现为局部瘙痒、红肿疼痛、荨麻疹,个别出现全身瘙痒、关节疼痛、心动过速和血压下降,一般经对症处理都能很快恢复。

九、高压氧疗法

（一）概述

1. 定义　高压氧疗法(hyperbaric oxygen therapy,HBO)是指将人体置于高压氧舱内,在100kPa以上的大气压环境下吸入100%氧气治疗疾病的方法。目前,高压氧疗法已广泛应用于临床各科,在一氧化碳中毒、脑卒中、颅脑损伤、心肺复苏、慢性心功能不全、呼吸衰竭、小儿脑瘫等疾病治疗上显示了独特效果。

2. HBO的作用原理　通过增加血氧含量和血氧弥散量、提高氧分压和组织氧储量,刺激血管纤维母细胞的活动和分裂以及胶原纤维的形成,促进了血管的生成,加速了侧支循环的建立,改善脑细胞的供氧,利于脑细胞功能的恢复,使部分处于功能可逆状态的脑细胞恢复功能,建立新的轴突联系,从而激活上行性网状激活系统。

3. HBO的作用

（1）血管收缩作用:HBO有α-肾上腺素样的作用,可使血管收缩,血流量下降,利于脑水肿、烧伤或挤压伤后的水肿减轻。需注意的是,虽然局部的供血减少,但通过血液带入组织的氧量却是增加的。

（2）抗菌作用:氧本身就是一种广谱抗生素,它不仅抗厌氧菌,也抗需氧菌。①厌氧菌需在无氧或氧分压较低的环境中才能生长,氧分压增高时,因妨碍脂肪代谢故不能生长和繁殖。②HBO增加某些抗生素的抗菌作用:HBO可增加血-脑屏障的通透性,促使某些大分子药物透过血-脑屏障,HBO与某些抗生素合用,可增强对颅内感染的疗效。

（3）清除作用:体内大量的氧可以加速体内其他有害气体的消除,因为高压氧下气泡体积随压力增大而变小,最后分解。如:CO、二氯甲烷、N_2等。

（4）增加机体的氧含量:①HBO使血液中的氧含量增加:高压氧下,由于压力的升高,大量的氧气溶解在血液中,血液带入缺血组织的氧量增加。②HBO使组织中的氧储量增加:气体的弥散总是从高分压移向低分压,压差越大,弥散越快、越远;高压氧下,由于组织细胞氧含量增加,可作为一个“氧储库”,循环中断时可延长生命时间。③HBO使血氧弥散距离增加:氧的弥散是以毛细血管为圆心向周围不断弥散的,距毛细血管越远,组织氧分压越低,从毛细血管起,至到达需氧量刚够的组织细胞之间的距离称为氧的有效弥散距离。

4. 高压氧疗法的适应证、禁忌证

（1）适应证:一般来说,凡是缺氧、缺血性疾病,或由于缺氧、缺血引起的一系列疾病,高压氧治疗均可取得良好的疗效;某些感染性疾病和自身免疫性疾病,高压氧治疗也能取得较好的疗效。具体如下:

1）高压氧最主要的治疗适应证包括:难以愈合的伤口,如术口或糖尿病足;放射线造成的软组织坏死或股骨头无菌性坏死;一氧化碳中毒;窒息;严重的厌氧菌感染,如气性坏疽破伤风;难以纠正的重度贫血;长期难以治疗的骨髓炎。

2）高压氧治疗效果肯定的疾病有:①神经系统疾病:如脑血栓形成、脑栓塞、脑萎缩、脑供血不全、脑挫伤、脑外伤后综合征、骨髓炎、截瘫、小儿脑瘫、周围神经损伤、多发性神经炎。②感染性疾病:如急性胰腺炎、颅内感染、气性坏疽、破伤风及其他厌氧菌感染,病毒性脑炎等。③心血管系统疾病:如冠心病、心绞痛、心肌梗死、心源性休克等。④皮肤科疾病:玫瑰糠疹、寻常痤疮、结节性红斑、硬皮病、神经性或糖尿病皮炎、皮肤移植等。⑤消化系统疾病:如胃及十二指肠球部溃疡、术后溃疡。⑥其他:如中心性视网膜脉络膜炎、视网膜动脉栓塞、突发性耳聋、葡萄膜炎、视网膜静脉血栓形成、视神经炎、视神经萎缩、眩晕(包括椎-基底动脉供血不足、颈椎病、梅尼埃病)等。

(2)HBO 的副作用:常规的 HBO 治疗,不会产生任何副作用,如果工作人员操作不当,可产生如下副作用:

1)氧中毒:在高于 0.3MPa 压力下吸氧,常规治疗时随意延长吸氧时间,常压下长时间吸入浓度高于 50% 的氧,这些是氧中毒的常见原因。氧中毒一旦发生,立即停止吸氧,一般可以缓解症状。维生素 E、C、K、镁离子制剂等可以预防氧中毒。

2)气压伤:常见的有中耳气压伤、鼻窦气压伤和肺气压伤。另外,减压中气胸患者未及时发现和处理,可使胸腔内气体过度膨胀,肺和心脏受压,纵隔摆动,可致患者突然死亡。

3)减压病:减压速度过快,幅度过大,使气体在组织中的溶解度降低,在血液和组织中游离出形成气泡,造成血管气栓,是组织受压的一种高危情况。但只要严格按规程操作,一般可以避免。

(3)禁忌证

1)绝对禁忌证:未经处理的气胸、纵隔气肿、多发性肋骨骨折、胸壁开放性创伤、肺大疱、空洞型肺结核并咯血、出血性疾病及活动性内出血等病症,绝对禁止进行高压氧治疗。

2)相对禁忌证:极度衰竭,高热,癫痫大发作,血压超过 160/100mmHg,心动过缓(心率<50 次/分),病态窦房结综合征,重度肺部感染,早期妊娠(3 个月以内),严重肺气肿,支气管扩张症,感冒,鼻炎,鼻息肉,咽喉管堵塞,中耳炎,视网膜剥离,精神分裂症患者等,不可进行高压氧治疗。如果原发病严重而且高压氧治疗特效的也可根据条件进行高压氧治疗。

(二)临床应用

1. 急性 CO 中毒

(1)治疗机制:高压氧下,肺泡氧分压增高,加速了 COHb 的解离,促进 CO 排出,使 Hb 恢复携氧功能。恢复细胞色素 a_3 的活性,纠正组织缺氧;还能够提高动脉血氧分压,增加血氧含量,纠正低氧血症;使颅内血管收缩,降低颅内压,减轻细胞水肿。使血小板稳定,减少继发性血栓的形成。

(2)治疗方法:压力选择和吸氧时间及疗程视患者具体情况而定,一般重者疗程长,轻者疗程短。一般给予 2~3ATA 的高压氧治疗,吸氧时间不超过 40~80 分钟。吸氧时间过长会增加氧中毒的危险。经治疗神志恢复后可以再连续进行 1~3 个疗程的治疗,同时加强药物和康复治疗。

2. 脑卒中

(1)作用机制:①提高血氧分压及血氧含量,而达到纠正脑组织的低氧血症,减轻脑水肿,使因缺氧而受损的脑组织得到修复。②控制脑水肿:高压氧下血管收缩,脑血流量减少,从而可以减少血液水分向组织渗透,减轻组织水肿,降低颅内压。③清除氧自由基:高压氧治疗可减少脑梗死后产生过多的氧自由基,减轻对细胞膜和线粒体膜造成损害。④改善微循环:可增强红细胞变形能力、抑制血液凝固系统,有利于血栓溶解,进而改善微循环。⑤促进侧支循环建立:可刺激病灶区域内毛细血管新生,促进侧支循环建立。

(2)治疗方法:患者一旦病情稳定,无禁忌证后即可进行高压氧治疗。

1)急性脑梗死的高压氧治疗方法:急性脑梗死的治疗与脑出血不同,治疗应尽早进行。治疗压力大体上分为2.0ATA和2.5ATA两种。一般10天为1个疗程,2~3个疗程治疗后,要观察分析疗效,间隔1周后再考虑进行下一阶段的治疗。

2)脑出血的高压氧治疗方法:①主要用于中、重度的脑出血或出血部位重要、临床症状明显的患者。②治疗介入时间:一般认为病情稳定、有中度意识障碍且无禁忌证的患者,最早可在出血停止6~7个小时后进行高压氧治疗,但须密切观察病情变化情况。③一般在出血停止1~3周后,开始进行治疗的情况比较多见。

(3)禁忌证:病情危重,或已发生脑疝,或患者烦躁、抽搐、不能配合吸氧的患者,不考虑高压氧治疗。

3. 小儿脑瘫

(1)治疗机制:通过提高患儿PaO_2、血氧含量,迅速增加毛细血管血氧弥散距离,使脑组织和各脏器获得充足的氧气供应,从而促使组织有氧氧化增强、能量产生增多、纠正酸中毒状态;高压氧治疗还能够有效降低颅内压,改善脑水肿症状。在高压氧环境下,机体组织毛细血管增生,能够加速神经组织修复能力。

(2)治疗方法:高压氧具有预防和治疗两种作用,无论是对于高危患儿还是脑瘫患儿,治疗越早效果越好。对于脑瘫患儿,治疗压力多采用1.8~2.0ATA,每次治疗时间为60分钟,每天1次;年龄较大的患儿可以连续治疗2~3个疗程,休息7~10日后再进行下一阶段的治疗。对新生儿黄疸、窒息、出生低体重、脑出血等高危病史的婴儿,容易发生脑瘫、智力低下等,应尽早进行高压氧干预治疗,亦应同时进行综合康复疗法。

4. 突发性耳聋

(1)治疗机制:提高血液和组织氧分压及组织中氧的弥散距离,增加血浆中物理溶氧量和血氧弥散率,改善内耳循环,迅速纠正组织缺氧;在氧分压增高的情况下,血管收缩,可以改善或防止内耳组织水肿、渗出和出血,抑制炎性反应,调节机体的免疫力;降低血液的黏滞性,有利于血栓溶解。

(2)治疗方法:在没有高压氧治疗禁忌证的情况下,高压氧的治疗时间、压力参数依患者的具体病情而定,治疗压力多采用2.0~2.5ATA,每次治疗时间为60分钟,每天1次,10天为1个疗程,一般连续治疗2个疗程。如果在患病几个月后再进行高压氧治疗,则效果不明显。

5. 植物状态

(1)治疗机制:改善脑细胞供氧,使部分处于功能可逆状态的脑细胞恢复功能;促进轴索发生新的侧支,建立新的突触联系,通过新建立的轴突联系,使神经功能得到恢复;激活上升性网状激活系统,改善椎-基底动脉的血供和氧供,加速觉醒,促进意识恢复;加快毛细血管再生和微循环的建立,增大氧的弥散距离,改善脑的有氧代谢,促进脑组织修复;促进干细胞释放。

（2）治疗方法:治疗压力多采用 1.5～2.5ATA,每次治疗时间为 30 分钟,在治疗的 30 分钟内,中间要吸空气 10 分钟。每天 1～2 次,10 天为 1 个疗程。高压氧治疗越早,效果越好。因为在高压氧的作用下,脑细胞的氧供增加,部分处于功能可逆状态的脑细胞的功能可以恢复。超过一定的时间,脑细胞可以发生不可逆的损害,即使再进行高压氧治疗,功能也很难恢复。

6. 急性脊髓损伤

（1）治疗机制:高压氧能够迅速提高血氧张力,纠正损伤的脊髓组织区缺氧状态;调节微循环功能,减轻组织水肿和出血;使缺血组织的血管扩张,血流速度加快,改善骨髓组织的血液循环,减少血栓形成的危险;提高细胞膜脂结构的抗氧化能力,减少细胞外钙离子内流,恢复组织细胞新陈代谢,使局部组织细胞得到再生修复;促进传导束功能的恢复。

（2）治疗方法:有手术指征的要先行外科处理。不能及时手术的可先行 HBO 治疗。HBO 治疗越早,效果就越好。患者身体条件允许的情况下,在损伤后 6～8 小时内就可以开始高压氧治疗。常规选用压力为 2.0～2.5ATA,每次治疗时间不超过 2 小时,在吸氧 20～40 分钟后要间隔 5～10 分钟。对于 24 小时以内的脊髓损伤者,高压氧治疗每天 3 次;脊髓损伤 24～27 小时的患者每天 2 次;脊髓损伤 3 天以上的,每天 1 次。疗程数由损伤的严重程度和治疗是否及时来决定。

十、物理因子疗法的新进展

（一）肌电生物反馈疗法

1. 概念　肌电生物反馈疗法是用患者自己的肌电信号反馈回仪器,控制电刺激输出。具有生物反馈、认知再学习、促进本体感觉恢复的作用。仪器能自动检测瘫痪肌肉的肌电信号,动态设定阈值,重建大脑和瘫痪肌肉的功能联系,充分调动患者的积极性,促进患者达到越来越高的目标。因此,比普通的神经肌肉电刺激疗法有更好的疗效。

2. 作用原理　对失神经支配的肌肉进行电刺激,引起肌肉节律性收缩,可以促进局部血液循环,延缓肌肉萎缩,增强肌力,还可促进神经再生和传导功能恢复。常规应用的神经肌肉电刺激是用频率 30～50Hz、波宽 0.2～0.4 毫秒的方波电流,以刺激 3～10 秒、间歇 3～20 秒的节律使肌肉被动收缩,患者完全是被动的,不能随机控制仪器参数,其原理见图 2-27。图中纵坐标为肌电信号强度,仪器预设 EMG 阈值为 100μV。其意义是,仪器探测到患者肌肉收缩的 EMG 强度达到或超过此阈值时,就将发出一组强度很大的低频脉冲电流,使肌肉收缩。反之,仪器不发出电刺激电流。

如图 2-27 所示,患者第一次用力收缩肌肉（A）,肌电信号最大为 70μV（B）,因达不到 100μV 的阈值,仪器自动降低阈值到 90μV（D）。患者第二次收缩,肌电信号为 60μV（E）,仍达不到调整后的阈值 90μV,仪器再次自动降低阈值到 77μV（F）。患者第三次收缩,肌电信号超过了 77μV,诱发仪器发出电流,使肌肉强直收缩。然后,仪器又自动调高了阈值到 90μV（I）。患者要想使仪器发出电刺激,就必须自己先用力收缩,使肌电信号超过阈值,患者自己收缩的力量增强后,阈值也逐渐提高,调动患者需用更大的力。这样就能使患者达到越来越高的目标。

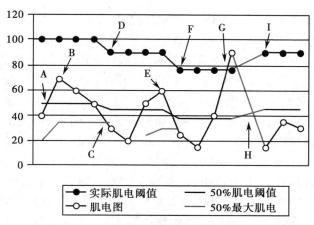

图 2-27 肌电反馈治疗的原理

3. 治疗技术　与普通神经肌肉电刺激疗法只需 2 个电极不同,肌电生物反馈疗法需要 3 个或 5 个电极。使用 3 个电极时,其刺激电极同时也是肌电信号检测电极,置于治疗的肌肉体表。另一电极可置于身体其他部位(图 2-28)。因此,治疗时必须用仪器配备的特制电极,不能用普通电极代替。此疗法的关键在于需要患者的充分配合参与,因此患者必须有比较好的认知功能。有认知障碍的患者,应该先行或同时进行认知训练。

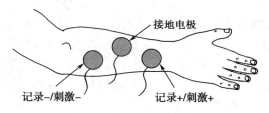

图 2-28 电极放置方法

4. 临床应用

(1)适应证:脑血管意外、颅脑外伤引起的偏瘫,脊髓损伤截瘫、周围神经损伤引起的肌无力、偏头痛、紧张性头痛、失眠、神经症、焦虑症、高血压、痉挛性斜颈等。

(2)禁忌证:意识认知障碍者。其余同神经肌肉电刺激。

(二)经颅磁刺激

1. 概述　经颅磁刺激技术(transcranial magnetic stimulation,TMS)是一种无痛、无创的绿色治疗方法,磁信号可以无衰减地透过颅骨而刺激到大脑神经,实际应用中并不局限于头脑的刺激,外周神经肌肉同样可以刺激,因此现在都叫它"磁刺激"。随着技术的发展,具有连续可调重复刺激的经颅磁刺激出现,并在临床精神病、神经疾病及康复领域获得越来越多的认可。它主要通过不同的频率来达到治疗目的,高频(>1Hz)主要是兴奋的作用,低频(≤1Hz)则是抑制的作用。因其无痛、非创伤的物理特性,实现人类一直以来的梦想——虚拟地损毁大脑,探索脑功能及高级认知功能。与正电子发射型计算机断层显像(PET)、功能磁共振成像(fMRI)、脑磁图(MEG)并称为"21 世纪四大脑科学技术"。1985 年,Barker 成功研制出第一台经颅磁刺激仪,并率领研究小组成立磁刺激公司。1988年，华中科技大学同济医院成功研制出中国第一台经颅磁刺激仪。

2. 技术原理　根据 TMS 刺激脉冲不同，可以将 TMS 分为三种刺激模式：单脉冲 TMS(sTMS)、双脉冲 TMS(pTMS)以及重复性 TMS(rTMS)。sTMS 由手动控制无节律脉冲输出，也可以激发多个刺激，但是刺激间隔较长(例如 10 秒)，多用于常规电生理检查。pTMS 以极短的间隔在同一个刺激部位连续给予两个不同强度的刺激，或者在两个不同的部位应用两个刺激仪(又称作 double-coil TMS，dTMS)，多用于研究神经的易化和抑制作用。rTMS 分为高频和低频两种，则需要设备在同一个刺激部位给出慢节律低频或快节律高频 rTMS。rTMS 主要是通过改变刺激频率而分别达到兴奋或抑制局部大脑皮质功能的目的。高频率、高强度 rTMS，可产生兴奋性突触后电位总和，导致刺激部位神经异常兴奋，低频刺激的作用则相反，通过双向调节大脑兴奋与抑制功能之间的平衡来治疗疾病。对 rTMS 刺激的局部神经通过神经网络之间的联系和互相作用对多部位功能产生影响；对于不同患者的大脑功能状况，需用不同的强度、频率、刺激部位、线圈方向来调整，才能取得良好的治疗效果。

3. 操作技术　使用磁刺激需要调整的参数主要有三个，刺激位置、刺激频率和刺激强度。其中刺激频率的选择取决于机器本身所允许的范围，比如 100Hz 磁刺激器允许选择 1~100Hz 不同的刺激频率。不同的频率适合不同的应用，理论上高频刺激兴奋神经，低频刺激抑制神经。

刺激强度的概念有两个，一是机器所能达到的输出强度，另外一个是施加给患者的刺激强度。机器所能达到的刺激强度是指输出能量设置为 100% 时线圈上输出的磁场，与所选用的线圈密切相关，如 70mm 双线圈能达到 2.2T，25mm 线圈能达到 4T。线圈尺寸(直径)越小，刺激强度反而高。施加给患者的强度一般是参考运动阈值，运动阈值是通过施加刺激时记录到的运动诱发电位信号来计算。有些设备本身都带有 MEP 的检测功能，方便又实用。

刺激部位的确定是很关键的，一般是基于标准解剖图谱或根据经验来确定。例如精神科治疗抑郁症时一般刺激左前额叶，而癫痫的治疗一般直接刺激病灶部位。然而这些方法都只能是一个大概的部位，现在市场上已经有了辅助定位刺激系统，称为导航刺激系统，能够结合 MRI 或 CT 图像精确地选择刺激点(图 2-29)。

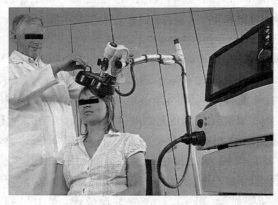

图 2-29　经颅磁刺激治疗

4. 临床应用　目前经颅磁刺激技术得到了广泛的使用,国内的经颅磁刺激技术达到世界先进水平,特别是"惰性液态冷却系统"的出现,是经颅磁刺激技术上的一个新的里程碑,它使此项技术能够真正实现长时间连续工作,使其在临床能够广泛使用,应用于神经心理科、康复科、儿科等各个方面。

(1)临床诊断:TMS 作为新的神经电生理技术,与肌电图诱发电位仪结合新开辟的检查项目有:①运动诱发电位(MEP):是刺激运动皮质在靶肌记录到的肌肉运动复合电位;检查运动神经从皮质到肌肉的传递、传导通路的整体同步性和完整性。②中枢运动传导时间(CMCT)。③运动阈值(MT):是指在靶肌记录到大于 $20\mu V$ MEP 时最小头部磁刺激强度,反映中枢运动神经兴奋性。④成对刺激和皮质间的抑制和易化(ICL/ICF)。⑤中枢静息期(CSP)。

(2)神经内科、精神心理科及康复科的应用:经颅磁刺激技术在神经、精神心理科及康复科的应用可以看作是一种暂时的、可逆的"虚拟性损毁"。其基本原理:电容器首先储存大量电荷,然后将电荷输至感应器,感应线圈瞬时会释放大量电荷产生磁场,磁力线以非侵入的方式轻易地穿过头皮、颅骨和脑组织,并在脑内产生反向感生电流。皮质内的电流激活较大的锥体神经元,引起轴突内的微观变化,进而诱发电生理和功能变化。目前,TMS 共有三种主要的刺激模式:sTMS、pTMS 和 rTMS。每种刺激模式分别与不同的生理基础及脑内机制相关。

TMS 可用来刺激视皮质、躯体感觉皮质等大脑皮质,引起局部的兴奋或抑制效应,以探测系统的功能。另外,TMS 还可以用于学习、记忆、语言及情绪等领域的研究。新一代的无框架立体定位式 TMS 能整合 fMRI 结果,极大地提高 TMS 刺激部位的准确性,精确控制刺激大脑的深度,从而可以准确地调节刺激强度,已进一步应用于神经外科手术中。

TMS 对脊髓损伤、帕金森病(PD)、癫痫、脑卒中后康复、外周神经康复、神经性疼痛等有不错的效果,是无创伤治疗和康复领域少有的设备。

TMS 可以治疗精神分裂症(阴性症状)、抑郁症、强迫症、躁狂症、创伤后应激障碍(PTSD)等精神疾病,其中对抑郁症的治疗在美国已经通过 FDA 的认证,治愈率为20%,治疗有效率可以高达100%。在国内,广州市脑科医院、湖南省脑科医院、上海市精神卫生中心、北京安定医院、北京大学第六医院等各大精神病医院都开展了相关治疗,并且在临床上取得了可喜的成绩。

(3)其他领域:除了现有的应用之外,TMS 独特的技术优势使其在科研及成瘾戒毒等方面都有着广阔的空间,如:TMS 与情绪、疲劳、麻醉药物、认知研究、躯体感觉皮质、毒品、成瘾性等。

5. 注意事项　应注意经颅磁刺激可能出现以下的副作用,要注意观察,及时处理。

(1)表现:心慌、心悸、恶心、呕吐、一时性呼吸困难、嗜睡、无力、头晕、低热、皮疹等,个别患者白细胞降低。

(2)易出现相关因素:老年人、头颈部治疗、强磁场治疗易出现磁疗副作用。

(3)处理方法:副作用轻者,无须停磁疗,可调整治疗部位和剂量。副作用明显且持续存在者,应中断磁疗。

学习小结

1. 学习内容

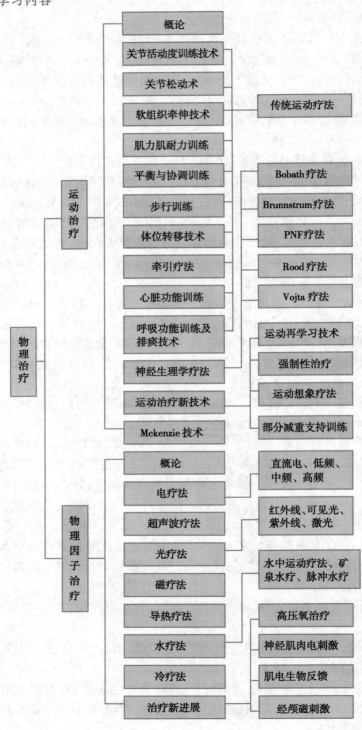

2. 学习方法

本章节为康复疗法的重要内容,也是体现治疗人员个人技能水平的重要知识内容,尤其是运动治疗,因其实际操作性很强,所以,除认真学习课本知识外,实际操作练习时间与课堂教授时间之比应为1∶2,让学生在理论学习的基础上,充分掌握每种治疗技术的操作,同时要学会将各种运动治疗融会贯通,对同一个患者,根据其功能障碍的不同,选择相应的综合治疗方法。物理因子治疗部分需充分掌握其适应证及禁忌证,同时有条件也需进行实际操作训练。

(陈红霞　谢仁明　赵彬　王宝兰　潘锐焕)

复习思考题

1. 运动治疗的作用是什么?
2. 运动治疗是怎样分类的?
3. 试述物理因子疗法的内容。
4. 低频电刺激治疗有哪些具体治疗方法和临床应用?

笔记

第三章

作业治疗

　　作业治疗(occupational therapy,OT)是应用有目的的、经过选择的作业活动,对由于身体上、精神上、发育上有功能障碍,以致不同程度地丧失生活自理和劳动能力的康复对象,进行评价、治疗和训练的方法,是康复治疗常用方法之一。目的是使患者最大限度地恢复或提高独立生活和劳动能力,以使其能作为家庭和社会的一员过有意义的生活。

第一节 概 述

一、作业治疗的概念

　　1989 年,世界作业治疗师联盟(world federation of occupational therapists,WFOT)制定的定义是:作业治疗是通过特殊的活动治疗躯体和精神疾患,目的是帮助人们在日常生活的所有方面的功能和独立均达到其最大水平。1994 年修订后的最新定义是:作业治疗是让人们通过具有某种目的性的作业和活动,来促进其健康生活的一种保健专业。其目的是恢复、提高、维持日常生活能力,防治障碍,调动被治疗者积极参与。

　　总之,作业治疗可定义为:作业治疗是指导患者参与日常生活活动、工作或娱乐等各项选择性、功能性活动,以达到减轻残疾、保持健康、参与社会、适应环境目的的一种治疗方法。其内涵包括:以躯体和精神障碍者为治疗对象;患者主动参与,获取主体生活能力;运用有维持和开发作用的活动,恢复各种功能。

知识链接

世界作业治疗师联盟

1952 年,世界作业治疗师联盟成立,第一次会议在英国利物浦 OT 学校举行。会议确定了 WFOT 的职能及组织;制定的章程基本上沿用至今。

WFOT 的职能:①担任发展作业治疗的官方国际组织,并主持国际大会;②促进国际合作;③维护专业道德,提出实践标准;④发展国际上公认的作业治疗师教育标准;⑤鼓励信息及出版物的交流,促进专业研究。

WFOT 的组织机构:联盟常务委员会由各成员国代表组成,执行委员会由一名会长、两名副会长、一名秘书和一名司库组成。常务委员会的代表们分别组成联盟的各个委员会,如立法、国际关系、教育、国际大会专业实践、出版及任命等委员会,处理日常工作。WFOT 的会员资格有正式会员、准会员、个人会员、促进会员四种。

二、作业治疗的基本理论

作业治疗相关理论,产生于作业治疗实践,主要包括以下内容。

(一)作业活动理论

作业活动理论是以活动为出发点提出的,这一理论认为每个个体需要完成一种或一些作业活动来适应和满足个人或群体的生存、发展需要,作业分生产性作业、自我照顾性作业和文娱性作业,各项作业包含兴趣、认知、技巧等成分。采取作业治疗手段,通过有目的的作业活动,以求改善患者的身体状态、提高功能水平、提高适应环境的能力、维持和开发其自理能力、提高生产作业能力、提高娱乐性作业能力。作业治疗开始时是患者完成指导性作业,以后是逐渐减少失误,增强患者的注意力和判断力。

(二)行为矫正理论

现代心理学的研究表明,人的大多数行为是后天学习的结果。一般来讲,行为的改变有两种情况:一种是从无到有,指某些良好行为的建立或塑造;一种是不良行为的矫正,即将个体的行为从不良改变为良好。行为矫正技术是以应答性条件反射论、操作性条件反射论、认知行为矫正理论和社会学习理论四个方面为理论基础。这一理论强调行为的改变是依据行为的后果而定的。结果行为若受到强化,行为的出现频率就会增加,结果行为若受到惩罚,行为的出现频率就会减少。行为矫正的方法是先确定要达到的行为目标,提供行为的条件,对正确的行为通过饮食、代币、表扬等方法进行奖励,对错误的行为给予纠正,行为固定后逐渐减少奖励。这一方法适用于颅脑损伤、焦虑症、恐惧症、学习困难患者。优点是目标明确,结果可以测量,方法可以调整,各种技巧可分段学习;其缺点是需要时间长,治疗师要专门训练,对误用行为不宜选用,学习不能泛化,强化停止后行为也消退。

(三)心理动力学理论

心理动力学(以精神分析为基础的)主要研究个体个性和动机的起因,以及促进个体获得自知力与走向成熟的方法,比较常用的是交互作用理论和心理分析方法。交互作用理论主要是使用集体治疗的方法解决人际交流中的障碍问题,由治疗师根据个性等将相似的人群组成一组,每周进行一次或数次集体训练活动,通过治疗师的指导和各位成员之间的相互影响、相互作用,开发患者的人际关系,提高患者表达自己的愿望与需求和感知他人的愿望与需求的能力,并使患者获得成就感。

（四）人本主义理论

人本主义心理学强调天赋的人性,主张从整体上理解人的动机和性格,重视人的意识所具有的主动性和自由选择性。在作业治疗中体现的是以患者为中心的原则,患者作为一个整体有自己至高无上的感觉和体验,有权做出个人选择,因此即使过程很慢,治疗中的一切也由患者自己控制,治疗师只起促进作用,为患者提供条件和机会,帮助患者达到目的。但当患者不能做出选择时,他人可代替患者的意愿选择。正常情况下治疗技术的选择是由治疗师与患者讨论决定或由患者决定,患者所接受的治疗是他个人的选择。

（五）认知理论

认知理论认为:人的情绪来自人对所遭遇的事情的信念、评价、解释或哲学观点,而非来自事情本身。情绪和行为受制于认知,认知是人心理活动的决定因素,认知治疗就是通过改变人的认知过程和由这一过程中所产生的观念来纠正本人的适应不良的情绪或行为。治疗的目标不仅是针对行为、情绪这些外在表现,而且还分析患者的思维活动和应付现实的策略,找出错误的认知加以纠正。具体方法有知觉训练、概念训练、记忆训练、失认训练、角色训练等,可用于颅脑损伤、脑卒中、智力障碍、焦虑症、抑郁症、强迫症、恐惧症等患者。

三、作业治疗的特点

1. 作业治疗通常由"教"与"学"两种基本成分构成。治疗师的任务是"教",为患者提供学习环境、科学设计学习内容并给予细心指导;而"学"是源于患者自身内部的过程,通过学习,患者改变以往看问题的眼光和对事物的领悟,把新的理念和知识变为习惯。

2. 作业活动为患者参与的选择性、功能性活动。有效的作业治疗需要患者主动地参与选择性、功能性活动,以达到有目的地利用时间、精力进行日常生活活动、工作和娱乐。在患者进行选择性活动的过程中,达到身体功能、心理社会功能和生活能力的康复。选择性活动不仅包括那些可以达到治疗目标的活动,而且包括那些对患者适应环境和适应工作有帮助的活动。

四、作业治疗的目的

作业治疗的目的是消除病态,减轻残疾、保持健康,增强患者参与社会、适应环境、创造生活的能力。通过作业治疗,训练患者成为生活中的主动角色,积极地进行必需的生活活动,而不是被动地成为他人的负担,从而最终提高患者的生存质量。

五、作业治疗的分类

作业治疗的种类很多,过去一些国家主要将其分为木工、编织、黏土三大类。随着康复医学的不断发展和完善,一些新的内容不断引入到作业活动之中,目前较常用的有下述分类方法:

（一）按作业名称分类

按作业名称,可将作业活动分为以下各类:①木工作业;②编织作业;③黏土作业;④制陶作业;⑤手工艺作业;⑥金工作业;⑦皮工作业;⑧电气装配与维修;⑨日常生活活动;⑩治疗性游戏;此外,还有文书类作业、书法绘画园艺类、认知作业、计算机操作等。

（二）按作业活动对象和性质分类

1. 功能性作业治疗（functional occupational therapy） 如改善肢体的活动能力,根据障碍的性质、范围、程度,有针对性地采用适当的作业活动,以增大关节活动范围,增强肌力,改善运动的协调性和精细活动能力,提高肌肉运动的耐久力。

2. 心理性作业治疗（psychological occupational therapy） 主要治疗由于疾病或损伤而继发的心理障碍,通过改善患者的精神状态和情绪,使其能主动配合临床治疗和康复治疗,故亦称其为支持性作业治疗（supportive occupational therapy）。使用的方法是进行轻松有趣的消遣性活动,故此类治疗又名消遣治疗（diversional therapy）。

3. 精神疾患作业治疗（psychiatric occupational therapy） 治疗精神分裂症等精神疾病患者,在生活技能、心理和行为、社交和职业上进行训练,使其能适应出院后在家庭和社会的生活、学习、劳动和社交环境。

4. 儿童作业治疗（pediatric occupational therapy） 用于治疗有发育障碍或其他残疾的儿童患者,通过专门的训练、游戏、文娱活动、集体活动等,促进感觉运动技巧的发展,掌握日常生活活动技能,提高生活自理能力。在治疗中重视发挥父母的作用,重视应用各种矫形及辅助器械,重视使用玩具游戏作为治疗手段。

5. 老年人作业治疗（geriatric occupational therapy） 治疗老年病患者,进行日常生活的教育和训练,教会使用辅助器械和适应性技巧,以代偿和弥补运动、视听等功能的缺陷,对记忆力、辨向力衰退的患者进行认知训练,并使用消遣治疗促进心理精神卫生,改善社会生活能力。

（三）按作业治疗目的和作用分类

按作业治疗目的和作用,可将作业活动分为以下各类:①减轻疼痛类作业;②增强肌力类作业;③增强耐力类作业;④增强协调能力类作业;⑤改善关节活动范围类作业;⑥调节精神和转移注意力类作业;⑦改善整体功能类作业。

（四）按实际要求分类

1. 维持日常生活所必需的基本作业 这类作业包括:衣食住行、个人卫生等。其目的在于维持日常生活和健康的基本要求。

2. 能创造价值的作业活动 力求通过作业治疗生产出有用的产品,但又不以产品为目的。这类活动包括:手工艺如纺织、泥塑、陶器制作、各种金工、刺绣等,园艺如种花、植树、栽盆景、整修庭院等。其目的在于获得一定技能。

3. 消遣性作业活动或文娱活动 利用业余时间,进行各种运动、游戏、琴、棋、书、画、文艺等。其目的在于充分安排时间,转移注意力,丰富生活内容,有益于身心健康。

4. 教育性作业活动 主要是针对青少年患者,治疗同时还获得受教育的机会,或获得接受教育的能力。其目的在于提高各种技能。其内容有各种教学活动、唱歌、舞蹈等。

5. 矫形器和假肢训练 这是一项特殊的作业活动,即在穿戴矫形器或假肢后进行的各种作业治疗。其目的在于熟练掌握穿戴方法和充分利用这些矫形器或假肢,来完成各种日常生活活动或工作。

六、作业治疗的适应证及注意事项

(一)适应证

1. 神经系统疾病　脑卒中、颅脑损伤、帕金森病、脊髓损伤、脊髓炎、中枢神经退行性变、周围神经损伤病、老年性认知功能减退等。

2. 骨关节疾病　骨折、断肢断指再植术后、截肢后、烧伤、人工关节置换术后、骨性关节病、肩周炎、强直性脊柱炎、类风湿关节炎、手部损伤等。

3. 内科疾病　冠心病、心肌梗死、高血压、慢性阻塞性肺疾病、糖尿病等。

4. 儿科疾病　脑瘫、肌营养不良、精神发育迟滞、学习困难等。

5. 精神疾病　神经症、精神分裂症康复期、焦虑症、抑郁症、情绪障碍等。

(二)注意事项

意识不清、严重认知障碍不能合作者,急危重症、心肺肝肾功能严重不全等需绝对休息者。

七、作业治疗的工作模式

作业治疗具有独特的工作模式,以科学、规范的工作流程开展作业治疗,是克服不同阶段的难点、提高康复疗效的重要保证。

患者入院后,首先由主管医生进行全面、细致的检查,根据患者的疾病诊断、障碍诊断,综合分析存在的问题后,以处方的形式,下发到各有关康复专业科室。作业治疗师接到医生处方之后,便可以开始进入本专业的工作程序。

(一)处方

作业治疗师接到康复医师的处方后,首先要认真阅读,理解医生处方的内容,尤其对患者的年龄、诊断、障碍名称、并发症、禁忌和注意事项要逐项搞清楚。因为患者往往具有较复杂的并发症,对病情了解不全面,很容易在训练中造成医源性损伤,所以检查和治疗前认真了解处方是非常必要的。

(二)初期评定

作业治疗领域中的评定大体可分为以下几方面,即身体功能评定、感觉评定、心理评定、日常生活活动能力评定、社会评定、职业前评定等。要收集有关患者的性别、年龄、诊断、病史、用药情况、社会经历、工作、护理记录等数据,先对患者有一个大概的了解。然后,对患者进行有目的的评定,以决定患者的目前功能水平、病程阶段等。将上述数据进行全面分析,找出最明确的需要解决的问题。对患者进行准确的评定,将为设定康复目标、制订训练计划打下良好的基础。同时为检验治疗效果留下客观的记录,对指导康复训练和决定患者的转归也是非常重要的资料。

(三)确立治疗目标

根据评定结果,作业治疗师利用自己对疾病、障碍的认识水平、工作经验和预测能力,提出对患者治疗的长期目标(最终目标)和短期目标(近期目标)。所谓长期目标,就是患者出院时回归社会的水平。例如:从社会上看是返回家庭,还是转到其他设施,或是回到工作岗位;从自立程度看,是完全自理还是需要部分照顾,或是完全需要别人照顾。短期目标是为了实现长期目标而在治疗训练的不同阶段所设定的标准。例如：对某患者用 1~3 周时间完成进食和更衣动作，条件是使用自助具，标准是独立完成，时间是不超过正常人的两倍等。

（四）出席康复评定会议

按照康复医生的通知，准时出席康复评定会议。会前要将患者有关的评价资料、目标设定和治疗意见整理好，并向小组汇报自己的治疗方案。必要时应让患者当场进行演示，使小组全体成员了解患者的实际情况，加深对治疗方案的理解。同时要认真听取其他专业对患者康复治疗的意见，详细记录评定会最后设定的目标和具体要求，以便使作业治疗与运动治疗、护理、心理、假肢装具、社会工作等各专业人员按照统一的目标同步进行工作。

（五）制订训练计划

对患者的初期评定和设定的目标是制订训练计划的基础。一个好的计划应把种种作业活动和短期目标紧密结合起来，而且对训练工作中的具体问题，如每周训练的次数、每次训练的时间、场地、使用的器材、作业的种类等也列入计划之中。训练计划不仅是治疗的程序，而且是作业治疗师知识面、业务能力、组织能力、艺术水平和训练经验的综合体现，与康复效果密切相关。

在制订计划时，作业治疗师应注意以下几个问题：①按照治疗目标选择适应的作业活动；②充分考虑到患者的兴趣与爱好；③与其他各专业组的康复思想、理论基础、技术安排尽量保持一致；④关注患者全部治疗和训练的内容、时间的长短、体力消耗的程度；⑤作业活动的难度要适合患者的功能水平；⑥患者完成作业活动后应能体会到成功的喜悦；⑦活动内容应丰富多彩，而且目的明确；⑧清楚大约需要多长时间才能达到预期的目标，如何判断达到了目标，具体标准是什么；⑨计划要有灵活性，当发现计划与目标不一致或患者身体状况、功能水平有变化时，可以及时调整计划；⑩选择作业活动时要考虑患者的禁忌和注意事项，避免意外情况的发生。

（六）治疗与训练

根据处方或制订的训练计划，与各专科治疗师密切联系，按照医师总的治疗方针，运用自己的专业技术进行治疗。可以分步骤、分阶段完成。在计划实施的过程中，要注意患者对安排的作业活动是否有兴趣，治疗计划与患者能力是否合适，治疗过程中是否出现了未曾预测到的问题，患者能否按计划训练，合作程度如何，短期目标能否实现。在此过程中一般可以分为 3 个阶段：①导入期：将设定的目标、计划和方法向患者详细说明；②展开期：将制订的计划付诸实践，使目标和计划的关系明朗化，展开具体的治疗训练活动；③评价期：对患者训练后功能和能力的提高与初期评价结果进行比较，然后进一步研究计划的可行性和需要调整的部分。

（七）中期评定

根据处方或制订的治疗方案进行治疗之后，患者逐渐恢复，但也可能与预期相反，并未接近目标。因此要进行客观的复评，要不断观察并记录，对患者进行系统的再评价。按康复医生的要求准时出席康复评价会议，将评价结果和训练中存在的问题向小组汇报。根据各专业组治疗情况和康复医生的指示修改原计划，完成下阶段的治疗，研究讨论出院的时间及出院前的准备工作。

（八）评价会议后的工作

主要是调整设定的目标,修改训练计划,完成继续的治疗。

（九）后期评定

训练结束,患者出院前应再次做系统全面的评价,做出治疗总结。主要内容应该包括:①治疗经过和治疗结束的理由;②治疗目标实现的程度;③治疗有无特殊的效果;④如果效果不明显原因是什么;⑤今后处理意见及应注意的事项。

（十）后续工作

当确认患者恢复已达极限,症状已固定之后,则要决定患者今后的去向,主要有:①患者出院后是返回家庭还是到其他机构治疗,或是回到工作岗位;②家属今后应注意的事项;③患者应该进行什么训练巩固疗效;④告知患者本人可以预测的问题和禁忌事项;⑤向有关部门送交病历摘要,以便对患者进行随访和长期管理。

作业活动流程见图3-1。

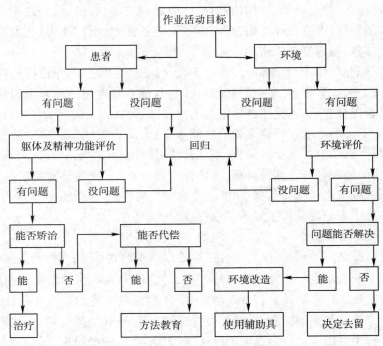

图 3-1 作业活动流程示意图

八、作业治疗的常用设备

作业治疗的业务范围较广,所需设施较多,占地面积也大,要结合国情、本地区康复医学发展水平和经济能力综合考虑。作业治疗的设施主要有治疗用具、自助具、矫形器和辅助器具。

（一）治疗用具

1. 感觉运动技能训练器械 手的精细活动及上肢活动训练器械有:计算机、打字机、七巧板、插孔板、套圈用架子、结扣解扣练习器、手指抓握练习器、手指屈伸牵拉重量练习器、砂磨板、加重的画笔、编织机、悬吊带、臂托、上肢支撑架等。改善关节活动范围的用具有:滑板、落地型织布机、砂磨板、乒乓球板。位置保持用具有:桌、椅、板凳、垫子、吊床。用于感觉整合和运动的用具有:障碍物、巴氏球、滑冰鞋、平衡晃板、晃椅、电动玩具、吊环等。

2. 日常生活活动器材　一般生活设施,如食具、厨具、家用电器、梳子、毛巾、模拟厕所、浴室、厨房设备等,以及改造后的餐具、化妆具和穿着具等。

3. 工艺治疗用器材　黏土及陶器制作用具,编纺、刺绣、竹编或藤编工艺用具(编织机、编织框、绣花针等),绘画及图案用笔和颜料。

4. 交通用具　驾驶助具、改装的车辆、行走助具、自行车助具、供上下车用的升降台、修改后的三轮车、轮椅及其配件等。

5. 职业技能训练器材　打字机、缝纫机、电子元件组装器械、简易织机、针织(编织机、编织筐)、刺绣用器材(线绷子、绣花针)、木工、木刻基本用具(台钻、电动丝锯、曲线锯、刨子、雕刻刀等)、皮革(图案模子、划线刀、图案模板、橡胶垫块、木锤)、工艺及机械维修基本工具、纸盒加工器材等。

6. 高级脑功能训练用具　用于认知功能训练的用具有计算机游戏、训练用计算机程序、计算机模拟程序等。用于语言功能训练的有语言板、打字机、录音机、语言交流机等。

7. 防压力用具　预防压疮形成的用具有:聚氨酯泡沫塑料制成外包布套的塑料海绵垫。高弹力棉防压疮垫,柔软、易滑移、有一定透气和散温性,与海绵垫配合用效果好;羊剪绒垫,有良好的吸湿、散热性,适于做各种防压垫的表面层;气囊式座垫,由排列整齐的小气囊构成,有相当好的均压性、透气性;凝胶均压垫,是在一个高强、弹性的密闭袋中充入凝胶体,受压后变形,起到坐位时均压的作用。

8. 日常生活训练器具　下列各种自助具都可以作为日常生活训练器具:两端带环的毛巾、长柄、粗柄和(或)弯柄梳子、牙刷、调羹、粗柄笔、长柄持物器、穿袜器、鞋拔、穿衣棒、纽扣钩等。

(二)辅助器具

1. 保持站立姿势的辅助器具　直立床分手动和电动两种,可使患者被动地从水平位变为不同的垂直位。站立台是一种木制高桌,可以辅助截瘫者保持站立位,同时在桌上做些活动,用于身体的固定或平衡不够稳定的患者,借此既能进行双下肢负重,又可进行双上肢的作业活动。

2. 上肢悬吊架　利用头上方的悬吊或弹簧的弹性,冲消重力对上肢重量的影响,使难以活动的上肢易于活动和易于进行训练(图3-2)。

3. 个人转移辅助器具　有手杖(1点式、2点式、3点式)、腋杖、助行器(交替式、抬起式、前轮式等)、助行架、各种不同类型的轮椅(普通轮椅、电动轮椅、偏瘫轮椅等)。

4. 搬运机　利用机械升降设备将患者托起搬运到不同的地方,这样既可以减轻患者和治疗师的负担,也方便治疗。常用的搬运机有电动转移架(图3-3)、落地式固定搬运机和移动式搬运机。目前有一种壁挂式搬运机,可沿房顶的轨道将患者移动到需要去的地方。

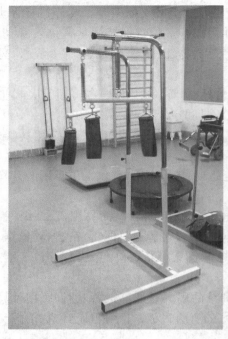

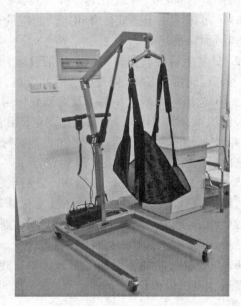

图 3-2 上肢悬吊架　　　　　　图 3-3 电动转移架

九、作业治疗与物理治疗的区别

作业治疗与物理治疗的区别见表 3-1。

表 3-1 作业治疗与物理治疗的区别

	作业治疗	物理治疗
治疗目标	使患者生活适应力发挥最大潜能	使患者运动功能发挥最大能力
治疗范围	躯体和心理功能障碍	躯体功能障碍
治疗手段	日常生活、工作、游戏 环境调整 辅助器具、轮椅、假肢、矫形器 治疗师与患者的关系	运动疗法:医疗体操、拳操、耐力训练、神经肌肉促进技术、气功、牵引、手法治疗、各种器械训练等 理疗:电疗法、超声、温热疗法、光疗法、水疗法、磁疗法等
治疗重点	增强手的灵活性、手眼的协调性 增强动作控制能力和工作耐力 提高感知、认知功能 改善情绪、调整心理状态 掌握某一生活和工作技能 适应环境	增强肌力、增加关节活动范围 增强和改善运动的协调性 改善运动耐力 改善机体平衡 消炎、镇痛、解痉、改善血液循环
患者参与	主动	主动为主,被动为辅
治疗师	作业治疗师	物理治疗师
介入时机	较晚	较早
趣味性	强	弱

第二节 作业活动方法

一、作业分析和作业选择

（一）作业活动分析

在作业治疗过程中，作业活动分析是非常必要的。作业活动的选择首先要对作业活动环境、作业活动性质、作业活动具备条件、作业活动目的等进行逐一分析。通过分析明确此项作业活动是否符合康复治疗条件、是否可以达到康复治疗的目的，验证作业活动的构成因素，最后确定作业活动处方，从而通过作业活动展开有效的作业治疗。

1. 康复目标与相应功能水平的分析　根据所设定的作业活动的康复目标与完成该作业活动必需的功能水平逐一分析。如在作业活动中所产生的运动局限在哪些关节，哪些肌群的运动引起关节运动，肌肉收缩的种类。作业活动者需要在何种程度上向别人学习，在何种程度上需要别人的行为帮助，能够在多大程度上理解作业活动的目的并预测未来的结果如何。

一般来说，有一定程度的重复运动比较适合作为运动功能的训练。要分析在作业活动中重复活动数量、克服功能障碍方面是否能达到预期目标。

2. 作业活动环境的分析　①客观环境：在选择作业活动时，要考虑当地的一些有利条件，如在制陶工艺流行地区，开展制陶工艺的作业治疗；在木工为主的工业地区，开展木工作业治疗；或根据障碍前所从事的专业针对性地制订作业活动。②训练环境：首先要分析作业活动中所需要的最少空间是多少，训练场所是否满足作业活动，训练场所对作业活动的影响与限制，要考虑训练场所对作业活动的延续性、拓展性等。然后要针对完成作业活动所必需的物理环境、人文环境、社会环境、文化环境以及进行作业活动的环境条件做出较恰当的分析评估。

3. 作业活动或作业过程分析　首先要从整体结构上分析进行作业活动的各个步骤的组成情况。在希望提高运动协调能力时，需要如何将作业活动步骤分级。实际运动协调能力的改善体现在从粗大运动模式不断改进到精细运动模式的过程中。要分析在作业活动中，具体的操作和过程与现实相符的程度。

要分析作业活动中所必需的工具有哪些，这些工具或器具的意义，尤其是象征意义。作业活动中的姿势和肢体位置是作业活动中比较重要的因素。需要哪些指导、援助及运用哪些规则，并且要分析需要多少这样的援助和保证。

分析所进行的作业活动从属的作业项目种类、作品的实用性、艺术性及作品的主要对象等内容，从而体现出所进行的作业活动和作品的社会价值和意义。

4. 安全因素分析　要分析所进行的作业活动中是否会有工具和机械操作失控的危险。是否存在皮肤切割伤、刺伤、烫伤的危险。是否存在噪声、光污染等。作业内容是否有损伤作业活动者自尊心的因素等。不注意这些内容往往会造成作业活动者的心理危机，导致作业活动的失败。

随着今后作业治疗实践活动的不断发展，能够被人们广泛接受的全面性作业活动分析方法会逐渐得以形成，并能在临床作业活动治疗实践中得到更广泛的应用。

（二）作业活动的分析方法

1. 从作业行为者的角度分析 通过对作业活动者的观察、体会及根据自己的经验分析作业活动,主要有三种方法:①观察法:由分析者直接去观察或询问作业活动者的行动,再分析其进行的作业活动的具体内容;②体验法:分析者自己成为作业活动者,基于自己的作业活动体验来分析所进行作业活动的具体特点;③推测法:分析者根据自己或其他人以往作业活动的经验及文献资料,推测分析所要进行作业活动的具体方法。

2. 根据记录的方法分析 ①记录方式:直接记录作业活动;②查表方式:利用事先已制订好的、有分析意义的表格来对照检查并记录作业活动;③混合方式:将以上两种方法结合起来进行记录的分析方法。

3. 不同范围的分析 ①全面性作业活动分析方法:本方法是在作业疗法的教育活动中发展出来的,可以用来分析并理解作业活动的特征性表现。要求理解作业活动所具有的全部特征,其分析项目比较多,也没有设定特别的治疗目标或者特别的治疗对象。由于涉及的范围较为广泛,所以令人感到复杂。②部分性作业活动分析方法:它是在作业疗法的临床实践中发展起来的一种具体的分析方法,一般是用于特定的治疗对象,或者在设定特别的具体治疗目标时加以使用。各种作业治疗的理论依据不同,相应的作业活动分析方法也会有所差别。在具体的作业治疗中使用某种理论的治疗模式,则要使用同一理论模式的作业活动分析方法。如用神经发育学的治疗模式,则根据神经发育学进行作业活动分析。只有按照同一理论模式加以分析,才能够将具体的作业评定和作业活动治疗结合起来。本分析方法比较强调作业活动中某一个特别的方面,有其不足之处,目前也尚无公认。

（三）作业活动的选择

作业活动的选择原则有:①以康复目标为中心,为预防和改善功能障碍或残疾而设计活动;②具有适应性,易于分析,并与年龄相适宜;③发展可提高生活质量的活动技能,对满足患者的社会角色等个人需要有一定的意义;④尽量与患者的兴趣一致,需要患者的身心投入;⑤治疗师与患者共同选择。

二、作业评定

（一）作业评定的内涵

作业评定,是一个获取患者作业能力信息、发现存在问题、形成想法、提出治疗目标和计划的过程。评定的方法可以借助回顾病历、正规评定量表及一些专项检查,也可以与患者接触,通过交谈、观察获取评定信息。在作业疗法发展早期,由于缺乏完整的理论体系和评定方法,常忽略作业评定或者用临床医疗评定代替,随着作业疗法的发展和提高,形成了相对独立的作业疗法评定体系,它与临床评定、物理治疗等其他评定紧密相关,同等重要,不可分割,是康复评定中非常重要的组成部分之一。

作业评定包括治疗前评定、治疗期间定期复查和治疗后评定。作为一个有效的评定者,必须熟练掌握各种功能障碍,了解其原因、病程及其预后,熟悉各种评定方法及用途,合理地选择适合各类患者和功能障碍者的评定方法,从而了解作业活动和动作中哪个环节和成分出现异常。评定者在评定期间,应与患者坦诚相见,不能主观臆断,要具备观察技巧,尽快取得患者的信任,以保证评定的顺利完成。

（二）作业技能评定

作业技能评定的重点在认知评定，包括：简易精神状态评定，神经心理成套测验，LOTCA认知功能评定，注意功能评定，记忆功能评定，知觉功能评定。这些作业技能评定的具体方法在本套教材《康复评定学》中已有介绍，可参见相关章节，在此不作赘述。

三、作业环境的无障碍改造

作业环境的无障碍改造要考虑患者在家中、社区和工作环境中的安全、功能水平及舒适程度；对患者、患者家庭、就业者和（或）政府机构、费用支付者提供适当的建议；评定患者需要添加的适当设备；帮助准备出院患者及其家属确定是否得到较好的服务，如院外门诊治疗、家庭健康服务等。

无论是公共场所，还是住宅内部，在计划或实施环境改造时，均需考虑谁是物主，谁来支付改造费用，环境改造是长期性的还是临时性的，患者的病情是稳定不变的还是逐渐恶化的。在生活当中，不仅要改变环境障碍，还要改变情感障碍，要将残疾人视为社会中的一员，使他们能在获得某些帮助时，能够自己独立生活，有所作为，进一步提高自己的生活质量。

（一）改造原则

室内环境因素必须适应人类生活活动的需要。家庭环境主要为人所使用，几乎所有部分都与人类活动有关，随着人们生活水平的提高和科技的进步，对家庭环境在舒适性、效率性、安全性、方便性等方面有更高的要求。患者返回家庭后，家中必须进行适当的改造，才能方便他们的生活。改造的原则是要符合无障碍的要求。包括合理的室内空间和家具的设计，达到使人在室内活动高效、安全和舒适的目的。

（二）改造方法

改造方法包括以下几个方面（具体数据仅供参考，因各个专著、版本的数据都不是绝对的，无须完全精确，具体应用时依据患者不同身高、坐站位高度等具体情况予以适当调整，保证在一定范围内方便运用即可）。

1. 家庭环境的无障碍改造 无障碍改造时主要应考虑住房出入口、楼梯设计、走廊、室内安排、卫生间安排、取暖设备、厨房和用餐、家具等家庭环境。

（1）出入口：如果住处有一个以上的出入口，应是水平可行走路线，理想的通道是光滑、平坦的表面，易于走到家里。通道要有好的光线，便于恶劣天气下提供足够的照明。细心评定行走的路面，对开裂和不平的路面要修整。如有安装扶手的需要，一般情况下扶手应有0.813m高，至少一边的扶手应延长超过楼梯的底部和顶部0.457m，扶手高度应因人而异，不宜太高或太矮。为方便使用轮椅的患者，出入口应为斜坡形，倾斜角度为5°左右，或斜坡长度与坡高比为12：1，宽度为1.2m，表面不要太光滑。两侧应有扶手，或长度每增加0.3m，高度升高2.5cm，宽度应为1~1.4m，两侧要有5cm高的突起围栏，以防轮子滑出，斜坡表面要用防滑材料，在入口处应有一个足够大的平台，让患者休息和准备进入。如果一位轮椅使用者要打开向外的门，这块平台至少1.5m×1.5m，然后接斜坡，如果此门是向内开的，这块地方至少要91.5cm×153cm。平台的作用是让患者进出门后能转过身来关门或锁门，如与斜坡并行有一部分台阶，则台阶的高度不应大于15cm。门口的外面可增加一个缓冲台，缓冲从门的底部测量高度应为 30.5cm,方便轮椅使用者或使用其他助行器的患者。

门锁的使用对患者来说是较易办到的,除锁的高度要评价外,还要评定旋转钥匙所需力量的大小。当然,随着科技的发达,一些特殊的锁系统(声音、磁卡、电控、红外线控制等)对一些患者来说是非常重要的。安装的门把手仅需很小的握力就能旋转,如把橡皮包在门把手上或使用杠杆类型的门把手,都能使患者用很少的力把门打开。门的开和关对患者来说要比较容易,在门的旁边放一只竹竿,可帮助轮椅使用者离开时用来关门。在进门处如果有一个高高的门槛,应该移去。如果不可能移去,要把门槛降到不高于 1.27cm,并附有倾斜的边缘,门口的宽度应当测量,一般来讲,门的宽度应为 81.3~86cm,可适合大多数轮椅使用者通过。房间的门不要太重,压力不应超过 3.632kg,以便某些患者能够自己把门打开。

(2)楼梯设计:楼梯每级台阶高度不应大于 15cm,深度为 30cm,两侧均需有扶手,离地面的高度为 65~85cm,楼梯面要用防滑材料,楼梯至少应有 1.2m 的宽度。要注意台阶的边缘,台阶表面不能太光滑。

(3)走廊:通过一个轮椅和一个行人的走廊宽度为 1.4m,轮椅旋转 90°处所需空间应为 1.35m×1.35m,以车轮为中心旋转 180°时,一定要有 1.7m×1.7m 的空间。偏瘫患者用轮椅和电动轮椅旋转 360°时,需有 2.1m×2.1m 空间。转 90°需 1.5m×1.8m 的空间,供轮椅出入的门至少应有 85cm 以上的有效宽度,通道应有 1.2m 有效宽度。单拐步行时,通道所需宽度为 70~90cm,双拐步行时需 90~120cm,门的有效宽度至少为 85cm,通道宽度为 1.2m 为宜。

(4)室内安排:对使用手杖、腋杖和支架的人所需要的室内活动空间较正常人大,对轮椅使用者则更大。一般用于 90°转弯的空间应为 1.4m×1.4m,而做 180°转弯时所需的空间应为 1.4m×1.8m,而偏瘫患者使用轮椅和电动轮椅 360°旋转时需有 2.1m×2.1m 的空间,转 90°需 1.5m×1.8m 的空间。家具之间要有通道,必须能使患者由一个房间到达另一个房间。

室内地板不应打蜡,地毯应尽量除去,对视力较差的患者,可在地板上划一条明亮的彩带,来帮助他们在光线较差的地方移动。原门的开关把手,应改造成向外延伸的横向把手以利开关。卧室内的床应是牢固不动的,可以把床靠墙或放在某一角落,或者在每个床腿下放一橡皮大套子,起到稳定床的作用。床的高度调节,可用形状规则的木块垫高每一个床腿,其他材料或有弹性的盒状物,也可将床提高一个适当的高度。要仔细评定床垫,其表面应是坚固、舒适的,必要时可在床垫下面垫一块床板,这样可改善睡眠状况。建议在床边放置一张桌子或一个柜子,并在其上面放一盏台灯、电话和必要的药品。如果需要的话(如独居的老人),可在床头旁边装一个传呼铃。卧室内桌前、柜前以及床的一边应有 1.6m 的活动空间,以便轮椅可做 360°旋转,以应付各种需要。如床头一侧放床头柜,此侧离床应有 81cm,以便使轮椅自由进入。

由于坐在轮椅上手能触及的最大高度一般为 1.22m,因此,木柜内挂衣架的横木不应高于 1.22m,衣柜深度不应大于 60cm,坐在轮椅上,向侧方探身的合适距离为 1.37m。因此,柜内隔板和墙上架板不应大于此高度;墙上电灯开关也应如此,而且为了方便,低于 92cm 更好。侧方伸手下探时最低可达高度为 23cm 或更小,因此,最底层的柜隔板、抽屉不应低于此高度;墙电插座以离地 30cm 以上为宜;侧方水平或稍向下外探时,能达到合适距离为 60~65cm,合适高度为 91.5cm,最大高度为 117cm 左右,设计落地台柜时要充分考虑。室内外的照明要好,除视力清晰外还有心理因素。室内温度要有调节的可能,因脊髓损伤的患者,尤其是颈髓损伤的患者体温调节有障碍。

(5)卫生间安排:要考虑患者家中的厕所是单独的,还是与浴室在一起的,房间的大小、通道、厕所在室内的位置(需考虑轮椅移动的方式),厕所马桶的高度,卫生卷纸固定架的位置,地面的铺设材料。厕所的门最好是拉门,以免开门时引起麻烦,如向外开的门,需患者后退才能开门,开门后需转过身来关门;向内开的门占据了室内空间,活动不便。厕所浴室门应有81.5cm,最小的盥洗室(内有洗手池、马桶和小浴盆)应有 2.21m×1.52m 的使用面积,马桶和洗手池中轴线间距不应少于 68.5cm,与墙的距离不应少于45cm,否则轮椅不能靠近。洗手池底部不应低于69cm,以便乘轮椅患者的大腿部能进入池底,便于接近水池以洗手和脸。龙头采用长手柄式,以便操作。池深不必大于16cm,排水口应低于患者够得着处。洗手池上方的镜子应倾斜向下,否则患者难以照到轮椅里的身体部分;镜子中心应在离地 1.05~1.15m 处,以便乘轮椅患者应用。

大便池一般采用坐式马桶,高 40~45cm,两侧安置扶手,两侧扶手相距 80cm 左右,若要供左和右偏瘫患者应用,扶手也可采用可以移动的,移开一侧以便轮椅靠近。为了便于扶拐的男患者小便,最好有落地式小便池,两侧离地 90cm 处有扶手,正面120cm 处也有横的支栏,以利于患者依靠和释出双手解开裤扣小便。单设坐式马桶仅需 2m² 总面积,设一个两侧扶手可以移动的坐式马桶和一个落地式小便池时约需 2.8m² 的总面积。

淋浴头应采用带蛇皮管的手持式,这样患者应用时方便。浴缸大小、形状多种,为了便于残疾人使用,多进行部分改进,如在浴缸上或浴缸内装上可调的座板、轮椅—浴缸转移板。盆浴时,盆沿离地面的高度应与轮椅座高(40~45cm)相近,盆周与盆沿同高处应有一些平台部分,以便患者转移和摆放一些浴用物品,地面和盆底应有一些防滑措施,水龙头用手柄式较好,盆周应有直径 4cm 的不锈钢扶手。淋浴时用的手持沐浴头,喷头最大高度应该位于坐在淋浴专用轮椅上的患者能够得着处。同时具备浴盆、淋浴的浴室面积在 2m×2m 左右。也可使用水平的或垂直的扶手,扶手必须安全、牢固地固定在墙上,有助于转移。还有专供脑瘫儿童洗澡的浴缸洗澡架。淋浴室应考虑的事项:淋浴头是单独安装或装在浴缸上,淋浴头及控制旋钮的位置,使用的淋浴椅或长凳,支持扶手的形式(如果患者站着淋浴,垂直性扶手有助于患者走近,而水平扶手则有助于患者的平衡)等。此外,应放一个患者易于取放的浴巾架和洗澡用品。在水槽上方,装一面大镜子,有时也是很重要的。脸盆高度对于可自己移动者为 90cm,轮椅使用者为 75cm,脸盆下净高至少 66cm,从墙至脸盆前面应有 50cm 距离。地面和盆底应有防滑措施,盆沿应有直径 4cm 的不锈钢扶手。

(6)取暖设备:所有的取暖设备、热气排气管、热水管,都要被遮挡住以避免烫伤,特别是对感觉损害的患者尤为重要。逐渐让患者适当接近热控制装置,在热控制装置上采用扩大的、延长的、实用的把手,可使他们使用起来更方便。

(7)厨房和用餐:一般性考虑包括通道、房间大小、台面的高度与深度、碗架的高度,能否开关水龙头,电灯开关的种类及高度。台板的高度对轮椅使用者应是合适的,手臂休息台应能放在台面的下面,台面至少有61cm。台面应是光滑的,有利于重物从一个地方移到另一个地方。建议使用一个带有脚轮的小推车,把一些物品能够很容易地从冰箱或其他地方移到台板上。桌子的高度也应能让轮椅使用者双膝放到桌下,当然,桌子的高度可以升降更好。还要考虑桌边使用的椅子,移向或移开餐桌的难易程度。要注意电炉、煤气灶的使用,避免引起火灾。靠近生火器的台面要防火,有利于烹调时对较热物品的转移。随着生活水平的提高,一个台式微波炉对某些患者来说是很重要的。要注意安全,一个家用灭火器是很有用途的。

(8)家具:座椅高度应根据工作面高度决定,通常人的肘部与工作面之间有一个舒适距离,距离是(275±25)mm,当上半身有好的位置后,再注意下肢,舒服的坐位姿势,是大腿近乎水平及两脚被地面支持。座椅深度要恰当,太深,坐者不能靠背,通常深度是375~400mm为宜,不应超过430mm。宽度以宽为好,宽的座椅允许坐者姿势改变,最小的椅子宽度是400mm,再加上50mm的衣服和口袋装物的距离。对于有靠手的座椅,两靠手之间的距离最小是475mm,不会妨碍手臂的运动。单个椅子是这样,如果是排成一排的椅子,还必须考虑肘与肘的宽度,如果穿着特殊的服装,应增加适当的间隙。

坐位时要考虑身体的稳定性。太软太高的座垫造成身体不易平衡和稳定,反而不好。椅子表面的材料,应采用纤维材料,既可透气,又可减少身体下滑。不要采用塑料面,塑料面不透气,表面太滑,使人坐着感到不舒服。身体的稳定性可以靠手来帮助,可把手臂放在桌子上,手臂下可以放小的垫子。对于有扶手的座椅,扶手高度自椅面以上200mm为宜,是能使手臂自然垂下的高度,扶手太高是错误的设计。椅子的转轴可使椅子适应人的姿势改变或转动。转椅也增加了坐者能伸手达到的范围,转椅还能使坐者接近或离开工作对象,而不需要前后移动椅子。座椅的靠背高度约125mm,靠背具有弹簧作用,可以随人体的背部发生相应的变化,有的靠背能支持人的肩部及腰部,具有较高的高度和呈凹面形状,给整个背部较大面积的支撑。

2. 社区人工环境的无障碍改造 无障碍改造时主要应考虑人行道、路边镶边石、斜坡(包括可移动的)、扶手、台阶等社区人工环境。

(1)人行道:为了便于轮椅使用者通过,其宽度不小于120cm,如果有坡,其坡度不超过2.54~30.5cm,路面应以坚固防滑水泥、柏油碎石铺成,如以砖石铺设,应平整、砖与砖之间紧密无缝。

(2)路边镶边石:应呈斜坡状,以利轮椅通过。

(3)斜坡:斜坡高度以2.54~30.5cm,宽度以90~120cm为宜,如斜坡长超过10m,斜坡改变方向或斜坡超过以上标准,则中间应有一休息用的平台。所有斜坡的路面应是防滑的,其两侧边缘应有一个3.5cm的路阶,以防轮椅冲出斜坡边缘。如果一个建筑物不是经常为残疾人所光顾,则可使用移动式的斜坡,其最大高度约三级台阶,材料可使用0.3cm厚的铝片。

(4)扶手:为了使斜坡适用于步行者和轮椅使用者,其两侧应装有栏杆,对步行者而言,其扶手高度以90cm为宜,而对轮椅使用者则以75cm为宜。

(5)台阶:单级台阶可在附近的墙上装一个垂直扶手,距台阶底部约90cm,多级台阶则应使用水平性的扶手,应在台阶的底端和顶端各延伸至少30cm,应注意扶手直径应为2.5~3.2cm,扶手内侧缘与墙之间距离为5cm,不宜太远。

四、辅助技术

辅助技术是用来帮助残疾人、老年人进行功能代偿以促进其独立生活并发挥他们潜能的多种技术、服务和系统。辅助技术的应用在一定程度上消除和抵消了残疾人的缺陷和不足,克服了他们自身的功能障碍,因而在某种意义上消除了残疾人重返社会的物理障碍,实现残疾人的平等、参与和共享。

辅助技术主要分为辅助器具和辅助技术服务两大类,在此仅介绍辅助器具,即常用自助具(self-help devices or self-help aids)。

(一)自助具的定义

残疾者由于某些功能永久性地丧失而不能独立地进行各种日常生活活动,为了解决这些困难,需要设计一些专门的器具或器械来加强其减弱的或代偿其已经丧失的某种功能,这些器械统称为功能性辅助器械,通常又可分为技术性辅助装置和自助器具。技术性辅助装置如环境控制系统,结构复杂,需要能源驱动,自动化程度较高,且购买及安装费用较大。而自助器具是一类不需要外界能源,仅利用患者残存的功能,凭患者自身的力量即可帮助患者独立完成日常生活活动而制作的器具。自助具本身结构简单,操作简便,不需要能源,但必须患者本人操作,通常多与上肢功能和日常生活活动有关。自助具的使用不仅是一种积极的治疗辅助手段,而且还可以帮助患者树立重返家庭和社会的信心。

(二)自助具的选用和制作原则

自助具适用于那些生活自理和日常生活活动有一定困难,但修改用品用具后尚能克服的患者。自助具的使用不能代替患者全面康复,因此,无论是暂时还是长期使用,均应与其他康复治疗配合以达到最佳的康复效果。

自助具的选用原则:应实用、可靠、经济,如果有市售品则尽量利用市售品或在市售品的基础上稍加修改。如果没有现成的市售品则需要自己动手制作。

自助具的制作应当遵循以下原则:①能够达到使用目的,并能改善患者生活自理的能力;②自助具应设计为可调性的,以满足患者的需要,并在患者身高或体型发生变化时也能调节使用;③简便易学、制作材料购买方便、易于制作、价格低廉、环保且易清洁;④坚固、耐用、轻便、舒适、美观。

(三)自助具的制作材料

1. 低温热塑材料　高分子材料的一种,广泛应用在矫形器及自助具的制作中,其热变性温度在$60 \sim 80℃$,在热水中或干燥器中软化、成型,具有良好的可塑性,可以直接在肢体上成形,能方便地制成各种日常生活辅助用具。

2. 泡沫塑料制品　多为聚乙烯经发泡、切片成型后的板材,具有质轻、可以热塑成型的特点,多为肤色。

3. 尼龙搭扣　主要用于自助具的连接和固定。

4. 制作工具　剪刀、穿孔机、钳子、铁锤、锉子、塑料专用切断器、电吹风、万能胶、电炉等。

5. 其他　木材、钢丝、金属等。

(四)常用的自助具

1. 多功能C形夹和ADL套　C形夹即外形如英文字母C的形状,其中带有ADL

套,套口有 V 形缺口以便将各种日常用具如叉、匙、刀、笔等的把手插入,有封闭型无开口及开口型,开口型带有可以转动的 ADL 套,可以根据需要改变 ADL 套的方向。

C 形夹主要用于抓握能力减弱或丧失,但前臂旋前旋后和腕关节的功能尚好的患者。制作时将窄条热塑性塑料片放在水溶槽中加热软化后,敷贴在患者手上成形、修剪,再在其掌面固定上可以旋转或固定的 ADL 套即可。

2. C 形夹和长对掌矫形器的配合应用　当患者仅能屈肘,而腕关节活动困难且无分指动作时,单用 C 形夹进行日常生活活动也困难。为了防止垂腕畸形和加强腕的力量,常用长对掌矫形器或背侧腕关节夹板与 C 形夹配合应用,$C_5 \sim C_6$ 脊髓损伤的患者通常需要此类用具。

3. 进食类自助具　主要包括直接操作的叉、筷子、匙、刀类、碟盘和杯类等。

(1)直接操作的叉、筷子、匙类:①筷子上端加装弹簧:松手后由于弹簧的张力而自动分离,适用于手指伸肌无力而不能自动松开筷子的患者;②加长把手的叉、匙、刀:适用于上肢活动受限,肩肘前伸到最大限度后仍达不到碟或碗的患者;③加粗把手的叉、匙、刀:把手加粗后易于握持,适用于指屈曲受限或握力不足的患者;④自制简易粗把匙:将匙插入一个小的球体中或把匙把插入一个轴心内均可达到此目的;⑤匙把向下弯曲的匙:适用于不能将匙勺放在碟子上的患者;⑥匙、叉把向一方弯曲的成角叉匙:适用于患者手功能受限,叉或匙与碗和碟的角度无法操作,故改变叉、匙的角度以满足需要;⑦叉、匙合用:一端为叉,另一端为匙,省去患者频繁更换叉、匙的麻烦。

(2)直接操作的刀类:适用于手指力量弱,不能以示指掌面下压刀背,切物时只有借助于整个手和上臂的力量来进行切割的患者。①倒 T 形锯刀:利用垂直而加大的压力和锯齿状的刀刃来克服切割的困难;②"工"字形摇切刀:不仅可利用握力,而且还可以利用向两边摇动的力量进行切割;③L 字形刀:亦可用手进行摇切;④锯刀:可利用手和臂的力量以及锯齿状刀刃来克服切割的困难;⑤刀叉合用刀:一端为叉,另一端为刀,可减少频繁更换刀和叉的麻烦。

(3)碟盘和杯类:①分隔凹陷式碟子:可将盘中的食物分开,其边缘深陷且接近垂直以防用匙取食物时将食物推出碟外,适用于偏瘫等只能一手用匙进食的患者;②配有碟档的碟子:碟档的作用也是为了防止食物被患者推出碟外;③有 C 形把的杯:适用于手握力不足的患者,使用时四指一起穿入 C 形的中空部分;④有 T 形把的杯:适用于手握力不足的患者,使用时将中指及无名指穿过 T 形把的根部,夹住其水平部分即可拿起杯子;⑤带吸管夹及吸管的杯子:如果患者的手根本无法拿起杯子时,可用长或长而弯的吸管插入杯中吸饮料。

4. 穿着类自助具　包括穿衣棒、扣纽扣自助具、穿袜自助具、穿裤自助具、拉链环等。

(1)穿衣棒:①拉穿和推脱型:利用棒上方的 L 形钩将衣服拉上,利用棒下方的 L 形钩将要脱的衣服推脱;②单一的拉钩型;③多功能型:棒的一端为正反 L 形钩,另一端为单钩。

(2)扣纽扣自助具:由钢丝环和手柄构成,制作时用钢丝绕成宽窄双环形后装上手柄即可,使用时将钢丝环穿过纽扣孔后,用宽部套住纽扣根部,将环的狭窄部抽回纽扣孔侧,纽扣即进入纽扣孔,最后再将宽大部退到纽扣下退出纽扣,扣纽扣动作即完成。

（3）穿袜自助具：由一弹性塑料片热塑而成，宽口处系上两根带子，使用时将袜口由尖端方向套在穿袜器上，脚从宽口处穿入后双手向后拉塑料筒，穿袜器即脱出。

（4）穿裤自助具：将裤腰带挂在一圈环外的几个钩子上，圈的开口向后以便退出，将双下肢放入裤腿后，拉动带子提上裤子。由于裤子受压不可能同时两侧上提，故需要翻身，向左侧翻身时提起右侧，再翻向右侧提起左侧，如此来回翻身和交替上提，完全提上后将裤腰从钩子上退出，并将大环向前退出。

（5）拉链环：手指精细抓握功能障碍时，拉动拉链的舌片，利用穿入拉链舌片孔内的大环，将手伸入环内即可拉动拉链。

5. 梳洗修饰类自助具　常见梳洗修饰类自助具包括：①有延长把及弯曲成角的梳子：适用于上肢活动范围受限，手达不到头部的患者；②有延长把的镜子：适用于上肢活动范围受限的患者；③装有前后镜的镜子：适用于头部转动不便的患者；④装有 C 形夹及蛇形管的镜子：方便握持，角度可以随意变换；⑤T 形把刷子：适用于手指抓握功能障碍的患者，将示指、中指穿过 T 形把的根部，用此刷梳头较易。

其他可用于梳洗修饰类的自助具还包括：①装有 C 形夹和 ADL 套的牙刷：适用于手指精细抓握能力减弱的患者；②带有吸盘的刷子：利用吸盘将刷子固定在洗脸或洗手池旁，手指可以在刷子上面来回刷洗；③带有吸盘的指甲刀：用患侧手掌的尺侧、前臂尺侧或肘按压指甲剪即可给健侧手指剪指甲，适用于偏瘫患者或一侧上肢功能障碍的患者，帮助完成给健侧手剪指甲的动作；④用下颌操作的指甲钳：当一侧上肢完全丧失功能时可用此种方法；⑤固定在手上的普通剃须刀：适用于手指精细活动功能减弱不能牢固握持剃须刀的患者；⑥带有 C 形夹的电动剃须刀：适用于手指精细活动不佳而不能可靠地使用电动剃须刀的患者。

6. 排尿、排便自助具　主要有：①肛门刺激器：排便功能障碍时用手持肛门刺激器刺激肛门引起排便，还可以在顶部插入肛门栓子；②大便纸夹持器：可夹持便纸擦拭肛门；③易开式尿管钳：利用杠杆原理，用很小的力就可以开放尿管，适用于手部力量较弱的患者排空尿袋；④助起式便器：使用时用双上肢按压竖在便器两侧的横杠，座圈即抬起，有助于患者起立及离开便器，适用于下肢力量较弱或年老体弱而久坐后难以站起的患者；⑤自行导尿器具：供女性患者自行导尿用，由尿管钳、金属导尿管和反光镜等构成，导尿时半坐位，利用反光镜看清尿道口，用两拇指持钳缓缓进行导尿。

除以上器具辅助排便排尿外，为清洁便尿后的会阴部，有些便器在排泄后用肘或足触动开关，即会自动向会阴部喷洒温水，并继之以热风吹干，在很大程度上方便了手部功能障碍的患者便后会阴部清洁问题。便后洗手、擦手对于手部功能障碍患者亦很麻烦，洗涤处最好备有易开（长柄摇动式）或自动感应式水龙头，倒立瓶装的皂液和按压喷口，洗手池边有红外控制的自动热风干手器。

7. 沐浴自助具　残疾患者入浴最好配备专用的淋浴轮椅，该轮椅由塑料和不锈钢制成，坐板中有洞或制作成栅栏式。患者披浴衣坐椅上驱车入浴室，借助于水温控制阀、易于操作的水龙头、柔软的蛇皮水管和粗把柄的手持淋浴头自己单独淋浴，用肥皂时最好用倒立瓶装的皂液和按压喷液口，如果无此设备可将肥皂放在吸盘上固定的皂盒中，再用毛巾缝一个连指手套（拇指单独，其余四指共一套），沾湿手套后涂上肥皂擦洗全身。清洗后背往往较难，常需要用倒 U 形的刷背刷。如果没有专用淋浴轮椅而需要在浴池中进行沐浴时，池内外均应有充足、牢固的扶手、防滑垫、水温易调的水龙头,并且有报警器以防不测。

8. 取物自助具 不能下床或长期需坐轮椅的患者,当书本或其他物品掉在地面上时,难以捡起,此时应在床头或椅背上挂一取物器,一端为扳机式控制把手,扣动时另一端的叉状开口即闭合,可夹住物品,根据患者的需要可以调节长度。

9. 厨房自助具 包括:①特制的切板:背面有橡皮吸盘固定在台面上,左上方有形成直角的挡板,如果被切物在板面上滑动,可将其推挤到挡板处再切,如切土豆、洋葱等,可以将它们插在坚钉上再切,这种切板也适用于仅一只手有功能的患者;②锯状切刀:供手部无力者使用,刀柄呈圈状;③各种样式的加工板:底部可以固定,供患者用一只手将菜加工为丝、泥、片或削皮;④开瓶盖器:有吸盘固定,将瓶盖挤入 V 形的狭窄部即可应用;⑤水壶倒水辅助器:一矮架上有一活动板,将板抬起即可完成倒水;⑥洗杯碗的刷子:下方有吸盘固定,单手持杯碗即可在刷子上清洗;⑦方便围裙:上口为大 C 形片状弹簧,挂上一侧后拉开另一侧扣在双侧腰上即可;⑧包饺子机:有现成的饺子皮和饺子馅后,将皮放入,再放入馅,上下一合即压出饺子花边;⑨切蛋器:将松花蛋等放入凹槽内,合下上方牵拉有数条细铜丝的切板,蛋即被细铜丝切为数瓣。

10. 学习类自助具 主要包括阅读、书写打字等自助具。

(1)阅读自助具:①棱片眼镜:供长期卧床不起的患者阅读使用。长期卧床不起的患者双目只能仰视天花板,难以看书和电视等,戴上此眼镜后,利用棱镜折射的原理,可以看到放于床脚外边的电视或胸前书架上的书籍等。②翻页器:手指功能不佳的患者,由于手指活动不灵活,翻书页常有困难,此时可以给示指套一小半截橡皮指套,会有帮助。如手指根本无功能,则翻书页的动作可以由腕操纵 C 形夹再插入一橡皮头棒来完成。此外还可用按钮或气控式的翻书器,或用口含棒翻书页。

(2)书写打字自助具:书写往往需良好的持笔功能,拇、示、中三指功能不佳或不协调时书写就有困难,有的患者手指功能很差,甚至握不住笔,此时就需要使用自助具。主要有:①加粗的持笔器:将笔横插在一粗短的木棒中或球形物中,适用于握笔力量弱者;②热塑形塑料条自行绕制的持笔器:绕好后可脱下,用时再将手指和笔插进即可;③带 C 形夹的持笔器:C 形夹带有固定装置可以固定笔;④配合腕手支具用的持笔器:在腕手支具上带有固定装置可以固定笔;⑤打字自助具:手指无力时利用 C 形夹插入橡皮头棒,改用腕力叩击键盘输入汉字或字母。

11. 通讯自助具 手部功能差的患者打电话握不住电话筒时,可以加上 C 形夹解决,如果仍有困难,可以将话筒固定在蛇形管上,拨号码盘时常因手指不灵活而有困难,可改用手握一粗杆代拨。

12. 文娱自助具 文娱活动中,棋类、麻将牌等的活动玩耍较易,但把持扑克牌则需手指有良好的功能。为让手指功能差者能玩扑克牌而设计了一种条状持牌器,可将牌插入其中,根据需要取出。

13. 擦地自助具 手部功能不佳者难以拧干拖布,用此器时将湿拖布放在左方有孔的格上,由上而下用力挤压即可。至于扫地,除用长把手扫帚外,簸箕也需要接一长把手。

14. 四肢瘫患者用自助具 四肢瘫者只残存头颈部活动,自理生活非常困难,如能娴熟地应用口棒或头棒,仍可做不少的活动,如果周边有通过键盘操作的设备或环境控制系统,则活动范围更大。

五、日常生活活动能力训练

（一）日常生活活动能力训练的含义

日常生活活动（activities of daily living，ADL）是指人们为维持独立生活而每天必须进行的、最基本的一系列身体动作，即衣、食、住、行、个人卫生等日常生活的基本活动，这些活动是人们从事学习、生产劳动或娱乐活动的基础，是一种综合能力，且对每个人都非常重要。广义的日常生活活动可分为基本或躯体 ADL（basic or physical activities of daily living，BADL or PADL）和工具 ADL（instrumental activities of daily living，IADL）两部分。基本 ADL 是指为了在医疗机构中独立地生活所需进行的 ADL，一般都是比较粗大的、无需利用工具的动作即自身照顾活动，如床上活动、进食、个人卫生、穿脱衣服、如厕、入浴、室内移动等最基本的生活自理活动，其中有一些只涉及躯体的功能而不涉及言语、记忆、解决问题等功能的又称为躯体性 ADL。工具 ADL 是指为了在家庭和社区中独立地生活，需要操纵卫生和炊事用具或使用家庭电器以及一些常用工具等完成较精细的动作，即与日常生活相关联的应用活动，如家务活动、外出活动等。家务活动包括炊事、洗涤、清扫、缝纫、育儿等，外出活动包括交通工具使用、公共建筑出入等。PADL 反映较粗大的运动功能，适用于较重的残疾，常在医疗机构内应用；而 IADL 反映较精细的功能且在发现残疾方面较 PADL 敏感，适用于较轻的残疾，多在社区老年人和残疾人中应用，故常用于调查。

日常生活动作对健康人来说是非常简单、极易完成的，但在患病时，特别是患有神经系统、心血管系统或运动系统疾病的情况下，则成为一种难度很大的活动，以改善或恢复完成这些日常生活动作的能力为目的而进行的一些针对性训练，称为日常生活活动能力训练（ADL 训练）。

（二）日常活动能力训练的内容

根据 ADL 的分类，BADL 主要包括个人自理类和躯体活动类，其中常见的个人自理类活动包括穿衣、进食、梳饰、上厕所、沐浴等，躯体活动类包括床上活动、坐、站、转移、步行、上下楼、驱动轮椅等；IADL 主要分为户外和室内活动，户外活动主要包括乘公共汽车、骑车或驾车、使用钱币、采购、旅游、社区活动和交际，常见的室内活动有家庭卫生、烧水沏茶、切菜做饭、服药、用电灯和电话、听广播、看电视、写信、看报纸和杂志、打牌、照相、制订收支计划、算账、记账、记住约会时间和生日，等等。

以下就常见的日常生活活动所涉及的内容加以详细介绍，包括起居、进食、排泄、个人清洁与美容、入浴、更衣、交流、家务、健康管理、外出、作息时间安排和公共设施的利用等。

1. 起居　起居活动涉及的内容非常广泛，包括翻身、床上横向和纵向移动、坐起、坐位前后及侧方移动、四肢爬行、躺下、蹲起以及站立、坐下、室内行走和使用轮椅、轮椅至床椅或便器之间的转移等。起居活动往往是为了某种目的而进行的一系列动作，它是构成全部 ADL 动作的基础动作。

2. 进食　进食动作仅限定于从盛有食物的容器中舀起送入口中的动作，要完成进食动作首先要做的是用筷子或刀叉将食物分成一口大小，然后用筷子或勺子等将食物夹起或舀起，最后将食物放入口中。在完成进食动作过程中，将吃饭的姿势、头的位置和活动范围、视觉范围、上肢活动范围、餐具的持握和操作、吃饭时手的活动范围和协调性、口的张开程度等与功能障碍相联系起来是很有必要的,这样会有助于治疗师了解患者完成动作困难的原因,如偏瘫患者不能保持稳定的坐位平衡,需要用健侧肢体支撑,有时不能用上肢完成进食动作;脑瘫患儿因为在将食物放入口中、咀嚼、吞咽方面有许多困难,所以应该使用进食自助具。进食前要求患者意识状态清醒且无高级脑功能障碍而影响进食速度或食欲,具体的进食过程主要分四个阶段:①准备期:通过张口、闭唇、摄食、舌部运动(前后、上下、左右)、下颌(上下、旋转)等咀嚼运动对入口食物进行粗加工;②口腔期(口腔相):食物在口腔内即将进入咽部,受吞送食物量的多少及吞咽方式的影响;③咽部期(咽相):通过喉部运动诱发吞咽反射使食物到达咽部;④食管期(食管相):食管平滑肌收缩和蠕动送食物入胃。

3. 排泄 排泄是指有便意、尿意时移动到厕所去完成排泄的动作,排泄活动通常包括打开洗手间门、进入洗手间、关洗手间门、站在适当的位置、脱外裤和内裤、坐在便器上、排泄完毕、取适量卫生纸、擦净会阴部、站起、穿内裤和外裤、洗手擦干、打开洗手间门、离开洗手间等一系列过程。移动去厕所有困难的患者可使用集尿器或尿布。由于手指功能差,颈段脊髓损伤患者在使用集尿器时需要用自助具,也有采用自我导尿技术的;对于移动能力受限的偏瘫患者可考虑使用移动式厕所,这时床与移动式厕所的位置关系、有无扶手等就必须要适应个人能力采取最佳方法;女性月经周期时卫生巾的更换、卫生内裤的穿脱、被血液污染的内裤和便器的清洁保持等,应专门予以考虑周全。

4. 个人修饰与美容 个人修饰与美容主要包括洗脸、刷牙、梳头、修剪指甲、剃胡须、使用化妆品、用纸巾擦鼻涕等。对于偏瘫患者,由于一侧躯体运动功能障碍,用双手舀起水洗脸是非常困难的,因此要求患者身体前屈,脸靠近水龙头,洗脸时不让水顺着手掌流向肘部,这样做对于患者也许太难了。对于有知觉功能障碍如失认症或失用症患者,可能出现剃须时将一侧脸部刮伤,刷牙动作笨拙,梳不好头发等情况,偏瘫患者修剪健侧的手指甲时可使用指甲剪自助具,颈髓损伤患者可以使用自助具将电动剃须刀固定在手掌中完成剃须动作。个人清洁与美容涉及上肢的精细活动较多,要求患者不仅具有基本的日常卫生常识,而且上肢需具备一定的肌力、协调性及精细活动能力。

5. 入浴 入浴通常是指用热水洗澡,有进入浴盆、浴池或淋浴等几种形式,包括进行简单的全身擦洗,手足部分泡洗等。对于颈髓损伤或其他移动困难的患者,根据实际情况可以使用自动移动装置,如浴缸内的升降机装置。入浴的重点是用毛巾或沐浴球冲洗身体各部位,要求患者上肢肩关节的活动达到一定范围。

6. 更衣 更衣是指更换衣服(包括夏装和冬装、圆领式和前开襟式等不同种类的衣服),衣服一般是用软布料做成的,衣服穿着的基本要求是舒适,但特别软的衣服对认知障碍的患者来说很难穿上。完成更衣动作要求患者有如何使衣服的部位与身体部位相匹配的认知判断能力,患者是否能够按照正常的穿脱衣服程序来完成动作;从社会活动方面来看,更衣动作也是非常重要的,着装与时间、场所、目的相适应是作为一个社会人应掌握的常识和行为。

7. 交流 交流是指由发出信息者和接收者相互交流信息而组成的一系列活动。交流可以是人与人之间的信息交流,也可以是指人与周围环境之间的信息交流。信息有语言方面和非语言方面的,使用语言是人们进行信息交流的常用方式,具有简单方便的特点。非语言方面包括身体动作(如手势、表情、眼神等)和声音特点(音质、音调、语速、语调)以及时间、空间和环境的利用。当使用语言进行信息交流发生困难时,人们就需要通过非语言方式来进行。许多疾病可以造成人们交流活动的障碍,不同的障碍可采用不同的代偿方式来解决,例如对于发音困难又有四肢活动能力差的患者,可以用嘴或手指操纵电脑来发出声音传达信息以完成简单的交流活动。

8. 家务 家务是指家庭中的日常事务,从简单的扫地到复杂的烹饪都属于家务的内容,每个家庭的家务内容和做家务的方式都有可能不一样。一般来说,家务的内容可以分为三个层次,第一是为了满足生理需求的家务,如与进食、睡眠、排泄相关的准备工作;第二是为了生活的舒适而进行环境的调整,如扫地、布置家具、给阳台上的花浇水等;第三是家庭内部、与邻居或社区居民各种关系的处理。做家务活动需具备下面六方面的能力:移动能力、上肢在一定范围内活动的能力、手的精细动作能力、足够的体力、基本的智力、交流能力。下面以烹饪为例详细说明:烹饪之前需要烹饪者与服务对象之间反复进行交流和沟通,根据服务对象列出相应的烹饪计划,因而烹饪者应具备一定的交流能力;在烹饪的准备过程中需要在厨房内反复走动,反复拿起和放下各种物品,完成这些动作需要有基本的移动能力、上肢的精细协调运动;烹饪过程中需要加入各种不同的调味品,完成这一动作要求手的精细运动控制能力及基本的智力;另外,厨房内充足的光线、清新的空气、整洁的环境、愉快的气氛、加上适当的音乐等,都有利于提高做家务的效率。

9. 健康管理 健康管理是指对影响健康的一些日常行为进行合理的安排,养成规律的作息习惯,以利于保持健康状态。另外,坚持定期体格检查、保持心情愉快、经常参加一些合理的体育锻炼、戒除烟酒等不良嗜好、学习对各种疾病的预防知识等,均属于健康管理的内容。脑血管病、心脏病、糖尿病等疾病长期以来被称为生活习惯病,改变日常生活中不良的生活习惯,对于控制这些疾病的发生发展起着重要作用,如对心脑血管病患者进行低胆固醇和低盐饮食的管理,对糖尿病患者进行热量控制,对压疮患者除了注意局部减压外,补充足够的蛋白质是非常关键的。健康宣教是进行健康管理的重要方式,且应该反复进行并有专人负责指导和落实。

10. 外出 外出是指离开家到外面去活动或办事。外出主要包括三方面:社会性的外出(如上班、上学等);娱乐性的外出(如旅游、体育活动);为满足基本生活需要的外出(如购物)。对于一些诸如旅游、休闲活动等必须亲临现场亲身感受的外出活动,是无法由他人代替完成的,患者可以通过亲身体会这些活动而改变由于被困在家中所带来的低落及压抑的情绪,从而有利于改善他们的心理精神状态。无障碍环境设施对于保障残疾人外出活动起着至关重要的作用。

11. 作息时间安排 人们每天 24 小时可以大概分为活动时间和休息时间两部分。活动时间中对于上班者来说,职业活动占大部分时间,其他的活动时间包括做家务和维持生活以及闲暇和娱乐的时间,还有为了提高职业能力、了解社会形势、取得某种资格等而花费的时间;休息时间是指以睡眠为主的恢复精神和体力所花费的时间。对于一些体力较差的患者来说,需要比正常人更多的休息时间,这样有利于防止病情的反复发作。作息时间的管理需要根据功能障碍的程度和病情的特点灵活处理,例如精神障碍的患者经常出现反常的作息习惯,无法正常工作和学习而影响周围人的休息,因此养成良好的作息习惯是训练的重要目标。而某些疾病的治疗需要增加睡眠时间,可以使用药物使患者较早入睡。每个治疗师都应该重视指导患者如何进行作息时间安排,针对每位患者的不同特点合理安排作息,以保证每位患者都能够参加适当的社会活动,愉快地度过每一天。

12. 公共设施的利用　公共设施可以分为公共场所和公共交通两部分。公共场所包括医院、邮局、银行、商场、公园等;公共交通包括公共汽车、火车、地铁、轮船、飞机等。从患者的身体状况来考虑,进入公共场所需要解决的问题包括如何从居所移动到道路再移动到场所,如何从一层移动到各层或各房间,如何使用洗手间等;利用公共交通所需要解决的问题包括如何从居所移动到车站、如何上下车、如何搬运行李、如何购票等。另外,当需要他人帮助时如何求助的问题,治疗师也应该加以考虑。

(三)日常活动能力训练的目的

进行日常活动能力训练的目的有三方面:①建立或维持患者基本的日常生活活动,调动或发展体内的潜能,使其获得最大的功能性独立水平;②改善患者的躯体功能,如灵活性、协调性,增强活动能力,使其能独自或借助最少的帮助完成各种体位转移,在社区内进行社会活动;③训练患者学会使用各种基本的 ADL 辅助器具。

(四)日常活动能力训练的原则

人类自出生后随着年龄的增长,不断地学习和掌握各种技能,技能的掌握是人与周围环境相互作用的结果。人类生活活动因年龄、家庭、身份、职业、生活方式、生活习惯和生活环境的不同而丰富多彩,因此,在对患者进行 ADL 训练指导时要充分考虑这些因素,除了进行人们都具备的日常生活动作指导外,还要根据每个人的疾病情况及生活特点进行特殊方式的指导。

ADL 训练要把握以下原则:

1. 动作分析　ADL 是由一连串的动作群组成,要将某个动作群分解成一个一个阶段的动作(阶段动作),之后再把阶段动作分解为每一个动作(基本动作),然后了解构成基本动作所必需的功能(基本功能),最后针对所存在的问题加以解决。

2. 基本资料　在进行 ADL 评估之前要掌握患者的基本情况,收集以下几方面的资料:①躯体资料:包括年龄、性别、ADL 障碍的原因,身体的一般情况(血压、脉搏等),ROM,肌力,感觉,运动的随意性、协调性、速度、耐力,姿势反射等;②心理资料:训练治疗的欲望,依赖性,适应能力等;③精神功能资料:理解力,判断力,适应能力等;④社会及环境资料:生活环境,房屋构造,家庭关系,家庭内的作用,经济情况等。

3. 评定　ADL 评估详见本套教材《康复评定学》。

4. 训练　ADL 训练与作业治疗科、物理治疗科、言语治疗科的基本功能与基本动作的基础训练并行,基础训练要围绕 ADL 的自理问题。训练的原则有:①根据患者的实际情况明确 ADL 训练目的;②在现实环境中利用器械和道具进行;③从可能完成的动作开始;④注重实用性;⑤通过示范和易懂的语言进行说明和指导;⑥别人帮助要适当,不要过多;⑦要反复指导,使其能够掌握动作;⑧明确使用支具的目的,操作简单,有安全感;⑨训练环境要安全,器材要便于使用。

5. 矫形器与自助具的使用　在 ADL 训练中,矫形器和自助具起着代偿和补充躯体功能、提高动作能力的作用。矫形器和自助具要根据患者的障碍程度、残存能力和实际需要进行选择、使用,要求作业治疗师有良好的知识基础和实际观察能力,要对患者的动作进行分析,在充分训练的基础上寻找出躯体功能的不足之处,给予适当的矫形器和自助具,帮助其完成 ADL。

6. 房屋改造与家庭环境改造　参照前述。

7. 与其他部门的联络　ADL 训练绝不是仅靠作业治疗师能完成的,从评定、训练到房屋改造都需要其他部门的协助。比如病房里的生活需要护士的协助,移动动作训练需要物理治疗部门的协助,交流能力的提高需要言语治疗科的协助,矫形器、自助具及房屋改造需要工程部门的协助。另外,在 ADL 训练指导过程中不能忽略家属的协助作用,作业治疗师要充分了解这一点,在指导患者 ADL 训练中协调好各种关系。

（五）日常活动能力训练的项目和方法

1. ADL 训练方法　ADL 训练方法包括致能训练(发育训练)、复能训练和补偿训练。

（1）致能训练(发育训练):指患者有先天性缺陷,不曾获得同龄人应有的生活技能,治疗师训练使之获得。致能训练不仅要使动作在时间空间上有组织地重复,而且治疗师要予以奖励,不正确的行为予以忽略或消除。儿童 ADL 技能获得的正常程序是进食、个人清洁与美容、大小便控制、转移、使用厕所、脱衣、穿衣、沐浴。

（2）复能训练:对于成年患者来说,康复曾经获得的生活技能与儿童的致能训练显然不同。成人的特殊问题是自尊,患者对于不能和正常人一样完成一些日常生活活动而有失败和丢面子的感觉,故其学习的动力是内驱的,父母及照顾者等社会强化促进作用是次要的。正面的赞许往往有负作用,使患者有被当作小孩看待的感觉;而负面的强化,如减少他人帮助喂食和清洁,减少自己的羞涩才是真正的动力。成人患者可能是曾经习得某项技能但并不熟练,此时只要重复多次训练不熟悉部分的动作,效果就可能很好。成人患者还可利用自己过去的知识和经验监督自己的错误,学习新技能或采取适当的策略减少活动的缺陷,患者可以在治疗师不在的时候尝试自己的方法,而在下次治疗时和治疗师讨论最好的解决方法。

（3）补偿训练:致能和复能的方法均不适用或无效时可用补偿的方法。如双侧肘上截肢的患者可以用假肢进食,但用足代手进食、书写、劳作可能更为实用,也可以用修改的机械替代失去的功能。可以有许多补偿方法达到同一目的,这些方法可能在一些情况下有效而在另外一些情况下无效,只要能达到目的,任何补偿训练的方法均可以尝试。

作业治疗师在指导患者进行 ADL 训练时,要考虑患者的认知、感知、心理状态及目前所存在的任何语言障碍等问题。适宜临床工作中 ADL 训练的具体方法如下:①治疗师示范,患者模仿:治疗师的体位可以根据需要而不同,例如坐在患者对面、旁边,或两人都坐在镜子前面,先由治疗师将所要完成的 ADL 活动示范并讲解一遍,然后让患者模仿。②躯体指导:由治疗师活动患者需要做活动的肢体,提供运动感觉输入,然后患者独立进行活动。③视觉暗示:治疗师在患者身体上指出下一个要完成的活动以提示患者。④步骤指导:治疗师在活动的每一个步骤都给予指导。⑤后链式指导:治疗师帮助患者完成所有的步骤,但除了最后一步,让患者独立完成,让患者有成功感。当最后一步达到独立时,治疗师帮助完成所有步骤,但除最后两步外,以此类推。⑥视觉帮助:一项活动的每个步骤都有相应的图片或进行相似活动的录像、幻灯片等,令患者一边看这些影像资料,一边学习 ADL 动作。

2. ADL 训练内容　以下重点介绍进食训练、个人修饰与美容训练、排泄训练、更衣训练、入浴训练和家务训练的方法。

（1）进食训练：进食动作的训练在发病后必须尽早开始，在对患者进行进食训练之前，必须考虑患者以下功能状态：①坐位平衡能力；②是否有肌肉无力、痉挛或不协调；③咀嚼和吞咽功能；④控制体位能力：头、躯干及上肢与进食和饮水相关的体位摆放；⑤患者进食地点：坐在床上就餐使用托盘；坐在椅子上则在餐桌前就餐；坐在轮椅上则使用轮椅托板就餐；⑥家具的高度、位置和稳定性：运动协调性差或有痉挛的患者在进食时会推倒或敲击家具而发生危险。

在不明确是否能保持独立坐位时最好进行床上坐位，在患者的背部或患侧分别放一个枕头以保持坐位平衡，同时患侧上肢有一定支托以防止患侧肩胛后缩。当患侧手是利手且瘫痪较严重时要进行利手交换训练，即用健侧手逐渐开始进食；当患侧手是利手但握力还可以时，作业治疗师应该进行正常的抓握和手的伸展训练，当出现异常姿势时应立即予以纠正并诱发正确的动作模式；如果患侧手的精细动作尚可，可以让患者使用筷子，开始时最好使用较粗的或带有环的筷子。

以下介绍临床常见的偏瘫和截瘫患者的进食训练。

1）偏瘫患者进食训练：单手用勺进食，可用碟档防止食物被推出碟外，为了防止进食过程中碟子移动，可在下面垫一条湿毛巾或一块胶皮起到防滑作用。为便于抓握餐具还可用毛巾缠绕餐具柄以加粗手柄。

2）截瘫患者进食训练：四肢瘫患者大都不具备抓握功能，因此只能借助 C 形夹等自助具来完成，但患者至少具备肘关节屈伸功能才可进行。$C_6 \sim C_7$ 损伤患者经过训练可独立完成，而 C_5 损伤患者则不能完成，完全需要他人帮助。

（2）个人修饰与美容训练：大部分严重残疾的患者在保持个人卫生方面常有不同程度的困难，因而找出可以为患者所接受的独立能力水平是十分重要的。多数人都不愿意在这方面依赖他人帮助，即使仅能以毛巾擦擦脸，也对保持患者的自尊有重要意义，因而对患者的每一点独立水平都应加以鼓励。

偏瘫患者可以用健侧上肢进行，如要拧毛巾可将毛巾缠绕在水龙头上，再用健侧手拧干。可用健侧手持毛巾或带长柄的海绵刷擦后背，也可用背面带有吸盘的刷子固定于洗手池旁，将手在刷子上来回刷洗，将健侧手洗干净。应当注意，洗脸盆的高度与患者的距离应合适。颈段以下损伤的截瘫患者因上肢功能较好，基本可以独立完成。四肢瘫的患者则完全需要他人帮助完成。

头发整理：患者的发式应便于整理，这样每天只需稍加注意即可，梳子和发刷的把手可加以改善，如加粗、加长或使之弯曲等，使患者易于使用。

口腔卫生：患者可以自己动手做一些自助具，如增粗牙刷把柄有助于抓握能力差的患者使用，牙刷把柄增长且弯成一定角度，则有助于上肢关节活动度下降的患者完成洗漱。

指甲护理：手指及脚趾甲的修剪对于许多患者来说是必不可少的，因长指/趾甲可能会妨碍运动，且修剪指/趾甲可以保持良好的卫生习惯、外观和功能。

刮胡须：对于上肢功能差或完全丧失的患者，电动剃须刀比刀架剃须刀容易使用且安全，可将剃须刀安装在固定于一定高度墙面的托架上，患者脸部绕剃须刀移动，就可达到净面的效果，这与正常的剃须刀在脸上移动是相反的顺序。

（3）排泄训练：大小便的排泄在每天的日常生活动作中进行的次数较多，提高患者的排泄自理程度是非常重要的。因为卫生间的空间较小,转移难度较大,故只有确认患者能够进行床椅间的转移后才可进行厕所的转移训练。另外,作业治疗师应该充分考虑到患者家庭环境的无障碍改造,尤其是卫生间门的开关、空间的大小、便器的高度、扶手的位置、地面是否防滑等因素。偏瘫患者使用轮椅如厕的基本程序如下:①从健侧将轮椅向坐便器充分靠近,轮椅与坐便器成30°~40°,刹住轮椅车闸,向两侧旋开足踏板,身体重心前移,以健腿负重并站起;②用健侧手抓住对侧扶手,如果无扶手则扶在远端的坐便器圈盖上;③以健腿为轴心转动身体使臀部正对坐便器坐下。

此外,排泄后的局部清洁问题也应该予以重视,如果患者上肢不能完成便后局部清洁,则可使用清洁辅助具。

(4)更衣训练:包括衣服选择、穿衣、脱衣、穿鞋。穿脱衣和外表修饰需要患者具有大量的技能,包括平衡能力、协调能力、灵敏性、肌力、ROM、感知觉能力等。更衣训练的要点有:①尽量鼓励患者在白天换成白天穿的衣服,这样可以使患者保持正确的日常生活习惯,且有心理上的帮助,有助于消除其"病员"的形象。②应尽早对患者进行穿脱衣的评定,以确定哪些可以独立完成,哪些步骤需要练习,随着练习的深入应逐渐加快速度和技能,只要给予充足的时间和正确的指导,许多患者均可独立穿脱衣服。③应先教患者脱衣服,因脱衣服较穿衣服容易且费力较小;然后是脱裤子和鞋子,在患者需要站着时,穿鞋站立比穿袜站立要安全得多。④尽量训练患者自己穿脱衣服,少用或不用自助具和改制的衣服。⑤应注意穿衣的顺序,例如下肢穿戴有矫形器的患者应在患者站起之前穿戴上,需坐轮椅的患者应在坐上轮椅之前穿上裤子。⑥患者的日常生活习惯应与整个家庭的日常生活习惯相一致,特别是在患者需要家人帮助时更应如此,避免带来一些不必要的麻烦。⑦穿衣训练应从穿上衣开始,然后训练穿裤子。⑧患者穿衣服的地点取决于他们在此地方是否感到最为容易和舒适,如床上、椅子上、轮椅上等。

在向患者提供衣服方面建议时应考虑以下因素:①患者的年龄、个人爱好、生活方式与能力;②是否有畸形、肌肉萎缩或需要加以掩饰的用具;③舒适性;这是必须要考虑的一个因素,因为有的患者需要在某一体位保持较长时间,而自然纤维,如纯棉衣服较好,因其透气、吸汗而不会导致皮肤疼痛;④选用样式简便、宽松的衣服,因其穿着起来较为方便舒适,易于穿上且比紧身衣服好看;⑤衣袖应不妨碍肢体关节的全范围活动,特别是坐轮椅患者的肩肘部位;⑥尽量使用扣件少、大开口的衣服,如颈部开口的衣服;⑦尽量使用弹性的袖口和腰带⑧衣着应保暖,因大部分严重残疾患者远不如正常人活跃,如果其有穿衣方面的困难,最好避免穿着多层衣服;⑨大于普通尺码的上衣穿着起来要更容易些,特别是外套和夹克衫;⑩背带裤较系腰带的裤子易于穿着。治疗师必须根据评定结果确定患者是否应争取自己穿衣,在什么情况下需要使用搭扣带或弹性扣件等辅助具。

穿鞋训练要求患者下肢具备功能活动范围、坐位或站位平衡功能、手指的精细运动功能、基本的感知觉等能力。合适的鞋子对于患者来说特别重要,鞋子必须穿着舒适,支撑性能良好,鞋底应防滑,鞋后跟要宽,高度不超过1~2cm。

以下详细介绍偏瘫和截瘫患者的更衣训练。

1)偏瘫患者更衣训练:主要包括穿脱前开襟衣服、穿脱套头衫、穿脱裤子等训练。

穿脱前开襟衣服:①穿法:将患侧手插入衣袖内,用健侧手将衣领向上拉至患侧肩部,健侧手由颈后抓住衣领并向健侧肩拉,再将健侧手插入衣袖内,系纽扣并整理;②脱法:健侧手抓住衣领先脱患侧衣袖一半,使患侧肩部脱出,健侧手脱掉整个衣袖,健侧手将患侧衣袖脱出。

穿脱套头衫:①穿法:将衣服背面向上摆在膝上,将患侧手插入同侧衣袖同时将手腕伸出衣袖,再将健侧手插入另一侧衣袖,并将整个前臂伸出袖口,用健侧手将衣服尽可能拉向患侧肩部,将头套入并钻出领口,最后整理衣服;②脱法:用健侧手将衣服后领向上拉,先将头部退出,再退出双肩与双上肢。

穿脱裤子:①在床上穿脱:先将患侧腿插入裤腿中,再穿健侧腿,躺下后蹬健侧腿把臀部抬起,再把裤子提至腰部用健侧手系好腰带,脱法与穿法相反;②在椅子上穿脱:将患侧腿放在健侧腿上,穿上患侧裤腿,放下患侧腿并穿上健侧裤腿,用健侧手拉住裤腰站起,将裤子提至腰部,再坐下用健侧手系好腰带。脱法与穿法相反。

2)截瘫患者更衣训练:主要包括穿脱前开襟衣服、穿脱套头衫等训练。

穿脱前开襟衣服:①穿法:衣服里面向上,衣领靠近患者,将一手伸入同侧衣袖并伸出手腕,相同方法完成另一手,然后躯干前倾,双手上举使衣服越过头部并落于背后,整理衣服。如果需要系纽扣则需使用自助具或使用尼龙搭扣代替纽扣。②脱法:解开衣服纽扣,身体前倾,头尽可能低下,双手由衣领处向上拉并使衣服过头,恢复坐位,一手拇指钩住袖子腋窝处,另一手退出衣袖,同样方法再退出对侧手。

穿脱套头衫:①穿法:将左手插入同侧衣袖内,在右手的协助下使左手手腕伸出袖口,同样方法完成右手,双手上举同时头前伸套入并钻出领口,整理好衣服;②脱法:躯干尽可能前倾,双手将衣服由后领向上拉,直至退出头部,退出一侧肩与手,再退出另一侧肩与手。

(5)入浴训练:入浴是一项艰难费劲的活动,安全因素是必须考虑的首要问题。浴室是一个有潜在危险的地方,其空间狭小,不利于移动,地面常因有水而变得很湿滑,热而充满水蒸气的环境也可导致晕厥的发生,故必须要注意防范这些问题,以免出现意外。进出浴缸需要有一定的体力和灵活性,评定和治疗应着眼于患者的实际情况。对多数患者而言,最好的情况就是对其家里面的浴室进行改造,但这通常难于办到,因此有必要考虑使用可行而有效的辅助器具,水平和垂直安装的扶手可以帮助大部分有运动能力的患者向前向上拉而移出浴缸,洗浴板和非滑动性的垫子可协助患者转移。平地上可以接近的淋浴对多数患者而言均是一种最为安全的选择。擦干身体需要一定的抓握力量和协调性,以便抓住毛巾擦干或轻轻拍打身体各部位,特别是四肢,环状毛巾有助于患者擦干背部和下肢,以一大的热毛巾环绕患者可以使其较方便地擦干身体。

(6)家务训练:家务训练并非局限于家庭妇女,如果一个男子因损伤而不能恢复工作,他可以接过一些家务活动,从而使他的妻子有更多时间去参加工作。孩子们也可以从家务训练中得到益处,因为他们可能是未来的主妇,更因为家务劳动对使用假肢和轮椅等装置是个很好的练习机会。

家务活动的评定包括家庭经济预算、菜肴的计划、购物、食物的准备、洗衣服、清洁卫生和孩子的照顾等。家务训练中主要考虑安全问题,如水、电、火、刀具、煤气开关等设备的安全使用,遵循由易到难及实用性的原则。训练要面对现实,考虑患者家庭布局、家庭组成及各成员的角色和家人如何帮助患者等因素,利用治疗性活动来增强患者的肌力、耐力、ROM 和协调能力,教会患者使用必要的自助具来代偿某些活动。最后,治疗师应指导患者如何省力、减少能量的消耗,能量的保存和时间的管理也是家务训练中重点要考虑的因素,治疗师应记住:要想过健康的生活就必须在工作、休息和娱乐三者之间取得合理的平衡,充分发挥患者的主观能动性,让患者参与制订治疗计划和确定优先需要解决的问题。

家务活动训练主要包括烹调、备餐、洗衣、熨衣、家具布置、居室清洁装饰、家用电器使用、幼儿的喂养和抚育、照顾老人、购物、理财、交通等作业活动,训练残疾患者如何改装家用设备以适应患者的功能水平,如何应用残存的肢体进行代偿性活动,如练习单手操作洗衣、做饭、叠被、擦地、洗碗等,同时可以借助 ADL 辅助具操持家务,达到家务活动完全自理。本教材重点以烹调和购物活动为例,介绍作业活动开展治疗的方法和程序:

1)烹调:狭义的烹调活动仅仅是做饭、炒菜,而从广义上讲,烹调活动包含从根据喜好而确定菜谱、列出清单、购买材料、准备和制作等一系列复杂的程序,需要一定的思考和外出等能力以及动手操作能力,需要患者全面分析问题、解决问题,面对工作任务能够周密地思考、全面地规划、精细操作。烹调活动的主要内容和程序:①计划:首先要根据进餐人数确定菜谱的内容及所需要的量,拟出菜谱和需要购买的原材料、配料、调味品等的种类和量的清单。在这个环节中需要考虑的因素包括预算、营养、制作,在以上几个环节中,治疗师可以适时地向患者宣传健康饮食的基本知识,指导患者逐步养成良好的饮食习惯。②采购:根据拟定的所需原材料的清单到附近超市购买。在这个环节中对患者的身体功能、简单的运算能力、判断能力等综合能力有一定的要求。首先,患者必须具备从医院到超市的移动能力,这种移动能力可以是独立步行,也可以是利用助行器等辅助具,或者是自己驱动轮椅等,且能够应付路途中各种道路的状况,如拥挤、人流多的街道、不平的路面和台阶、横穿马路时对信号灯的观察等,遇到特殊情况时的冷静面对、正确判断并采取最佳的措施,必要时果断地向他人求助等,这些都可以在这种实践中得到锻炼,并逐步学会和提高。到达超市进行选购时应注意将选购的物品进行分类,按照超市物品摆放的区域划分,统一选购同一类别的物品,避免往返多次,浪费时间和体力,提高购物效率;选购时必须注意商品的质量,尤其是生鲜食品必须留意保质期,防止误购过期食品;在收银台结算时,患者心中应有大致的估算,收银员报出金额后能够取出合适数量的钞票,并通过简单运算得出应找回的零钱,核对后再次确认自己购买的商品是否全部装袋带走。③制作:包括对采购回来的原材料进行整理、清洗、切、拌、炒等加工的一系列过程,对患者的身体功能尤其是身体的耐受力、上肢的基本功能要求比较高,还需要具备烹调技术方面的基本知识和厨房安全常识。④进餐:包括餐前准备、进餐和餐后整理等内容。

以上是烹调作业活动所包含的主要内容,治疗师可以根据患者的需求而选择以小组的形式或者个人单独训练的方式来实施训练。此外,在实施烹调作业活动时可以根据患者的身体耐受力而分阶段进行,有时患者身处于这个活动的小组中就是作业治疗的目的所在。因此,必须根据患者的不同需求,因人而异选择烹调作业活动。总之,指导患者参加烹调作业活动具有实际的生活意义,十分有利于患者生理和心理两方面功能的改善,是一项促进患者尽早回归家庭、回归社会的有意义的作业活动。

烹调作业活动的主要作用:①良好的心理调节作用:烹调作业活动与其他治疗方

笔记

法不同,它脱离了被动接受的模式,鼓励患者自己动手参与,而且活动场面欢快、热烈,有利于改善患者的不良情绪,并提高患者的兴趣,有效地帮助患者将治疗变被动为主动。此外,愉悦的氛围、成功的喜悦使患者在医院即可体会到家庭生活的乐趣,有助于患者坚定生活自理的信心。②兼具评定与治疗作用:烹调活动的全过程实际上是对治疗效果以及患者目前 ADL 状态的全面了解和评价的过程,诸如日常生活训练的内容是否对患者的现实生活有指导意义、为患者制作的辅助具在关键时刻能否发挥应有的作用、患者手的功能在哪个环节还存在问题等都会在烹调作业活动过程中表现出来,而且能够非常直观地发现问题所在并及时调整训练侧重点。③改善认知功能:患者通过参加烹调活动,可以学习如何有计划、有秩序地完成工作任务,学习全面思考问题的方法,有助于提高患者的逻辑思维能力,有助于帮助患者合理地安排生活,促进患者更进一步接近家庭、接近社会。④促进健康生活方式的形成:通过烹调活动可以适时地向患者介绍健康的饮食、生活方式,指导患者在今后的生活中如何更好地摄取合理、营养均衡的饮食,逐步培养健康的饮食和生活习惯。⑤改善躯体功能:烹调活动对身体的耐受力、姿势保持能力、移动能力、上肢应用能力,尤其是手指的精细活动能力、躯干平衡能力等全面综合的能力都有提高和改善作用。

开展烹调活动时的注意事项:①预算:合理计划,适当安排;②健康饮食:确定菜谱应考虑荤素搭配,营养均衡,避免过多摄取糖和盐;③安全问题:如水、电、煤气的严格管理,预防跑、冒、漏气的发生,使用刀具时注意避免切割伤;④注意饮食卫生:加强食品保管工作,防止使用和食用过期变质食品。

2)购物活动:购物是每个人维持正常的基本生活和社会生活所必需的技能之一。为了训练患者独立生活的能力,适应回归家庭、回归社会的需求和目标,作为生活能力训练的一部分,作业疗法经常将购物活动作为一项治疗内容加以应用。

购物活动包括从计划、预算到实施行动等一系列动作和行为,需要一定的智力水平、合理的计划能力、外出所必需的行走或利用交通工具等移动能力、拿握物品等肢体功能,以及简单的运算和金钱管理能力等多方面的综合能力。完成具有治疗意义的购物活动,需要包含三方面的基本内容:①合理的计划:要求患者能够明确自身所必需的物品,包括食品、衣物、日用品等,除目前必需品外还应预见即将消耗完的日用品(如牙膏等洗漱用具),尽可能一次购置完全,避免遗漏,但也不能任意大量购置,必须明确不必要的物品以及各类物品的需要量,避免购买闲置品和过量储存,最好事先列出购物清单。②明确的预算:每月的生活费用应有基本的预算,要根据财务状况合理安排,避免超支;每次外出购物时应根据需求携带适量的现金或银行卡。③移动能力:无论是独立步行还是利用拐、轮椅等的移动方式,都需要面对各种各样的道路状况,例如:街道上的人流和车流的多少不同、路面的平整状况及宽度不同、马路缘石的高度也不同,街道或商店是否有无障碍设施、医院到商店之间是否需要横过马路,是否设有信号灯等,这些条件都是影响患者能否顺利完成购物活动的因素。甚至记忆能力、智力水平、认知状况也或多或少地对购物产生一定影响。

在商店内的选购行为所必需的能力(以超市为例):①按照物品分类和物品摆放位置的顺序选择所需的商品,避免多次往返,保证工作效率;②在同一种商品的不同品牌中适当地进行选择,注意留意商品的有效期限、根据自己病情选择合适的食品(诸如低盐低糖低脂肪食品、绿色食品、无公害蔬菜等);③选取的物品尽可能生、熟分放,仪器和其他日常用品尤其是含有化学成分的物品分开放置;④拿取所需物品时的肢体功能:包括上肢的伸展、躯干的平衡能力、手指的抓握能力等;⑤适时适当求助的能力:如乘坐轮椅的患者不便拿取高处物品或遇到其他困难时,能够适当地向他人求助;⑥按照商品分类分别将物品装入购物袋,同时核对商品与购物小票是否相符,离开时确认带走所有购买的物品;⑦所有购物活动过程中应注意保持待人的基本礼节和友好态度。

（六）转移训练方法

转移训练包括椅坐位站起、轮椅与椅的转移、轮椅与床的转移、轮椅与马桶的转移、轮椅与浴盆转移等。本教材中主要介绍椅坐位站起、轮椅与椅、轮椅与床、轮椅与马桶之间的转移。

1. 转移的基本原则　以下分述独立转移、有帮助的转移、搬运等转移的基本原则。

（1）独立转移:独立转移是指患者独自完成的转移。独立转移的基本原则首先要求转移来去的两个平面之间高度尽可能相等而且稳定,轮椅转移时必须先制动;治疗师帮助转移时其指令必须清楚;整个转移过程中必须保持平衡;学习独立转移的时机要适当,太早患者会因失败而失去信心,太晚则因依赖而失去兴趣;应当教会患者利用体重转移,如利用倾斜力和翻滚力以增加起身的动力。其次,从轮椅到搬运机时扶手和脚踏板要移开,两个平面应尽可能靠近,其间以滑板相连,有几种方法可供选择时要首选最安全容易的,如果患者不能达到独立转移则训练其实现辅助下转移。

（2）有帮助的转移:一般有帮助的转移是指由治疗师协助的转移。其原则是帮助者与被帮助者互相信任。帮助者知道被帮助者有什么缺陷,体力和认知力如何,需要何种方式和多少力度的帮助;被帮助者预先告知帮助者自己习惯的转移方式;转移时帮助者与被帮助者应当互相支持,协同用力;帮助者需要相当的技巧而不单独依靠体力;帮助时主要依靠下肢力量,因此通常帮助者两腿分开与肩同宽并一前一后,髋膝可以微屈但腰背及头颈必须伸直,旋转时不用腰而用足;转移前必须准备好必要的设施与空间,使转移过程中无障碍;帮助者必先注意衣着,如穿防滑鞋、方便活动的衣着、头发和戒指不会掠过或牵扯患者;帮助者必须了解自己的体力和技能,没有把握时不要单独行事;必先使被帮助者知道转移的目的和方法,处于最好的起始位置,并已排空大小便,转移中不会发生大小便失控;帮助者应当使自己的指令明确地被接受,与患者有语言文化差异时尤应注意。

（3）搬运:搬运即提升转移,是指将患者整个抬起以进行各种转移。适用于完全处于被动状态的瘫痪患者。可以分为人工搬运和机械搬运。人工搬运至少需要两人,机械搬运使用各种搬运机械。无论人工还是机械搬运都有帮助者介入,也需要被帮助者配合,在搬运过程中须遵循下述原则:患者应当对帮助者有信心,从而从身心上放松自己,配合转移;患者应当向前看而不是向地板看或向帮助者看;转移过程中患者应当保持转移开始的姿势,不再改变;帮助者则先要决定由何人指挥,发出指令后所有帮助者和患者要同时协同用力;转移前检查器械是否安全完好、是否准备好并固定好,并保证空间通畅,没有障碍。

以下重点介绍几种搬运方法:

1）人工搬运方法之一:此法的操作特点是两个搬运者一前一后分别托持患者的

上下肢;具体操作方法见图3-4:首先患者直坐,双前臂在胸前交叉互握;一名搬运者站在患者椅或床的后面,双手穿过患者腋下伸至患者胸前分别握住患者双前臂,另一搬运者站在患者的前侧方,双手分别托住患者双侧大小腿下面;由站在患者头部的搬运者发出口令,两人同时将患者抬起并搬运到需要的位置。

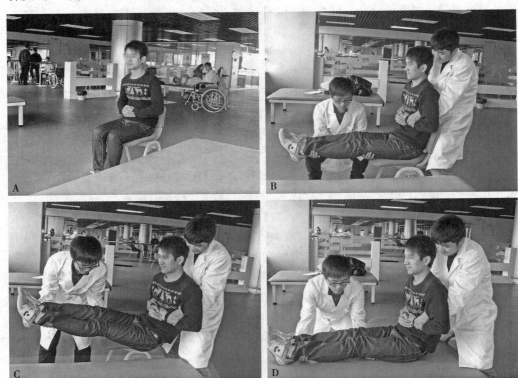

图3-4　人工搬运方法一

2)人工搬运方法之二:此法操作方法有如儿童游戏中的抬轿子;具体操作方法见图3-5:患者尽量坐直,双臂向前外侧伸展;两搬运者站立于患者两侧,面向患者背侧,双腿分开,髋膝微屈,头及腰背伸直,靠近患者侧的肩降低并抵住患者侧胸壁,患者上肢落在搬运者后背上,两搬运者的一手通过患者臀后部互握对方腕部;两搬运者的另一手置于患者背部,保持搬运时患者的躯干正直,根据指挥者的命令两人同时伸直腰腿将患者抬起。

3)机械搬运:机械搬运是利用搬运机提举并运输患者。使用机械搬运应遵循以下原则:①机械搬运适用于因人力限制而不能进行人工搬运或有帮助的转移时,或患者或照顾者喜欢采用时;②搬运机必须操作简单,应当是简化患者的生活活动而不是使之更复杂和更难;③搬运机的吊带椅等各部件必须适合个别患者的情况,否则有危险,搬运机本身也必须尽量可靠并定期维修,否则可能发生意外损伤;④一般搬运机由患者自己操纵,此时患者应有足够的智力和体力,包括耐力、平衡、视觉与触觉等;⑤应有搬运机使用、保存的空间,住房建筑也有一定的要求;⑥有时是由帮助者操纵搬运机,所以帮助者应具备一定的智力、体力水平,要能正确使用搬运机,并严格禁止修改吊带,如有故障应立即与有关工程人员接触,及时维修以保证安全。

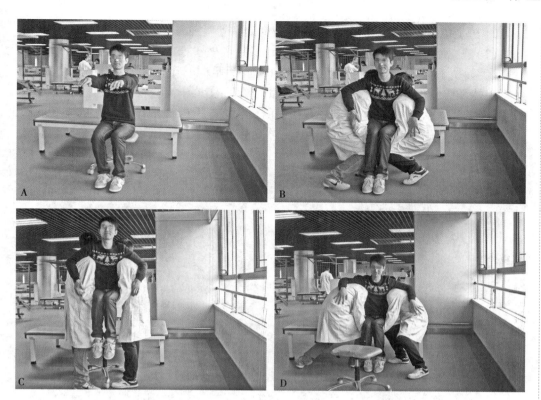

图 3-5 人工搬运方法二

目前实践操作中常用的搬运机主要有落地式固定搬运机和移动式搬运机。

落地式固定搬运机：一种为永久性固定于地面，另一种为底盘固定于地面适当位置，升降杆可从底盘拔除；落地式固定搬运机主要供患者洗浴时使用。使用细则如下：永远固定于一地，或用地螺丝在不同的地点固定；一般只用于浴盆、马桶等的出入和转移；优点是较移动式搬运机占地小，成本也较低；可以设计成患者操纵或帮助者操纵。

移动式搬运机：可将患者由一个房间搬运到另一个房间，其有关的设施要求和使用细则如下：动力有电控和液压控制之分，液压控制搬运机通过操作液压制动把手使吊杆升起，打开溢流阀可使吊杆缓慢下降，此装置允许帮助者将患者放置于固定装置，虽整机较轻但操纵较费力，电动的则反之；轮子有大小之分，大轮易于超越障碍，但要求床椅下面空间较高；一般由帮助者操纵，帮助者应熟悉锁定、转弯、逾越障碍的技巧；一般搬运机的安全负荷量在 125kg 以上，足够搬运任何患者。必须注意的是：严重残疾或僵硬的患者不适合使用此类升降机。

独立、辅助转移和搬运方法的选择，其实没有绝对的原则。治疗师可以根据以下因素来考虑选择适当的转移方式：①根据患者和辅助者的能力来选择，能够独立转移时固然不用辅助，辅助者体力不足时也不能获得帮助；②根据转移的距离和频率来选择，过远距离的转移难以依靠一个人的帮助，过频的转移则可使用搬运机；③根据患者的残疾水平，转移时不能增加患者的痛苦、损伤；④根据辅助者和患者的认知能力和两者相互关系与配合程度来选择，如果患者有意识或感知觉障碍，且躯体运动功能较差则可以选择搬运转移。

2. 椅坐位站起　介绍独立站立和有帮助的站立两种方法的动作步骤。

（1）独立站立：动作步骤如下（图 3-6）：①尽量坐于椅的前沿，双足落地，健足靠后，双手握扶手，躯干前倾，头稍上抬；②头向前，手足同时用力将躯干推起；③双下肢负重保持平衡；④充分站立。独立站立的原则如下：①椅子高些较低些容易站立；②坐板越硬越好，太软时可加一木板；③有扶手的椅较无扶手的容易起落；④弹射椅有其优点，但弹力要与患者的体重相匹配。

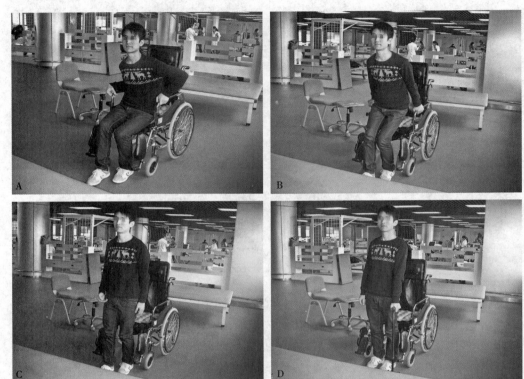

图 3-6　独立站立

（2）有帮助的站立：动作步骤如下（图 3-7）：①使患者坐于椅子的前部并前倾躯干；②帮助者双足分开与肩同宽，以一足与膝抵住患者患侧的足与膝以固定患者；③帮助者可提拉患者的腰带，如无腰带则托住患者双髋，或一手置于髋部一手置于肩胛上，患者双手下垂或置于帮助者肩胛；④帮助者可扶患者肩胛；⑤或托患者双肘；⑥根据帮助者的指令，患者用力伸直下肢或用力推椅，同时帮助者用力将患者上抬，使患者完全站立。

3. 轮椅与椅的转移　从轮椅向椅的转移原则同从椅上站起，具体方法包括独立的成角转移、独立由并列的轮椅到椅的转移、使用滑板的侧方转移、独立由椅到椅的正面转移、由治疗师帮助的轮椅到椅转移等。

（1）独立的成角转移：基本步骤如下（图 3-8）：①首先将轮椅和椅固定牢靠，互成60°，卸下轮椅一侧的扶手；②准备姿势：尽量坐于椅的前沿，双足着地，力量较强的足靠后，双手握扶手，头上抬；③患者一手扶于椅的远侧角，但不能扶在椅背或椅扶手上，以免翻倒，患者手足同时用力将臀部抬起并移至目标椅，其间不必完全站立；④主动或用手将双腿移到目标椅下前方的标准位置上，并调整臀部及背的位置使坐位舒适稳定。

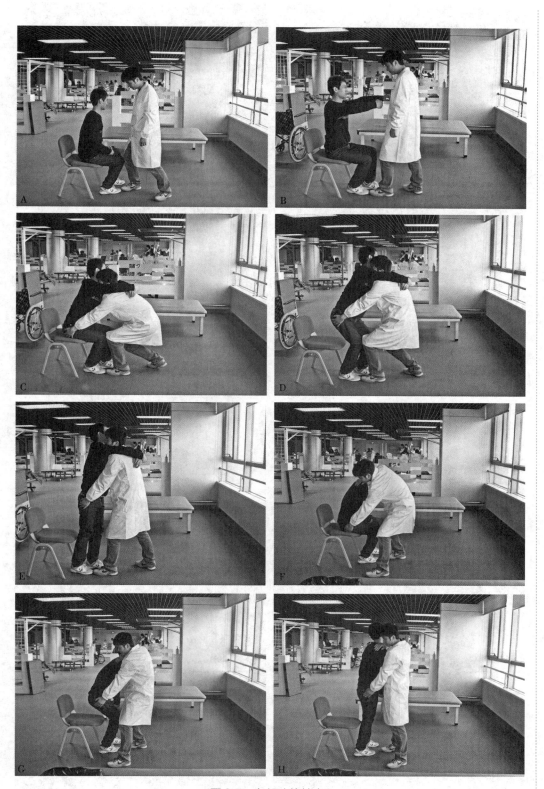

图 3-7　有帮助的站立

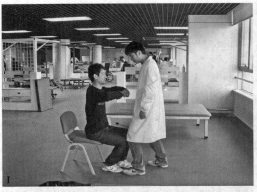 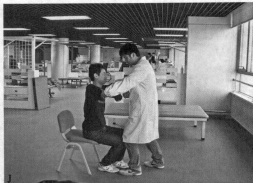

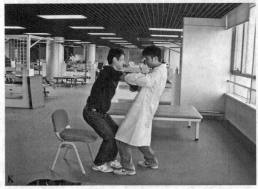 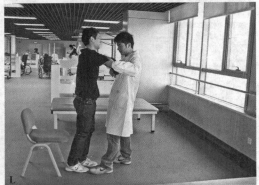

图 3-7（续） 有帮助的站立

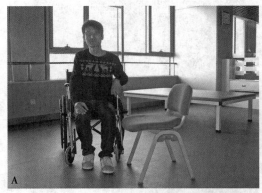 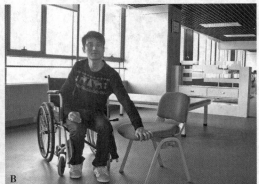

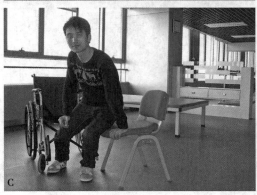 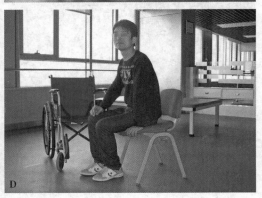

图 3-8 轮椅与椅之间独立成角转移

（2）独立由并列的椅到椅转移：除将两椅并列摆放外，其余均与两椅成角转移相似，但是要特别注意身体重心的侧方转移。

（3）使用滑板的侧方转移：适用于两椅距离较远或两椅面不同高度的情况，转移步骤如下：①两椅尽可能靠近并列，椅的前沿平齐；②去除轮椅邻侧的扶手，在两椅间架上滑板；③先将双足移向目标椅，然后一手支于出发椅的椅座，另一手支在目标椅的椅角上；④双手及足同时用力，通过支撑动作将躯干支起移于目标椅并坐下，用足或手将下肢位置摆正，抽去滑板。

（4）独立由椅到椅的正面转移：基本步骤如下（图3-9）：①将两椅正面对置，使两椅前沿平齐，一椅的右角对另一椅的右角；②双手分别支于两椅坐板，躯干略前倾；③手足同时用力将臀部抬起移向目标椅；④转身，将双腿移至目标椅正前面，摆正体位。

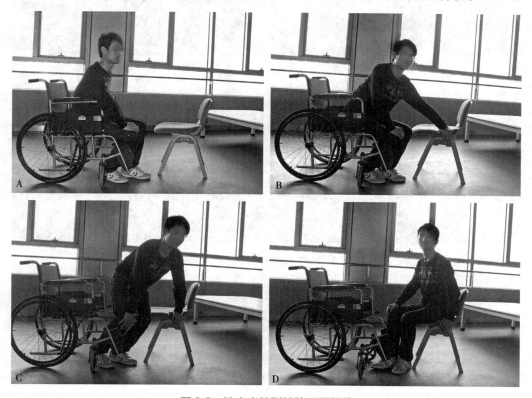

图3-9 独立由椅到椅的正面转移

（5）由治疗师帮助的轮椅至椅转移：本方法基本分为两个步骤，首先帮助患者站立，然后帮助患者转移。详细操作如下：①无论采用直角、侧方、正面转移，均先使出发椅与目标椅位置适当并稳定，转移空间无障碍；②如前所述，依靠帮助者和患者共同用力使患者站立；③患者自己或依赖帮助使双足移向目标椅；④帮助者扶持患者腰带或肩胛，使患者与帮助者共同转向目标椅；⑤依患者站立的相反顺序使患者先以一手支于椅座而非椅背或扶手，放松下肢，屈髋，坐于目标椅上；⑥调整好位置使坐位稳定舒适。

4. 轮椅与床之间的转移 具体方法包括独立的轮椅与床之间正面转移、独立的轮椅与床之间侧方转移、独立的轮椅与床之间后方转移、有帮助的轮椅至床之间转移。

（1）独立的轮椅与床之间正面转移：此法主要适用于截瘫患者，转移步骤（图

3-10)如下:①轮椅正对床的侧沿,刹住车闸;②患者用上肢帮助将腿抬起置于床上;③患者双手扶轮椅扶手将身体抬起并前移坐于床上;④双上肢支撑床面将躯干移于床上正确位置,并用上肢帮助摆正腿的位置。

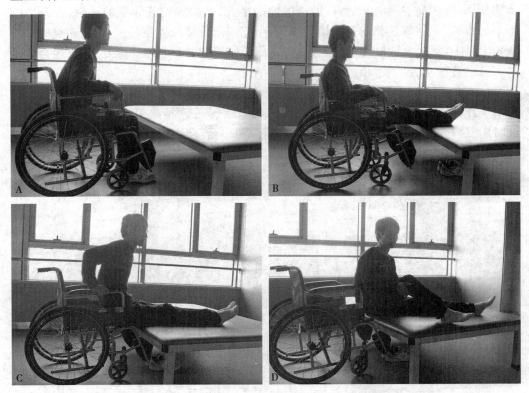

图 3-10　独立的轮椅与床之间正面转移

　　(2)独立的轮椅与床之间侧方转移:此法主要适用于偏瘫、单侧下肢截肢的患者,部分平衡功能较好或上肢及躯干肌力较好的截瘫患者亦可利用此转移步骤(图 3-11):①将轮椅尽量靠近患者健侧床沿,轮椅与床之间成 30°~45°,刹住轮椅刹车;②以健侧手和健侧足支撑起身体;③以健侧足为轴,健侧手扶轮椅远端扶手,转动身体,使后背正对轮椅;④坐下。

　　(3)独立的轮椅与床之间后方转移:此法主要适用于截瘫患者,转移步骤:①轮椅尽量靠近床沿并刹住车闸,解开或卸下轮椅靠背;②在轮椅与床之间架接滑板,滑板的一端先插入患者臀下并固定;③患者用双手支撑于床面将躯干抬起后移到床上;④主动或用手将下肢抬起移至床上并摆正,抽去滑板。

　　(4)有帮助的轮椅至床之间转移:此法仅适用于偏瘫、单侧下肢截肢等患者。操作步骤如下(图 3-12):①治疗师使患者的健侧靠近床沿,使轮椅与床之间成 30°~45°夹角;②刹住轮椅车闸,移去脚踏板;③使患者双足分开落地,距离 20cm 左右,稍后于膝;④治疗师站在患者侧前方,用自己的足和膝固定患者的足和膝;⑤使患者腰前倾,肩与膝在同一垂直线,健手扶于轮椅扶手上;⑥治疗师握住患者后面腰带提起,同时患者用力伸直上下肢,主动上抬躯干,使患者完全站立;⑦患者以健侧下肢负重并为轴心作转身,治疗师使患者臀部转向床,患足后移靠近床沿;⑧患者健侧手扶于床垫上,治疗师使患者屈髋膝坐下;⑨使患者姿势摆正于床上并躺下;⑩治疗师移开轮椅。

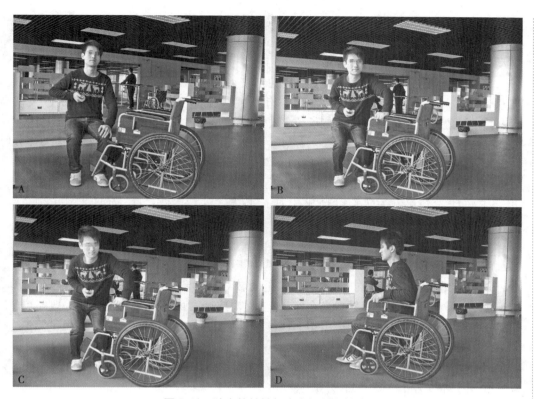

图 3-11 独立的轮椅与床之间侧方转移

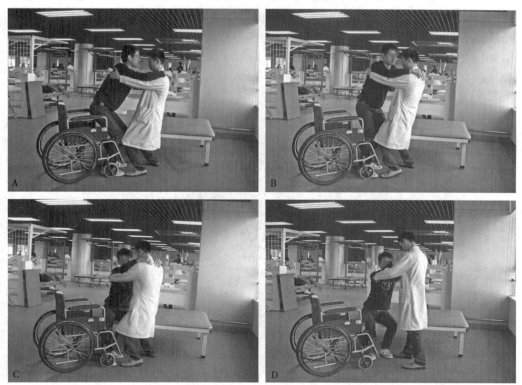

图 3-12 有帮助的轮椅至床之间转移

笔记

由床到轮椅的转移步骤:转移之前轮椅与床之间成 30°~45°夹角,刹住车闸,向两侧旋开足踏板,患者利用健侧手、健侧腿站起,将健侧手扶在外侧扶手上,以健腿为轴转动躯干使臀部正对椅子,平稳地坐下。

5. 轮椅与座厕之间的转移 本转移的先决条件是厕所要符合无障碍环境设施的要求,诸如门要够宽,空间较大,座厕旁应有扶手,地面防滑,座厕的高度、稳定性及便后易于自动处理等,只有这样才能够方便轮椅灵活转动,扶手利于排便时的躯干稳定及患者安全。

(1)独立由轮椅向座厕的转移:由于从正面转移时受厕所空间限制,而使患者需起立做 180°的转身,这较为困难,故采取轮椅到椅的成角转移方法较为方便。此法于转移前脱裤子较好,以免坐上座厕以后再脱裤子困难,而且裤子可能被浸湿。

(2)辅助下的轮椅向座厕的转移:虽然前面已经介绍了由轮椅到椅或床的各种方法,轮椅到座厕转移的方法应当相似。但是由于一般厕所空间较小,轮椅和治疗师缺少回旋的余地,比较实际的办法还是采取正面转移法。步骤如下:首先使轮椅尽量靠近座厕;然后辅助者直接使患者坐在座厕上,面对座厕背面的水箱;在转移前先脱裤子直落于膝以下,注意不要将衣裤浸湿。

六、传统作业疗法

(一)木工作业

木工作业指利用木工工具制作出各种木制品的过程。所制木制品既可作为装饰品,也可具有实用性。木工制作过程中,不同动作如锯刨、打磨、敲击等所利用的肌肉、关节各不相同,选择不同的木材质量,难度各不相同,还可以根据所选作品的规模大小、精致程度的不同,将该活动分为简单的工艺活动或复杂的工艺活动。患者既可以参与木工制作的全过程,也可以选择其中某个动作反复练习,该活动同时也有强身健体的作用,是多数男性患者乐于采用的一项训练项目。

1. 木工工具材料(图 3-13)。

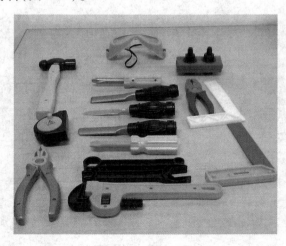

图 3-13 木工工具

（1）制图工具：稿纸、铅笔、橡皮、尺、圆规、参考书等。

（2）锯、刨工具：各型号的手锯、电锯，各型号刨等。

（3）组装工具：台钻、锤、钉子、钳子、改锥、砂纸、锉刀、斧头、乳胶等。

（4）着色用具：油漆、毛刷、容器、抹布等。

（5）材料：木材。

（6）其他：作业台、木板等。

2. 木工作业制作过程　首先确定制作物品的名称及用途。通常由治疗者根据治疗目的提出合理建议，再结合患者兴趣爱好选定一个项目。具体程序是：

（1）制图：根据作品的功能和用途，决定作品的形状、规格，画出作品成品图以及所有部位的形状，并标出规格尺寸。

（2）选材：根据作品的功能和用途，选择合适的木材。

（3）取材：按照图纸规定的规格，用铅笔在选定的木材上画出标记，然后利用电锯或手锯，沿标记锯开。

（4）加工：用刨子、锉刀、砂纸等工具将锯好的材料进行细加工。按规格图制成各部分。

（5）组装：将所有按照图例加工完成的材料进行组装。一般较小的作品仅用木工白乳胶固定即可，必要时再使用钉子。组装时，需在结合部的每个面上涂抹薄薄一层乳胶，拼装后用重物施压，直至乳胶干燥。而多出来的乳胶应在其干燥之前擦干净，以免影响美观。对作品组装后出现的细小缝隙，可用泥子或用乳胶混合少许锯末填补。

（6）刷漆：在着色之前，需要用细砂纸将其外表仔细打磨至光滑，再选择适当颜色的漆，均匀涂刷。

（7）干燥：以上步骤完成之后，将作品置于洁净、通风之处进行干燥处理。

3. 注意事项　①木工作业活动相对消耗体力较大，应注意根据患者体力情况调节作业活动时间，作业过程中适当穿插休息，避免引起患者过度疲劳。木刻活动手部用力比较集中，也要避免上肢尤其是手部过度疲劳。②进行木工作业活动时，会不可避免地产生噪声和粉尘（锯末）以及刺激性气味，应注意选择适当的场所，避免对其他患者产生不良影响。刷漆阶段会产生刺激性气味，应随时通风换气，必要时戴上口罩，避免对呼吸道的刺激。患有呼吸系统疾患的患者应慎重选用该活动。③此项活动频繁使用锯、刨、刀等利刃工具，必须对工具进行妥善保管，使用时要确保安全，必要时在治疗实施者监护下使用。使用过程中如有破损情况发生，需及时修补确保患者随时使用。电动工具使用完毕后必须切断电源。④取材时，必须用铅笔在材料的背面做记号，标明锯开的每块材料的用途和位置名称，避免造成混乱。⑤取材的质量将直接影响作品的完成效果，因此取材过程中应注意对材料的妥善固定以及锯子的抓握方向，防止由于木材的移动或者锯的倾斜，造成材料规格的误差。⑥取材过程中，将木材锯开后，边缘比较粗糙而且锋利，容易伤人，应及时处理，必要时可将边缘的直角部分刨成钝圆边。⑦刷漆和涂颜料时为避免污染地面或桌面，应事先铺垫废旧报纸。⑧活动中使用的木材油漆等属易燃物品，应注意防火，确保安全。⑨此项活动禁用于平衡困难者、认知及感觉障碍者、精神障碍者。

4. 治疗性应用　拉锯作业活动可增强上肢诸关节的活动范围，主要是肩关节、肘关节和躯干的屈伸，还可增强上肢肌力和耐力。刨削作业活动可增强双上肢及手部的肌力和耐力,扩大躯干的屈伸活动范围。钉钉子作业活动可提高眼手的协调性,改善肘关节屈伸、前臂的旋前旋后、腕关节的掌屈和背屈功能,提高手的抓握能力;还能增强手部及上肢的肌力。进行作业活动时需要长时间采取坐、站、弯腰等姿势,有助于增进患者的体力和平衡能力。

此外,木工作业活动需要患者构思、创作,可充分调动患者的积极性,改善其思维、创作能力。这些作品的完成需要患者有足够的耐心和细心,可促进其注意力集中。如以小组的方式通过分工共同完成一件作品,还有助于改善患者的人际交往能力。

（二）纺织作业

常见的纺织作业有编织和刺绣。编织即利用棒针或钩针将毛线或丝线编结成各种生活用品或手工艺品的一种活动。刺绣是利用针和丝线在绸、布上作画的一种民间工艺,有苏绣、湘绣、蜀绣等之分。编织与刺绣都是传统的手工艺活动,其作品美观、大方、实用,又具有较高的艺术性,是广大女性喜爱的作业活动。这两种活动对手指活动功能、眼手协调功能要求都很高,适于有一定活动基础的患者进一步提高功能。

编织活动对于偏瘫患者的平衡能力、耐久力、手眼协调性、双手协调能力以及手的精细动作等都有不同程度的改善作用。可以单人完成,也可以设计成为多人参加的小组活动,由多人共同参与编织完成一个作品。并且,可以通过作品大小的变化、毛线粗细的选择、花样编结难度的不同等,来调节作业的难易程度和训练目标的着重点。

刺绣活动要求精神高度集中,并且需要在作业过程中始终保持这种状态,对姿势的保持能力、肩关节的稳定性、手指的精细动作等身体功能有较高的要求。作业疗法就是利用刺绣工艺活动的这些特点,将其应用于偏瘫患者的作业治疗中,力求提高和改善患者的各种功能。

1. 工具和材料 ①编织类工具主要包括:各型号毛衣棒针、各型号钩针、缝毛线针、剪刀、皮尺、编织或钩织图案参考书;编织类材料主要有:各色各类毛线、纽扣等各类饰品。②刺绣类工具主要包括:绣花针、绣花绷子、纸、铅笔、皮尺、剪刀、粉饼、复写纸、参考图案;刺绣类材料主要包括:布(各色棉布、绸布或各色粗布)、各色绣花线等。

2. 制作过程 ①编织采取以下步骤:确定作品的用途及规格;选择毛线和毛衣棒针;参考编制图案编织各个部分;将编织好的各个部分用毛线缝接起来;缝接纽扣等各种装饰品。②刺绣的步骤为:确定作品的用途及规格;选择图案和绣线的颜色;确定绣花部位,并用复写纸将图案画于绣布上的相应位置;用绣花绷子绷紧绣布,将图案置于绣花绷子中央;从背面开始进针,按顺序刺绣,直至全部绣完;清洗绣布作品,将图案痕迹清洗干净。

3. 注意事项 ①呼吸系统疾病患者应谨慎使用编织作业活动,因编织过程中产生细小的绒毛会刺激作业活动者的呼吸系统。②刺绣的部分应始终位于绣花绷子的中央,刺绣过程中,应按照作业进度随时调节。③绣线不要拉得过紧,避免绣布出现皱褶。④一次取线的长度不宜超过80cm,过长容易打结,过短会遗留过多的疙瘩。⑤刺绣过程中若出现绣线扭曲应及时调整,否则不仅易打结,还会影响作品美观。⑥清洗绣完的作品时,应避免使用强碱性洗涤剂,以防绣线脱色。⑦活动中所使用的针、剪刀等用具具有一定的危险性,使用和保管时均需注意安全。⑧根据训练的目的,使用健侧手或者患侧手进行刺绣。如果是以改善患手的精细动作为主要目的,使用健侧手把持绣花绷子;以训练患侧手作为辅助目的的时候,应注意用患侧手平稳地把持绣花绷子。⑨本活动不适用于认知功能障碍者、严重视力功能障碍者、共济失调者和帕金森病患者。

4. **治疗性应用** 编织与刺绣活动使用双手的动作较多,编制动作的反复进行,可以提高双手同时操作的能力;进行穿针、引线、编织、刺绣的操作,可以改善手指的灵活性、眼手协调能力;编织中需要肘、前臂、手部等多个关节的活动,有助于维持和改善上肢的关节活动范围;刺绣中需要固定绣花绷子,有助于改善肩、肘关节的稳定性;用患手持针进行活动有助于改善手指屈伸、抓握、松开的能力,也可用于改善手指的肌力。进行编织刺绣活动时,患者较长时间处于坐位,也有助于提高其坐位耐力。

除上述之外,编织与刺绣活动还有助于培养作业活动者的耐心,促进其注意集中能力。完成作业作品,可使作业活动者产生喜悦和满足的情感,有助于改善患者的精神状态。

(三)黏土作业(制陶工艺)

随着人们生活水平的提高,制陶工艺越来越为人们所喜爱。一块黏土随着陶坯的旋转可以不断改变形状,最终变成人们熟悉的碗、杯、花瓶等,这对每个人都会产生极大的诱惑力。

陶艺用于作业治疗在身心方面都有治疗意义。其中的搓揉、碾压等动作可增强、维持上肢肌力,改善、维持上肢 ROM,改善双手动作和手指的灵活性,促进触压、温度觉的发育等。同时在心理治疗方面利于患者以适合的方式宣泄情绪,每个作品充分展现了个人的构思和创意,提高了患者的创造性,并且还可培养注意和集中精神能力等。

1. **工具和材料** ①常用工具包括:转盘、木板、擀面杖、木模刀、金属棒、刮板、海绵或纱布、黏土切线、针、塑料盆等;②材料主要有黏土、釉彩等。

2. **制作过程** 下面以制作小花瓶为例介绍陶器的具体制作过程。①练土:取出陶土 2~3kg,把它不断地搓揉,直到搓成菊花状,然后把陶土在桌面上摔打,直到平滑为止;或用擀面杖碾压黏土使其厚薄均匀并且十分平整,此为练土。练土是防止买回来的陶土硬度不一、有空隙、气泡等,而没"练"过的陶土在干燥或烧成的过程中容易发生龟裂。②陶土粘紧转盘:准备好一桶水和转盘,将练好的陶土放入桶中浸一下,置于转盘的中心,用双手手掌鼓起部分压住土块,使土块跟转盘粘紧。③转动转盘,反复拉、压陶土:用水沾手,手掌抱住土块,打开转盘开关,等机器转动以后,往上轻轻用力拉。大概每转一圈,就上升一点高度。然后重复压的动作,再向上拉、再压,反复几次。④定中心:右手示指和拇指并拢,左手拇指伸出,顶着右手的示指和拇指。双手手掌保持抱着土块。⑤开洞:用双手拇指朝中心插。⑥拉、修陶土:把手伸进洞里,拇指顶着,用四只手指的力向上拉,需要缩小的部分用手掌虎口部分抓握着做,进行修改,按照自己需要的形状进行拉、修,直到完成。⑦胚体置阴凉干燥处:陶器胚体做好以后,将它放在阴凉的地方使胚体干燥。⑧上釉:根据制作的需要上好釉彩。⑨煅烧:将瓷器放入窑中,于 800℃高温下煅烧约 6 小时后取出,即得所需作品。

3. **注意事项** ①在揉、擀、压黏土的过程中,必须及时将出现的气泡刺破,避免在高温烧窑时,由于气体膨胀气泡破裂而损坏作品;②如使用石膏模型,须将模型取出后再放入窑中烧制;③用窑烧制时,皮肤感觉不良者要注意防止烫伤;④未使用完的黏土应装入塑料袋置于有盖容器中,防止干燥。

4. **治疗性应用** 陶艺作业活动目前在国内广泛开展,不仅对残障者有多方面治疗效果,也是普通大众休闲活动的良好项目。

制陶活动有多道工序,对躯体功能和精神功能都有积极的治疗意义。首先对黏土做搓、揉、擀压、塑形等动作时,对肩部和上肢肌群的收缩、上肢的负重、手指的抓握等一系列动作都有明显改善作用,制作陶艺过程中,坐位或站位的维持也是必不可少的。其次,对一块黏土的摔打、揉压有利于患者的情感宣泄。再次,一件作品的完成需要数小时甚至数天,有助于培养活动者的耐心,促进注意力集中。此外,一块黏土按照作者的意图,制作成各种形状的作品,也可充分展示个人的构思和创意。

七、作业疗法新技术

(一)大型情景互动游戏

大型情景互动游戏既可指游戏厅里的游戏(所谓的"街机"),也可指多人同时参与的互动游戏,虽然工作开展会有一定难度,但训练效果好于一般的游戏和活动,值得在作业治疗中去尝试。较适合用于平衡训练、协调训练、灵活性训练、集体训练等。

1. 常用工具及材料 游戏机(如跳舞机、太鼓、各类赛车、射击游戏机、乒乓球游戏机)、电脑、训练软件、各类手柄。

2. 代表性活动

(1)打乒乓球游戏:通过特殊设计的软件和硬件,可在一定距离内对着显示屏挥动球拍击球,训练效果接近实际的乒乓球比赛。

(2)赛车游戏:通过屏幕上的道路状况使身体做出各种调整姿势,趣味性和实用性俱佳,是训练反应能力和平衡能力比较好的方法。

(3)真实互动游戏:可不需要特殊工具或仅需简单工具,因互动性强而深受欢迎,如较传统的击鼓传花、诗词接龙、歌曲接龙、顶气球、持乒乓球赛跑等。适合于集体训练,每月或一到两周组织一次,以调动患者的积极性。

3. 活动的调整

(1)工具的调整:市售的游戏机需对手柄或输入工具进行相应调整以适应功能障碍者需要。

(2)游戏本身的调整:多数游戏是针对正常人设计,用于训练需降低训练难度和要求,如改变速度、体位、难度等,最好是可灵活调节以适应不同患者需要。

4. 注意事项 ①治疗师应注意对游戏的控制,避免使患者过于激动;②注意控制治疗时间并保持正确的姿势;③最好在相对独立的环境进行训练以免影响他人;④分清现实和虚拟的关系,防止沉溺于虚拟世界;⑤注意安全,防止意外伤害。

(二)虚拟现实技术

虚拟现实(virtual reality,VR)技术是利用计算机生成一种模拟真实事物的虚拟环境进行观看、漫游或互动,并通过多种传感设备使使用者"投入"到该环境中,实现使用者与该虚拟环境直接进行自然交互的技术。

1. 分类 虚拟现实技术根据不同的浸入程度有不同的互动层次,主要分为非沉浸式(non-immerse)和沉浸式(immerse)两大类。

(1)非沉浸式虚拟现实:包括窗口式虚拟现实。即只提供平面的虚拟世界,如汽车模拟驾驶游戏、房间式虚拟现实等,影像不再局限于二维屏幕,提供好像 3D 电影中向你伸出手的立体计算机图像。

（2）沉浸式虚拟现实：包括透过戴上头盔式显示器、飞越式虚拟现实及最新的反应式虚拟现实。

2. VR系统的组成 由虚拟环境生成设备（如高性能计算机）、感知设备（生成视、听、触等多通道刺激信号的显示器、声音播放器等）、跟踪设备（检查虚拟环境中的坐标及朝向的设备）、交互设备等几部分组成。

3. VR系统的特征 通过以上设备VR系统实现其多感知性（multi-sensory）、沉浸（immersion）、交互（interactivity）、想象（imagination）的特征。

（1）多感知：指除了一般计算机技术所具有的视觉感知之外，还有听觉感知、力觉感知、触觉感知、运动感知，甚至包括味觉感知、嗅觉感知等。理想的虚拟现实技术应该具有一切人所具有的感知功能。由于相关技术，特别是传感技术的限制，目前虚拟现实技术所具有的感知功能仅限于视觉、听觉、力觉、触觉、运动等几种。

（2）沉浸：指用户在虚拟场景中有身临其境之感，又称临场感，是用户感到作为主角存在于模拟环境中的真实程度。理想的模拟环境应该使用户难以分辨真假，使其全身心地投入到计算机创建的三维虚拟环境中，该环境中的一切看上去是真的，听上去是真的，动起来是真的，甚至闻起来、尝起来等一切感觉都是真的，如同在现实世界中的感觉一样。

（3）交互：指用户与虚拟场景中各种对象相互作用，是用户对模拟环境内物体的可操作程度和从环境得到反馈的自然程度（包括实时性）。例如，用户可以用手去直接抓取模拟环境中虚拟的物体，这时手有握着东西的感觉，并可以感觉物体的重量，视野中被抓的物体也能立刻随着手的移动而移动。

（4）想象：可使用户沉浸于此环境中获取新的知识，提高其感性和理性认识，从而产生新的想象。虚拟现实技术应具有广阔的可想象空间，可拓宽人类认知范围，不仅可再现真实存在的环境，也可以随意构想客观不存在的甚至是不可能发生的环境。

4. VR系统的治疗作用

（1）反馈-激励：可视化虚拟治疗计划可向患者提供持续而迅速的反馈，这些反馈创造并且增强了患者的治疗积极性。最佳的计划应该是为实时训练活动提供快速和积极的反馈，并为长期的治疗效果提供清晰的图像，患者可以自己感觉到病情在长期治疗中得到的改善，从而有助于患者设定合适的治疗目标并体验治疗过程。

虚拟现实技术提供了重复练习、成绩反馈和维持动机3个关键要素的技术手段。虚拟现实用于康复训练的优势在于能为接受康复训练的患者提供两种反馈，包括每次练习结果的实时反馈和一组练习后的成绩反馈，可以提高患者对结果的知晓感。患者能在虚拟环境中学会运动技能，并且能将习得的运动技能迁移到现实世界的真实环境中。

（2）注意力集中：患者可以完全将注意力放在可视化虚拟的任务上，而无需对运动进行苛刻的要求。可视化虚拟康复通常按照日常生活中的经历和考验设定一些双重或多重功能性任务，如防摔倒计划，而与纯粹注重于孤立的肌肉技巧的治疗性运动完全相反。在训练中，患者试图达到治疗性运动目标，并开发支持该目标的运动策略。早期的证据证明双重任务环境能够真正改善治疗结果。

（3）促进生活技能转化：可视化虚拟康复可以有效增强治疗计划产生的动态感受外界刺激的暗示，尤其在计算机创造的意外情况发生时会更加有效。研究表明，在运动期间提供的非预测考验,能对日常生活环境中所需要技能产生有效的转化。

5. VR 系统在康复中的应用

(1)日常生活活动能力训练:虚拟现实技术在模拟真实生活场景,提供日常生活技能训练方面具有不可比拟的优越性。在虚拟环境中跟随计算机程序学习诸如倒茶、烹饪、打扫、购物等日常行为,可以保证训练指导跨条件的一致性,并降低错误操作导致危险的可能性。Guidali 等提出一种能够结合机器人辅助支持 ADL 的康复系统,将重要的 ADL 任务在虚拟环境中被鉴别和实施,而且和人合作的控制策略可以辅助患者在完成任务的时间和空间上修改自由度。各种研究均证实,基于社区生活技巧的虚拟现实技术对获得性脑损伤患者的技巧获得和记忆成绩都有改善,并能将这种技巧转移到现实环境中。

(2)认知功能训练:虚拟现实训练对卒中后偏侧空间忽略患者也是一种有用的训练技术。运用位置追踪定位系统,能对患者在虚拟环境中的空间行走线路进行精确定位,通过空间行走行为加深空间感知记忆障碍患者对空间线路的记忆。另外,脑卒中患者如果想提高空间记忆能力,可以通过自己或操纵虚拟人物在虚拟空间中行走,肌肉运动会对空间布局形成表征,获得相应的程序性记忆,从而促进空间感知记忆功能的康复。在偏瘫的脑卒中患者跨越障碍物行走和单侧空间忽视的脑卒中患者行走过街的训练方面,虚拟现实也体现出了优越性。

(3)轮椅训练:轮椅虚拟驱动环境可以提供定量评测驾驶能力,提供驾驶员训练,以及评测选择性控制。Spaeth 等设计虚拟驱动环境,将轮椅图标显示在一台 2 寸的鸟瞰视野中,配有一逼真的转向器和惯性。通过一个标准动作传感操作杆(MSJ)和一个实验性等距操作杆进行比较。结论是虚拟驾驶环境和评定虚拟驾驶技术能替代真实的驾驶。

利用虚拟现实进行运动康复训练,具有现实世界真实环境所不具备的优势。正常人进行乒乓球击球训练和动作平稳性练习,健忘症患者识记行走路线,偏瘫患者操作轮椅训练,慢性脑卒中患者躲避障碍物行走训练,单侧空间忽视的脑卒中患者过街训练等一系列研究表明,和真实环境中康复训练的结果相比,虚拟环境中动作技能学习和运动康复训练的效果更好。将虚拟现实技术应用到运动康复医疗领域,可以有效解决传统康复训练方法的局限性。随着虚拟现实技术本身的不断进步,以及该技术在康复治疗领域的不断推广和深入,它必将带来一场影响深远的康复训练革命并推动运动康复训练技术日臻完善。

(三)压力治疗

压力治疗(pressure therapy;compression therapy)又称加压疗法,是指通过对人体体表施加适当的压力,以预防或抑制皮肤瘢痕增生,防治肢体肿胀的治疗方法。是经循证医学证实的防治增生性瘢痕最为有效的方法之一,常用于控制瘢痕增生、防治水肿和促进截肢残端塑形、防治下肢静脉曲张、预防深静脉血栓等,压力治疗是作业治疗常用的重要技术之一。国内最早于 20 世纪 80 年代开始应用压力治疗抑制烧伤后瘢痕增生并取得显著疗效。

1. 种类 常用的压力治疗方法包括绷带加压法和压力衣加压法,一般在使用压力衣加压前,先使用绷带进行加压治疗。在工作中常需配合压力垫和支架等附件共同使用以保证加压效果。

（1）绷带加压法：绷带（bandage）加压法指通过使用绷带进行加压的方法，根据使用材料和方法的不同，绷带加压法包括弹力绷带加压法、自粘绷带加压法、筒状绷带加压法等方法。

1）弹力绷带加压法：弹力绷带为含有橡皮筋的纤维织物，可按患者需要做成各种样式。①适应证：主要用于早期因存在部分创面而不宜使用压力衣者；②作用：控制水肿、促进静脉及淋巴回流，对新愈合创面及移植物提供血管保护；③特点：优点为价格低廉，清洗方便，易于使用，缺点为压力大小难以准确控制，可能会导致水肿、影响血液循环、引起疼痛和神经变性；④使用方法：对肢体包扎时，由远端向近端缠绕，均匀地做螺旋形或8字形包扎，近端压力不应超过远端压力；每圈间相互重叠 1/3~1/2；末端避免环状缠绕，如图 3-14A。压力以绷带下刚好能放入两指较为合适。Parks 研究指出，每层缠绕在四肢的弹力绷带可产生 10~15mmHg 压力，而在胸部只能达到 2~5mmHg。⑤注意事项：使用时根据松紧情况和肢体运动情况往往需 4~6 小时更换一次。开始时压力不要过大，待患者适应后再加压力，至患者可耐受的最大限度。治疗初愈创面时，内层要敷 1~2 层纱布，以减轻对皮肤的损伤。

2）自粘绷带加压法：①适应证：可用于衣服外面或不能耐受较大压力的脆弱组织，可在开放性伤口上加一层薄纱布后使用，主要用于手部或脚部早期伤口愈合过程中。②作用：控制水肿、提供血管支持和抑制瘢痕增生。对于 2 岁以下儿童的手部和脚部，自粘绷带能够提供安全有效的压力。③使用方法：与弹力绷带加压法基本相同，以手为例，先从各指指尖分别向指根缠绕，然后再缠手掌部及腕部，中间不留裸区以免造成局部肿胀，指尖部露出以便观察血运情况，如图 3-14B。

3）筒状绷带加压法：筒状绷带为长筒状，有各种规格，可直接剪下使用，根据选择尺寸不同，压力分为低压力（5~10mmHg）、中等压力（10~20mmHg）和高压力（20~30mmHg）。①适应证：在伤口表面可承受一定压力时应用，即应用于弹力绷带向压力衣之间的过渡时期，尤其适于 3 岁以下生长发育迅速的儿童；②特点：具有使用简便、尺寸易于选择等特点；③作用：单层或双层绷带配合压力垫使用可对相对独立的小面积瘢痕组织提供较好压力，如图 3-14C。

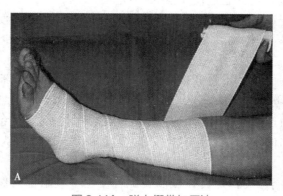

图 3-14A　弹力绷带加压法

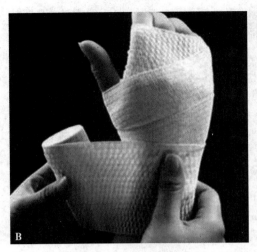

图 3-14B 自粘绷带加压法

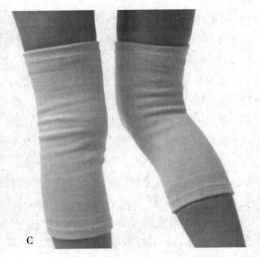

图 3-14C 筒状绷带加压法

4)硅酮弹力绷带法:硅酮和压力治疗是目前公认的治疗烧伤后增生性瘢痕的有效方法,因此,可将两者结合使用。现已有成品市售,使用更加方便。国内学者报道弹力套与硅凝胶合用,较二者任一种单独使用都有更好效果,疗程明显缩短,而且对不宜长期使用加压疗法者更显其优越性。而国外一些研究未发现两者结合使用优于单一疗法的证据。

(2)压力衣加压法:通过制作压力服饰进行加压的方法,包括量身定做压力衣加压法、成品压力衣(pressure garment)加压法、智能压力衣加压法。

1)量身定做压力衣加压法:利用有一定弹力和张力的尼龙类织物,使用双苯二甲酸、乙二酯纤维及含有聚氨甲酸乙酯的长链聚合体纤维组成的珠罗纱立体织物,根据患者需加压的位置和肢体形态,通过准确测量和计算,制成头套、压力上衣、压力手套、压力肢套、压力裤等。优点为压力控制良好、穿戴舒适、合身。缺点为制作程序较复杂、需时长、外形不如成品压力衣美观。

2)成品压力衣加压法:通过使用购买的成品压力衣进行压力治疗的方法。如选择合适,作用同量身定做的压力衣。优点为做工良好,外形美观,使用方便及时,不需量身定做,适合不具备制作压力衣条件的单位使用。缺点为选择少,合身性差,尤其是严重烧伤肢体变形者难以选择适合的压力衣。

3)智能压力衣加压法:是目前较新的压力治疗方法,在港台地区已应用于临床。智能压力衣本质上也属于量身定做压力衣的一种,但制作工序已智能化,应用专门的制作软件及硬件进行制作。除具量身定做压力衣的优点外,还具备制作方便、节省制作时间以利于早期使用、合身性更佳、外形美观等优点。缺点为制作成本高,价格较贵。

(3)附件:在进行压力治疗时往往需要配合使用一些附件以保证加压效果,同时尽量减少压力治疗的不良反应。

1)压力垫(pressure padding):由于人体形状不规则,为了保持凹面或平面瘢痕均匀受压或增加局部压力,需在穿压力衣时配置压力垫。压力垫常用的材料有海绵、泡沫、塑性胶、合成树脂、合成橡胶、热塑板等。

2）支架(splintage)：支架也常配合压力衣使用，以保护鼻部、前额、双颊、耳廓、鼻孔、掌弓等易受损伤或易变形的部位。支架常用材料为低温热塑材料。

2. 作用及其机制

（1）作用：压力治疗的作用主要包括：①控制瘢痕增生：压力治疗可有效预防和治疗增生性瘢痕；②控制水肿：可促进血液和淋巴回流，减轻水肿；③促进肢体塑形：可促进截肢残端塑形，利于假肢的装配和使用；④预防关节挛缩和畸形：通过控制瘢痕增生可预防和治疗因增生性瘢痕所致的挛缩和畸形；⑤预防深静脉血栓：压力治疗可预防长期卧床者下肢深静脉血栓的形成；⑥预防下肢静脉曲张：可预防从事久坐或久站工作人群下肢静脉曲张的发生。

（2）作用机制：压力治疗的最基本作用机制就是通过局部的机械压力促进血液回流，并造成一定程度的缺血缺氧，从而控制局部水肿或瘢痕增生。因压力治疗控制瘢痕增生的机制较为复杂，所以重点介绍压力治疗控制增生性瘢痕的机制。

1）增生性瘢痕对功能的影响：增生性瘢痕的临床特点可概括为 3R：Red（红）、Raised（凸）、Rigid（硬），大部分患者还会伴有疼痛和瘙痒的感觉。这些瘢痕常常会使患者身心受损。由于增生性瘢痕具有厚和韧的特性，如果生长在关节处，较容易导致关节挛缩，使关节活动范围大大下降，从而带来功能上的问题而影响日常生活。例如，生长在手背的瘢痕会阻碍指间关节屈曲，降低手的抓握功能，生长在膝关节附近的瘢痕会影响膝关节的活动而影响步行功能。其次是容貌和心理方面的影响，明显的瘢痕会使患者害怕面对外界事物，影响社交生活，一些患者甚至会因此患上抑郁症。

2）不同深度烧伤瘢痕增生情况：①Ⅰ度烧伤：因生发层健在，再生活跃，2~3 天后症状消失，3~5 天脱屑痊愈，不留瘢痕，不需压力治疗。②浅Ⅱ度烧伤：由于生发层部分损伤，上皮的再生有赖于残存生发层及皮肤附件。若无感染或受压，1~2 周左右愈合，无瘢痕，有色素沉着。③深Ⅱ度烧伤：因可残留部分真皮，可再生上皮，创面可自行愈合。如无感染或受压，3~4 周愈合，形成一定肉芽组织，留瘢痕，需常规进行压力治疗。如残留上皮感染、破坏，可呈现Ⅲ度烧伤。④Ⅲ度烧伤：因全层皮肤以下的损伤，需依赖植皮和周围皮肤长入。3~5 周焦痂自行分离，出现肉芽组织，愈合后往往留有瘢痕或因瘢痕增生挛缩而致畸形，需预防性加压治疗。

3）增生性瘢痕的临床特点：深Ⅱ度或Ⅲ度烧伤创面愈合后 1~3 个月，瘢痕开始逐渐增厚，高出周围正常皮肤，表面粗糙，质地变硬，充血逐渐加剧呈鲜红色，伴有疼痛、瘙痒、灼热和紧缩感。下肢在站立时有针刺感，关节部位因瘢痕增生而出现畸形和功能障碍。6 个月左右瘢痕增生达到高峰，颜色由鲜红色转为深红色或紫红色，表面可见粗细不均匀的毛细血管网，表面菲薄，角质层增厚，干燥易破裂；瘢痕坚硬无弹性，瘙痒加剧。增生性瘢痕增生达到高峰后，增生开始减退并逐渐成熟而软化，颜色由深红色或紫红色逐渐转为紫色或褐色，最后与周围皮肤颜色相似，厚度变薄，质地变柔软。在瘢痕成熟过程中，疼痛最先消失，瘙痒可伴随至成熟。整个过程一般需 1~2 年，有的需 3~4 年瘢痕才完全成熟和软化，成熟瘢痕的特点可概括为 3P：Pale（苍白）、Planar（平坦）、Pliable（柔软）。

4）瘢痕的形成机制：瘢痕是皮肤组织创伤修复后的必然产物，其形成机制尚不清楚，一般认为修复细胞中成纤维细胞的大量增殖与凋亡抑制、细胞外基质中胶原合成降解失衡、部分生长因子的大量产生及三者密切关系构成了病理性瘢痕形成的生物学基础。烧伤后增生性瘢痕的重要病理改变为血管扩张,胶原纤维过度增生,胶原合成和降解不平衡,异常黏多糖的出现,肌成纤维细胞增殖和收缩,胶原合成增加,胶原降解减少,胶原纤维排列紊乱,呈螺旋状或结节状排列紊乱。

5)压力疗法的作用机制:压力疗法用于治疗瘢痕的机制尚不清楚,目前普遍认为压力疗法对瘢痕治疗作用的关键在于通过持续加压使局部的毛细血管受压萎缩,数量减少,内皮细胞破碎等,从而造成瘢痕组织局部的缺血、缺氧,而缺血、缺氧又可导致下面一系列变化:①在缺氧状态下承担细胞氧化功能的线粒体形态学发生改变,如肿胀、空泡化等,其功能明显减退甚至停止,使成纤维细胞增生受阻及合成胶原等细胞外基质障碍,产生胶原纤维的能力大大降低,从而抑制瘢痕的生长。②肌成纤维细胞发生退行性变,释放出的溶酶体酶水解包绕在胶原结节外的异常黏多糖,使胶原结节能被组织中的胶原酶水解,从而使螺旋状胶原变为平行排列。③缺血后 α 巨球蛋白减少,对胶原酶的抑制作用减弱,利于胶原酶的出现,从而破坏胶原纤维。④缺血后合成黏多糖的酶减少,水肿减轻,减少了黏多糖的沉积与合成,使胶原生成减少,瘢痕减轻。⑤此外,加压可减轻局部的水肿,减弱葡萄糖氨基淀粉酶的水合作用,减少了黏多糖的沉积与合成,也可抑制瘢痕的增生。

6)加压后瘢痕的变化:经过正规的加压治疗以后,瘢痕过度增生所致的痛痒等临床症状明显减轻,瘢痕软化,功能显著改善;组织学观察发现,胶原纤维变细,排列规则;透射电镜检查,成纤维细胞减少,线粒体空泡化、内皮细胞核破碎、胶原纤维呈细束状;扫描电镜不见胶原纤维结节状结构。伴随组织学的变化,临床症状体征和功能状态亦得到相应改善。

3. 不良反应及处理

(1)皮肤损伤:压力衣有可能对瘢痕造成摩擦,导致皮肤破损,还可能会出现水疱和局部溃烂,尤其是新鲜瘢痕。处理方法:可在压力衣下加一层纱垫,四肢可用尼龙袜做衬,减少压力衣和皮肤之间的摩擦,出现水疱后,抽出其中液体,涂以甲紫。只有破损严重或创面感染时才解除压力。

(2)过敏:一小部分人可能对织物过敏,发生皮疹或接触性皮炎。处理方法:可加一层棉纱布进行预防,过敏严重者需考虑其他方法加压。

(3)瘙痒加重:尤在起始的 1~2 周。可能与织物的透气不良、皮肤出汗、潮湿、化学纤维的刺激有关。一般无需特殊处理,瘙痒可在压力作用下减轻。

(4)肢端水肿:主要因近端使用压力而导致肢体远端血液回流障碍,造成远端肢体水肿,如压力臂套可导致手部肿胀。处理方法:如近端压力较大,远端亦应加压治疗,如穿戴压力手套或压力袜子。

(5)发育障碍:见于儿童,国外有压力治疗影响儿童发育的报告,如颌颈套引起下颌骨发育不良而后缩。此外,如压力使用不当(如未使用支架保护)可引起手部掌弓的破坏、鼻部塌陷、胸廓横径受损出现桶状胸等。处理方法:预防为主,使用压力垫和支架保护易损坏部位,如鼻部、耳部、手部等。有专家建议儿童头部压力不应过大,且以每天穿戴不超过 12 小时,以免下颌骨发育不良而造成"鸟面"。

4. 适应证与禁忌证

(1)适应证:①增生性瘢痕:适用于各种原因所致的增生性瘢痕,包括外科手术后的瘢痕和烧伤后的增生性瘢痕;②水肿:适用于各种原因所致肢体水肿,如偏瘫肢体的肿胀、淋巴回流障碍的肢体肿胀、下肢静脉曲张性水肿、手术后的下肢肿胀等;③截肢:用于截肢残端塑形,防止残端肥大皮瓣对假肢应用造成影响;④预防性治疗:预防烧伤后21天以上愈合的创面发展成增生性瘢痕及预防瘢痕所致的关节挛缩和畸形;长期卧床者,预防下肢深静脉血栓的形成;久坐或久站工作者,预防下肢静脉曲张的发生。

(2)禁忌证:①治疗部位有感染性创面:此时加压不利于创面的愈合,甚至会导致感染扩散;②脉管炎急性发作:因加压加重了局部缺血,使症状加重,甚至造成坏死;③下肢深静脉血栓:加压有使血栓脱落的危险,脱落栓子可能导致肺栓塞或脑栓塞,造成严重后果。

5. 应用原则

(1)早期应用:压力疗法应在烧伤创面愈合后尚未形成瘢痕之前就开始。有研究指出,加压治疗开始时间越早,其治疗和预防效果越好。一般10天内愈合的烧伤不用压力疗法,10~21天愈合的烧伤应预防性加压包扎,21天以上愈合的烧伤必须预防性加压包扎,已削痂植皮的深Ⅱ度、Ⅲ度烧伤应预防性加压包扎。

(2)合适的压力/有效压力:合适的压力是指压力最好保持在24~25mmHg,接近皮肤微血管末端之压力(有效压力范围10~40mmHg),若压力过大,皮肤会缺血而溃疡。四肢压力可大一些,躯干压力过大会抑制肺扩张,影响呼吸。头面部压力过大会使人有头昏脑涨、不舒服的感觉。初步研究表明,临床上使用10%缩率的压力衣,内加9mm的压力垫可取得较为理想的效果。

有效的压力是指在不同体位或姿势下,压力始终保持在有效范围。如腋下为最易发生瘢痕严重增生的区域,当肩关节活动时,腋部压力衣的压力会明显下降,因此需要应用"8"字带来保证活动时有足够的压力。一般单层压力衣只能达到20mmHg左右压力,要达到足够的压力必须用双层或加压力垫。文献指出一个月后,压力衣之压力会下降50%,所以应定期调整,保证有足够的压力。

(3)长期使用:对于可能增生的瘢痕,从创面基本愈合开始,持续加压至瘢痕成熟,一般需1~2年甚至3~4年。另外,长期使用也指每天应用的时间长,每天应保证23小时以上的有效压力,只有在洗澡时才解除压力,每次解除压力时间不超过30分钟。

(四)肌内效贴扎技术

肌内效贴扎技术主要是使用一种贴布,称之为肌内效贴布。由一位日本医师加濑建造于20世纪70年代发明,开始是在运动员中使用,后逐渐在医院里得到推广。

1. 性能 这种贴布由棉质材料制成,具有伸缩性、透气性,不含乳胶及药性,遇水不脱落,能连续贴3~5天,撕去贴布后不会遗留残留物。与一般的运动贴布不同,肌内效贴布可延伸比本身多40%的长度。因而,不会影响患者的日常生活活动及康复训练。

2. 原理 其原理在于提起所贴部位的皮肤,增加皮肤与软组织的空间,减低该处的压力,促进血液及淋巴循环,从而有助于减轻水肿和疼痛。

3. 作用 在止痛的同时,还能促进淋巴引流,协助较弱的肌肉收缩,改善姿势,保护受伤韧带。

4. 使用方法 根据疼痛部位和治疗目的可将贴布剪成不同的形状。常用的形状有Ⅰ、Y、X和扇形(爪形)(图3-15)。贴扎起端为"锚",另一端为"尾"。

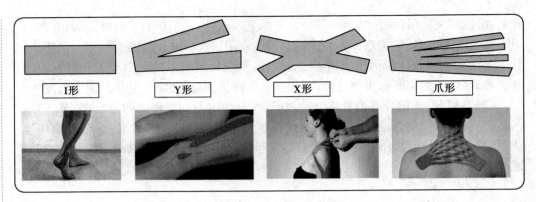

图 3-15　肌内效贴扎常用形状

（1）I形：贴布形状不剪裁，依需求决定宽度及"锚"的位置。可促进肌肉运动及支持软组织；针对关节活动或拉伤的软组织进行不同程度的固定：例如，拇指腱鞘炎时，在肘关节伸直、腕关节背屈、拇指外展位下，将贴布纵向剪开，取一半宽度（约2.5cm），中间为"锚"，固定于拇指掌指关节痛点，"尾"沿拇指掌指关节延展贴上，可减轻疼痛；另外取约2.5cm宽度的I形贴布将"锚"固定于拇指末节掌面，"尾"沿拇长屈肌走向延展至桡骨前面近肘侧，可放松肌肉。

（2）X形：贴布中间为锚。可促进"锚"所在位置的血液循环及新陈代谢，减轻疼痛。例如，腕管综合征时减轻疼痛，在自然舒适体位下，将"锚"固定于腕横纹中点，应用自然拉力将"尾"向两侧延展固定。

（3）Y形：贴布未剪裁端为"锚"。可促进或放松较小或较次要的肌群，例如，腕管综合征，放松屈腕肌群，在肘关节伸直、前臂旋后、腕关节背伸位下，将"锚"固定于掌侧4~5掌指关节处，将"尾"沿桡侧和尺侧腕屈肌延展至肱骨内外侧髁。

（4）扇形（爪形）：贴布未剪裁端为"锚"。①增加感觉输入。例如，尺神经损伤，增加尺侧感觉输入，在肘关节屈曲、前臂中立位下，将"锚"固定于尺侧腕横纹处，应用自然拉力将"尾"向手部尺侧延伸至掌指关节。②促进血液、淋巴循环，消除肿胀。例如，减轻前臂掌侧肿胀，在肘关节伸直、腕背伸位下，将"锚"固定在腕关节内侧，"尾"沿前臂掌侧延展至掌心。

5. 注意事项　使用前需清洁局部皮肤，除去毛发以增加贴布与皮肤的黏性。

八、认知障碍的康复

认知是认识和知晓事物过程的总称，是指个体获取、编码、操作、提取和利用知识或信息的高级脑功能活动，是一个认识和理解事物，觉察、判断并做出决定的加工过程，包括感知、注意、识别、概念形成、记忆、语言、思维、解决问题等过程。只有产生一定认识后才能指挥身体做出相应的运用和运动过程。当这些基本功能因大脑等中枢神经系统障碍而出现异常时，称为认知障碍。

认知障碍有多方面的表现，如感知、注意、识别、概念形成、记忆、语言、思维排列顺序的障碍等，临床上，以感觉障碍、失用症较为多见。

认知障碍的治疗原则是：①在治疗前应先进行功能评定，确定认知障碍的特点，然后根据实际情况制订相应的矫正治疗计划，即要求个体化治疗；②治疗由易到难，切勿好高骛远,等患者有进步之后再逐渐增加治疗时间和难度;③刚开始治疗前应注意环境安静,避免干扰,以后逐渐转移到接近正常生活或正常生活的环境中治疗;④由于认知康复的长期性,必须教会患者家属一些长期在家进行治疗的实用方法,鼓励患者和家属共同参与。

认知障碍的康复治疗,包括感觉功能重建、感觉脱敏训练、失用症训练等几方面。

（一）感觉功能重建

感觉功能重建适用于能够感觉到针刺、温度变化以及压力,但触觉定位、两点分辨以及触觉识别功能受损的患者。根据感觉功能重建的基本原理不难看出,感觉康复要与神经再生的时间相配合,在神经纤维与感受器重新链接在一起之前就开始训练,会导致失败和产生挫折感。

1. 感觉功能重建的基本原则　①感觉测验和训练时要求环境安静无干扰;②每一项作业活动都要在有视觉反馈和无视觉反馈两种情况下进行;③训练活动的分级可从不同的角度进行,既要有一定的难度,又不能使患者产生畏难情绪和挫败感;④每次训练时间不宜过长,在 10~15 分钟,每天 2~4 次。

感觉功能重建需要持续相当长的一段时间,可以一直持续到出院回家后能够用手做家务或参加工作,或恢复到平台阶段。所以治疗结束后,患者仍然要继续积极地用手去做各种精细活动,只有这样,在感觉功能重建中所获得的进步才能够得到巩固和加强。

2. 外周神经损伤的感觉功能重建　外周神经损伤的感觉功能重建或训练分两个时期进行。

（1）早期训练:当患者能够分辨每秒 30 周（CPS）的振动及移动性触觉恢复时,就可以开始感觉功能重建的训练。早期的治疗目标是训练移动性触觉、持续触觉、压觉和正确的触觉定位。

具体方法:①移动性触觉:用铅笔末端的橡皮头压在治疗部位并来回移动。要求患者注视压点,以视觉来协助判断压点位置,然后闭上眼睛感受压点的触觉。如此反复练习。②持续触压觉:当患者能够分辨出移动性触觉后,再采用铅笔末端的橡皮头压在治疗区域的一个地方,产生持续触压觉。训练程序与移动性触觉训练相同,即睁眼—闭眼—再睁眼,该训练程序有利于促进学习的整合过程。③触觉定位:训练触觉定位可通过下列程序,即患者闭眼,治疗师触碰治疗区域的不同地方,要求患者指出每次触碰的部位。如果反应错误,患者可以直接注视触碰的部位,要求患者叙述触碰部位的感觉。使用铅笔末端橡皮头压在治疗区域的一个地方,或来回移动,嘱患者注意压点,以视觉协助判断压点位置,然后闭眼感受压点的触感。如此反复练习。④触觉的灵敏:感觉减退或消失、实体感缺失者,往往很难完全恢复原来的感觉,需要采用感觉重建训练法进行训练,即训练大脑对新刺激重新认识。可让肢体触摸或抓捏各种不同大小、形状和质地的物品来进行反复训练。刺激强度逐渐由强到弱,增加分辨能力。

训练阶段:第一阶段:让患者睁眼看着治疗师用物品分别刺激其健侧和患侧肢体皮肤,要求患者努力体验和对照。第二阶段:让患者先睁眼看着治疗师用物品刺激其患侧皮肤,然后闭眼;治疗师继续在同一部位以同样物品进行刺激,要求患者努力比较和体会。或者让患者先闭眼,治疗师用物品刺激其患侧肢体皮肤,然后再睁眼看着治疗师继续重复刚才同样的刺激,要求患者努力回忆和比较。第三阶段:让患者闭上眼睛,治疗师用物品同时刺激其健侧和患侧肢体皮肤,要求患者努力比较和体会。

上述三个阶段的训练可依次进行,也可一天中一起重复训练。鼓励患者一天四次,每次至少训练 5 分钟,期间不用其他东西刺激手掌,因为,如果这样将给大脑两套感觉刺激。在训练过程中,如果患者在闭眼识别物体、形状和质地时反应有误,允许患者睁眼看物体,用健手比较感觉,即允许触觉和视觉整合。如用质地不同的棋子、图形和从小到大的普通物体,藏在米或豆子中或许有帮助。一天训练 3~4 次,一次 45 分钟。训练中也可用双侧活动交替治疗,如制陶、捏不同强度的橡皮泥、编织等。鼓励患者在双侧活动时用患手和健手比较对工具和材料的感觉。

(2)后期训练:在移动性触觉和固定触觉以及指尖定位恢复后,就可进入后期训练。此时的患者已经可以分辨每秒 256 周(CPS)的振动。指导患者恢复触觉识别能力(实体觉)是本阶段的治疗目标。

实体觉训练是最适合进行触觉识别能力重建的手段,尤其适用于正中神经损伤的患者。实体觉训练效果受多种因素影响,诸如年龄、智力、文化背景、职业以及内在动机和积极性等。实体觉训练的具体方法为:在安静的治疗室中进行,训练过程中要求遮蔽患者双眼。通常用一个帘子将患者的手和视线分开。实体觉训练分三个阶段进行。

第一阶段:识别物品。患者闭上双眼,治疗师从不同形状的积木中挑选出一个放在患者手中,让其尽可能描述手中物品的特征,如它是扁的、光滑的、冷的、正方形的,等等。然后让患者睁开眼睛,如有遗漏,补充描述其特点。可用健手重复上述训练,然后再行患手训练。记录正确识别所需时间。触摸识别应从形状简单、体积较大且质地相同的目标开始,逐渐过渡到形状复杂、体积较小且质地不同的目标。开始可将物品放到患者手中,以后可要求患者从许多物品中摸索出指定物品进行匹配。在选择和匹配作业中,应逐渐增加物品的数量来逐步增加训练难度。

第二阶段:识别物品的质地。首先选择形状、大小相同但质地不同的物品如皮革、毡子、砂纸、塑料等进行识别并比较。从差异明显的材料开始比较,如丝绒和粗砂纸的比较。随着触觉识别能力的提高,再识别质地差别细微、分辨难度较大的物品,如比较天鹅绒和棉絮。天鹅绒、棉絮、砂纸、金属片、软木、毛皮等是治疗中常用到的材料。

第三阶段:识别日常生活用品。从识别较大的物品开始,如电源插头、火柴盒、羽毛球等,逐步过渡到识别小巧的物品,如硬币、大头针、回形针、纽扣等。可以将这些物品混合放在一个装有豆子或沙子的盆或盒子里以增加识别的难度。此外,在此阶段要增加识别速度的训练。正常人在 5 秒钟以内(常用 2 秒)即可做出正确的识别。正中神经损伤的患者需要 5 秒钟以上或根本不能识别手中物品。

3. 脑卒中后感觉功能的重建　在脑卒中偏瘫的康复治疗过程中,常常将感觉功能的重建与运动功能的康复治疗结合在一起进行。由于异常肌张力干扰感觉体验,因此在进行感觉训练之前,应首先尽可能使肌张力正常化并抑制异常的运动模式。偏瘫患者的感觉功能重建需要成百上千次的重复,因此感觉功能的重建应当包括在每一个治疗单元中。在治疗运动功能严重障碍的偏瘫患者时,将感觉刺激加入到训练活动中有利于促进和加强运动功能的进步。例如在上肢负重训练过程中,采用不同质地的支撑面既可以易化活动,又可以促进感觉功能的恢复。触觉障碍存在时应在每一次治疗开始时首先运用强触觉刺激,如叩打、摩擦、用刷子刷皮肤表面,但应注意避免引起痉挛。

可用于增加偏瘫患者感觉输入的作业活动列举如下:①用粗糙的毛巾摩擦皮肤表面;②揉捏不同硬度的橡皮泥或者揉面;③制陶;④用手洗小件衣服;⑤在皮肤上涂擦护肤液;⑥将各种器皿把手或手柄的表面材料或形状进行改造以提供更多的触觉刺激;⑦编织、刺绣或十字绣;⑧电刺激。

脑卒中患者的深感觉(如位置觉的障碍)可产生感觉性共济失调、动作不准确、平衡功能差以及姿势异常等,可用下列方法进行深感觉训练:①早期进行良姿位训练,放置训练,患侧上下肢保持在一定的空间位置,反复训练患者,直到自己能完成这一动作。患肢关节负重,手法挤压以及神经肌肉本体促进技术(PNF)训练,使中枢神经系统和外周肌腱、关节感受器得到输入信号。②训练平衡,坐摇椅,训练直立反应、保护性反应。③视觉生物反馈训练,镜前训练,使关节位置反馈信号的传递和接收通过视觉得到补偿。

4. 感觉功能重建训练的注意事项 感觉功能重建训练是一项需要恒心和毅力的漫长过程,收效是渐进的。所以训练内容要由易到难,由简到繁,由慢到快。还应当清楚不是所有的患者都能成为感觉功能重建训练的对象,而且训练的结果即便是使患者能够很灵活地完成作业操作,但在实际生活中有的患肢仍有可能变为失用手。所以在日常生活中患者必须了解特殊的感觉缺失,治疗师也要教会患者一些必要的安全知识。在有潜在危险的双侧活动中避免使用患肢。

对于缺乏保护性感觉的患者应提出下列指南:①避免受累区域接触冷、热和锐利的物体;②当抓握一个工具和物体时,有意识地不要用过大的力;③物件的把手应尽量粗大;④不要使患手持物过久;⑤经常变换工具,以免患区长时间受压;⑥经常注意观察患处皮肤有无红、肿、发热等受压指征,发现受压指征即应休息;⑦如果有水疱、破溃或其他创伤发生,应及时治疗,以免皮肤进一步损伤或出现感染;⑧经常保持手的柔软、湿润。

(二)感觉脱敏训练

1. 感觉脱敏训练的原则 在进行感觉脱敏训练时,应遵循以下原则:①在进行脱敏训练时,首先要保护感觉过敏的皮肤部位。常用方法为使用胶布、轻型夹板、羊毛制成的套子或者弹性垫保护感觉过敏的皮肤部位,随着训练的不断获效,逐渐取消保护性用品、用具。②先在患者的健侧示范,这样可以使患者消除紧张情绪,打消对疼痛的顾虑,有利于在患者患侧刺激时尽快消除不愉快的感觉,获得训练的疗效。③开始刺激较弱,以后刺激增强。刺激应该从弱刺激、短时间刺激开始训练,以患者能够耐受,可以接受为度,以便训练的进一步开展,根据不同患者的实际情况,逐步增加刺激量和训练时间。④训练时间:每日3~4次,每次训练时间不宜过长(每次5~10分钟,主要根据患者的实际情况来制订合适的时间)。

2. 感觉脱敏训练的方法 对于感觉过敏皮肤的刺激可以依五个层次或阶段渐进。

第一阶段:用音叉、石蜡、按摩等方法产生较轻柔的振动。即从弱刺激开始训练。

第二阶段:利用小的按摩器、摩擦按摩以及用铅笔末端的橡皮头持续按压产生中等强度的振动。即逐步加强刺激量。

第三阶段:用电振动器产生较强的振动并辨别各种质地的材料(从细质到粗质,

如棉球、羊毛、小豆、小胶粒、毛刷等);进一步加强刺激量。

第四阶段:继续使用电振动器,患者开始辨认物品。

第五阶段:工作及日常生活活动训练。可根据患者的实际情况,为其选择模拟的工作和一些日常生活活动进行训练,在训练过程中,注意一定要让疼痛部位参与活动,以增强训练疗效,活动的种类可根据患者的兴趣和职业进行选择。

其他方法还有叩打、浸入疗法(使用冰水,注意治疗师的手和患者感觉过敏的皮肤一起浸入冰水混合物中,以防患者由于感觉异常发生冻伤)、经皮电刺激(TENS)或超声波等。鼓励患者在各项训练活动中尽量使用存在感觉过敏的皮肤部位。振动计(vibrometer)用于脱敏治疗时,其振动波幅逐步增加有利于控制治疗的进程。此外,还可以利用按摩器代替振动计。

(三)失用症的训练

1. 结构性失用的作业治疗 结构性失用的患者不能通过绘画和组合或组装的方法再现二维或三维结构。

(1)基本技能训练:基本技能训练主要是训练患者的构成能力。通过培养患者细致观察和理解各个部分之间的关系,训练其视觉分析和辨别能力。训练过程要由易到难,训练中要给予暗示或提示,具体的训练方法包括:①几何图形复制。训练在纸上画各种几何图形。应从极为简单的平面设计开始,如正方形、三角形。随着技能的进步,逐渐向复杂设计过渡,如连接点状图或虚线图,将平面图加工成立体图。可让患者在石板或粗糙的地面上画图以增加本体感觉和肌肉运动知觉的输入。②复制木块或木钉盘设计。木块设计可由简单的3块木块开始,逐渐增加木块数量及设计难度;设计从二维到三维,由单色到彩色,木块的大小和形状由相同到不同。木钉盘设计训练同理。③火柴设计训练。由简单的3根火柴设计开始,逐渐增加火柴数量及设计难度,设计从二维到三维,和复制木块设计类似。④拼图训练。可以选择几何拼图或图画拼图,可由简单的图形开始,随着患者功能的不断提高,慢慢过渡到复杂的拼图。图画拼图图形应是患者平时所熟悉的人、动物或物品。

(2)功能活动训练:脑损伤6个月以后的患者,在进行基本技能训练和提示训练的基础上,应根据实际需要有目的地进行实用功能活动训练,如做饭、摆餐具、裁剪衣服等。

(3)环境适应:环境适应的目的是最大限度地减少视觉障碍对日常生活的影响。基本原则是利用视觉刺激使患者较容易地观察到目标。可以采用鲜艳的颜色作为提示,使物品具有更加突出的特征,以便于患者发现与识别。

(4)注意事项:①先进行二维的作业训练,再进行三维的作业训练;②训练时附加本体或运动性输入刺激,如让患者画几何图形时,选择在黏土板上而不是在纸上画;③训练中多用暗示或提示,随着患者情况的改善逐渐减少。

2. 意念性失用的作业治疗 包括基本技能训练、故事图片排序训练、提示训练和环境适应训练。

(1)基本技能训练:对于意念性失用,治疗的重点在于帮助患者理解如何使用物品。因此可以采用连环技术,即将活动分解成一系列动作,让患者分步学习,待前一步动作掌握后,再学习下一步动作,逐步将每个动作以串联的形式连接起来,使患者最终完成包括一整套系列动作的活动。

（2）故事图片排序训练：在患者面前摆放5张或6张卡片，要求患者按正确的顺序将这些卡片排列起来组成一段情节或短故事。根据患者的进步可以逐渐增加故事情节的复杂性。

（3）提示训练：可以根据患者具体情况采用视觉、触觉或口头的方法进行自我提示。在进行某一项作业活动训练时，首先要求患者闭眼并在脑海中呈现该活动中动作的顺序。患者也可以在动作之前观看治疗师示范一套完整的动作。口头提示指让患者大声说出活动步骤，逐渐变为低声重复，直至默念。当患者不能通过描述活动的顺序来促进运动的改善时，应回避使用口头提示而采用视觉刺激或触觉提示。

（4）环境适应：有些自助具的使用需要患者具有较高水平运动计划的能力。因此，运用障碍者在使用这类自助具时会感到困难，如系扣器、拾物器、单手开启器、单手驱动的轮椅等；而另一些用品，如松紧腰带裤、松紧口鞋、弹力鞋带等则能够简化动作或减少动作步骤，促进患者发挥现有功能。所以，对于运用障碍的患者来说，选择使用自助具要慎重。

3. 运动性失用的作业治疗　主要进行改善功能的作业活动和功能适应性训练。

（1）改善功能的作业活动：进行特定的作业活动前，先给肢体以本体感觉、触觉、运动觉的刺激，如制动轮椅训练前可活动肢体。对具体的活动要加强练习，大量地给予暗示、提醒或治疗师教患者进行练习。改善后再减少暗示、提醒等，并加入复杂的动作。

（2）功能适应性训练：在日常生活活动中进行，尽量减少口头指令。

4. 意念运动性失用的作业治疗　主要进行基本技能训练、环境适应和提示训练。

（1）基本技能训练：对于意念运动性失用的患者，在治疗前和治疗过程中给予触觉、本体感觉和运动刺激以加强正常运动模式和运动计划的输出。如果患者动作笨拙和表现出不必要的异常运动，治疗师就应该通过身体接触的方式帮助患者限制这些不适当的或不必要的运动，同时运用引导的方法促进平滑、流畅的运动模式出现。通过反复实践，使患者体会和"感觉"到什么是正确的运动模式。随着其进步，逐渐减少治疗人员的辅助。

（2）环境适应：熟悉的环境可以起到提示和促进的作用，所以训练应尽可能安排在与日常相似的环境中进行，例如：穿衣应在早晨床边进行；做饭应该在家里厨房中进行或使用以前常用的熟悉的器皿等。随着技能的进步，可逐渐增加环境的不可预测性，如在拥挤的商店里进行训练活动。

具体训练方法包括以下几方面：①活动前和活动时向患者提供触觉、本体感觉和运动刺激。例如：让患者驱动轮椅前，先带引他的手进行模拟性的全活动范围的"推动"活动，实际推动时轻拍他的肢体。②肢体失用的患者往往能较好地完成较粗大的全身性活动，因此训练此类患者时不宜将活动分解，而应该尽量使活动在无意识的水平上整体地出现。训练患者站起时，只给"站起来"的口令，而不必将站立动作分解为将腿向后移动、双手按在大腿上、躯干前倾等步骤。动作分解训练只会让患者感到更加困惑。③训练中最好用实物而不用模仿，等患者功能改善后再较多地应用模仿动作。④由于患者好像能理解运动的概念，治疗师最好在患者运动时，边运动边向他讲解，并同时对运动部分施加刺激。⑤训练难度的选择要先易后难，以便充分调动患者的训练积极性。如果患者在训练过程中遇到挫折要给予鼓励，必要时可以稍微降低训练的难度,待情况好转后再增加。

（3）提示训练:在进行某一项作业活动训练时,首先要求患者在头脑中以流畅、精确和协调的运动模式进行排练。患者也可以观看治疗师演示一套完整的动作。此外,还可以训练患者在拿起一个物品之前,首先想象它在手中的位置、手指应处在何种位置,等等。如果患者不能以正确的方式持握一件物品,则要求患者在脑海里想象正确的运动模式来帮助弱化异常的运动模式。

5. 穿衣失用的作业治疗   患者不能自己穿衣服并不是因为肢体功能障碍,而是由于结构性失用、单侧忽略或体像障碍等原因所致。因此,治疗前要先对穿衣失用的原因进行分析。如果穿衣失用与以上的原因有关,应首先针对这些障碍进行治疗。

具体训练方法如下:①训练患者掌握一套固定的穿衣方法。根据患者的具体情况,教给患者一套固定的穿衣方法,患者要按照同样的方法每天反复练习实践,直至掌握要领。②训练患者穿衣之前先将衣服放在固定的准备位置。如果患者不能分辨衣服的上、下或者前、后,应教患者在每次穿衣服之前一定要先将衣服放在固定的准备位置,如将衬衣放在床上,有扣子的一面朝向床面,领口向上,或将裤子放在大腿上,拉链朝上等;也可以在衣服的前、后或左、右部位贴上标签或做出特殊标记以示区别。③训练患者掌握便于匹配的扣扣子方法。如果患者不能将扣子扣到相应的扣眼中,可以要求患者每次扣扣子时都从最下面的扣子和扣眼开始,逐一向上;或将每对扣子和扣眼做不同的标记而便于匹配。④教会患者用手沿纽扣边缘触摸,确保衣服已经扣好。⑤治疗师不在时,可以用录音机教患者穿衣服的先后顺序。⑥患者练习穿衣服时,要求一边穿一边复述要进行或正在进行的步骤。⑦辅之以结构性失用的训练方法可以增加治疗效果。

学习小结

1. 学习内容

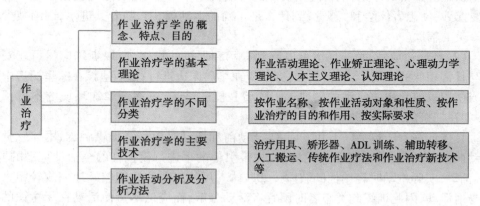

2. 学习方法

作业治疗是康复治疗常用方法之一,也是重要方法之一。学习本章,要将理论知识与作业治疗的相关技能密切结合,不但要掌握基础理论知识,更要熟练运用实际技能。多结合实践、示教、临床见习等学习手段,可将学到的知识得以及时、有效地实践和巩固。

（唐巍　薛平聚）

复习思考题

1. 作业治疗的基本理论有哪些?
2. 如何进行作业治疗的分类?
3. 针对颅脑损伤后的单侧忽略(半侧空间失认),简要设计一些作业训练方法。
4. 通过物理治疗和作业治疗的学习,试分析两者的区别。

笔记

第四章

言 语 治 疗

学习目的

通过本章学习,理解和掌握言语-语言功能障碍的评定方法以及康复治疗的原则和方法。

学习要点

失语症、构音障碍的分类和治疗;言语失用症的治疗;吞咽功能障碍的概念和症状表现,吞咽障碍的评定方法以及康复训练的程序和方法。

言语治疗是言语治疗专业人员对各类有言语障碍的患者进行治疗和矫正的一种方法。其主要内容是对失语症、儿童语言发育迟缓、构音障碍、口吃、听觉障碍等的患者使用专门的技术,进行必要的言语功能训练或替代交流训练,以改善其语言沟通能力。另外,随着近年来对各种吞咽功能障碍(尤其是脑卒中引起)的重视,且大部分言语障碍及部分语言障碍的患者伴有吞咽障碍,所以,言语治疗的内容加入了吞咽功能障碍的康复。

第一节　言语治疗

一、概述

(一)言语治疗

言语治疗(speech therapy,ST)又称言语矫正,是指通过各种手段对有言语障碍的患者进行针对性的治疗,其目的是改善言语功能,使患者重新获得最大的沟通与交流能力。

言语治疗在发达国家起步较早,至今约有百年历史。美国大多数的描述公认,言语治疗起源于 20 世纪 20 年代。我国几千年前的医学史册中就已记载了有关言语治疗的理论和实践,但言语治疗在我国取得较大发展是在 20 世纪 80 年代。

(二)言语和语言

语言是人类社会中约定俗成的符号系统,人们通过应用这些符号达到交流的目的。语言包括对口语、书面语、姿势语(手势、表情和手语)等的表达和理解。言语是有声语言(口语)形成的机械过程。人类声音的产生是通过肺部呼出气流,使声带震动,再经过口腔、咽腔等共鸣腔的共鸣而形成的。言语的产生有赖于相关神经和肌肉的参与活动。

（三）言语听觉链

在言语的产生和感知过程中,连接表达者与说话者"头脑",依次发生的一系列生理学、心理学、物理学事件的链条,称为言语听觉链(speech hearing chain)。在言语听觉链中,依次发生语言编码、产生言语、言语传递、接受言语和语言解码几个过程(图4-1)。

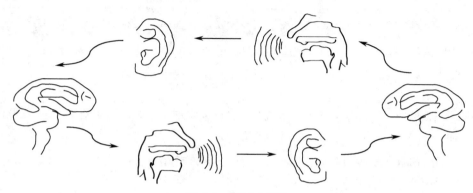

图 4-1 言语听觉链

（四）言语的产生

言语是通过四个独立又相关的过程产生:①呼吸:为言语提供动力支持;②发声:两侧声带通过喉内肌收缩互相靠近时,引起空气振动发声;③共鸣:喉腔内的空气柱依次通过喉腔、口腔、鼻腔产生相应的共振峰;④构音语音:通过颌、唇、齿、舌、腭的运动,发出可以识别的语音。

二、语言障碍

美国言语语言听力协会将语言障碍定义为"理解和(或)口语、书面语和(或)其他符号系统运用性损伤"。成人的语言障碍多为获得性,即由于各种原因导致大脑的语言中枢受损,使已经获得的语言功能受损或丧失。通常表现为在听、说、读、写等一个或多个模块出现功能障碍。

（一）失语症

失语症(aphasia)是指脑损伤后原有口头或书面语言表达和(或)理解能力受损或丧失。

1. 失语症的临床表现　在意识清醒、没有精神及严重的智力障碍、也没有感觉缺失和发音器官功能等障碍情况下,听不懂别人或自己讲的话,说不出要表达的意思,不能理解病前能理解、朗读的字句,写不出病前会写的字句。

2. 失语症的病因　常见于脑血管病、脑肿瘤及脑转移瘤、脑外伤、局部炎症等,或运动神经元疾病、多发性硬化、脑性瘫痪等。

3. 失语症的分类　目前我国的失语症分类参照 Benson 失语症分类法,并结合我国的实际情况,制订了汉语失语症主要类型(表4-1)。

（1）外侧裂周围失语综合征:病灶位于外侧裂周围区。包括 Broca 失语、Wernicke

失语、传导性失语。

（2）分水岭区失语综合征：病灶位于分水岭区，又称经皮质性失语。包括经皮质运动性失语、经皮质感觉性失语、经皮质混合性失语。

（3）完全性失语：病灶位于优势侧额、顶、颞叶。

（4）命名性失语：病灶位于优势侧顶、枕、颞叶结合区。

（5）皮质下失语综合征：包括丘脑性失语和基底节性失语。

表 4-1　常见失语症类型、病灶及表现特征

失语症分类	病灶部位	流利性	理解	复述	命名	阅读	书写
Broca 失语（Broca aphasia，BA）	左额下回后部	不流利，电报式言语	可有部分障碍	障碍	障碍	障碍	障碍
Wernicke 失语（Wernicke aphasia，WA）	左颞上回后部	流利性，错语、杂乱语	障碍	障碍	障碍	障碍	障碍
传导性失语（conduction aphasia，CA）	左弓状束及缘上回	较流利，找词困难、错语	可有部分障碍	障碍	障碍	障碍	障碍
完全性失语（global aphasia，GA）	左额顶颞叶大灶	非流利性，刻板语言	障碍	障碍	障碍	障碍	障碍
经皮质运动性失语（transcortical motor aphasia，TCMA）	左 Broca 区上部	非流利性	正常	正常	可有部分障碍	可有部分障碍	障碍
经皮质感觉性失语（transcortical sensory aphasia，TCSA）	左颞顶分水岭区	流利性，错语、模仿语言	障碍	正常	可有部分障碍	可有部分障碍	可有部分障碍
经皮质混合性失语（mixed transcortical aphasia，MTCA）	左分水岭区大灶	非流利性，模仿语言	障碍	部分障碍	障碍	障碍	障碍
命名性失语（anomic aphasia，AA）	左颞顶枕结合区	流利性，词语健忘	正常	正常	部分障碍	部分障碍	部分障碍
皮质下失语（subcortical aphasia，SCA）	丘脑或基底节、内囊	中间性，缄默少语	部分障碍	部分障碍	障碍	部分障碍	障碍

4. 失语症的康复治疗　失语症的治疗是一项长期而系统的工作，治疗时间通常需要数周至数月。治疗的目的是改善患者的语言功能，促进交流能力的提高，必要时可以利用代偿方法，改善患者的日常沟通交流能力，尽可能回归家庭和社会。

（1）失语症治疗的主要机制：失语症主要是由于脑部与语言相关的结构损伤引起，恢复的理论依据为脑的可塑性。具体到言语治疗方面，有功能代偿学说和功能重组学说两种。

1）功能代偿学说：Luria认为是由其他脑区来取代病损区的功能，包括基本脑结构功能的动员和高层脑结构功能的动员，即某些神经细胞代偿受到损伤的神经细胞功能。如Schuell刺激法就是利用残存的功能达到代偿。

2）功能重组学说：利用其他神经通路，通过不同的方法来完成被破坏的神经结构所承担的功能，失语症的恢复即是神经系统的重组，反复的刺激可能促进这种重组。

（2）失语症的治疗原则：主要有循序渐进、个性化、持续性、综合性、多样性五个原则。

1）循序渐进原则：通过语言能力的评估确定患者的语言基线水平，了解患者残存的语言功能，制订适宜的训练计划，逐步改善语言能力。治疗的内容应根据患者的文化水平和兴趣爱好，先易后难，由浅入深，逐渐增加刺激量。

2）个性化原则：根据失语症种类及程度的不同，选择不同的训练重点。如Broca失语症患者应侧重口语表达的训练；Wernicke失语症患者应侧重视、听、动作训练；命名性失语患者应侧重物体命名的训练。

3）持续性原则：坚持每天训练、反复刺激。言语功能的最佳恢复时期只有几个月的时间，只有反复地进行刺激、不停强化训练才能达到最佳效果。但也不能操之过急，安排太多的训练内容会使患者感到过于疲劳。

4）综合性原则："听、看、说、写"四者并重。听和看可以刺激大脑出现信号反应，有助于唤醒原有的言语功能；多说可以提高言语交流能力；多写可以提高联想力和记忆力。综合训练才能最大限度发挥言语训练的效果。

5）多样性原则：训练形式要多样化、趣味化。可利用多媒体训练，也可采用绕口令、讲故事、接句子等训练形式。此外，还要考虑个人训练与集体训练相结合，医院治疗与家庭训练相配合等。

（3）在国际功能、残疾和健康分类（The International Classification of Functioning, Disability, and Health, ICF）框架下的失语症诊疗模型：ICF兼顾残疾的医学和社会康复模式，主要包括由病损造成的功能障碍（或残疾）和影响患者康复的背景因素两部分内容。失语症患者存在语言障碍、交流活动困难和社会活动参与受限。背景因素可促进患者的康复，也可阻碍患者的康复，包括患者所处的环境和人文因素。在此背景下，提出了与失语症共存框架（A-FROM domains）作为干预结果评估参考模型（图4-2）。该模型将失语症的康复治疗视为一个动态的过程，最终目的是减轻因失语症造成的残疾程度。

（4）失语症治疗的方法：失语症的治疗方法主要分为两大类：一类是以改善语言功能为目的，包括Schuell刺激法、阻断去除法、旋律语调治疗法；另一类是以改善日常生活交流能力为目的，包括交流效果促进法、代偿手段训练。

1）Schuell刺激法：以对损害的语言系统应用较强的、控制下的听觉刺激为基础，最大程度地促进失语症患者语言功能的恢复。治疗原则可归纳为以下六条，见表4-2。

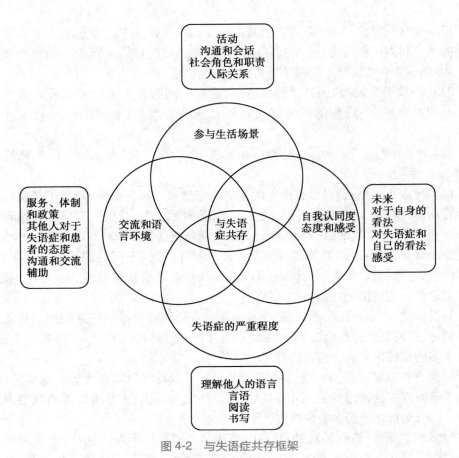

图 4-2　与失语症共存框架

表 4-2　失语症 Schuell 刺激法的治疗原则

治疗原则	说明
采用强听觉刺激	强的听觉刺激是 Schuell 刺激治疗的基础,听觉模式在言语过程中居于首要地位,只有听理解改善,其他刺激才能产生效果
适当的言语刺激	根据失语的种类和失语程度选择患者熟悉的并易于接受的刺激,并且要有一定难度
多途径的言语刺激	多途径刺激输入,即在给予听刺激的同时给予视、触、嗅刺激(如给予实物),从而相互促进、提高疗效
反复刺激	一次刺激得不到正确的反应时,可以反复刺激,可以提高其反应性
刺激-反应	一项刺激引出一个反应,这是评价刺激是否正确的唯一标准,它为治疗师提供重要的反馈信息,并为治疗师进行下一步的治疗提供调整依据
强化正确反应及矫正刺激	当患者对刺激作出正确反应时,要即时给予正强化。当刺激得到不正确反应时,要找出原因,即时修正刺激

依照刺激法的原则设定治疗程序并注意以下方面:①刺激条件:无论采用什么标准,都应遵循由易到难,循序渐进的原则。方式包括听觉、视觉和触觉刺激等,但以听觉刺激为主,重症患者常采取听觉、视觉和触觉相结合,然后逐步过渡到听觉刺激的模

笔记

式。强度是指刺激的强弱选择,如刺激的次数和有无辅助刺激。材料的选择一方面要注意语言的功能如单词、词组、句子,另一方面也要考虑到患者的日常生活交流的需要以及个人的背景和兴趣爱好。②刺激提示:在给患者一个刺激后,患者应有反应,当无反应或部分回答正确时常常需要进行提示。③反馈:可巩固患者的正确反应,减少错误反应。当患者正确回答时采取肯定患者的反应,重复正确回答,将答案与其他物品或动作比较,以扩展正确反应,以上这些方法称正强化。当患者错误回答时要对此反应进行否定,并指出正确回答,此方法称为负强化。因部分失语症患者的情绪常不稳定,连续生硬的语言可能会使患者失去信心而不能配合治疗。

治疗课题的选择可分为:①按语言模式和失语程度选择课题,失语症绝大多数涉及听、说、读、写四种语言模式的障碍以及计算障碍,但这些障碍程度可能是不同的。而且随着治疗的进展,障碍的程度和模式会发生变化。因此可以按语言模式和严重程度选择课题,详见表4-3。原则上对于轻度和中度失语症患者,可将直接改善语言功能和提高日常生活交流能力为目标;而重度失语症患者,可将利用残存语言功能,借助代偿或辅助沟通方法进行简单交流为目标。②按失语症类型选择治疗课题,这种课题是依不同失语症类型而定,见表4-4。

表4-3 不同语言模式和严重程度的训练课题

语言模式	程度	阅读课题
听理解	重度	单词、文字与画匹配,是或非反应
	中度	听短文,作是或非反应,正误判断,口头指令
	轻度	在中度基础上,所听文章长度增加,内容更复杂
阅读理解	重度	画与文字的匹配(卡片、日常用品、简单的手势等)
	中度	情景画、动作与句子、文章配合,执行简单的书写命令
	轻度	执行命令,阅读短文回答问题,较长文字命令的执行,阅读长篇文章(故事等)后提问
口语表达	重度	复述(单音节、单词、问候语等)、称呼(日常用语、动词短语、读单音节词)
	中度	复述(短文),读音(短文)称呼,动作描述(动词的表达、情景画、漫画说明等)
	轻度	事物的描述,日常生活话题的交谈
书写表达	重度	书写姓名,听写(日常用品单词)
	中度	听写(单词、短文),书写说明
	轻度	听写长文章,描述性书写,日记
其他课题训练		计算能力、书写、绘画、写信、查字典、写作、游戏、趣味活动等均应按程度安排训练

注:所谓"是或非反应"是指治疗师根据刺激的内容提问,患者答"是"或者"不是",如果不能口头回答,可用文字卡片指示的方式代替

表4-4 不同类型失语症训练重点

类型	训练重点课题
命名性失语	称呼(口头及文字命名、称呼)训练
运动性失语	文字表达、构音障碍
感觉性失语	听理解、复述、会话
传导性失语	看图说话、复述、听写
经皮质感觉性失语	听理解(以感觉性失语课题为基础)
经皮质运动性失语	文字、构音障碍(以运动性失语课题为基础)
完全性失语	听理解、口语表达、实用交流
经皮质混合性失语	以完全性失语课题为基础

2)阻断去除法:在刺激受损严重的功能区之前,先刺激受损相对较轻的功能区,可使受损相对较重的部分易于发生反应。通常将未受阻断的语言形式作为前刺激,引出有语义关联的另一语言形式的正确反应。如患者口语表达损伤较重,训练时先通过"书写"来去除"表达"受到的阻滞。

3)旋律语调治疗(melodic intonation therapy,MIT):适用于右脑韵律功能完好的患者,目的是通过音乐素材促进患者的自主言语。操作方法:①治疗师选取患者熟悉的曲子,与患者一起合唱;②从歌唱过渡到旋律、节奏都与说话时音调接近的"吟诵"方式;③再过渡到正常的音调。

4)交流效果促进法(promoting aphasics communication effectiveness,PACE):是促进实用交流能力训练的主要方法。在训练中利用接近实用交流的对话结构、信息,在言语治疗师和患者之间交互传递,使患者尽量调动自己的残存的语言能力,以获得较为实用的交流技能。适用于各种类型和程度的语言障碍者。治疗原则如表4-5所示。

表4-5 交流效果促进法的原则

原则	方法
交换新的未知信息	要求双方交流未知的信息,可利用图卡,患者和治疗者随机抽取卡片,然后尝试将图片信息传递给对方
自由选择交流手段	手段可包括口语、书面语、手势、绘画等
平等分担会话责任	双方交替进行会话,交流形式要尽可能相同
根据信息传递的成功程度进行反馈	患者表达时,治疗者根据患者表达的可理解程度给予适当反馈,促进患者修正和发展表达方式

训练时,将一叠图片正面向下扣置于桌上,治疗师与患者交替摸取,不让对方看见自己手中图片的内容。然后运用各种表达方式(如呼名、迂回语、手势语、指物、绘画等)将信息传递给对方,接收者通过重复确认、猜测、反复质问等方式进行适当反馈,治疗师可根据患者的能力提供适当的示范。

5)代偿法:重度失语症患者的口语及书面语均存在障碍,严重影响了日常交流活动,使得他们必须借助代偿手段实现沟通交流的功能。①姿势语言训练:主要包括手势、点头、摇头等,最终目的是使患者能通过自主动作来表达相应需求。训练可以从常用手势入手,治疗师先示范手势语,令患者模仿。再进行图与物的对应练习,最后让患者用姿势语言对提问进行应答。②图画训练:对重度语言障碍而保留一定的绘画能力的患者有效。训练前先进行画人体的器官、主要部位、漫画理解等检查。与姿势语言训练相比,图画训练的优点在于画的图可让他人有充足的时间推敲领悟,并保留供参照,用图画表示时,还可随时添加和变更。训练中应鼓励同时使用其他的传递手段,如图画加姿势语言、字词、文字等。③交流板/交流册的训练:适用于有严重交流障碍,但文字及图画认知能力相对较好的患者。简单的交流板可包括日常生活用品与动作的图画,也可由一些照片或从刊物上剪裁的图片组成。应根据患者的需要与不同的交流环境设计交流板。在设计交流板之前,应考虑患者能否辨认常见物品图画、常用词,或阅读简单语句。④计算机辅助训练:应用高科技辅助交流代偿仪器来实现患者的沟通交流能力,如触按说话器,环境系统等。

6)脑功能治疗:通过对抑制的通路和其他通路的训练使功能重新组合、开发,以达到言语运用的目的。

7)功能性交际治疗(functional communication therapy,FCT):采取各种方法和方式达到最大限度的信息交流,与 PACE 相似。

8)小组治疗:可为失语患者宣泄情感和学习处理心理冲突提供支持气氛,增进个人之间的了解,改善患者的观察能力,提高现实生活中交流沟通功能,并且帮助成员适应离院后的社会情绪,减少孤独感,增加自我意识。

9)家庭治疗:家属根据治疗师的指导,在家中督促患者进行语言训练。家庭治疗应注意:①坚持与患者说话;②说话之前要患者注意力集中;③减慢语速,给患者充分的理解时间;④使用简短、易于理解的语句;⑤给患者足够的时间表达自己的意愿;⑥专心聆听患者,注意观察患者的语调、面部表情、行为;⑦对患者给予充分的支持和鼓励。应特别注意:①不要帮助患者完成要说的语句,除非患者提出帮忙请求;②不要打断患者的说话;③不要用傲慢或不屑的态度和患者说话;④不要认为患者听不懂,就说不利于患者的话。

10)中医传统治疗方法:①手法治疗:一指禅推或按揉廉泉、承浆、地仓、颊车、百会、哑门、风池、风府、翳风等穴位;②针刺治疗:局部取穴为主,可选用金津玉液刺络放血法、上下廉泉通窍法、地仓颊车透刺法等。

(5)各类失语症的康复治疗

1)阅读障碍的治疗:对失读症患者,可通过阅读理解训练进行康复治疗。治疗师在选择治疗活动前必须分析检测结果,以此决定患者的阅读能力水平,更好地制订患者的治疗方案。功能测定水平主要包括:视觉匹配、单词、词组、语句、段落水平,以及刺激长度、词汇使用频率、抽象水平、语境提示、阅读理解等。

字词的辨认和理解,适用于阅读理解障碍较重的患者。字词辨认要求患者从一系列词中选出与字卡上相同的词。患者做这种作业并不需要理解词义,只需要能辨认出相似图案。但如果进行词-图匹配作业就需要阅读理解能力。①匹配作业:要求患者将手写体字与印刷体字、文字与听词、词与图画相匹配,以此判断患者是否有视觉辨认障碍。一般要求字与字匹配达到 100%正确率,才能进行其他匹配作业。匹配作业中使用的词应尽可能与日常生活环境相关,如"你好""厕所""吃饭""喝水""睡觉""谢谢"等。在多项选择中,供选择的词由 2 个开始,逐步增加到 8 个或 10 个左右。②贴标签作业:可让家庭成员在物品和家具上贴上写有物品名称的标签,患者每天多次看到这些词汇,可以增强患者词与物的联系。③分类作业:有助于提高患者对意义相似词的辨识能力。可要求患者对不同类别的词汇进行分类归纳。

在患者理解字词的基础上,可逐渐过渡到词组与语句理解训练。①词-短语匹配:是由字词理解向语句理解的过渡阶段。要求患者读完短句后,在备选答案中选择能够概括句意的字词。如在饭店里招待客人的人,是_____;备选答案为:服务员、市长、顾客。②执行文字指令:让患者根据文字执行动作,如摸右耳、拿铅笔等。治疗师可通过词汇使用频率、语句长度、句法复杂性等影响因素,增加训练的难度。③找错:让患者找出语句中的语义和句法错误。目的是使患者通过找错认真阅读和分析语句的句意和语法,以促进患者自身水平的提高。如"我要给朋友邮寄一个长途电话"。④问句理解:问句的内容可包括个人信息、时间、地点、人物。如患者无法回答或写出答案,可让患者通过画图或指认答案,以此判断患者是否理解。⑤双重否定句的理解:在语义上由肯定句到否定句是一次逆转,而从否定句到双重否定句是再次逆转的反演过程。可出示语句"我不是不想去",让患者选择是"我想去"还是"我不想去",由此判断患者是否理解句意。如患者作出错误选择,说明只能根据个别词语判断,无法识别双重否定句。如在肯定句和否定句之间不知如何选择,表明已模糊意识到双重否定句不同于否定句,可看作是从不理解到理解的过渡阶段。⑥给语句加标点符号:让患者在阅读完语句后,为语句加上标点符号。目的是提高患者分析句子的能力。如"青年人喜欢摇滚乐老年人喜欢轻音乐"。⑦组成语句:将一个完整的句子以字词为单位分割,并打乱顺序,让患者将字词组合成一个完整的句子。目的是提高患者的组词成句的能力,同时可改善阅读理解能力。如让患者将"去、小王、去年、海边、夏天"组合成语句。

当患者的语句理解能力达到80%以上,可进行语段阅读训练。对于有些患者,阅读语段较阅读语句更容易,因为语段中的语境提示有助于理解。①组句成段:让患者将若干句语句,组合成完整的语段或小故事。如果无法完成,可将语段拆成语句,并对每句语句逐一分析。在阅读之前,可先提出相关的提示性问题,如人物、时间、地点、情节、结果等,以便患者对语段中相关信息加以注意和记忆。②增加复杂性:决定复杂性的因素包括材料中细节的数量、材料的语义、语法结构。通常被动句、复合句、与事物顺序相反的句子(句子中词的顺序不同于事件发生的自然顺序)和语义结构复杂的句子(如双重否定句)较难理解。治疗师可以通过增加上述因素,来提高语段的复杂性。

当患者对单一语段的理解能力达到80%的水平,可逐渐增加语段的数量直至增加到整个篇章。训练方法是让患者阅读语料,然后概括总结意思。

部分轻度阅读障碍的患者,经过训练或自发恢复,阅读能力可接近病前水准。这类患者常有短时记忆障碍、高水平的书写困难和注意力不集中。训练时应教会患者抓主要思想,如给重点的句子划下划线。然后尽可能概括出主要内容。

对于阅读能力严重受损的患者,可用补偿方法,通过其他途径获取信息或满足患者阅读的兴趣,如收听广播、请亲属为患者朗读报纸、小说、让亲属解释无法理解的内容。

2)朗读障碍的治疗:朗读障碍常与口语表达障碍并存,有些患者受损较口语表达障碍更明显。针对朗读障碍的康复治疗不仅可改善阅读能力,同时可作为改善口语表达的辅助训练措施。

朗读障碍的治疗原则主要包括：①针对文字的精确理解而非针对发音；②选择常用、有效的词句；③挑选患者有兴趣的教材；④所用的字要足够大，置于视野之内（注意疏忽或偏盲），注意力要集中；⑤逐渐增加词汇及句子长度、难度；⑥如果采取语音辅助，声母比韵母更重要；⑦从改善认知功能的角度设计治疗方案。

朗读康复的训练可根据失读症的不同类型及症状特点，灵活处理形、音、义的关系，充分利用图画及汉字构字特点。训练中兼顾朗读和阅读理解，在理解文字的基础上改善朗读能力。此外，还可利用计算机专门软件系统辅助阅读障碍的训练，通过人机即时反馈、精彩的图像显示、栩栩如生的动画表达实现人机互动。

3）书写障碍的治疗：书写行为是一种书面语言的输出过程，需要记忆、语言、视觉、知觉和运动等多种能力协同作用。正常的书写运动是由脑、眼、肩、臂、肘、手等器官的联合运作完成的。其中大脑病变所致的书写能力丧失或减退，称为失写症。书写训练的目的是使患者逐渐将字形、语音、语义与手的书写运动联系起来。书写障碍的康复训练是一个长期的过程，大致可为分三个阶段：第一阶段是临摹与抄写阶段；第二阶段是提示书写阶段；第三阶段是自发书写阶段。三阶段的适用对象及训练目标参见表4-6。

表4-6 三阶段的适用对象及训练目标

书写训练阶段	适用对象	训练目标
临摹抄写阶段	中度书写障碍	促进视文字——复制式书写表达的过程
	非利手书写者	重点是字的辨认和理解，书写中各器官的联合动作
	视空间性失写	
	中、重度智力障碍	
	失用症	
提示书写阶段	轻、中度书写障碍者	按提示要求组织文字、书写表达的过程
	中度智力障碍	重点是提示形式（文字、图片或语言）、提示性质（直接提示、间接提示）、提示量
自发书写阶段	轻度书写障碍者	促进自发书写表达
	轻度智力障碍者	重点是形成合乎逻辑的书写意愿，组织出完整的句子及章节，表达完整的故事情节

在临摹和抄写训练中，可选用以下训练内容。①临摹：失语症患者常伴有右侧偏瘫，临摹可改善左手的书写运动技巧。临摹的内容包括：各种几何形状、字、系列数字、姓名、地址、电话号码、家庭成员的姓名等。②看图抄写：当患者存在书面语理解困难时，应先训练患者对文字符号的理解。可利用视觉提示，训练患者的图-图匹配能力。训练时可先让患者看图片，然后让患者将图片所对应的文字抄在对应的横线上，之后逐渐通过减少视觉提示提高难度。训练中选择的词汇要尽可能是患者常用的语汇，并要求患者理解文字意义。治疗师需记录患者的错误，并及时给予反馈。

当患者能完成临摹和抄写任务，可开始进行分类抄写和完形填空训练。①分类抄写:要求患者在一列文字中,抄写要求的内容。如在"猪、草、花、驴、鸟、麦子"中抄写属于动物范畴的词语。通过此训练还可以改善患者阅读理解的能力,同时积累常用词汇。②配对词和反义词抄写:需要患者有较好的词义理解能力。如在"光明、矮、女孩、丑恶"中选择配对词或反义词填入横线,男孩和_____、美丽和_____、高和_____。③词语匹配:此训练提高了对词语的抽象概念的理解。如请将"机器、干部、雨伞、花草、医生"填入横线,使短语意思通顺,医院_____、学校_____、工厂_____。④完形填空:如请将"马、肥皂、鱼、牛奶"填入下列横线,一块_____、一条_____、一匹_____;请将"看病、记账、送信、打字"填入下列横线,邮递员_____、秘书_____、会计师_____;请将"大声吼叫、吸吮手指、用手杖走路、有许多羡慕者"填入下列横线,老婆婆_____、生气的男人_____、婴儿_____。

中度或轻度阅读理解受损的患者,可采用回答阅读理解问题训练。让患者在阅读短文后,书写不同难度问题的答案。如阅读短文"我的邻居李钢买了一辆摩托车,车太大,几乎不能放进小屋。每个星期天,他要花费一两个小时保养、清洗它。下午他带着孩子骑摩托车到郊外去。"让患者根据短文书写问题的答案:李钢生活富裕吗?他是刚买了一辆自行车吗?把车放进小屋容易吗?我的邻居叫什么?他买了什么车?星期日下午他和孩子上哪儿去?

当患者能够完成抄写任务后,可逐渐训练字词书写。①偏旁书写:让患者按偏旁随意书写汉字,此训练帮助患者正确构字。如提供木字旁让患者随意书写,可以写出"树、林、村、权等"。②构字:让患者将给出的偏旁部首组合成一个完整的字。③命名:让患者阅读短语后,写出正确答案。如让患者回答"用来开锁的是____;坏的反义词____"。④视觉记忆书写:将字词呈现数秒后移开,让患者根据记忆写出字词。通过逐渐增加字词的笔画和长度,以及缩短呈现时间提高难度。或治疗师呈现两个声母相似的字词,如"攀"和"搬",然后拿走字卡,让患者书写"搬"。

当患者可以书写字词后,可过渡到自发语句书写训练。①句法构成:呈现给患者一张图片和三张字卡,让患者根据图片的内容,将字卡排列成语句,然后治疗师移除字卡,让患者书写语句。然后治疗师呈现不同的图片,让患者在无提示的条件下,根据例句的语法结构书写句子。②语句完成:在没有任何提示的情况下,将句子补写完整。如"我把衣服晾在_____。"③动词短语书写:让患者根据动词(如吃、听、喝、看、走、跑)或宾语(如茶、狗、饭、水、电视、歌曲等),写出恰当的动宾结构,如吃饭、喝茶、看电视。④语句构成:患者应用简单的句法结构,书写自己、朋友、邻居的情况,也可让患者根据治疗师提供主题词汇书写语句。如提供地点(如北京、青岛、上海)、地理方位(如西、南、北、东)、地区特点(如古城、工业区、海滩),让患者根据提供的词汇书写目标句"北京在北方,北京是古城"。

有些患者可正确书写短句,但难以完成信息量较多的事件描述。这时可选用信息顺序训练。鼓励患者将想法写在卡上,然后根据重要性或时间的顺序,把信息排列成语句。此外,也可提供患者拟书写的主题,帮助患者整理书写思路,由患者完成主题书写。如旅游的话题,相关内容可包括人员、时间、气候、旅馆、交通、活动、费用等。

(二)言语失用症

1. 言语失用症的定义 言语失用症(apraxia of speech)是语言障碍的一种,患者不能始终如一地正确地用语言表达自己的想法,且可排除语言表达肌肉麻痹或瘫痪。

2. **言语失用症的临床症状** 主要表现在构音方面。

(1)发音的错误缺乏一贯性:患者重复说同样的词会出现不同的错误音。

(2)在错音种类中,辅音替代错误最多,其次是辅音省略、添加、反复等。常见的发音错误如下。

1)逆位异同化错误:指前一个音由于后一个音的影响而发生改变,如将 cao mei 说成 mao mei。

2)音位后滞错误:指保持前一个音,将后一个音发成前一个音,如将 pu tao 说成 pu pao。

3)随着构音器官运动调节的复杂性增加,发音错误也相应增加。其中摩擦音和塞擦音最容易出现错误。

4)辅音在音节起始部位比在其他位置时发音错误多。

5)在替代错误中,最常见与目标音的构音部位和构音方式相近的音被替代,如将 ta 说成 da,将 gei 说成 gai。

6)自发性言语和反应性言语(如数数,问候语等)的错误少,有目的、主动的言语错误多。

7)发音错误随词句的长度和难度增加而增加。

8)存在构音器官的探索行为:患者会出现费力地用唇舌探索正确的发音,有时需要多次尝试才能正确发音。

9)存在韵律障碍:患者常表现反复自我修正、语速降低、单音调、口吃样停顿等特点。

(3)言语失用症患者言语理解能力较好,表达能力较差。

3. **言语失用症的康复治疗** 言语失用症患者的言语功能在急性期有自发恢复的潜能。但过了急性期仍没有恢复的患者,需要接受一对一密集的言语训练。

(1)摸索正确构音部位:可让患者利用镜子,进行夸张的发音口型模仿。同时需加强上下颌、唇、舌的运动分离和协调性。此外可借助动作口型练习发音,如借助吹蜡烛口型发/p/;借助咬下唇发/f/等。

(2)发音练习:综合利用视觉、听觉、触觉的反馈,练习发音。练习时应从比较简单的发音(如韵母和简单的声母)开始,然后过渡到音节(如/ma/)、双音节(如/bobo/),最后到字、词、句子。

(3)手势或动作辅助:发音时,可通过手势、拍打节律赋予发音一定的韵律,帮助患者发出准确的声音。

(4)语音排列顺序障碍治疗步骤

1)掌握单个声母:掌握的标准是 20 次发音尝试中,能正确发音 18 个。只有掌握特定的语音后,才能进行下一步训练。

2)将掌握的声母与元音/a/一起发:如果能在 15 秒内完成连续重复 60 次,可进行下一步训练。

3)提高发音难度:尝试发较难的音位,然后把分离的语音合成音节和字词。

(5)Rosenbek 八步综合刺激法:是临床上常用且非常有效的言语失用症治疗方法。

1）听视综合刺激："看着我""听我说"，患者与治疗师同声发音。提示患者在同声发音时认真听、注意看口型。

2）视听综合刺激和推迟发音：治疗师发音后，停顿片刻在让患者模仿。患者模仿时，治疗师提示发音方式。然后治疗师做发音动作不发音，患者大声发音。此过程视觉提示保留，同步听觉提示逐步减少。

3）视听综合刺激和推迟发音无视觉暗示：治疗师先发音，然后患者再发音，不给予任何同步提示。

4）视听综合刺激后连续发音无干预刺激：治疗师发音后，患者在无任何提示下反复发音。

5）文字刺激和同步发音：呈现目标字词，让患者看着字卡发音。

6）文字刺激和推迟发音：呈现目标字词，然后隐去字词，让患者发音。

7）由提问激发发音：将目标字词作为问题的答案，治疗师提问，让患者通过回答问题发音。

8）角色扮演：治疗师和患者进行情景扮演，让患者承担与目标发音相关的角色，让患者在互动中做恰当反应。

三、言语障碍

广义的言语障碍包括器质性、功能性和神经运动性病变。狭义的言语障碍，也称为运动性言语障碍，是由神经病变导致与言语有关的肌肉麻痹、收缩力减弱或运动不协调；病理基础是运动障碍，可单独发生，也可与失语症同时存在。无论是广义的言语障碍，还是狭义的言语障碍都强调呼吸、发声、共鸣和构音语音方面的运动改变。

（一）言语障碍的训练方法

1. 呼吸训练　呼吸气流的量和呼吸气流的控制是正确发声的基础，呼吸是构音的动力，必须在声门下形成一定的压力才能产生理想的发声和构音，因此进行呼吸控制训练是改善发声的基础。

（1）调整坐姿：如患者可坐稳，应保持躯干正直，双肩在同一水平，保持正中位。

（2）辅助呼吸训练：如患者呼气时间短而且弱，可采取辅助呼吸训练方法。治疗师将双手放在患者两侧肋弓稍上方的位置，然后让患者自然呼吸。在呼气终末时给胸部以压力，使患者呼气量增加。也可以同时结合发声、发音训练。

（3）口、鼻呼吸分离训练：平稳地由鼻吸气，然后从口缓慢呼出。

（4）呼吸发声训练：呼气时尽可能长时间的发"s""f"等摩擦音。

2. 放松训练　痉挛型构音障碍的患者，往往有咽喉肌群紧张，同时肢体肌肉张力也增高，通过放松肢体的肌紧张可以使咽喉部肌群也相应地放松。要进行放松训练的部位包括：①足、腿、臀；②腹、胸和背部；③肩、颈、头。训练时取放松体位，闭目，精力集中于放松的部位，通过运动使患者先紧张肌肉，再放松，并体会紧张后的松弛感，如让患者做双肩上耸，保持3秒，然后放松，重复三次以放松肩关节。

3. 构音改善的训练

（1）下颌、舌、唇的训练：①下颌运动：当出现下颌的下垂或偏移而不能闭口时，可用手拍打下颌中央部位和颞颌关节附近的皮肤，不仅可促进下颌闭合还可防止下颌的前伸。也可利用下颌反射促进下颌的上抬，方法是将左手放于患者的颌下，右手持叩诊锤轻轻敲击下颌,左手随反射的出现用力协助下颌的上举,逐步使双唇闭合。②唇运动:多数发音歪曲或置换成其他音的患者都有不同程度的口唇运动障碍,所以要进行展唇、圆唇、抿唇运动训练。抿唇训练不仅可为发双唇音做好准备,也可以逐步减轻或消除流涎。③舌运动:训练舌的前伸、后缩、侧方运动、舌尖上抬、舌根上抬等。舌运动严重受限的患者,治疗师可戴上指套或用压舌板协助患者做以上运动。弛缓型构音障碍患者,主要应进行舌肌力量训练。④口部冰刺激:用冰块按摩面部、口唇和舌,可促进口唇的闭合和舌的运动,1~2分钟/次,3~4次/天。

(2)语音训练:①构音运动治疗:包括单一运动模式和转换运动模式。单一运动模式治疗旨在提高构音过程中下颌、唇、舌位置的准确性,对应单韵母的构音运动训练,如"a""u"等。转换运动模式旨在提高两种构音运动模式之间的过渡和切换能力,如"/ai/"。②构音语音训练:根据韵母或声母异常情况,先进行错误分析和发音认识,再通过诱导训练发出正确的音。原则为先发韵母,再发声母。先由双唇音开始如"b""p""m",再将已学会的声母与韵母结合,如"ba""pa""ma""fa"。熟练掌握以后,就采取元音+辅音+元音的形式继续训练,并通过大量练习材料巩固发音,最后增加音节过渡到字、词、句、短文、会话。

(3)减慢言语速度:构音障碍的患者由于痉挛或运动的不协调,而出现歪曲音或韵律失常,可利用节拍器控制速度。节拍速度根据患者的具体情况决定,训练由慢逐渐加快节奏,从而增加言语清晰度。如果没有节拍器,也可由治疗师轻拍桌子,让患者随着节律进行训练。

(4)音辨别训练:对音的分辨能力是准确发音的前提。训练目标是患者能分辨出错音,训练的形式包括口述、听录音、小组训练。小组训练可让患者说一段话,先让其他患者评议,最后由治疗师纠正。

4. 克服鼻音化的训练　鼻音化构音是由于软腭运动减弱,腭咽部不能适当闭合而将非鼻音发成鼻音,这种情况会明显降低音的清晰度而使对方难以理解。可采用引导气流通过口腔的方法,如吹蜡烛、吹喇叭、吹哨子等来集中和引导气流。另外也可采用"推撑"治疗,方法是让患者把双手放在桌面上向下推或两手掌放在桌面下向上推,在用力的同时发"啊"音,可促进腭肌收缩和上抬功能。发舌根音"卡"也可加强软腭肌力,促进腭咽闭合。

5. 克服费力音的训练　费力音是由于声带过分内收所致,听起来喉部充满力量,声音似从其中挤出来。主要的治疗目标是让患者获得容易的发音方式。①哈欠法:通过打哈欠的方式诱导发音,方法是让患者轻松地打哈欠并伴随呼气,然后让患者在打哈欠的呼气相发音或说字词。②"喝"音:"喝"音是由声带外展产生的,可以克服费力音。训练时让患者先发"喝"音,然后伴随"喝"音发其他音。③头颈部放松训练:先进行头颈部放松训练,然后让患者在头颈部放松的状况下发不同的音。④咀嚼训练:咀嚼运动可使声带放松,产生适当的肌肉张力。先训练患者咀嚼时不发声,再逐渐过渡到咀嚼发声。通过以上方法训练患者说字词、语句和进行会话。

6. 克服气息音的训练　气息音是由声门闭合不充分引起的,因此可通过"推撑"方法促进声门闭合。此外还可用单韵母或双韵母+声母+单韵母发音,如"ama""eima"等。并逐渐借助上述方法说字、词和句子。

7. 韵律训练　运动性言语障碍患者的言语常缺乏抑扬顿挫和重音变化,表现为音调单一、音量单一以及节律的异常。可让患者跟随电子琴等乐器训练音调和音量；跟随节拍器训练节律，节拍器的节律和速度根据患者的具体情况设定。

8. 言语改良训练　①增加音量：要求患者大声说，通常可掩盖鼻音共鸣过重情形。较大音量还可提高言语清晰度，使听者更容易理解说话内容。治疗主要通过向患者示范适宜的音量程度，同时给予视觉反馈。②降低言语速率：降低言语速率能提高言语清晰度，减轻鼻音过重现象。治疗师用手指或手轻拍来设定适宜的言语速率，让患者跟着节拍说字或音节。③言语时做出较大的张口姿势：张口姿势可提高患者对鼻音化言语的感知。可让患者对着镜子，维持夸张下颌动作，朗读句子。

9. 非言语交流方式的利用和训练

（1）手势语：不仅包括手的动作，还包括头及四肢的动作。训练可从常用的手势开始，例如用点头、摇头表示是或不是。训练时治疗师先示范，然后让患者模仿，再进行实际的情景练习，以强化手势语的应用。

（2）画图：适用于严重言语障碍但具备一定绘画能力的患者。画图的优点在于可让他人有充足的时间推敲领悟，并可保留以供参照，还可随时添加和变更表达内容。训练中应鼓励患者配合其他交流手段，如画图加手势、单字词的口语、文字等。

（3）交流板或交流手册：将日常生活中的活动通过常用的字、图片或照片表示出来，患者通过指出交流板上／交流手册中的字或图片来表明自己的意图。

（4）辅助交流装置：包括发音器、电脑说话器、环境控制系统等也可酌情选用。

（二）各型言语障碍的康复治疗

1. 运动性言语障碍的治疗　治疗目的是促进患者发声说话，使构音器官重新获得运动功能。治疗需在安静的场所进行，急性期可以在床边进行，如能在轮椅上坚持坐30分钟，可在治疗室内进行治疗。治疗多采用一对一方法，也可配合进行集体治疗。

（1）针对言语表现进行治疗：通常治疗的侧重点是异常言语表现，而不是按构音障碍的类型进行治疗。因此治疗计划的制订应以言语表现为中心，兼顾各种不同类型构音障碍的特点进行设计。言语的发生受神经和肌肉控制，身体姿势、肌张力、肌力和运动协调的异常都会影响到言语的质量。言语治疗应从改变这些状态开始，这些状态的纠正会促进言语的改善。

（2）按评定结果选择治疗顺序：通常根据呼吸、发声、共鸣、构音运动的评定和构音器官的检查结果，确定治疗的起始环节和治疗的先后顺序。构音器官评定所发现的异常部位，是构音运动训练的出发点。多个部位的运动障碍要从有利于言语产生的角度选择治疗部位或几个部位同时开始。构音运动改善后，可进行语音构音训练，均应遵循由易到难的原则。对于轻中度患者，训练主要以主动练习为主；对于重度患者，由于患者无法进行自主运动或自主运动较差，需治疗师采用手法辅助治疗。

（3）选择适当的治疗方法和强度：适当的治疗方法可提高患者的训练兴趣和主观能动性，不恰当的治疗会降低患者的训练欲望，甚至使患者习得错误的构音运动模式。原则上治疗的次数和时间越多越好，但需根据患者的具体情况进行调整，避免过度疲劳，通常每次治疗时间以30分钟为宜。

2. 脑瘫儿童言语障碍治疗　脑瘫儿童常伴有全身、躯干或肢体运动障碍，从而影响到发音器官的运动功能，出现口唇、舌、下颌、软腭、鼻咽等构音器官运动障碍，直接影响到言语的清晰度。其异常表现为：①不随意的下颌上抬、口唇、张口、伸舌等运动所致的言语清晰度低下；②不能进行口唇闭合、噘嘴、龇牙等交替运动、运动范围受限和速度低下等所致的言语清晰度低下；③舌运动能力低下、有不随意运动造成构音运动的准确性障碍所致的言语清晰度低下；④下颌闭合困难、轮替运动速度低下所致的言语速度缓慢和清晰度低下；⑤鼻咽腔闭锁功能不全所致的鼻音过重。

脑瘫患儿的言语治疗不仅需要关注构音器官的运动功能、构音训练等方面，同时还需关注患儿的全身状态。因为构音器官的运动受全身状态的影响，只有全身状态趋于正常，下颌、口唇、舌才能正常运动，患儿才能正常发音。言语训练可分为基础训练和构音言语训练。

(1)基础训练：脑瘫患儿对反射抑制姿势适应后，肌张力会渐渐地接近正常。因此言语治疗师必须先将与构音密切相关的异常反射姿势予以抑制。为了有效地抑制异常反射姿势，必须从头、颈、肩等大运动开始训练，逐渐向下颌、口唇、舌等精细运动过渡。主要治疗方法为：①患儿躺在治疗床上，治疗师协助患儿将髋关节、膝部、脊柱、肩屈曲，头后仰；②患儿躺在治疗床上，治疗师协助患儿将膝关节屈曲下垂于床边，髋关节与脊柱伸展，头向前屈曲，肩放平；③从患儿背面将其抱起，让患儿坐在治疗师(跪姿)的腿上，然后轻轻转动患儿的躯干、骨盆，以缓解患儿躯干、骨盆的紧张度，再将患儿双手放到前方桌面上，双脚在地上放平。

此外患儿可选用能抑制异常反射姿势、降低肌张力的轮椅。轮椅上有活动头颈靠背，能根据患儿的需要调整头颈姿势和位置。轮椅两边设有躯干垫，根据患儿需要可调松紧以固定躯干。椅面中间有一防止下滑垫，一方面防止下滑，另一方面将患儿两腿分开，对降低肌张力有一定好处。脚下设有可升降的踏板，根据患儿需要上下移动，使脚面能自然平稳地放在踏板上。轮椅上设有活动桌面板，患儿可将双上肢放到上面。轮椅可使患儿在降低肌张力及抑制异常姿势的情况下，进行训练、操作、进食等。

(2)构音器官运动训练

1)呼吸控制训练：①让患儿取仰卧位，膝关节和髋关节同时屈曲，用大腿的前部压迫腹部，然后迅速伸展下肢，使腹部的压迫迅速解除，从而促进深呼吸；②对有一定理解能力、年龄偏大的患儿，可以给予口头指示"深吸一口气，然后慢慢地呼出去"；③如患儿呼气时间短而弱，可采取卧位下双臂外展和扩胸运动的训练，或在呼吸末向前下方轻轻按压腹部来延长呼气的时间和增加呼气的力量；④可用吹口琴、吸管、吹肥皂泡等来进行训练。

2)下颌及口唇控制训练：下颌控制不良会造成口唇难以闭合，这就是脑瘫患儿流涎的原因，甚至无法构音。①口唇感觉刺激：用冰块对口唇及舌进行冷刺激；用刷子快速地(5次/秒)刺激口周、口唇、下颌内侧。②下颌运动：尽可能张大嘴使下颌下降，再闭合，逐渐加快速度，但需保持上下颌最大的运动范围；下颌前伸，缓慢地由一侧向另一侧移动；下颌在抗阻力的情况下，进行开闭运动。③唇运动：双唇尽量向前噘起(发u音位置)，然后尽量向后收拢(发i音位置)，逐渐增加轮替运动的速度，保持最大的运动范围；双唇闭紧夹住压舌板，增加唇闭合力量，治疗师可向外拉压舌板。④鼓腮：鼓腮数秒，然后突然吹气，有助于发爆破音。

3)舌控制训练：第1阶段：是舌和下颌的协调，包括咀嚼运动、舌和口唇的协调性

笔记

运动,可用吸管进行训练。第 2 阶段:让患儿略微张口,并将下颌保持在这一位置,用舌尖舔牙齿,训练初期治疗师可辅助患儿保持下颌的位置,以后逐渐减少支持,最终过渡到能完全自我控制。第 3 阶段:将海绵、软木塞等放入患儿口中,让舌前后、左右移动物品,为防止误咽需用线系上;也可将棉签和糖等放入口内,让患儿用舌舔。第 4 阶段:让舌进行抗阻力运动,如治疗师用压舌板向下压患儿舌尖,让其做抗阻力舌尖上抬动作,可促进中枢神经系统的兴奋和最大限度活化神经肌肉功能。

(3)构音训练:按照构音评定结果对患儿进行训练。通常训练先由容易的音开始(双唇音),然后向较难的音(软腭音、齿音、舌齿音等)过渡,顺序可按单音节→单词→句子→短文进行。在发音训练时注意姿势控制。可让患儿先听目标音,以增强听觉刺激。

1)双唇音[p]、[b]、[m]、[w]:采取仰卧位反射抑制姿势,治疗师轻轻地闭合患儿的口唇,鼓励模仿发音。

2)软腭音[k]、[g]、[h]:采取仰卧位,两腿向胸部屈曲,头向后仰的姿势;或坐在台子上躯干后倾,双手放在躯干的两侧,头向后倾的姿势。然后用手指轻轻压迫患儿下颌(相当于舌根部),在手指离开的同时发声。

3)齿音、舌齿音[t]、[d]、[s]、[n]、[z]:双腿下垂,两手臂支持躯干,头向前屈的姿势;或仰卧位下双腿垂下,治疗师支持患儿头向前屈;或俯卧位下双肘支撑躯干,使头向前屈或保持平直的姿势。在保持上述头前屈的姿势时,被动地使其下颌由下向上推压,让患者模仿治疗师发音。

(4)韵律训练:运动障碍使患儿的语言表达缺乏抑扬顿挫及重音变化,表现出音调单一、音量单一以及节律的异常。可让患儿随电子琴等乐器训练音调和音量。还可用"可视语音训练器"来训练,使患儿在玩的过程中进行韵律的训练。对于年龄较小的患儿可选用带有音量控制开关的声控玩具进行训练。此外可用节拍器对患儿进行节律训练,节律和速度依据患儿的情况设定。

3. 功能性言语障碍的治疗

(1)训练原则

1)改变固定化了的构音习惯:①改变错误的构音动作;②正确构音动作的再学习。

2)构音训练方法:①必须训练听辨别音;②必须严格训练构音动作;③要设法排除错误构音习惯的影响。

(2)训练计划的制订

1)训练的适应证及训练方针的制订:语言发育水平在 4 岁以上,存在习惯化构音异常的患儿,应尽早进行构音训练。并且教导家长协助训练。若伴有语言发育迟缓时,应在促进语言发育的同时观察言语改善情况。

2)发音训练内容:①参考构音发育标准,选择一贯性低、未定形的音。尽可能选择容易发的音,如不能发 k 和 s 时,应先选择训练 k;②根据构音点、构音方法的相似性制订训练计划,如同类音 g、k、h 的波及效果等;③训练过程中出现某个音训练效果不好,可实验性地训练其他音。

(3)训练方法的选择:在训练过程中,多种方法相互补充,以求达到最佳效果。

1)利用听觉训练方法:①听音辨别训练:适用于不能分辨语音或分辨能力较差

的儿童,患儿听治疗师发正确音,辨别自己的错误发音,然后复述正确发音;②听觉刺激法:适用于错误语音未定形时,让患儿复述单字和音节,此法可作为配合训练方法。

2)构音动作训练法:适用于所有构音错误呈固定化、习惯化的儿童。必须使用避开错误构音习惯的构音动作训练方法。

(4)构音训练顺序

1)训练过程:引导构音动作→自发正确发音→熟练正确发音→向其他发音泛化。

2)构音运动的学习:①诱导正确的构音动作:学习新的构音动作时,先让患儿模仿动作,治疗师可用语言教导患儿,或使用镜子让患儿根据视觉反馈学习;②用单音节(如"pa")巩固正确的构音语音;③将正确的音运用到言语中。

第二节 吞咽治疗

一、概述

学习目的

通过学习本节内容了解吞咽和吞咽障碍的基本概念、吞咽生理过程、分期、吞咽相关解剖、吞咽功能评估、吞咽障碍治疗方法。重点掌握吞咽障碍评估方法与治疗技术。

学习要点

吞咽和吞咽障碍概念;正常吞咽分期,各个分期所包括的生理过程;吞咽障碍常见症状;吞咽功能的临床常用评定方法;吞咽障碍的康复治疗技术。

（一）基本概念

吞咽是指人体从外界经口摄入食物并经食管传输到达胃的过程,是人类最复杂的行为之一。吞咽障碍是由于下颌、双唇、舌、软腭、咽喉、食管等器官结构和(或)功能受损,不能安全有效地把食物由口送到胃内的一种临床表现。可见,任何影响吞咽器官器质性和(或)功能性障碍的疾病均可引起吞咽障碍。广义的吞咽障碍概念,包括认知精神心理等方面问题引起的行为和行动异常的吞咽和进食问题,即摄食吞咽障碍。本节主要讨论狭义的吞咽障碍,即不包括认知精神心理等方面的问题引起的摄食吞咽障碍。

（二）不良后果

1. 误吸　误吸是吞咽障碍最常见,且需要优先处理的并发症;食物残渣、口腔分泌物等误吸入气管和肺,引起肺部感染,甚至出现窒息危及生命,特别在喂养依赖、口腔护理依赖、龋齿、管饲,多种疾病并存以及吸烟等危险因素并存时更易出现。

2. 营养低下　因进食困难,机体所需营养和液体得不到满足,出现水电解质紊乱、消瘦和体重下降,婴儿可引起生长发育障碍,甚至因营养不良导致死亡。

3. 心理与社会交往障碍　因不能经口进食、佩戴鼻饲管,患者容易产生抑郁、社交障碍等精神心理症状。对于儿童来说,甚至可出现语言、交流技巧发育迟滞或障碍。

二、吞咽功能解剖学

与吞咽相关的器官有口腔、舌、咽、喉、食管;骨骼系统有上颌骨、下颌骨、舌骨、喉软骨;肌肉系统有咀嚼肌群、舌骨上肌群、舌骨下肌群、面部肌、舌肌、软腭肌;中枢神经包括延髓、大脑;传入神经包括第Ⅴ、Ⅸ对脑神经(软腭)、第Ⅸ对脑神经(咽后壁)、第Ⅹ对脑神经(会厌)、第Ⅹ对脑神经及其喉上支(食管),传出神经包括第Ⅴ、Ⅸ、Ⅺ、Ⅻ对脑神经(舌、喉、咽肌)、第Ⅹ对脑神经(食管)。

(一)口腔

口腔是吞咽器官的起始部分,由唇、上颌、下颌、牙、舌、口底、颊、硬腭、软腭、腭垂、腭舌弓、腭咽弓等组成(图4-3)。

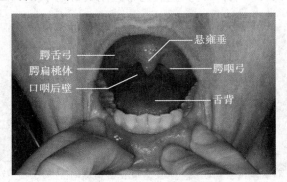

图4-3 口腔解剖标志图

参与吞咽口腔期的肌肉有:

1. 口轮匝肌 吞咽功能首先需要口唇肌(口轮匝肌)的关闭与颊肌的张力,以使舌肌运动并移动食团至腭咽弓。口轮匝肌和唇周的环形肌保持口腔关闭功能,是吞咽系统的第一处括约肌。

2. 咀嚼肌 食团的咀嚼涉及咀嚼肌(咬肌、颞肌、翼内肌、翼外肌和颊肌),三叉神经发出运动纤维支配这些肌肉。颊肌收缩可防止食团在齿龈颊槽沟内集中,并送至磨牙下咀嚼。当口腔咀嚼功能完成时,吞咽反射才能完成。

3. 腭肌 口腔的顶部是由硬腭、软腭、腭垂所构成,位于腭舌弓的腭舌肌收缩时可将硬腭往下及往前拉,使软腭下降与舌根接触,可以阻挡正在咀嚼的食物掉进咽。位于腭咽的腭咽肌、腭帆提肌及咽上缩肌的纤维构成的肌群收缩时,可将硬腭往上拉及往回缩,腭舌肌收缩接近腭和舌后部,有效关闭口腔后部。腭肌是吞咽系统中第二处括约肌。

4. 舌 主要功能是将食物搅拌形成食团,并由舌前部输送到舌根部。大多数食团的位置和运动由舌肌来完成。

(二)咽

咽为消化与呼吸的必经通道,与吞咽、呼吸、发声的关系甚为密切。咽可分为鼻咽、口咽、喉咽三部分(图4-4)。

咽肌:咽是肌性器官,由斜行的咽缩肌和纵行的咽提肌构成。

1. 咽缩肌群 由上、中、下三层咽缩肌组成,自下而上覆盖,呈叠瓦状。环咽肌位于咽与食管交界处,是咽下缩肌的一部分。传统上认为该肌是食管上段括约肌的主要肌肉成分。环咽肌起括约肌作用,在休息状态下呈收缩状态,维持一定的紧张性收缩,避免呼吸时空气进入食管。具有双向阀门作用,在吞咽的咽腔期末,让食团进入食管,若发生嗳气或呕吐,可以使气体和呕吐物由食管进入咽。

2. 咽提肌群　由茎突咽肌、腭咽肌、咽鼓管咽肌组成。其中腭咽肌收缩可分隔鼻咽和口咽,即"腭咽闭合",这对吞咽和发声都至关重要。

咽肌在吞咽时,咽缩肌自上而下依次收缩,迫使食团向下运行。咽提肌收缩,上提咽、喉,在喉肌配合下关闭喉口;腭帆后移,封闭鼻咽峡。从而使食团自舌根与会厌之间,分别流经喉口两侧进入梨状隐窝,而后汇合经喉咽进入食管。

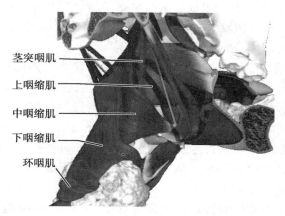

茎突咽肌
上咽缩肌
中咽缩肌
下咽缩肌
环咽肌

图 4-4　咽肌的解剖

（三）喉

喉位于颅前正中线,相当于第 3~6 颈椎高度。在舌骨下方,上通喉咽,下接气管,它是一个开放的腔道。喉以软骨为支架,并通过关节、韧带、纤维膜、肌群以及黏膜,构成一个比较复杂而精巧的空气通道器官。喉的上界为会厌软骨上缘,下界为环状软骨下缘。吞咽食物时,喉随咽上提且稍向前移,舌根向后方压迫会厌向下封闭喉口,使食团进入咽,避免食物在吞咽时进入呼吸道(图 4-5)。

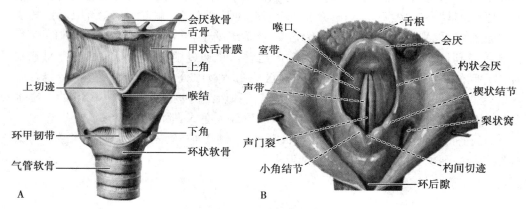

会厌软骨
舌骨
甲状舌骨膜
上角
上切迹
喉结
环甲韧带
下角
环状软骨
气管软骨

喉口
室带
声带
声门裂
小角结节

舌根
会厌
杓状会厌
楔状结节
梨状窝
杓间切迹
环后隙

A
B

图 4-5　喉入口和喉前面观解剖图
A. 喉前面观解剖图;B. 喉入口解剖图

笔记

1. 喉软骨　构成喉的支架,主要有 9 块,其中 3 块较大,即甲状软骨、环状软骨和会厌软骨。其余 6 块成对,即杓状软骨、小角软骨和楔状软骨。杓状软骨在吞咽时为防止误吸发挥重要作用。

2. 声带　包括假声带、真声带、喉室。

3. 喉关节　主要有环杓关节(一对)和环甲关节(一对)。

4. 喉肌　喉肌可分为两组:一组是喉与周围结构相连接的肌,如舌骨上、下肌群、咽下缩肌等;另一组是喉的固有肌群,起止于喉软骨之间,用于调控喉的发音。

（四）食管

食管是胃肠道上部一个富有伸缩性近乎塌陷的肌性管道,长 23~25cm。在颈段,食管位于气管的后方,与气管的膜性腔壁由疏松结缔组织相连。因此,气管的后壁也是食管的前壁。当食管异物较大时,推移气管膜性腔壁可压迫气管,引起呼吸困难。食管由两层肌肉组成,内层为环状,外层为纵向。

1. 食管上括约肌　能使咽与食管分隔,在呼吸时防止气体进入消化道,通过防止物质由食管反流进入咽,保护呼吸道。休息时,环咽肌收缩使其关闭。喉的升高(使环状软骨板离开咽后壁)和环咽松弛对正常的咽食管段的开放是必要的,有利于食团通过。

2. 食管下括约肌　食管和胃连接处有一段长 4~6cm 的高压区,其内压一般比胃高(5~10mmHg),正常情况下可阻止胃内容物反流入食管。

（五）神经系统

1. 大脑　两侧大脑半球有控制咽部和食管的中心,大脑半球皮质区域间存在联系并投射到脑干的运动神经核。运动和运动前皮质都参与吞咽动作的启动,喉部由喉上神经和舌咽神经传导的输入信号在皮质比由喉返神经传导的食管信号产生更大的效应。在中央前回前方的前外侧区域被认为是皮质水平的吞咽运动控制中心,下行运动纤维通过皮质下的黑质,到达脑桥的网状结构,最后目的地是脑干的吞咽中枢。来自下丘脑、边缘前脑和小脑的运动纤维都可能影响吞咽行为。

2. 脑干　脑干的网状系统,包括两个特殊的核团,孤束核(NTS,脑神经Ⅶ、Ⅸ、Ⅹ)和疑核(NA,脑神经Ⅸ、Ⅹ、Ⅺ),它们负责吞咽的整合,包括接收脑神经传入的与吞咽有关的感觉信息(触觉、温度和味觉),也接收脑神经产生的与吞咽有关的运动信息,被认为是"吞咽中枢"。NTS 负责整合吞咽的感觉信息(触觉、温度和味觉),接受来自脑神经Ⅴ、Ⅶ、Ⅸ、Ⅹ和心血管系统、呼吸系统脑干神经核的感觉传入。NTS 转运感觉信息到运动输出整合器 NA,NA 输出运动信息通过脑神经Ⅴ、Ⅶ、Ⅸ、Ⅹ、Ⅺ和Ⅻ控制吞咽的肌肉运动,并通过脑神经Ⅶ和Ⅸ控制唾液腺分泌唾液,使口腔保持足够湿度。这些纤维分别起源于 NA 附近的上泌涎核和后泌涎核。来自背侧 CNS 的纤维也经过 NA,其他负责食管神经支配的特殊核团位置也在 NA 附近。

3. 脑神经　由三叉神经、面神经、舌咽神经、迷走神经、副神经、舌下神经 6 对脑神经参与吞咽反射活动。具体功能见表 4-7。

表 4-7　吞咽运动中脑神经的功能

吞咽期	脑神经	功能
口腔期	V（三叉神经）	触觉、本体感觉、运动
咽部期	Ⅶ（面神经）	味觉及运动
	Ⅸ（舌咽神经）	味觉、咽蠕动、唾液分泌
	X（迷走神经）	味觉、运动,咽蠕动及吞咽启动
	Ⅺ（副神经）	咽蠕动、头颈的稳定性
口腔及咽部期	Ⅻ（舌下神经）	舌、喉及舌骨运动

三、吞咽生理

（一）吞咽过程

吞咽是一系列复杂、高度协调的肌肉运动的结果,神经肌肉的精确协调使口腔、咽、食管的管道与瓣膜依次收缩和打开,产生压力梯度,使食团按顺序从口腔推进至食管。吞咽动作虽可随意开始,但此动作的完成过程是复杂的反射活动。

（二）分期

正常情况下,根据食团在吞咽时所经过的解剖部位,将吞咽过程分为四期:

1. **口腔准备期/口腔推送期**　吞咽反射开始之前,食物在口腔内被咀嚼形成食团的过程为口腔准备期(图 4-6)。食团从口腔进入咽的过程称为口腔推送期(图 4-7)。临床上通常将这两个过程放在一起描述。当食物送入口腔后,首先通过咀嚼,在舌的后面形成食团,然后舌尖上举,接触硬腭,通过由下颌骨肌为主的肌群收缩,将食团推向软腭后方而至咽。舌的运动对于这一期的吞咽动作非常重要。此期舌上的食物通过舌的搅拌形成食团后,被传送至口腔后部,触发吞咽反射,食物被送入咽。此期是在大脑皮质控制下进行的随意动作,因此又称为随意期。

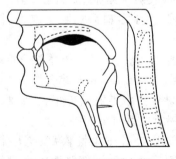

图 4-6　吞咽口腔准备期

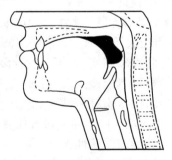

图 4-7　口腔推送期

2. **咽期**　食团从咽进入食管入口的过程。此期涉及一系列肌肉和骨骼的协调运动。食团进入咽时刺激咽黏膜神经末梢,有迷走神经传入延髓,再由延髓发出冲动,由舌咽神经、迷走神经、副神经传出,兴奋咽喉壁、软腭和舌背肌肉,软腭上抬与鼻咽壁接触防止食物进入鼻腔;会厌反转关闭喉前庭,声带闭合防止食物进入气道;咽缩肌收缩,食管上括约肌松弛、开放,食团进入食管。事实上,通过一系列因素间的相互作用才实现了食管上括约肌的开放。这一系列因素包括舌骨及喉的运动带动了食管上括约肌的开放、咽部收缩、舌根部推动力驱动食团进入环咽区，环咽肌松弛，形成负压吸引食团向下。此期仅需 0.1 秒（图 4-8）。

3. 食管期 食团由食管下行进入胃的过程。食团进入食管后，继而引起食管蠕动。通过食管上端的阶段性收缩和食管下端的括约肌放松，将食物推向前行。当食团到达食管下端时，贲门舒张，食团进入胃中。此期也属于不随意运动，持续时间为 6~10 秒（图 4-9）。

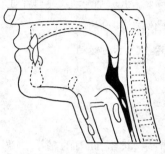

图 4-8　吞咽咽期

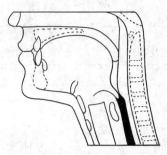

图 4-9　吞咽食管期

咽期和食管期由中枢控制的一系列反射调节完成，一旦开始不能随意终止。总之，吞咽是一系列复杂的反射动作，有一连串按顺序完成的环节，每一环节由一系列的活动组成。

四、吞咽障碍的病因和临床表现

（一）吞咽障碍病因

吞咽障碍可由多种病因引起，病因几乎涉及人体各系统和各临床专科。凡能引起吞咽器官、支配神经器质性和（或）功能性障碍的疾病均可能引起吞咽障碍。

1. 引起口咽部吞咽障碍的疾病

（1）中枢神经系统疾病：如脑卒中、帕金森病、放射性脑病、脑外伤、第四脑室肿瘤、脑干或小脑病变（卒中，外伤，炎症或肿瘤）、脑瘫、手足口病后脑干脑炎、舞蹈病、脊髓灰质炎累及球部、严重认知障碍或痴呆等。

（2）脑神经病变：见于多发性硬化症、运动性神经元病、吉兰—巴雷综合征等。

（3）神经肌肉接头疾病：重症肌无力、肉毒中毒、Eaton-Lambert 综合征。

（4）肌肉疾病：多发性肌炎、硬皮病、代谢性肌病、张力性肌营养不良、眼咽营养不良、环咽肌痉挛、口颜面或颈部肌张力障碍、脊髓灰质炎后肌萎缩等。

（5）口咽部器质性疾病：①舌炎、扁桃体炎、咽喉炎等感染性疾病；②甲状腺肿；③淋巴结病；④肌肉顺应性降低（肌炎、纤维化）；⑤口腔及头颈部恶性肿瘤或赘生物；⑥颈部骨赘；⑦口腔、鼻咽及头颈部放疗或化疗后；⑧颈椎、口腔或咽喉部手术后；⑨先天性腭裂以及舌、下颌、咽、颈部的外伤或手术切除。

（6）其他：精神心理因素：如抑郁症、癔病、神经性厌食症；牙列不齐或缺齿、口腔溃疡、口腔干燥；气管插管或切开；减少唾液分泌或影响精神状态的药物等。

2. 引起食管性吞咽障碍的疾病

（1）神经肌肉疾病：影响平滑肌及其神经支配，破坏食管蠕动或下端食管括约肌的松弛，或使两者皆受影响。如贲门失迟缓症、硬皮病、其他运动障碍、胃食管反流病、弥漫性食管痉挛、食管憩室。

（2）食管器质性病变：由于炎症、纤维化或增生使食管管腔变窄，包括继发于胃食管反流病的溃疡性狭窄、食管肌炎（缺铁性吞咽困难和 Plummer-Vinson 综合征）、食管瘤、化学损伤（如摄入腐蚀剂、药物性食管炎、对曲张静脉行硬化剂治疗）、放射性损伤、感染性食管炎、嗜酸性粒细胞性食管炎、食管手术后（胃底折叠术或抗反流术）。

（3）外源性纵隔疾病：通过直接侵犯或淋巴结肿大阻塞血管，包括肿瘤（如肺癌和淋巴瘤）、感染（如结核和组织胞浆菌病）、心血管因素（心耳扩张和血管受压）。

（二）临床表现

常见的临床表现有：

1. 流涎，低头明显。

2. 饮水呛咳，吞咽时或吞咽后咳嗽。

3. 进食时发生哽噎，有食物黏着于咽喉内的感觉。

4. 吞咽后口腔食物残留，在吞咽时可能会有疼痛症状。

5. 频繁的清嗓动作，进食费力、进食量减少、进食时间延长。

6. 有口、鼻反流，进食后呕吐。

7. 说话声音沙哑，变湿。

8. 反复发热，肺部感染。

9. 隐性误吸。

五、吞咽功能评估

（一）筛查

1. 临床吞咽障碍评估（clinical examination for dysphagia，CED）　是最基本的评定方法。包括：

（1）患者主观上吞咽异常的详细描述，如吞咽困难持续时间、频度、加重和缓解的因素、症状、继发症状。

（2）相关的既往史：一般情况、家族史、既往吞咽检查、内科、外科、神经科和心理科病史，特别注意肺功能状况，目前治疗和和用药情况。

（3）观察胃管、气管切开情况，现以何种方式进食及食物类型。

（4）临床检查：言语功能、体重、吞咽肌和结构。吞咽障碍临床检查法的目的是筛查吞咽障碍是否存在，提供吞咽障碍的病因和解剖生理变化的依据，确定有关误咽的危险因素，确定是否需要改变提供营养的手段，为吞咽障碍的进一步检查和治疗提供依据。

2. 反复唾液吞咽测试（repetitive saliva swallowing test，RSST）　本评估法由才藤荣一于 1996 年提出，是一种评定由吞咽反射诱发吞咽功能的方法。患者坐位，检查者将手指放在患者的喉结及舌骨处，观察在 30 秒内患者吞咽的次数和喉上抬的幅度。高龄患者 30 秒内完成 3 次即可。如果喉上下移动小于 2cm，则可视为异常。对于由于意识障碍或认知障碍不能听从指令的患者，反复唾液吞咽测试执行起来有一定的困难，这时可以在口腔和咽部用蘸冰水的棉棒做冷刺激，观察吞咽的情况和吞咽启动所需要的时间。

3. 饮水试验　本评估方法由洼田俊夫在 1982 年提出，主要通过饮水来筛查患者

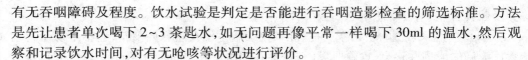

有无吞咽障碍及程度。饮水试验是判定是否能进行吞咽造影检查的筛选标准。方法是先让患者单次喝下 2~3 茶匙水,如无问题再像平常一样喝下 30ml 的温水,然后观察和记录饮水时间,对有无呛咳等状况进行评价。

（二）功能评估

1. 口、颜面功能评定　包括唇、下颌、软腭、舌等与吞咽有关的肌肉运动及感觉检查。

（1）口腔直视观察唇结构及两颊黏膜有无破损,唇沟及颊沟是否正常,硬腭的结构,软腭和腭垂的体积,舌咽弓的完整性,舌的外形及表面是否干燥,牙齿有无缺损及口腔分泌物等状况。

（2）口腔器官运动及感觉检查

1）唇、颊部的运动:静止状态下唇的位置,有无流涎,做唇角外展动作以观察抬高和收缩的运动,做闭唇鼓腮动作,交替重复发"u"和"i"音,观察会话时唇的动作。

2）颌的位置:静止状态下颌的位置,言语和咀嚼时颌的位置,是否能抗阻力运动。

3）舌的运动:静止状态下舌的位置,伸舌运动,舌抬高运动,舌向双侧的运动,舌的交替运动,言语时舌的运动。以上各种运动是否能抗阻力运动。舌的敏感程度:是否过度敏感,有无感觉消失。

4）软腭运动:发"a"音观察软腭的抬升,言语时是否有鼻腔漏气,软腭抬升差的患者刺激腭弓是否有上抬。

2. 吞咽功能评定　包括相关反射检查。

（1）咽反射:检查诱发咽反射可用棉签触碰硬腭与软腭的交界处或软腭和腭垂的下缘,正常时软腭向上向后运动,但咽壁不会有反应,也不会造成呕吐的咽反应。

（2）呕吐反射:正常呕吐反射的目的是清理咽部有害物质。常用的方法是棉签触碰舌根或咽后壁,观察是否能引起整个咽后壁和软腭强而对称的收缩。若咽后壁收缩不对称,可怀疑有单侧咽无力现象。

（3）咳嗽反射:咳嗽反射是气管、咽黏膜受刺激而做出的应激性咳嗽反应。观察患者自主咳嗽以及受刺激后的咳嗽反应。如果咳嗽反射减弱或消失,容易导致咽及气管内有害刺激物的误吸,引起吸入性肺炎。

3. 喉功能的评定　喉的评估包括持续发音和讲话时聆听音质、音调及音量,观察发音时喉上抬的幅度等。

（1）音质/音量的变化:嘱患者发"a"音,聆听其发音的变化。如声音沙哑且音量低,说明声带闭合差,在吞咽时呼吸道保护欠佳。

（2）发音控制/范围:观察患者说话音调、节奏的变化。如有声音震颤、节奏失控则为喉部肌群协调欠佳,吞咽的协调性受到影响。

（3）喉上抬:通过做空吞咽动作检查喉上抬的幅度,正常吞咽时甲状软骨上下移动约 2cm。检查者将手放在患者下颌下方,示指放在下颌骨下方,中指放在舌骨,小指放在甲状软骨上,环指放在环状软骨处。嘱患者吞咽时,感觉甲状软骨上缘是否接触到中指来判断喉上抬的能力。

（三）摄食评估

摄食过程的评估是了解进食状态下吞咽功能的重要检查,为确定是否要做进一步的实验室检查提供依据。评估的内容包括:①精神意识状态;②呼吸状况;③口腔对食物的控制;④进食前后声音的变化;⑤吞咽动作的协调性;⑥咳嗽情况;⑦进食的体位选择;⑧食物的形态及质地的选择;⑨分泌物的情况等。

(四)仪器检查

目前吞咽障碍的仪器检查包括影像学和非影像学检查。影像学检查包括电视荧光吞咽检查、吞咽光纤内镜检查、超声吞咽检查、咽部荧光核素扫描检查、功能性磁共振检查等,其中电视荧光吞咽检查是评价吞咽障碍的"金标准"。非影像学检查包括测压检查,肌电图检查,食管 pH 监测和脉冲血氧饱和度监测等。吞咽障碍的评估倾向于多种方技术的联合应用,如 VFSS、高分辨率侧压仪和 EMG 技术的联合评价,从结构与临床功能、生物力学和神经电生理等多方面阐明吞咽障碍的原因与特点。

1. 影像学检查

(1)电视荧光吞咽检查(video floroscopic swallowing study,VFSS):VFSS 由放射科医师和语言治疗师共同指导,在进行检查的同时,将吞咽全过程的图像资料完整地记录下来以进行详细的评估和分析。VFSS 能在透视下观察患者吞咽稀流质、浓流质、糊状、固体等不同量食物的情况,并通过从侧位及前后位成像对吞咽的不同阶段(口腔期、咽期、食管期)进行评定,以对舌、软腭、咽喉的解剖结构和食团的转运过程进行观察。在检查过程中,语言治疗师可以指导患者在不同体位下(尤其是改变头部的位置)进食,以观察何种体位更适合患者吞咽。当患者出现吞咽障碍,则随时给予辅助手段或指导患者使用合适的代偿性手段以帮助其完成吞咽。侧位像上 VFSS 检查异常所见主要表现有:

1)吞咽启动延迟或不能启动。

2)鼻咽部反流。

3)吞咽后口腔、梨状隐窝、会厌谷的食物滞留及残留。

4)会厌谷或梨状窦的内容物积聚超过其容积而溢出,通常会溢入喉前庭。

5)造影剂进入气管、支气管及肺泡内造成误吸。

6)造影剂流向鼻咽腔、喉前庭、气管等处称为渗漏,溢出和渗漏往往同时发生。

7)环咽肌功能障碍:有松弛/开放缺乏、松弛/开放时间不当、松弛/开放缺乏不完全等表现形式。正位像上 VFSS 主要检查吞咽动作的对称性,观察梨状隐窝、会厌谷的残留等。

VFSS 简单易行,是临床评估吞咽功能的首选检查方法,对于发现吞咽运动的细微异常改变较敏感,能区分造成吞咽障碍的结构和功能异常。但 VFSS 不能区分神经肌肉源性疾病与其他疾病,不能发现咽喉处有唾液的残留,不能定量分析咽收缩力和食团内压,也不能反映咽部的感觉功能。

(2)吞咽纤维内镜检查(fiberoptic endoscopicevaluation of swallowing,FEES):FEES 检查时,局麻下内镜经一侧鼻腔放置在会厌上方。先评价舌、软腭、咽及喉的解剖结构和功能,然后让患者吞咽经亚甲蓝染色的液体、浓汤及固体等不同黏稠度的食团,观察吞咽启动的速度、吞咽后咽腔(尤其在梨状隐窝和会厌谷)残留,以及是否出现会厌下气道染色,评定对食团的清除能力及估计吸入的程度。FEES 为吞咽障碍治疗方案的选择提供依据,即对如何摄食的建议,确定何时恢复经口腔摄食和使用何种食团黏稠度以达最佳的吞咽。FEES 能在床边进行,且无辐射,可对患者进行生物反馈治疗。但是 FEES 着重于对局部的观察,对吞咽的全过程获得的信息不多,需要其他检查的补充。

（3）纤维内镜下咽喉感觉功能测定（flexible endoscopic evaluation of swallowing using sensory testing，FEESST）：是指带有送气通道的电视内镜通过发放气体脉冲评估咽部黏膜感觉。在内镜监视下，将内镜远端放在距杓部、杓状会厌皱襞或声带表面5mm处，通过送气通道发放2~10mmHg压力的气体脉冲，引出声襞内收。压力值<4mmHg为正常感觉阈值，压力值为4~6mmHg为感觉中度减退，压力值>6mmHg为感觉严重减退。FEESST能精确反映杓状会厌带的感觉功能，是检查吞咽时呼吸道保护性咽反射的方法。

（4）超声吞咽检查：是使用高频声波技术，通过放置在颏下的超声波探头（换能器）观察：①口腔期、咽期吞咽时口咽软组织的结构和动力；②舌的运动功能及舌骨与喉的提升；③食团的转运情况；④咽腔侧壁的活动，对咽腔的食物残留情况进行定性分析。

目前，B超已初步应用在吞咽的口腔准备期和口腔期监测舌的时间和空间的运动。超声检查是一种无需接受射线的无创性检查，不要求使用特殊的造影剂，能在床边完成检查并能为患者提供生物反馈治疗。与其他检查比较，超声检查对发现舌的异常运动有明显的优越性，尤其在儿童患者中。同样，超声无法穿透骨和软骨，只能观察到吞咽过程的某一阶段，因此仅限用于口腔软组织或部分口咽。由于咽喉中气体的影响对食管上括约肌（UES）的观察不理想。

（5）咽部荧光核素扫描检查：VFSS和FEES均不能对食团的转运和吸入量做定量的分析。而咽部荧光核素扫描检查可通过在食团加入半衰期短的放射性核素如^{99}m锝胶态硫（^{99}mTc-DTPA），用伽玛照相机获得放射性核素浓集图像，从而对食团的平均转运时间及清除率，即吞咽的有效性和吸入量做定量分析，并且可以观察到不同病因所致吞障碍的吞咽模式。这项技术在科研工作中应用较多，临床使用的资料有限。

2. 非影像学检查

（1）测压检查：咽部测压技术是目前唯一能定量分析咽部力量的检查手段。通过压力测试管，测量吞咽时咽喉及食管的压力，评估咽和食管运动、压力和协调性质，量化动态变化。灌注导管系统主要用于静态压力测定，但由于要将容量转换为压力，反应速度比咽肌肉组织收缩速度慢，不适用于咽及UES的压力监测。高分辨率的固态导管系统反应速度快，更适合于吞咽过程的动态监测，因为无需灌注水而不会刺激咽喉引起不自主收缩，且检查时体位不受限制。吞咽时UES压力曲线呈M形改变，咽收缩时UES松弛，UES压力降到最低点。检测指标有：①UES静息压；②饮水及干吞咽后UES的松弛残余压；③UES松弛时间；④UES收缩压；⑤咽缩肌下方咽压力；⑥舌根部压力。

（2）肌电图检查（electromyography，EMG）：口咽部神经肌肉功能障碍是造成吞咽障碍的主要病因，针式的喉肌电图和表面肌电图可以记录吞咽时肌肉活动的肌电信号，对口咽部的神经肌肉进行直接评定。喉肌电图检查可以确定是否存在神经失用或轴突断裂，有助于区分神经源性声带麻痹和喉关节损伤。但是，甲杓肌、环甲肌等喉肌的定位较为困难。

由于喉部参与吞咽活动的肌肉较细较多，针极定位难以准确，现多用表面电极检查。表面肌电图（sEMG）提供了一种直接评定吞咽时口咽部神经肌肉功能的无创性检查方法，并且可以利用肌电反馈技术进行吞咽训练。由于表面电极记录的是电极下广泛的电活动的总和，因此要获得特定肌肉的数据及对运动单位动作电位进行定量分析存在困难。因此，sEMG并不着重于诊断某块肌肉的功能，而是检查吞咽过程中局部肌肉活动方式的时间、幅度以及时序性。

（3）脉冲血氧饱和度监测：对吞咽障碍的患者进行动态脉冲血氧饱和度监测，可以判断患者是否存在误吸以及误吸的严重程度。大多数吞咽障碍患者出现误吸时，血氧饱和度下降超过2%。脉冲血氧定量法无创伤，可重复操作，但是由于血氧饱和度受多种因素影响，因此当用于检测老年人、吸烟者、慢性肺部疾病患者时需要综合考虑结果。应将脉冲血氧饱和度监测和饮水筛查试验等其他方法结合，评估患者误吸的情况。

六、康复治疗

近年来有关脑损伤患者进食、吞咽障碍康复训练的文献报道越来越多，通过改变食物性状以利于吞咽。归纳起来，包括如下几个方面：①摄食训练和食物配制改良，如选择糊状食物等；②面部及咽部肌肉的功能康复训练，包括感觉刺激、口面部肌力训练、呼吸训练、吞咽肌运动协调训练、吞咽技巧训练等；③咽部肌肉的电刺激和黏膜的冷、热刺激；④进食体位的调整；⑤中西药物治疗；⑥针灸治疗；⑦心理治疗。

国外许多医院及机构有独立的吞咽医学中心，采用系统化整体治疗模式处理吞咽障碍。治疗小组的成员包括语言治疗师、康复医师、耳鼻喉科医师、作业治疗师、营养师和护士。但在国内，此项工作大多由护士和康复科专业人员完成。

（一）行为治疗

吞咽障碍的行为治疗包括：①代偿方法；②温度刺激训练；③呼吸道保护手法训练；④吞咽姿势调整；⑤生物反馈训练等。其中代偿方法和吞咽姿势调整主要是用于改善吞咽障碍的症状，而温度刺激训练、呼吸道保护手法训练、生物反馈训练则主要用于改善吞咽的生理状态，这些治疗也称为康复性技术。

1. 代偿方法　代偿性吞咽治疗不改变患者吞咽的生理状态，通过改变食物的通路以达到改善吞咽障碍的方法。代偿性吞咽治疗可以减轻患者误吸和食团残留等症状。

（1）口、颜面功能训练

1）口唇力量训练：抿唇、拢唇、唇拢缩运动、唇抗阻力训练、肥皂泡吹气训练、吹哨子、唇夹纽扣训练等。目的是加强唇的运动控制、力量和协调，提高进食能力。

2）下颌面部及颊部运动训练：下颌运动、腮部运动、咬牙胶训练等。目的是加强上下颌的运动控制、稳定性和协调、力量，提高进食和咀嚼能力。

3）舌肌运动：伸舌训练、舌左右运动、舌上抬训练、舌压力量和精确性训练、舌抗阻力训练、吸管分级训练等。目的是加强舌及软腭的运动控制、力量和协调，提高进食和吞咽能力。

（2）声带闭合、喉上抬练习：声门关闭是防止误吸的重要措施，因此需要进行促进声门关闭，改善发音的训练，包括：

1）练习腹式呼吸，做咳嗽训练。

2）通过声门开始发声，逐渐增加音量。

3）运用各种声调进行持续性发音。

4）LSVT大叫疗法（Lee Silverman Voice Treatment，LSVT）：如进行持续的元音发音，逐渐拉长，增强声带的闭合能力，增加发声运动的幅度，改进对自己提高发声时的感觉能力。在1个月内经过反复密集的练习，加强患者的说话音量及清晰度。

5）屏气-发声运动：患者坐在椅子上，双手支撑椅面做推压运动，屏气。此时胸廓固定、声门紧闭,然后突然松手,声门大开,呼气发"啊"声。此运动不仅可以训练声门的闭锁功能、强化软腭的肌力,而且有助于除去残留在咽部的食物。

(3)Shaker训练法:即头抬高训练,该法可以增强UES开放的肌肉力量,增加UES开放的时间和宽度、减少下咽腔食团内压力,减小食团通过UES入口时的阻力,改善吞咽后食物的残留和误吸。训练方法:患者仰卧位尽量抬高头,但肩不能离开床面,眼睛看自己的足趾,保持1分钟,头放下1分钟,重复数次。

(4)呼吸训练:正常吞咽时,呼吸停止,而吞咽障碍的患者有时会在吞咽时吸气,引起误吸。此外有时由于胸廓过度紧张或呼吸肌肌力不足、咳嗽能力下降而无法咳出误吸物,呼吸训练的目的正是改善此类情况。呼吸训练包括:

1)通过提高呼吸控制力来控制吞咽时的呼吸,如吹肥皂泡、吹哨子等分级训练,同时运用腹式呼吸并延长吹气的气流。

2)强化腹肌,学会迅速随意的咳嗽。

3)学习腹式呼吸,缓解颈部肌肉的过度紧张。

4)缩口呼吸训练。

2. 感觉刺激训练　包括温度、触觉、味觉刺激。

(1)温度刺激:如冷刺激咽腭弓前部是临床上治疗吞咽障碍最为普遍的间接方法。通过冷刺激可提高软腭和咽部的敏感性,改善吞咽过程中的神经肌肉活动。增强吞咽反射,减少唾液分泌。方法是用头端呈球状的不锈钢棒蘸冰水或用冰棉棒接触以咽腭弓为中心的刺激部位,交替刺激左、右相应部位,然后嘱患者做空吞咽动作。

(2)触觉刺激:用手指、棉签、压舌板、纱布等在面颊部内外、唇周、整个舌部实施按摩、摩擦、振动、拍打等刺激,旨在增加这些器官感受器敏感度,进而提高中枢神经在吞咽过程中的敏感度及功能性的调节能力。

(3)味觉刺激:用棉棒蘸不同味道的果汁或菜汁(酸、甜、苦、辣等),刺激舌面部味觉,增强味觉敏感性及食欲。

3. 呼吸道保护手法　主要包括保护气管的声门上吞咽法及超声门上吞咽法,增加吞咽通道压力的用力吞咽法,延长吞咽时间的门德尔松手法等。

(1)声门上吞咽法:在吞咽前及吞咽时关闭真声带处的呼吸道,防止误吸吞咽后立即咳嗽清除残留在声带处的食物,保护呼吸道,实施步骤如下:①深吸一口气后屏气;②将食物团放在口腔内的吞咽位置;③保持屏气状态,同时做吞咽动作1~2次;④吞咽后在吸气前,立即咳嗽;⑤再次吞咽。

声门上吞咽法是常用的吞咽训练方法,但可产生鼓管充气效应,有冠心病的患者应禁用。

(2)超声门上吞咽法:在吞咽前及吞咽时,将杓状软骨向前倾至会厌软骨底部,让假声带紧密闭合,关闭呼吸道入口,方法是吸气并保持紧密的屏气,吞咽时继续保持屏气,并用力将气向下压,吞咽结束时,立即咳嗽。超声门适合于喉声门上切除术呼吸道入口闭合不足的患者,由于可以增加喉上抬的速度,因此对颈部放疗后的患者特别有帮助。

(3)用力吞咽法:可在咽期吞咽时增加舌根向后的运动。多次干吞可清除食团的滞留,具体方法是吞咽时,所有咽喉部肌肉一起用力挤压,当咽部已有食物残留,如继续进食,则残留积累增多,容易引起误咽。因此每次进食吞咽后,可以反复做数次空吞咽动作,待食团全部咽下再继续进食,亦可每次进食吞咽后饮极少量的水(1~2ml),这样既有利于刺激诱发吞咽反射,又能达到除去咽部残留食物的目的,称为"交互吞咽"。

(4)门德尔松手法:可以增加喉上抬的幅度与时间,从而增加环咽肌开放的时间和宽度,保护呼吸道,改善整体吞咽的协调性。实施步骤如下:先进食小口食物,咀嚼后吞咽,在咽下的同时,治疗师或患者本人以示指及拇指托着环甲软骨上提,直至食物吞下去为止。此动作一定要与吞咽动作同步,且手法轻柔上提,不能大力向后挤压。注意可先让患者感到喉上抬,喉上抬逐渐诱发出之后再让患者有意识地保持上抬的位置。

4. 吞咽姿势改变 通过调整吞咽的姿势,达到改善吞咽的功能。

(1)身体姿势调整:由于口腔阶段及咽腔同时存在功能障碍的患者较多,因此开始训练时应选择既有代偿作用且又安全的体位。一般在半卧位及坐位下配合头颈部运动的方式进食,严禁在水平仰卧及侧卧位下进食。

1)半仰卧位:一般让患者至少取躯干30°仰卧位,头部前屈,偏瘫侧肩部以枕垫起,此时进行训练,食物不易从口漏出,有利于食团向舌根运送,还可以减少向鼻腔逆流及误咽的危险。颈部前屈也是预防误咽的一种方法。因为仰卧时颈部易呈后屈位,使与吞咽活动有关的颈椎前部肌肉紧张,喉头上举困难,容易发生误咽,但是适于患者的体位并非完全一致,实际操作中应该因人而异,予以调整。

2)坐位:当患者体能许可时,应尽早提倡坐位下进食。身体坐直为一般正常进食的坐姿。借助地心引力帮助及头颈与躯干合适的线性关系,让食物自然地经口流至咽部及食管。但在下述情况下则需要头部的运动才能较安全地进食。

(2)头部姿势调整:通过头部活动促进吞咽动作的完成。仰头吞咽:能使口咽的解剖位置变宽,食团较容易进入口腔;增加食管内压力。当颈部后屈仰头时会厌谷变狭小,残留食团可被挤出,紧接着尽量前屈点头,同时做用力吞咽,可帮助舌运动能力不足以及会厌谷残留的患者清除咽部的残留物。仰头吞咽适用于口、颜面肌力差,口唇不能闭拢但咽反射较好的卒中患者、下颌骨折等术后患者。

1)低头吞咽:指下颌与胸骨柄接触。低头吞咽使口咽解剖结构变窄,舌骨与喉之间的距离缩短。会厌软骨被推向咽后壁,会厌软骨和杓状软骨之间的距离也减少,从而使呼吸道入口变窄。低头吞咽适用于咽期。吞咽启动延迟、舌根部后缩不足、呼吸道入口闭合不足的患者。

2)转头或头旋转吞咽:转头时,吞咽通道的解剖结构在头偏向侧变得狭窄或关闭,在只局限于舌骨水平的咽上方,而咽下方保持开放,转头吞咽主要应用于单侧吞咽功能减弱的患者,如偏瘫患者头应偏向患侧吞咽。头旋转吞咽可使咽食管腔内的压力下降,增加咽和食管的开放,减少食团残留。咽部两侧的梨状隐窝是最容易残留食物的地方,如左侧梨状窦残留,可嘱患者向右侧转头吞咽或偏向左侧方吞咽。反之亦然。

5. 肌电生物反馈训练 可以通过即刻的语音反馈来帮助患者维持并提高吞咽能力。对于运动和协调性降低所致的生理性吞咽障碍患者,肌电生物反馈训练可作为首选。对于由于解剖结构被破坏(如头颈部癌症)导致的吞咽障碍患者,使用肌电生物反馈恢复吞咽功能的效果不佳。将 SEMG 电极放置于颈前锁骨与甲状软骨上缘之间,嘱患者进行用力干吞,使喉上抬肌肉收缩幅度尽可能达到正常范围。当肌电信号水平超过预先设定的阈值时,通过肌电触发刺激器提供一次有功能活动的肌肉收缩,显示屏可提供与正常人喉上抬动作比较的参数和曲线,给予视觉反馈,并通过语音提示,即时给予患者鼓励。随着患者肌电活动水平的提高,生物反馈仪能自动调整阈值,刺激肌肉活动。

（二）电刺激治疗

吞咽障碍治疗常用低频电刺激。临床上常用的神经肌肉电刺激治疗仪可以辅助强化肌力,帮助喉上抬,增加咽肌收缩的力量和速度,增加感觉反馈和时序性。在空吞咽和进食的同时进行电刺激,效果更佳。刺激的参数为:波形:双向方波;波宽:700ms;输出强度:0~15mA;频率:变频固定,在 30~80Hz 范围可调;治疗时间:每次30~60 分钟,每天 1~2 次,每周 5 天。治疗仪的电极放置有 4 种,最常用的放置方法为沿正中线垂直排列所有电极:第一电极放置于舌骨上方,第二电极紧挨第一电极下放置,置于甲状软骨上切迹上方;第三和第四电极按前两个电极等距放置,最下方的电极不超过环状软骨之下。这种放置方法可刺激多数肌群,临床运用较多。

（三）经颅磁刺激治疗（第二章第二节已详述）

（四）球囊扩张术

在脑干损伤引起的吞咽障碍中,环咽肌功能障碍约占 80%,但常规治疗往往效果不佳。已有多项研究证明,导管球囊扩张术对神经源性病变所致的环咽肌功能障碍和鼻咽癌放疗术后环咽肌良性狭窄,均有显著疗效。球囊导管扩张前的准备工作:插入前先将水注入专用环咽肌双腔球囊扩张导管（直径为 4mm）,使球囊充盈,检查球囊是否完好无损,然后将水抽出后备用。操作步骤:①安插饲管操作方法:常规将导管经鼻孔插入食管中,确定进入食管并完全穿过咽肌后将导管保持原位;②将抽满水的注射器与导管相连接,向导管内注入 6ml 水,使球囊扩张至直径约 20 mm,顶住针栓防止水逆流回针筒;③操作者将导管缓慢向外拉出,直到有卡住感或拉不动时,提示此处为失弛缓的环咽肌下缘所在位置,用记号笔在鼻孔处做标记,作为再次扩张时的参考点;④操作者抽出适量的水（根据环咽肌紧张程度,球囊拉出时能通过为适度）后,再次轻轻地反复向外提拉导管,并嘱患者主动吞咽球囊,一旦有滑过感,或持续保持后拉出阻力锐减时,迅速抽出球囊中的水;⑤操作者再将导管从咽腔插入食管中,重复操作 8~10 遍,自下而上缓慢移动球囊,通过狭窄的食管入口,充分扩张环咽肌,降低肌张力。扩张后,可给予地塞米松加糜蛋白酶和庆大霉素雾化吸入,防止黏膜水肿,减少黏液分泌。上述操作每天 1 次,每周 5~6 次,每次约 30 分钟;根据病情,每位患者需要经过10~25 次球囊扩张;球囊容积每天增加 0.5~1.0ml 较为适合,最大不超过 9ml,由于鼻咽癌放疗后患者的吞咽障碍呈渐进性发展,因此建议患者定期进行球囊扩张。

（五）吞咽与说话瓣膜

气管切开的患者,在气管套管口安放一个单向通气阀,可以改善吞咽和说话功能。由于患者佩戴此通气管后,恢复了发声、语言交流能力,故称为说话瓣膜,在国外应用较为普遍,但国内极少见到报道。说话瓣膜可以恢复喉和上呼吸道中的气压和气流,对吞咽功能的改善具体表现在增加经口进食、减少管饲的需要,以及由于恢复声门下生理性呼气压从而减少了误吸的发生。

（六）吞咽障碍训练注意事项

1. 禁忌证　并非所有吞咽障碍患者均可接受吞咽训练,下列疾病不适宜进行吞咽训练:①运动神经元病;②中度至严重老年痴呆症;③严重弱智;④早产婴儿;⑤脑外伤后有严重行为问题或神志错乱者。

在以下情况下,患者暂时也不能进食,如昏迷状态,严重认知障碍,吞咽反射、咳嗽反射消失或明显减弱,唾液控制能力差,不断流涎,口部功能严重受损等。

2. 综合训练治疗与代偿有机结合,提倡综合训练　吞咽障碍的治疗是一个复杂的系统工程,涉及多学科、多专业的通力合作,以小组工作方式进行。只有在医师的指导下,言语治疗师、物理治疗师、作业治疗师、护士、营养师等密切配合,通力合作才会取得满意的效果。

除积极处理原发病外,应将吞咽康复的行为性治疗和非行为性治疗相结合,提倡综合训练,此外,还要将与摄食有关的细节都应该考虑在内,如:①肌力训练;②排痰法的指导;③上肢的助食功能训练;④食物的调配;⑤餐具的选择(开始以采用长或粗柄、小且边缘钝的硬塑匙子为宜);⑥辅助具的选择使用;⑦进食前后口腔卫生的保持;⑧助手、家人照顾与监护方法等。

病案分析

病例1:黄某,男,56岁,因"饮水呛咳2月余"入院。

临床诊断:①颈椎骨折术后;②肺部感染;③周围神经损伤。

功能诊断:吞咽障碍。

吞咽造影示:气道保护机制异常、会厌反转下降、误吸、咽部肌肉收缩能力下降(图4-10)。

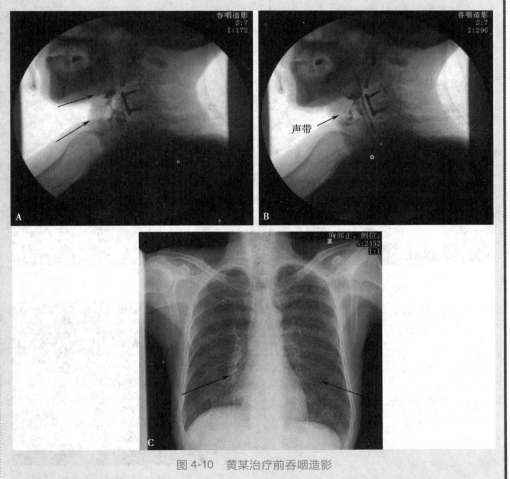

图4-10　黄某治疗前吞咽造影

吞咽治疗方案:①超声门上吞咽法;②摄食训练;③吞咽电刺激治疗;④针灸。

治疗 2 周后复查吞咽造影如下(图 4-11):

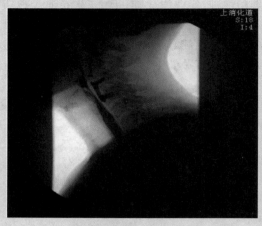

图 4-11 黄某治疗 2 周后吞咽造影

吞咽功能基本正常。治疗结局:拔除胃管,经口进食。

病例 2:何某,女,52 岁,因"左侧肢体乏力 14 天"入院。

临床诊断:脑出血。

功能诊断:①左侧偏瘫;②吞咽障碍。

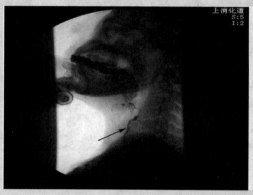
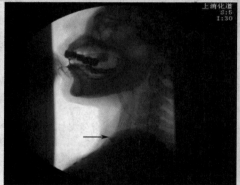

图 4-12 何某治疗前吞咽造影

治疗前吞咽造影示:口颜面功能下降、舌运动能力下降,气道保护能力下降(喉上抬能力下降)(图 4-12)。

治疗方案:口颜面功能训练、舌肌运动训练、Masake 训练、Mendelson 训练、超声门上吞咽法、吞咽电刺激治疗、摄食训练。

治疗 3 周后复查吞咽造影(图 4-13):

吞咽功能基本正常。治疗结局:恢复自主进食。

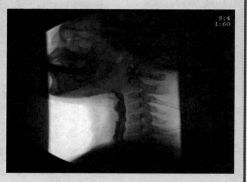

图 4-13 何某治疗 3 周后吞咽造影

七、吞咽障碍护理

（一）口腔护理

对于吞咽障碍的患者而言,口腔卫生是非常重要的问题,改善和维持口腔卫生是一种适宜、有效的治疗措施。同时口腔护理的程度与质量是吸入性肺炎另一个强有力的预测因素。口腔护理的目的是保持口腔处于一种舒适、洁净、湿润及没有感染的状态,有效的口腔护理要求清洁整个口腔黏膜、牙齿、舌、齿颊沟及咽喉部,如果口腔感觉减退、意识障碍、非经口进食或者进食饮水非常少的患者,要求进行彻底有效的口腔护理。根据口腔卫生状况评估,进行有效的口腔护理。不能经口进食的,进行2次/日的口腔护理;能够经口进食的,餐前、餐后要进行有效的口腔护理,彻底清除口腔、咽喉部的痰液和残留物,根据口腔卫生状况,使用柔软的牙刷或者婴儿牙刷用清水有效地湿润和清洁口腔,此方法效果最佳。

（二）饮食的管理

根据患者营养需求,参照营养师建议的饮食处方,根据造影结果,给患者配制适宜形状的食物,原则先易后难。稀流质适用于患者舌活动功能差、舌根部后缩无力、咽壁收缩无力或环咽肌不完全失迟缓,浓流质适用于咽部期吞咽延迟者,防止误吸发生,浓汤和浓稠食物适用于喉部呼吸道入口闭合不全。调整合适的量和进食速度,观察或触摸到患者已完成前一口吞咽后,再进食下一口,若某一性状的食物一口量吞咽时间超过10秒,则禁止吃此性状的食物。并做好摄食状况的记录表,记载食谱内容、进食所需时间、摄食量、噎食情况,便于团队相关人员了解摄食状况:

1. 容易吞咽的食物特点:密度均匀、黏性适当、不易松散,通过咽和食管时易变形且很少在黏膜上残留。

2. 稠的食物比稀的安全,因为它能较满意地刺激触、压觉和刺激唾液分泌,使吞咽变得容易。

3. 兼顾食物的色、香、味及温度等。

4. 以偏凉食物为宜,冷刺激或热刺激均能有效强化吞咽反射,据研究温刺激效果不佳。

（三）气管切开的管理

由于气管切开后气管套管的安装限制喉部上抬,影响声门压力,会导致咽部期吞咽障碍。气囊给喉部和食管带来的物理刺激还会引起分泌物增加等问题。因此,对已施行气管切开的摄食-吞咽障碍患者来说,训练前应抽出限制喉部运动的气管套管气囊中的空气,充分进行口腔清洁、冷刺激、口唇及舌部运动、呼吸和排痰的训练。当病情有所改善,排痰量减少,能用力咳痰时,尽早拔掉切开管。

（四）服药的管理

吞咽障碍的患者服药时往往存在一定困难,即使通过鼻饲管和胃造瘘管送药也有一定内在的问题。通常所采用的方法是将药物碾碎,用水熔化,然后经过鼻饲管或者胃造瘘管送入胃内,也可以采取改变药物成分、给药途径方法,但并不是所有药物都适合于碾碎后服用,这样可能会改变药物的药代动力学或者效能。将几种药物在一个碾钵中碾碎混合,并一起服用,也可能造成药物之间的相互作用。因此管理吞咽障碍的患者时应该咨询医院内药师或药物信息中心,寻求最适当的、最安全的给药方法。

笔记

（五）健康指导

对患者、患者家属及照顾者进行相关教育及出院指导,避免因护理不当导致的并发症发生。

学习小结

1. 学习内容

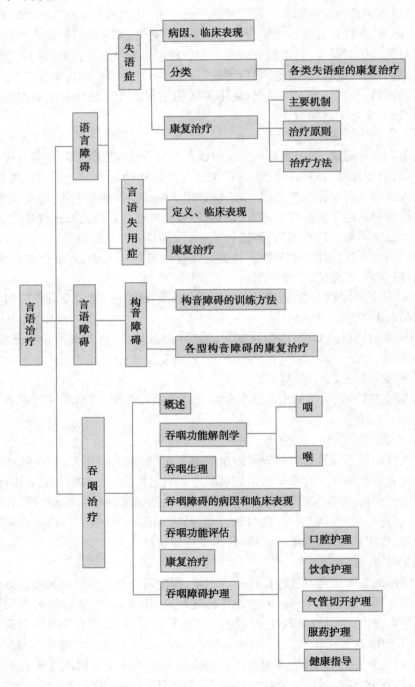

2. **学习方法**

在熟悉吞咽的正常吞咽生理解剖和分期的基础上,进一步了解吞咽的功能评价及临床决策步骤,正确的实施康复治疗,从而整体掌握吞咽的康复治疗。

（姜迎萍 黄立）

复习思考题

1. 言语治疗的定义。
2. 试述延髓麻痹与假性延髓麻痹所导致吞咽障碍的区别。
3. 与吞咽有关的解剖结构有哪些?
4. 吞咽功能器械评估方法有哪几种?
5. 吞咽障碍行为治疗包括哪些治疗手段?

笔记

第五章

心 理 治 疗

📖 **学习目的**

　　心理治疗是康复疗法中的组成部分,心理治疗对康复对象的全面康复具有实际意义。通过本章学习,学会心理治疗和心理咨询的基本理论和方式方法。

　　学习要点

　　心理治疗和康复心理咨询的技术、步骤和过程;心理治疗技术和康复心理咨询技术实际上的运用;心理诊断标准和方法,心理评估的步骤和方法。

第一节　心理治疗概述

一、心理治疗的概念

　　心理治疗是应用心理学的原理与方式方法,对患者的心理、情绪、认知、行为、人际交流存在的障碍,采用言语和非言语方式的各种治疗方法和技术进行治疗。在这一过程中,治疗者运用心理学的方法,促使患者的心理、情绪、认知、行为、人际交流以及躯体功能发生积极变化,从而达到缓解和消除康复对象焦虑、恐惧、抑郁等症状表征,改变在康复训练中的抵触情绪和非适应性行为,促进康复对象的全面康复。

二、心理治疗的基本过程

　　心理治疗的方法各异,但无论用何种方法,都应该遵循一定的程序进行治疗。

　　(一)初始阶段(心理诊断阶段)

　　1. 初次会面　向康复对象介绍心理治疗的性质以及通过治疗能解决的问题。初步询问了解患者的原因后,要向康复对象讲清治疗的形式、程序、时间安排、费用、保密的原则以及需要康复对象作出努力的方面。

　　2. 评估与诊断　评估是为了了解和掌握康复对象,在治疗前必须完成对康复对象的评估诊断。评估结果决定治疗的疗效,治疗者可以通过对入院病历、康复对象或家属,甚至是医护人员的了解和会谈,主要从生理、精神心理、认知、社会交流的角度进行评估。

　　对康复对象的评估通常由三大类组成:一是临床神经心理检查,主要采用心理测验量表;二是与康复对象进行诊断性的面谈,了解康复对象的现在和过去;三是为排除躯体器质性病变存在的可能性,有时需要康复对象接受相关的医学检查。

（二）展开阶段（促进改变阶段）

1. 确定治疗方案　在了解康复对象心理问题和人格特征基础上,根据制订的诊疗方案,以一种或几种治疗理论为指导,以解释、指导、训练、暗示、鼓励等方式对患者进行治疗。患者则通过领悟、模仿、学习,逐渐改善情绪、改变认知,建立新的健康行为。

2. 实施治疗目标　在制订了治疗目标后,治疗就进入了实现治疗目标、处理具体问题的阶段。根据康复对象的问题性质及严重程度,可选择地采用支持性心理治疗、分析性心理治疗,也可以采用行为疗法、以人为中心疗法、心理音乐治疗等适用于康复对象的方法。

（三）巩固结束阶段

经过治疗,当治疗者开始确信康复对象已经能够正确对待自己的问题、预期的治疗目标已经达到时,就应该转向结束治疗的准备了。结束治疗的过程常常起着巩固治疗目标的作用。

三、临床心理评估与心理诊断

（一）临床心理评估

在康复治疗过程中,依据心理学的理论和方法测试和评定残疾者或患者的心理活动情况和心理特征,称为心理评估,亦称为康复心理测验。只有全面了解评估康复对象身体、心理、社会问题,才能提供有效的帮助。了解评估工作从初次接触康复对象,或是通过病例间接接触康复对象时就已经开始。一般评估内容分为以下几个方面:

1. 自我功能评估　所谓自我功能就是康复对象的情绪状态、适应能力和应对能力。治疗师可以从康复对象对事物的态度、对常规训练所处环境的适应情况、独立程度及自我了解、表达自己在受到压力时负性情绪的应对能力、客观评价自我的能力等方面,来评估康复对象的自我功能情况。

2. 问题评估　评估康复对象当前突出的、妨碍健康的问题。应着重评估心理的核心问题、心理障碍的程度及性质,以及自我功能方面的受损程度。

在对康复对象进行心理评估的同时,应兼顾心理诊断的内容和标准,当康复对象的问题涉及心理障碍的范围,应根据心理障碍的诊断标准进行诊断。

（二）心理诊断

1. 心理诊断的定义　心理诊断是应用心理学的方法评定患者的心理障碍,确定它的程度和性质,从而有助于疾病的判别。

2. 心理疾病鉴别诊断　心理疾病鉴别诊断的目的是确定心理疾病的类别、性质和严重性,以制订相应的治疗干预方案。各种心理疾病在精神疾病分类方案与诊断标准中都有明确详细的诊断标准。

3. 精神疾病的常见分类

（1）国际分类:目前全世界有两个权威的精神疾病分类系统,分别是世界卫生组织（WHO,1990）制定的《国际疾病分类》第 10 版（ICD-10）和由美国精神科学会（APA,1994）制定的《精神障碍诊断与统计手册》第 4 版（DSM-Ⅳ）。世界卫生组织于

1948 年颁布的《国际疾病分类》第 6 版首次将精神疾病障碍作为一个单独的章节进行分类，但分类比较简单，经过几次修订，到 ICD-10 已经成为一个比较详细的精神障碍分类系统。

（2）国内分类：《中国精神疾病诊断分类手册》第 3 版（CCMD-3）兼顾病因、病理学分类和症状学分类，分类排列次序服从 ICD-10 的分类原则，且沿用了 ICD-10 的名词解释，仅在必要时作了修改和补充。

4. 常见心理疾病的诊断方法　心理障碍通常是通过精神症状特征、心理症状特征和行为症状特征、严重程度、病程长短来诊断。同时要仔细鉴别以排除类似的、易混淆的疾病。下面以《中国精神疾病诊断分类手册》第 3 版（CCMD-3）诊断标准为主，讲述几种心理疾病的诊断问题。

（1）神经症：神经症是一组主要表现为焦虑、抑郁、恐惧、强迫、疑病症状，或神经衰弱症状的精神障碍。本障碍有一定人格基础，起病常受心理社会（环境）因素影响。症状没有可证实的器质性病变作基础，与患者的现实处境不相称，但患者对存在的症状感到痛苦和无能为力，自知力完整或基本完整，病程多迁延。各种神经症性症状或其组合可见于感染、中毒、内脏、内分泌或代谢和脑器质性疾病，称神经症样综合征。

症状标准：至少有下列 1 项：①恐惧；②强迫症状；③惊恐发作；④焦虑；⑤躯体形式症状；⑥躯体化症状；⑦疑病症状；⑧神经衰弱症状。

严重标准：社会功能受损或无法摆脱的精神痛苦，促使其主动求医。

病程标准：符合症状标准至少已 3 个月，惊恐障碍另有规定。

排除标准：排除器质性精神障碍、精神活性物质与非成瘾物质所致精神障碍、各种精神病性障碍，如精神分裂症、偏执性精神病及心境障碍等。

1）恐惧症（恐怖症）：是一种以过分和不合理地惧怕外界客体或处境为主的神经症。患者明知没有必要，但仍不能防止恐惧发作，恐惧发作时往往伴有显著的焦虑和自主神经症状。患者极力回避所害怕的客体或处境，或是带着畏惧去忍受。

诊断标准：①符合神经症的诊断标准。②以恐惧为主，需符合以下 4 项：A. 对某些客体或处境有强烈恐惧，恐惧和程度与实际危险不相称；B. 发作时有焦虑和自主神经症状；C. 有反复或持续的回避行为；D. 知道恐惧过分、不合理或不必要，但无法控制。③对恐惧情景和事物的回避必须是或曾经是突出症状。④排除焦虑症、分裂症、疑病症。

2）焦虑症：是一种以焦虑情绪为主的神经症。主要分为惊恐障碍和广泛性焦虑两种。焦虑症的焦虑症状是原发的，凡继发于高血压、冠心病、甲状腺功能亢进（简称甲亢）等躯体疾病的焦虑应诊断为焦虑综合征。其他精神病理状态如幻觉、妄想、强迫症、疑病症、抑郁症、恐惧症等伴发的焦虑，不应诊断为焦虑症。

3）惊恐障碍：是一种以反复的惊恐发作为主要原发症状的神经症。这种发作并不局限于任何特定的情境，具有不可预测性。惊恐发作为继发症状，可见于多种不同的精神障碍，如恐惧性神经症、抑郁症等，并应与某些躯体疾病鉴别，如癫痫、心脏病发作、内分泌失调等。

症状标准：①符合神经症的诊断标准。②惊恐发作需符合以下 4 项：A. 发作无明显诱因、无相关的特定情境，发作不可预测；B. 在发作间歇期，除害怕再发作外，无明显症状；C. 发作时表现出强烈的恐惧、焦虑，及明显的自主神经症状，并常有人格解体、现实解体、濒死恐惧,或失控感等痛苦体验;D. 发作突然开始,迅速达到高峰,发作时意识清晰,事后能回忆。

严重标准:患者因难以忍受又无法解脱,而感到痛苦。

病程标准:在 1 个月内至少有 3 次惊恐发作,或在首次发作后继发害怕再发作的焦虑持续 1 个月。

排除标准:①排除其他精神障碍,如恐惧症、抑郁症,或躯体形式障碍等继发的惊恐发作;②排除躯体疾病如癫痫、心脏病发作、嗜铬细胞瘤、甲亢或自发性低血糖等继发的惊恐发作。

4)广泛性焦虑:指一种以缺乏明确对象和具体内容的提心吊胆及紧张不安为主的焦虑症,并有显著的自主神经症状、肌肉紧张及运动性不安。患者因难以忍受又无法解脱,而感到痛苦。

症状标准:①符合神经症的诊断标准。②持续的原发性焦虑症状为主,并符合下列 2 项:A. 经常或持续的无明确对象和固定内容的恐惧或提心吊胆;B. 伴自主神经症状或运动性不安。

严重标准:社会功能受损,患者因难以忍受又无法解脱,而感到痛苦。

病程标准:符合症状标准至少已 6 个月。

排除标准:①排除甲亢、高血压、冠心病等躯体疾病的继发性焦虑;②排除兴奋药物过量、催眠镇静药物,或抗焦虑药的戒断反应,强迫症、恐惧症、疑病症、神经衰弱、躁狂症、抑郁症,或精神分裂症等伴发的焦虑。

(2)心境障碍(情感性精神障碍):以明显而持久的心境高涨或低落为主的一组精神障碍,并有相应的思维和行为改变。可有精神病性症状,如幻觉妄想。大多数患者有反复发作的倾向,每次发作多可缓解,部分可有残留症状或转为慢性。

1)抑郁发作:抑郁发作以心境低落为主,与其处境不相称,可以从闷闷不乐到悲痛欲绝,甚至发生木僵。严重者可出现幻觉、妄想等精神性症状。某些病例的焦虑与运动性激越很显著。

症状标准:以心境低落为主,并至少有下列 4 项:①兴趣丧失、无愉快感;②精力减退或疲乏感;③精神运动性迟滞或激越;④自我评价过低、自责,或有内疚感;⑤联想困难或自觉思考能力下降;⑥反复出现想死的念头或有自杀、自伤行为;⑦睡眠障碍,如失眠、早醒,或睡眠过多;⑧食欲降低或体重明显减轻;⑨性欲减退。

严重标准:社会功能受损,给本人造成痛苦或不良后果。

病程标准:①符合症状标准和严重标准至少已持续 2 周;②可存在某些分裂性症状,但不符合分裂症的诊断。若同时符合分裂症的症状标准,在分裂症状缓解后,满足抑郁发作标准至少 2 周。

排除标准:排除器质性精神障碍或精神活性物质和非成瘾物质所致抑郁。

说明:本抑郁发作标准仅适用于单次发作的诊断。

2)轻性抑郁症:除了社会功能无损害或仅轻度损害外,发作符合抑郁发作的全部标准。

3)无精神病性症状的抑郁症:除了在抑郁发作的症状标准中,增加"无幻觉、妄想,或紧张综合征等精神病性症状"之外,其余均符合该标准。

4)有精神病性症状抑郁症:除了在抑郁发作的症状标准中,增加"有幻觉、妄想或紧张综合征等精神病性症状"之外,其余均符合该标准。

　　5)复发性抑郁症:诊断标准:①目前发作符合某一型抑郁标准,并在间隔至少 2 个月前,有过另一次发作符合某一型抑郁标准;②以前从未有躁狂符合任何一型躁狂、双相情感障碍,或环性情感障碍标准;③排除器质性精神障碍,或精神活性物质和非成瘾物质所致的抑郁发作。

　　(3)应激相关障碍的诊断:应激相关障碍是指一组主要由心理、社会(环境)因素引起异常心理反应而导致的精神障碍,也称反应性精神障碍,包括急性应激障碍、创伤后应激障碍和适应障碍。决定本组精神障碍的发生、发展、病程及临床表现的因素有:①生活事件和生活处境,如剧烈的超强精神创伤或生活事件,或持续困难处境,均可成为直接病因;②社会文化背景;③人格特点、教育程度、智力水平,生活态度和信念等;④不包括癔症、精神症、心理因素所致生理障碍及各种非心因性精神病性障碍。

　　1)急性应激障碍:以急剧、严重的精神打击为直接原因,在受刺激后立刻(1 小时之内)发病。表现有强烈恐惧体验的精神运动性兴奋,行为有一定的盲目性;或者为精神运动性抑郁,甚至木僵。如果应激源被消除,症状往往历时短暂,预后良好,缓解完全。

　　症状:以异乎寻常的和严重的精神刺激为原因,并至少有下列 1 项症状:①有强烈恐惧体验的精神运动性兴奋,行为有一定盲目性;②有情感迟钝的精神运动性抑郁(反应性木僵),可有轻度意识模糊。

　　严重程度:社会功能严重受损。

　　病程:在受刺激后若干分钟或若干小时发病,病程短暂,一般持续数小时至 1 周,通常在 1 个月内缓解。

　　排除:排除癔症、器质性精神障碍、非成瘾物质所致精神障碍及抑郁症。

　　2)创伤后应激障碍:由异乎寻常的威胁性或灾难性心理创伤,导致延迟出现和长期持续的精神障碍。主要表现为:①反复发生闯入性的创伤性体验重现(病理性重现)、梦境或因面临与刺激相似或有关的境遇,而感到痛苦和不由自主地反复回想;②持续的警觉性增高;③持续的回避;④对创伤性经历的选择性遗忘;⑤对未来失去信心。少数患者可有人格改变或有神经症病史等附加因素,从而降低了对应激源的应对能力或加重疾病过程。精神障碍延迟发生,在遭受创伤后数日甚至数月才出现,病程可长达数年。

　　症状:①遭受对每人来说是异乎寻常的创伤性事件或处境(或天灾人祸)。②反复重现创伤性体验(病理性重现),并至少有下列 1 项:A. 不由自主地回想受打击的经历;B. 反复出现有创伤性内容的噩梦;C. 反复出现错觉、幻觉;D. 反复发生触景生情的精神痛苦,如目睹死者遗物、旧地重游或在周年日等情况下,会感到异常痛苦和产生明显的生理反应,如心悸、出汗、面色苍白等。③持续的警觉性增高,至少有下列 1 项症状:A. 入睡困难或睡眠不深;B. 易激怒;C. 集中注意困难;D. 过分的担惊受怕。④对刺激相似或有关的情景回避,至少有下列 2 项症状:A. 极力不想有关创伤性经历的人与事;B. 避免参加能引起痛苦回忆的地方;C. 不愿与人交往,对亲人变得冷淡;D. 兴趣爱好范围变窄,但对与创伤经历无关的某些活动仍有兴趣;E. 选择性遗忘;F. 对未来失去希望和信心。

　　严重程度:社会功能受损。

260

病程:精神障碍延迟发生(即在遭受创伤后的数日到数月后,罕见延迟半年以上才发生),符合症状标准至少已 3 个月。

3)适应障碍:因长期存在应激源或困难处境,加上患者有一定的人格缺陷,产生以烦恼、抑郁等情感障碍为主,同时有适应不良的行为障碍或生理功能障碍,并使社会功能受损。病程往往较长,但一般不超过 6 个月。通常在应激性事件或改变发生后 1 个月内起病。随着事过境迁,刺激消除或者经过调整形成了新的适应,精神障碍随之缓解。

症状:①有明显的生活事件为诱因,尤其是生活环境或社会地位的改变,如移民、出国、入伍、退休等。②有理由推断生活事件和人格基础对导致精神障碍均起着重要的作用。③以抑郁、焦虑、害怕等情感症状为主,并至少有下列 1 项:A. 适应不良行为障碍,如退缩、不注意卫生、生活无规律等;B. 生理功能障碍,如睡眠不好、食欲不振等。

(三)常用量表介绍

症状评定量表:康复对象的心理问题往往不是单一的问题,仅以一种焦虑或是抑郁的量表并不能客观、全面地反映康复对象的心理质量。症状自评量表 SCL-90(表 5-1)的内容涉及心理的多方面,可以较全面地反映症状的类型和性质。

表 5-1 症状自评量表 SCL-90

SCL-90 指导语:以下列出了有些人可能有的症状或问题,请仔细阅读每一条,然后根据该句话与您自己的实际情况相符合的程度(最近一个星期或过去),选择一个适当的数字填写在后面的答案框中:1. 从无;2. 很轻;3. 中等;4. 偏重;5. 严重。

自评项目内容	从无	很轻	中等	偏重	严重
1. 头痛					
2. 严重神经过敏,心神不定					
3. 头脑中有不必要的想法或字句盘旋					
4. 头晕或昏倒					
5. 对异性的兴趣减退					
6. 对旁人责备求全					
7. 感到别人能控制你的思想					
8. 责怪别人制造麻烦					
9. 忘记性大					
10. 担心自己的衣饰整齐及仪态的端庄					
11. 容易烦恼和激动					
12. 胸痛					
13. 害怕空旷的场所或街道					
14. 感到自己精力下降,活动减慢					

续表

自评项目内容	从无	很轻	中等	偏重	严重
15. 想结束自己的生命					
16. 听到旁人听不到的声音					
17. 发抖					
18. 感到大多数人都不可信任					
19. 胃口不好					
20. 容易哭泣					
21. 同异性相处时感到害羞、不自在					
22. 感到受骗,中了圈套或有人想抓你					
23. 无缘无故地感觉到害怕					
24. 自己不能控制地大发脾气					
25. 怕单独出门					
26. 经常责怪自己					
27. 腰痛					
28. 感到难以完成任务					
29. 感到孤独					
30. 感到苦闷					
31. 过分担忧					
32. 对事物不感兴趣					
33. 感到害怕					
34. 你的感情容易受到伤害					
35. 旁人能知道你的私下想法					
36. 感到别人不理解你,不同情你					
37. 感到人们对你不友好,不喜欢你					
38. 做事情必须做得很慢以保证做正确					
39. 心跳得厉害					
40. 恶心或胃不舒服					
41. 感到比不上别人					
42. 肌肉酸痛					
43. 感到有人在监视你,谈论你					

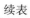

续表

自评项目内容	从无	很轻	中等	偏重	严重
44. 难以入睡					
45. 做事必须反复检查					
46. 难以做出决定					
47. 怕乘电车、公共汽车、地铁或火车					
48. 呼吸困难					
49. 一阵阵发冷或发热					
50. 因为感到害怕而避开某些东西、场合或活动					
51. 脑子变空了					
52. 身体发麻或刺痛					
53. 喉咙有梗塞感					
54. 感到前途没有希望					
55. 不能集中注意力					
56. 感到身体的某一部分软弱无力					
57. 感到紧张或容易紧张					
58. 感到手或脚发重					
59. 感到死亡的事					
60. 吃得太多					
61. 当别人看着你或谈论你时感到不自在					
62. 有一些属于你自己的看法					
63. 有想打人或伤害他人的冲动					
64. 醒得太早					
65. 必须反复洗手、点数目或触摸某些东西					
66. 睡得不稳不深					
67. 有想摔坏或破坏东西的冲动					
68. 有一些别人没有的想法或念头					
69. 感到对别人神经过敏					
70. 在商场或电影院等人多的地方感到不自在					
71. 感到任何事情都很困难					
72. 一阵阵恐惧或惊恐					

笔记

续表

自评项目内容	从无	很轻	中等	偏重	严重
73. 感到在公共场合吃东西很不舒服					
74. 经常与人争论					
75. 单独一个人时神经很紧张					
76. 别人对你的成绩没有做出恰当的评论					
77. 即使和别人在一起也感到孤独					
78. 感到坐立不安、心神不定					
79. 感到自己没有什么价值					
80. 感到熟悉的东西变陌生或不像真的					
81. 大叫或摔东西					
82. 害怕会在公共场合昏倒					
83. 感到别人想占你便宜					
84. 为一些有关"性"的想法而苦恼					
85. 你认为应该因为自己的过错而受惩罚					
86. 感到要赶快把事情做完					
87. 感到自己的身体有严重问题					
88. 从未感到和其他人亲近					
89. 感到自己有罪					
90. 感到自己的脑子有毛病					

　　各因子的因子分的计算方法是:各因子所有项目的分数之和除以因子项目数。例如强迫症状因子各项目的分数之和假设为 30,共有 10 个项目,所以因子分为 3。在 1~5 评分制中,粗略简单的判断方法是看因子分是否超过 3 分,若超过 3 分,即表明该因子的症状已达到中等以上严重程度。要求:20 分钟之内独立完成。计分说明:采取 1~5 分的 5 级评分标准。从 1 分代表无症状到 5 分代表症状严重,依次递进。要记好题目顺序对应的分数,不能乱掉。总分 160 分以上的需要注意。测验的九个因子分别为:①躯体化:包括 1,4,12,27,40,42,48,49,52,53,56,58 共 12 项。该因子主要反映身体不适感,包括心血管、胃肠道、呼吸和其他系统的主诉不适,和头痛、背痛、肌肉酸痛,以及焦虑的其他躯体表现。②强迫症状:包括了 3,9,10,28,38,45,46,51,55,65 共 10 项。主要指那些明知没有必要,但又无法摆脱的无意义的思想、冲动和行为,还有一些比较一般的认知障碍行为征象也在这一因子中反映。③人际关系敏感:包括 6,21,34,36,37,41,61,69,73 共 9 项。主要指某些个人不自在与自卑感,特别是与其他人相比较时更加突出。在人际交往中的自卑感,心神不安,明显不自在,以及人际交流中的自我意识,消极的期待亦是这方面症状的典型原因。④抑郁:包括 5,14,15,

20,22,26,29,30,31,32,54,71,79 共 13 项。苦闷的情感与心境为代表性症状,还以生活兴趣的减退,动力缺乏,活力丧失等为特征。还反映失望、悲观以及与抑郁相联系的认知和躯体方面的感受,另外,还包括有关死亡的思想和自杀观念。⑤焦虑:包括 2,17,23,33,39,57,72,78,80,86 共 10 项。一般指那些烦躁,坐立不安,神经过敏,紧张以及由此产生的躯体征象,如震颤等。测定游离不定的焦虑及惊恐发作是本因子的主要内容,还包括一项解体感受的项目。⑥敌对:包括 11,24,63,67,74,81 共 6 项。主要从三方面来反映敌对的表现:思想、感情及行为。其项目包括厌烦的感觉,摔物,争论直到不可控制的脾气爆发等各方面。⑦恐怖:包括 13,25,47,50,70,75,82 共 7 项。恐惧的对象包括出门旅行,空旷场地,人群或公共场所和交通工具。此外,还有反映社交恐怖的一些项目。⑧偏执:包括 8,18,43,68,76,83 共 6 项。本因子是围绕偏执性思维的基本特征而制订:主要指投射性思维,敌对,猜疑,关系观念,妄想,被动体验和夸大等。⑨精神病性:包括 7,16,35,62,77,84,85,87,88,90 共 10 项。反映各式各样的急性症状和行为,限定不严的精神病性过程的指征。此外,也可以反映精神病性行为的继发征兆和分裂性生活方式的指征。⑩此外还有 19,44,59,60,64,66,89 共 7 个项目未归入任何因子,反映睡眠及饮食情况,分析时将这 7 项作为附加项目或其他,作为第 10 个因子来处理,以便使各因子分之和等于总分。

第二节 康复心理咨询概述

一、康复心理学的概念

康复心理学是运用心理学理论和方法研究揭示康复中的心理活动、现象及规律的科学。康复心理学的目的是解决康复对象的一系列心理障碍,帮助他们接受残疾现实并逐渐适应,挖掘他们的潜能,使他们重新回归社会。同时,康复心理学还探索残疾人与社会的相互影响、心理与躯体在残疾时的相互影响等实际问题。

二、康复心理咨询的目的

心理咨询是通过言语的沟通、情绪的抒发、观念的改变等心理方面的途径来达到消除症状、治疗疾患的目的。病残对身体和心理都是巨大的打击,会产生一系列的心理障碍,如焦虑、悲观、抑郁、自卑,甚至想自杀和自杀行为,心理咨询的目的就是帮助康复对象改善其情绪和认知,并矫正不良行为和异常行为。

三、康复心理咨询针对的对象以及关注的内容

1. 康复对象 所有的康复患者在面对残疾时以及康复治疗过程中均可能出现各种不同的心理问题。他们需要理解、同情、安慰、帮助和支持,需要治疗师帮助解决康复过程中出现的各种心理问题,完成康复计划。

2. 康复对象的主要家庭成员及社会主要关系人员 残疾不仅对康复对象本人,也对康复对象的家属和亲友形成巨大的打击,同时还给他们的家庭成员(父母、配偶、子女)及亲友造成心理负担。他们在陪伴和照顾康复对象期间,由于缺乏医学知识、缺乏心理学知识,常常无法体谅康复对象的各种病残的表现,不时会在康复对象面前

表露出不应该有的负性情绪或极端态度。因此他们同样需要得到治疗师的帮助。

3. 医护人员 包括从事康复治疗的各类人员,如物理治疗师、作业治疗师、言语治疗师、支具治疗师、护士等。他们在患者的康复过程中起着非常重要的作用,其态度、言行、工作作风以及业务水平都会影响康复对象的心理状况和治疗效果。

4. 应急心理危机的处理和干预 危机是指人类个体或群体无法利用现有资源和惯常应对机制加以处理的事件和遭遇,危机既是重大事件又是与此相关的、强烈的情绪体验。

突发性重大伤残常使一个原本正常的人出现应激障碍,这种应激性反应将给之后的康复治疗带来严重的负面影响,甚至会出现危机事件,处理不当将造成更大的伤害。因此及时地介入应急状态,可以有效避免危机的出现。

现在把应激解释为:各种刺激作用于个体,使其生理或心理的内稳态受到干扰,个体在多因素作用下出现的努力维持内稳态稳定的过程。

(1)心理应激反应的表现

1)情绪反应:情绪表现主要有焦虑、恐惧、抑郁、愤怒和激情。

2)行为反应:行为反应主要表现在逃避与回避、敌对与攻击、退化与依赖、固着与僵化、物质滥用。

(2)危机干预的主要领域:心理危机干预涉及的主要领域包括创伤后应激障碍、自杀、性暴力、家政暴力、药物成瘾以及丧失亲人等诸多方面。

(3)确定危机的基本标准:康复对象的不良情绪反应和不良行为反应很容易演变成心理危机,一般来说,危机相对应的问题及判定的标准是:①遇有重大事件而强烈影响心理;②由心理障碍引发的急性情绪爆发、认知和行为错乱;③患者无法以自己的手段摆脱重大事件的影响,不能应对或是应对没有效果。

(4)危机干预的技术应用

1)建立顺畅沟通和良好关系的技术:建立良好的沟通和互信关系,不但有利于干预的进行,还可以支持患者的情绪,使康复对象获得同情感、缓解或减少无助感和绝望感。

2)支持技术:要展开心理和情绪的支持。可以应用暗示、保证、疏泄、环境改变、镇静药物等方法。有关指导、解释、说服主要在放弃自杀的观念上。

3)干预技术:干预的最终目的是解决康复对象面临的危机。这项技术内容包括:①与康复对象建立良好的沟通和互信关系;②引导康复对象善于表述和提供危机事件的具体内容;③支持和鼓励康复对象积极面对和揭示其在发生的危机事件时初始的体验和最初痛苦感受;④有目的地选择康复对象对痛苦感受最深的一个经历或情景,让康复对象不直接回避此经历或情景;⑤鼓励康复对象对此表述意见;⑥向康复对象解释,使其认识到,他的应激反应是在非常压力下出现的、可以理解的情绪和行为,并尽一切可能向康复对象传授正确的应对知识,指导康复对象采用正常行为,使康复对象发生改变。

(5)危机干预的具体实施步骤

第一阶段(问题或危机的评估):首先评估康复对象心理伤害的严重程度如何;其次检查康复对象的当前情绪状态和性质;康复对象自杀风险性评估。

第二阶段(拟定治疗性干预计划):要针对适合康复对象身体的、心理的需要来拟定干预计划,同时还要考虑文化背景、社会生活习俗、家庭环境等因素。

第三阶段(治疗性干预):危机最终需要合适的方法和干预加以排除,这是最重要的步骤。

四、心理咨询的实施

(一)初次面谈

在心理咨询中,初次会谈对医患双方都十分重要。康复对象因心理纠结、困扰主动向医院专业人员求助,医院专业人员要及时、热情、友好地接待,并且要表现出对患者的尊重,对其表述的内容要认真地关注,积极地聆听,关注康复对象的心理表露,建立相互信任合作的关系。

第一次会谈中有以下一些重要的谈话结构和内容:

1. 建立信任　由于康复对象大都有残疾或其他严重身体障碍,残酷的身体现实使他们容易产生不信任感。消除戒心、建立咨询间的信任感是初次会谈中要达到的主要目的之一,显得十分重要。医院专业人员可以通过向康复对象表达同情、理解、接纳和帮助来消除其戒心,产生信任,逐渐转入目的明确的咨询中去。

2. 咨询开始　病房人员较杂,环境不够安静,不适合进行咨询。咨询应不受外界因素干扰,在僻静舒适、有安全感、专门提供的心理咨询场所进行。让康复对象自由开放式地、自然而然地谈论自己心里的话题。医院专业人员除了要表现出对来访者所谈内容给予关注和关心的那种认真仔细的聆听外,神情、话语间还要表示对其的同情、理解和支持,很好地掌控咨询的氛围和咨询过程的能动性。

3. 了解问题　在初次会谈中,除了要准确把握康复对象心理的核心问题的性质外,还要特别敏锐地判断康复对象是否有自杀念头、自残、自虐等极端行为问题。

4. 了解心理取向　让康复对象自由开放式地、自然而然地谈论自己心里的话题固然非常重要,但这也只是咨询的一个方面。同样重要的是医院专业人员要从康复对象的谈话中了解他们的求助目的和求助态度,心理动态、生活态度等,了解其基本人格特征。

5. 掌握背景　了解康复对象的背景可以收集康复对象的健康情况、家庭情况、学历、经历、文化背景、社交活动、生活氛围、童年成长等有关信息,对来访者进行整体的了解和评估。

6. 结束会谈　初次会谈为今后的咨询做了铺垫,初次结束后,根据情况可以进一步确定阶段目标继续咨询,或安排第二次会谈对来访者做进一步的了解。

(二)问题的心理诊断

1. 参照的诊断标准

(1)《中国精神疾病诊断分类手册》(CCMD-3)。

(2)美国精神科学会(APA,1994)制定的《精神障碍诊断与统计手册》第4版(DSM-Ⅳ)。

(3)世界卫生组织(WHO,1990)制定的《国际疾病分类》第10版(ICD-10)。

2. 判定心理及行为正常与否　在所有康复对象中,心理及行为现象因人而异,正常与否需要通过临床观察、会面交谈、生活起居、人际交往,有必要时使用心理和行为测量来作为判定的方式方法。

3. 评定异常心理与行为的性质和特征　一旦判定康复对象的心理和行为有不正常现象,就要采用临床心理障碍诊断标准,进行进一步的诊断,以确认其性质和特征。及时地掌握康复对象的健康情况,除了可以及时有效地对康复对象进行帮助外,还可以起到为其他治疗师提供治疗保障的作用。

4. 评定致使异常心理与行为的原因　造成心理和行为异常的原因是因人而异的,分辨和分析清楚其原因的根源,是心理咨询重中之重的目标。

（三）制订方案

康复对象的问题往往不是单一的,重点是根据康复对象的情况来判断其问题的主要方面,另外还要根据康复对象对咨询内容的要求,制订针对性的咨询方案。根据康复对象的身体情况、问题性质严重与否,可以采用时间长短各异的咨询。临床上基本是以短效为目的的咨询,每周咨询不低于 2 次,根据康复对象病残情况,每次咨询时间为 30~60 分钟,通常需要 2~3 周的咨询,基本上可以达到咨询的预期目标,配合其他治疗完成康复对象的康复计划。

1. 掌握康复对象的有关资料信息

（1）了解期望:从康复对象的谈话中,其对事物的感受和体验、态度和看法、情绪的表露中,可以了解他们的咨询要求,还可以由此间接了解其基本人格特征。有必要通过康复对象身边的医护人员、亲人家属了解康复对象更多的期盼。

（2）了解背景:专业心理工作人员可以通过康复对象的病历,也可以直接向无言语障碍的康复对象了解其职业情况、家庭情况、学历、经历、文化背景、社交活动、生活氛围、健康情况和童年成长等有关信息,可以向康复对象身边的医护人员和亲人家属了解补充,就此对康复对象进行整体的了解和评估,为顺利有效地进行咨询打下必要的基础。

2. 判断康复对象心理问题的类型和严重程度　医院专业人员在咨询中有效地帮助康复对象的最重要前提是全面评估患者的个人特质、问题的焦点性质、情绪的质量性质、认知正常与否、心理的变态程度、康复对象对咨询要求的取向、目的。这样才能在接下去的心理咨询中为有效的咨询提供保障,达到明确的咨询目标。评估工作从初次会谈就已经开始。

在对康复对象进行心理评估的同时,应注意心理诊断的内容和标准,当康复对象的咨询问题涉及心理障碍的范围,应根据心理障碍的诊断标准进行诊断。

一般评估内容分为以下几个方面:

（1）个人特质评估:每个人都有自身的特点,康复对象常以自我人格中的特质的部分来反映和表现在外部世界的各个方面。康复对象的人格结构实际上就是他应对外部世界的认识结构。康复对象用怎样的一种人格来支配自我的成长,又造成怎样的一种成长障碍,医院专业人员可以从康复对象对外部世界产生的反应中找到依据。例如对处事的态度、对挫折的态度。

（2）问题评估:评估康复对象当前所遇到的问题、所出现的问题。应着重评估导致问题出现的焦点问题是什么,以及其性质。

（3）情绪质量评估:康复对象的情绪会直接妨碍康复治疗计划的实施,在临床上还常导致极端行为的出现。所以需要把握康复对象当下主导的情绪是什么,这种情绪是哪种性质的,是否已经转化为心理疾病。

（4）认知正常与否评估：认知正常与否关系到康复对象对事物的认定和评价,它可直接决定康复对象在康复治疗中的态度及行为。通常康复对象的认知会受到住院环境、病友身体状况和情绪、医护人员的医术和态度的影响,因此,在认知评估中需要考虑康复对象之前的认知结构和病发后尤其是住院后的比较及不同。

（5）心理的变态程度评估：由于康复对象的病残导致治愈时间较长,这一过程中会产生不良的情绪和认知的障碍。康复对象以这样的情绪和认知,去理解、解释和对待当下或今后的事物,长此以往,不可避免地产生变态的心理和行为,从此严重妨碍了康复治疗计划的实施。

（6）康复对象对咨询要求的取向评估：康复对象对咨询要求的取向常常比较笼统,这需要仔细辨别和分析,从中确认康复对象的真正取向。只有正确了解和掌握了康复对象的真正取向,才能帮助满足康复对象这种取向的需要。

3. 解决急迫主要问题

（1）康复对象在突发的病残面前,精神备受折磨和打击,心理显得特别脆弱,容易失去心理平衡,也常常因此得了心理疾病。与此同时,在长短不一的康复治疗过程中,由于身体的残疾、恢复遥遥无期,个体性格特征及生活遭遇、身体病残引发的事件影响,治疗环境不适的影响,有些康复对象会产生抑郁症,严重的时候甚至出现自杀的念头或自杀行为。危机干预可以及时帮助处于危机境遇中的康复对象恢复心理平衡,帮助有自杀企图者避免自杀的危险,正视现实,适应环境。

（2）及时针对康复对象及其家庭成员的心理问题开展干预并加以解决,是康复治疗中非常重要的工作。化解他们心里的纠结,处理和解决好他们的具体问题,帮助他们认清病残现实和必须面对而无法回避的问题,调整好他们的心态,解决康复对象的各种不良情绪,鼓励康复对象积极配合治疗师实施康复计划,指导家庭成员与医护人员一道,协助康复对象达到全面康复。

（3）指导参与实施康复计划相关人员学习对康复对象进行心理帮助的知识和一般方式方法,端正和树立良好的工作态度,对康复对象在康复治疗训练过程中的心理状况,采取必要的措施,给予及时、适当的调整。

（4）康复治疗需要较长的时间,在这一过程中应防止医源性懈怠使医务人员在医疗操作中无作为、简单、态度生硬,防止无形中给康复对象增加原本可以避免的身心痛苦。还要解决康复治疗项目繁多、时间紧凑、任务重的问题,避免引起康复对象在各种康复治疗训练中产生抵触、懈怠、不配合、恐惧、厌烦和疲劳。这些问题可能会在康复心理咨询时逐一显现出来,不加以解决的话,会严重制约康复治疗的进展。

（5）康复对象难以避免因医学知识的缺乏而造成的对自己病残程度的认识和了解的偏差。所以需要提供康复治疗的信息帮助康复对象了解残疾的性质,正确对待残疾的程度和预后,及时提供康复治疗的信息,解除他们由于缺乏医学知识而产生的心理困惑,避免因为对残疾的错误认识而出现心理问题,激发他们康复的欲望。

4. 咨询的有效目标　　在咨询中康复对象的问题往往是多方面的、复杂的。需要从中分析,找出主要问题,并加以解决。

（四）问题的处理

医院专业人员如何应对问题是心理咨询的关键阶段。在此阶段应该仔细地、有步骤地处理和解决首要的紧迫问题。

1. 面谈 通过有目的的提问,围绕谈话主题展开询问。询问过程不拘形式,尽可能在比较自由宽松的氛围中进行,让患者轻松讲出心里的问题而不掩饰问题。

2. 排列 通过问题的排列了解和掌控康复对象问题的多样性和复杂性,澄清患者自身健康情况与现实不符的过分期望和被疾病及残酷现实扭曲的观念。

3. 提出意见 提出的意见并不是让患者照此去做,而是让这些意见引发康复对象的思索,触动原有的认知模式,最后促使康复对象自己做出合理的选择。

4. 面对 诱导康复对象认清和面对自己的健康状态和现实,了解自己的问题和不良行为给康复治疗所带来的不良后果。以积极的精神状态和行为投入康复的治疗计划中去。

（五）阶段评估与反馈

心理咨询效果的评定可以从几个维度来进行:

1. 来自康复对象的自我感受和评估 通过一段时间的咨询,康复对象对咨询的过程总会有自己的感受和评价。包括康复对象对自己情绪表现的描述、行为变化的描述、对原有问题态度的描述、对现实生活适应的情况描述、对环境适应的变化感受、对自我评价程度和满意度等几个方面。

2. 相关人员对康复对象在咨询阶段的状况评定 与康复对象常有接触的医护人员、家属是最直接的相关人员,往往他们的感受和反馈最有代表性。通过他们了解康复对象在咨询阶段中生活的、情绪的、行为的、人际交往的情况,与之前了解的进行比较。

3. 康复对象日常生活适应状况评价 可以从康复对象在日常生活中、康复治疗中表现出来的主动性的变化来观察。例如心理咨询前被动地接受康复训练,且不配合康复训练,而心理咨询后变得主动参与且配合康复训练。又例如心理咨询前对自己的病残过于悲观,而心理咨询后能以较现实的态度对待病残。

4. 对比康复对象心理咨询前后的心理测量结果 用同一种心理测量量表进行前后测量结果的差异对比,来了解、判断及评估康复对象心理状态的变化。

5. 心理咨询者的评定 采用观察法来观察、了解、判断和评估康复对象在认知、情绪、行为等方面是否发生了期待中的变化。

评估的目的是客观地掌握康复对象在心理咨询后发生什么样的变化。当评估发生改变时,治疗的目标和技术也要作出相应的调整。

（六）疗效的评估与总结

当判断心理咨询的目标已基本达到时,在结束心理咨询前,确定咨询效果如何是非常重要的步骤。一般可以从以下几个维度来进行疗效的评估与总结:

1. 康复对象对心理咨询效果的自我评估 康复对象对心理咨询效果感受如何是判断疗效的重要标准。就疗效而言,可以从患者首次对自我的评价和整个心理咨询结束前对自我的评价的对比中得以评定。

2. 康复对象适应能力是否有了明显的改善 例如适应病残现实、适应社会生活的状况。心理咨询前对自己的病残不能接受,心情十分不好。心理咨询结束后能正确认识自己的病残,心境放宽。

3. 相关人员对康复对象状况的评定 与康复对象常接触的有医护人员、家属,是最直接的相关人员,往往他们的感受和反馈最有代表性,他们对康复对象心理咨询前后的状况感受可以从另一侧面反映出心理咨询的疗效。

4. 康复对象心理咨询前后心理测量评定结果的比较 同一种心理测量量表在咨询前后对康复对象进行评价,对测量结果的差异进行对比,尤其是对比第一次与最后一次的测量结果,以此了解、判断及评估康复对象心理状态的变化。例如症状自评量表(SCL-90)的分值大小比较。

5. 心理咨询者的评定 医院的专业人员对患者的始终观察(主要在情绪、认知、行为和人际关系方面),尤其是整个咨询即将结束前的观察更能说明康复对象的疗效。

(七)结束咨询

结束咨询的前提是需要对照两个条件,一是医院专业人员依据客观的评估及观察,认定康复对象已经达到了预先制订的咨询目标;二是康复对象自我认定与以前相比有了明显的改善,可以自己应对。当两者都达到一致时,咨询就可以结束了。专业心理工作者向康复对象提出咨询结束的意见时,还要注意观察康复对象有何反应,要创造轻松自如的谈话氛围。如果是康复对象主动提出结束咨询,医院专业人员应根据掌握的依据进行分析和认定,综合评判康复对象要求结束咨询的意见和真实的目的。

第三节 心理治疗方法

心理治疗方法种类繁多,康复治疗中常用的有以下几种:

1. 系统脱敏疗法 也被称为交互抑制法,是应用刺激的交互替代或增强、削弱的作用,使个体产生正常和不正常的反应,通过心理放松状态来对抗焦虑和恐怖情绪。系统脱敏疗法包括三个步骤:

(1)制订恐怖或焦虑等级脱敏表:在这一步骤里,治疗师需要确定引起患者恐怖或焦虑的事件(刺激源),并由患者报告出这些事件引起的恐怖或焦虑的主观认为的程度大小。其尺度一般为0~100,数值越高,恐怖或焦虑程度越高。按照严重程度的顺序一般设置6~10个事件或场景的列表,最多不要超过20个。

(2)放松训练:让患者按照一定的顺序进行肌肉放松的练习。通常由双臂、头部、躯干、双腿逐步依次放松。治疗师还可以利用音乐支持患者进行放松。每次放松训练一般控制在30分钟以内,一日1~2次为宜。也可视病情程度和治疗需要而定。

(3)患者在放松训练下,根据恐怖或焦虑从低等级至高等级一次进行想象脱敏治疗:让患者在深度放松的状态下,由专业心理工作者口头描述从低等级到高等级的事件或场景,要求患者逼真地想象自己身临这样的事件或场景中。当患者能正常想象出时,要求患者伸出一个手指来表示。每一事件或场景的想象往往不是一次就可以完成,只有确认这一等级的恐怖或焦虑降到轻微水平,才能再进入下一事件或场景的想象。每次想象训练安排4个等级为宜。

2. 厌恶疗法 是在某一种特殊刺激后产生的条件反射,又叫对抗性条件反射疗法。厌恶疗法的一般原理是:利用回避学习的原理,把令人厌恶的刺激,如电击、催吐、语言责备、想象等,与患者的不良行为相结合,形成一种新的条件反射,以对抗原有的不良行为,进而消除这种不良行为。厌恶疗法具有非常强的针对性,因此事先必须确定患者的靶症状,并消除其症状。常用方法与步骤:

笔记

（1）电刺激疗法：把患者习得的不良行为反应与电击连在一起，每次出现不良行为反应时就实施电击。

（2）药物刺激疗法：当患者出现病态的刺激反射时，随即服用呕吐药，致使其产生呕吐反应，在这一反应过程中消失病态的刺激反射行为。

（3）想象刺激疗法：用语言描述让患者的厌恶情境、不适应行为与患者想象中的刺激联系在一起，从而产生对不良行为的厌恶反应，以消除症状。

3. 代币法 是对患者正面的行为给予一定的奖赏来强化其适应性行为。当患者表现出正确的适应性行为时，即可能获得代币奖励而使其行为得到强化。

4. 模仿学习疗法 又称示范性疗法，是利用人类通过模仿学习获得新的行为反应倾向，来帮助某些具有不良行为的人，以适当的反应取代不适当的反应，或帮助某些缺乏某种行为的人学习这种行为。

人们的大量行为都是通过模仿而习得的，人的不良行为也常常是通过这一途径而形成的。模仿学习疗法已成为行为疗法中常用的方法之一。运用模仿学习疗法通常采用三种方式：看电影或电视录像，听录音，由治疗师做示范。

5. 支持性心理疗法 其主要特点是：在治疗者和患者建立良好互信关系的基础上，善于以治疗者的专业权威、知识、热情亲切与关心来支持患者情绪的、行为的、社会交流（人际关系）的表现，使患者发挥其内在潜力，面对现实，处理问题，解决心理上的危机，或避免精神的崩溃。支持性心理治疗的基本方法：

（1）倾听：治疗者专心、耐心地倾听患者的述说，是建立良好互信关系的基础。带着对患者的尊重来讨论他的躯体与心理问题，并且表示出对他问题的理解和同情，是对他最大的支持。治疗者的倾听不是随意、无目的的，而是要以理智的层次去体会并理解患者的处境，在患者倾诉内心的痛苦与烦恼后，给予有效的帮助。

（2）说明与指导：由于患者对疾病的原因、进展、评定、治疗方法及预后等知识缺乏了解，治疗者应提供正确的认识，并加以说明和指导，增加患者的知识，改变患者的观念，学会选用较合理的适应方式，引导其走出迷茫，脱离误区。

（3）鼓励与安慰：让患者通过努力达到某种目标叫做鼓励，安慰是让患者放弃某些念头去适应现状。两者相辅相成，通过理性分析帮助患者认识到实现目标的益处。另一方面，提高实现目标的期望值，把远期目标转化成近期目标，将抽象目标转化成具体目标，会使患者易于产生趋向目标的动机。

（4）保证：保证是指充分利用治疗者的社会角色在患者心中的影响力取信于患者，使其不经思考而建立起对某事的信心。因此，治疗者应以充分的事实为依据，向患者提供保证，口气要坚定不移，但要留有余地。

（5）宣泄：恰当地利用宣泄手段，使患者积压已久的不良情绪倾诉出来，患者便会感到心情轻松，这在某种程度上已经达到了支持性的治疗目的。同时通过宣泄，患者能把自己的情绪变成语言叙述出来，往往对事情的判定和认识的角度已经发生变化，则更能比较客观地、理性地看待事情。情绪得到缓解，认知自然也就得到提高，行为也自然得到改变。

6. 合理情绪疗法 它属于认知心理治疗中的一种方法。以强烈矫正患者不合理信念，激励适应的、合理的信念产生为目标，结合行为矫正技术来改变患者的行为和认知。

（1）ABC 理论：A 是指外来的激发性生活事件；B 是指个体在诱发事件之后的信念系统，即对该事件的想法、解释和评价；C 是指由 B 引起的情绪和行为的结果。

（2）治疗过程：一般可分为心理诊断、领悟、修通和再教育等四个阶段。

1）心理诊断：首先，治疗者要与患者建立良好的关系，以帮助患者建立自信心；其次，摸清患者所关心的各种问题，将这些问题所属的性质及患者对其所产生的情绪反应进行分类。

2）领悟：在这一阶段，治疗者要帮助患者达到以下几个方面的领悟：①要向患者指出本人的思维方式和信念是不合理的，讲清楚其不合理的信念与患者的情绪困扰产生的关系。②要向患者指出，患者的情绪困扰之所以无法摆脱，与其他原因无关，最根本的原因是不合理信念所造成的。向患者强调人的观点、信念和人生哲学在引发其情绪和行为反应过程中所起的重要作用。③帮助患者认清其信念的不合理将给自己带来的伤害，促使患者摆脱不合理信念。④除了帮助患者摆脱不合理信念外，还应该使患者认识到对自己的心理障碍负有完全的责任，促使其积极参与心理治疗过程。

3）修通：这是对患者存在的不合理信念进行讨论或辩论的阶段，也是治疗的关键阶段。与不合理的信念辩论的方法一直是治疗者帮助患者的主要方法。这时治疗者主要采用辩论的方法动摇患者的不合理信念，使他们认识到那些不合理的信念是不现实、不合逻辑的，也是没有根据的。

4）再教育：这是巩固治疗效果并结束治疗的阶段。这时治疗者要帮助患者巩固在治疗过程中所学到的东西，以便能更熟练地采用合理的方式去思考问题，使其在脱离治疗情境之后能更合理地生活，更少地受不合理信念的困扰。

合理情绪疗法最常用的方法有与不合理信念辩论法、合理的情绪想象技术、认知的家庭作业和自我管理方法。

7. 贝克认知疗法　　贝克认为，人有什么样的情绪及行为是由认知来决定的。他认为心理障碍不一定都是由神秘的、不可抗拒的力量所产生的，相反，日常生活中的平常事件，如错误的学习，依据片面的或不正确的信息做出的错误推论等也会引起心理障碍。

治疗技术：

（1）每日活动计划表：受制于患者身体和心理的原因，患者对外界的反应和表现总是显得十分被动。为彻底改变，给患者指定每日的活动内容，以增加患者的能动性。

（2）M 和 P 治疗：M 意为掌握、控制（mastery），即感到做某件事的难易程度；P 意为愉快（pleasure），即在做某件事时的愉快程度。通常患者处于被动消极时，无法体验到愉快，而愉快的体验对患者来说有助于其改变认知动机。治疗者让患者按照计划参加活动，在这一过程中新的认知动机会活跃起来，一种完成任务后带来的自信和愉快就会到来。

（3）认知重评：主要用于改变适应不良的认知和态度，然后由治疗者和患者共同评价。步骤为：①找出认知和沮丧的关系；②找出认知与自暴自弃的关系；③找出这些认知的扭曲性；④检查、评价、矫正这些认知。

（4）转化治疗：帮助患者脱离固有的认知模式，以另一种思维方式来体验和解释与客体的关系。与此同时，通过治疗者的矫正，让患者树立新的一种模式，应对日常心理问题。

笔记

（5）角色扮演：治疗者互换角色或扮演其他角色，目的是发现患者的认知歪曲和找出解决的办法。不同的身份、不同的角色、不同的地位、不同的职业、不同的文化背景等，都不免有各自不同的认知。在互换角色中，让患者在扮演中受到另一种认知刺激，引发患者的思索和改变。

8. 以人为中心疗法　这种疗法强调治疗者应充分意识到和利用患者自身的各种经验及患者的主观世界，强调患者本身是具有强烈的自我改变的内在力，而不是靠治疗者来改变。治疗者的作用只是帮助和推动患者的内在力，使其意识到自己完全有能力处理好身边的问题。

以人为中心疗法在治疗过程中，治疗者主要通过言语和非言语的两种方式来表达对患者内心感受的理解，创造良好的治疗气氛帮助患者自由地表达和探索自我，进而产生某种人格的改变。基本技术有促进设身处地理解的技术：此技术包括言语交流设身处地的理解、非言语交流设身处地的理解。

（1）言语交流设身处地的理解：理解患者的情感和认知信息，让患者知道他们的情感和想法是被准确地理解了的。交流必须把重点放在患者目前的情感和认知内容上。

（2）非言语交流设身处地的理解：①肢体、神态和表情语言；②省略的、没有说出的话，以及观察到的机体活动水平；③家具的摆放位置。

9. 社会技能训练疗法　社会技能一般是指一个人有效地应付日常生活中的需求和挑战的能力，它是一个人保持良好的精神状态，在他所处的社会文化环境中，在与他人的交往中表现出适当的和健康的行为。一般包括处理问题技能、思维技能、人际交往技能、自我定向技能、控制情感及行为技能。训练的方法为：

（1）对患者社会行为的直接指导和帮助：把现实生活中复杂的问题分解为若干个细小、简单的部分，然后通过反复讲解、演示等手段，帮助患者逐一解决，以帮助患者恢复解决复杂问题的能力，再鼓励其解决现实生活中的具体问题。

（2）治疗者的示范或者对其有效的社会反应给予支持：运用多种媒介、视觉、听觉等输入通路，代偿其注意和记忆困难，在每次训练过程中使用各种方法帮助患者加强学习的效果。

（3）治疗者支持改变患者的认知功能模式：如果患者潜在的或已经存在的认知功能损伤得到纠正，就可以更好地学习并掌握传统的技能训练，并能在现实生活中应用所学到的技能。此模式是从患者基本的认知功能（如注意力、计划性等）入手，循序渐进，使其受损的社会功能逐步得到恢复。

10. 心理音乐治疗　就是应用音乐的生理现象、物理现象、情绪现象、行为现象、感知觉现象、人对声音的经验及想象现象等，结合心理治疗技术，来对心理疾病实施治疗。

心理音乐治疗是心理治疗的直接手段。它可以直接深入患者意识，这来自于音乐本身所具有的情绪、情感、心理、认知和社会交流的力量。治疗师的任务就是让患者在其中能够对过去的、现在的、未来的问题，进行新的面对、解释、评价、组合、认识和决定，最终达到自我成长，从根本上解决问题。音乐治疗的主要类型有两种：

（1）接受式音乐疗法：主要由治疗者根据需要，事先按治疗计划安排好治疗内容和形式，让患者在静态下，通过对音乐的感受和表达过程达到治疗目的。

（2）能动式音乐疗法：主要由治疗师根据需要，事先按治疗计划安排好治疗内容和形式，发挥患者的能动性，鼓励患者主动参与各种音乐形式的活动和表现音乐。在治疗中以完成对各种音乐形式的活动和表现音乐所带来的所有体验来建立自我完善为治疗目的。

第四节 残疾后的心理特征及应对方式

一、心理特征及其对应的处理

1. 心理休克期 主要表现为康复对象对创伤的即刻反应，是对突发严重打击还没来得及整合的阶段。意外事故发生时，康复对象往往处于身体的休克和精神的麻木之中，表现为恐惧、麻木或情况不明、认识不足、盲目状。此阶段持续几小时、数天或较长时间。

对应的处理：在这个时期要给康复对象创造良好的治疗环境，暂时避开康复对象的敏感问题，可根据康复对象的性别、年龄及个性的差异，采用合适的方法将残疾的现实逐步告诉康复对象，同时要积极给予心理疏导。

2. 否定期 否定是康复对象常用的心理防御机制，由于创伤致残的打击来得过于突然，超出康复对象的心理承受能力，于是很自然地采取心理防卫措施。否定或否认，属于康复对象心理对其残疾或伤残的不可逆性持自主否认而出现的抑郁症。否定是在潜意识下进行的，在一定程度上可以防止不良性行为和有利于康复进程。此阶段持续几天、数周甚至数月。

对应的处理：在治疗上应针对其病残，而不能去直接处理否认病残问题。当否认是含蓄的，并有相当大的情感不稳时，则主要采取心理治疗。这种治疗是支持性的，在治疗中康复对象可以表达其感受，使其能感受到治疗者给予的支持及谅解，必要时辅助以药物治疗。

3. 抑郁或焦虑期 随着治疗和康复训练的进行，康复对象逐渐领悟到创伤将造成长期或终生残疾，明确了将来功能缺损的状况，感到极度痛苦，悲观失望，抑郁或焦虑不安。抑郁是为保持自尊而产生的一种不能自助的反应，这时康复对象会产生自伤或自杀行为。此阶段持续数周或数月。

对应的处理：对轻微抑郁康复对象无需特殊处理，只要给予足够的支持疗法便可使康复过程不受干扰。较严重的抑郁症康复对象常有活动方面的抑郁，干扰康复过程，采取支持性心理治疗是必要的。如果抑郁严重，有自杀倾向，应请精神心理医师会诊，给予抗抑郁药物治疗。

4. 依赖期 部分患者在取得一定的自主功能后，有时会出现心理和行为的倒退，产生依赖反应，对于原先有被动或依赖习惯性格者尤为明显。在康复过程中依赖本身就是一种防御。随着时间的推移，进入康复期后，这种性格特征可逐渐消退而变化为正常人格。

对应的处理：在这个时期可引导康复对象认识其各种潜能及需要，调动积极性，让患者参与制订康复计划，鼓励康复对象自我实现，逐步消除其依赖性。

5. 适应期 在康复过程中，大部分康复对象能够找到适宜自己的"对应策略"，最大限度地从心理和行为上适应身体残疾。这种适应包含了合理有利的适应外围因素的能力和过程。表现为悲伤心情逐渐减轻,情绪好转,积极参加康复训练,努力争取生活自理,并思考自己的前途,积极回归社会。

对应的处理:治疗师应支持、鼓励康复对象的积极表现,并协助策划"对应策略"以加强适应过程,求得心理平衡。

二、残疾后的对应方式

应对是人们为应付心理压力或挫折,有意识地做出的认知性和行为性努力。应对通过调整自身的价值系统、改变自己对挫折的认知和情绪反应,减少精神痛苦,维护自尊心,求得内心的平衡。它受个体的认知评价、生活经历、个性特征及社会支持等诸多因素的影响。其应对方式如下:

1. 压抑(repression) 把意识中对立的或不能接受的冲动、欲望、想法、情感或痛苦经历不知不觉地转到意识中去。

2. 退行(regression) 在适应困难的情况下,表现出心理年龄与生理年龄不相符合的表现,以不成熟、幼稚的行为方式应对现实。

3. 否认(denial) 拒不承认已经发生的挫折和不愉快情境,从根本上认为它从没发生过,以避免心理上的不安和痛苦。

4. 投射(projection) 指个体将自己所不喜欢的、所不能接受的欲望、冲动和感受归于他人,以此来避免心理上的不安。

5. 补偿(compensation) 为弥补生理上或心理上存在的某种缺陷,或所追求的理想、目标受到挫折时,转而努力发展或从事其他活动予以替代,以减轻心理上的不适感。

6. 转换(displacement) 个体将限于各种因素而不能释放的情绪反应转嫁给无辜的人或物,以发泄内心的不满。

7. 合理化(rationalization) 以个人自己能接受的理由来解释自己不符合社会价值标准的行为或未达到所追求的目标。

8. 反向形成(reaction formation) 将潜意识中的欲望、冲动、情感等,以截然相反的活动与行为表现出来,使个体行为更易被社会所接受。

9. 升华(sublimation) 把本能欲望导向那些比较崇高、为社会所接受的方向,以社会比较能接受的形式表现出来。

10. 认同(identification) 指在潜意识中个体力图等同于某一对象,甚至以他人自居。应对是人们为应付心理压力或挫折,有意识做出的认知性和行为性努力。

第五节 常见的错误认知和不良情绪及对应的心理治疗

一、常见的错误认知及对应的心理治疗

1. 否认 否认是一种常见的心理防御反应。但是过度否认会导致个体不能准确地了解和接受现实。这时,康复对象对残疾的反应可表现为轻度抑郁或心境较为平

缓,甚至有使人难以理解的欣快,虽可进行康复训练,但进展往往不大。最终否认无效时,则出现明显的情绪紊乱现象,可导致急性抑郁或严重焦虑,不得不暂时终止康复过程。

对应的心理治疗:每个人都有特殊的应对外部刺激的防御性心理机制,它是情绪对现实的自我解释、自我转化,以维持需要的一种状态。当一个人突发重大疾病或残疾时,常常短时间内无法接受,无法平和面对事实,这时,这种心理防御机制就会启动。治疗者应把它看作是康复对象唯一用来应对应激情绪,进行自我保护的手段。治疗者需要表现出充分的理解、同情和支持,要以极大的耐心倾听康复对象的表述,支持康复对象毫无保留地发泄情绪,合情合理地鼓励和安慰康复对象,协助康复对象端正对当下状态致使问题的看法,对其关注、担忧和期待的事情进行交流讨论,寻求树立变化的心理形式。

2. 认同延迟 残疾突然发生后,康复对象不但立即失去了过去的工作和地位,同时也失去了许多能带给康复对象愉快的行为能力,而且还要立刻开始接受不良刺激,如疼痛和各种躯体不适、感觉缺失和功能丧失,短期内很难适应;另外,有时康复治疗同样也能够带来痛楚,康复对象很可能会把残疾和随后与其有关的康复治疗都看成是不良刺激,回避康复对象认为是惩罚的各种活动,而不愿参加康复治疗,这种现象叫做认同延迟。认同延迟的康复对象往往采取逃避的方式,他可能拒绝治疗或总是迟到,也可能由于愤怒和反抗行为而自动仓促离院。

对应的心理治疗:

(1)残疾康复对象心理承受力下降,对外界刺激常产生不良应对和反应,同时还伴有情绪紊乱、低落。治疗师要引导康复对象去领悟疾病和治疗间的关系,领悟自己的不良情绪反应对残疾康复训练以及身体的康复都有直接的影响。以矫正其态度、强化心理准备和治疗动机。

(2)由于康复对象对康复训练中产生的不适反应选择消极对应,所以,治疗师应帮助其转变态度。主要采取谈话形式,展开对消极对应的讨论,树立合理的对应态度。同时遇有不良情绪和行为时,应展开积极的疏导和处理。

3. 失能评价 躯体残疾会使康复对象丧失机体的某些功能,如丧失行走能力、不能从事某些自己感兴趣的活动或丧失某些功能(如性功能或女性第二性征)等,有些康复对象甚至终生需要他人照顾。因此,在躯体病残的急性期过后,患者几乎无一例外地会产生失能评价,从而导致抑郁、失望,甚至自杀,临床上可表现为拒食、拒治、攻击行为等。

对应的心理治疗:

(1)与康复对象建立交谈平台,告诉康复对象失能评价是对自我能力丧失、生命的存在已无意义的、心理的、情绪的取向。这种取向导致康复对象不但在情绪上极端不良,也在行为上退化。这个过程有长有短,依病状轻重、治疗措施是否及时得当而定。

(2)治疗师应帮助和引导康复对象以理性情绪去重新面对和解释原有的不合理信念,对身体诱发的功能性障碍、残疾,要以实事求是、科学的、客观的解释和评价来修通康复对象的自我评价模式。

(3)根据病状分析判断,对有的康复对象,可以肯定其躯体病残会导致部分失能,以免康复对象产生"残疾只是阶段性的问题,将随着治疗而转好"这种期待值过高的、不切实际的动机或否认躯体残疾的必然性结果。同时明确指出,积极的情绪和态度与行为可以减轻症状、降低残疾程度、提高自身能力,还有可能康复。

(4)根据康复对象失能评价的程度大小,帮助和引导康复对象学会问题的排列能力。将一个视为大问题的问题分解为若干个能够较容易解决的小问题。例如:大问题是要解决偏瘫。小问题是解决手的精细动作、抑郁等。解决小问题带来的变化和进步,有助于改善和重塑康复对象的失能评价,使其更积极主动地配合治疗。

4. 其他不合理信念　康复对象还可由于社会文化背景的差异而对某些躯体病残产生不合理的信念,如某些截瘫患者也许从未想到过性功能的康复。不合理信念会导致不良情绪和不适应行为,继之影响康复过程,同时也严重影响康复对象的生活质量。在诸多不合理信念中,病残者的性功能障碍或丧失常常是导致严重焦虑和抑郁的原因。

对应的心理治疗:

(1)之前可以以面谈式和性心理测验来了解康复对象对性的态度和性的能力,并进行评估诊断。让康复对象认识到性的活动对人的身体健康、心理健康有着积极的作用。虽然有的康复对象的性能力并无障碍,但由于病残影响到康复对象的情绪,使其没有心境去体验性生活所带来的愉悦,有的康复对象虽有性的冲动,却因残疾而无法进行性生活。只要在正确的知识指导下,通过夫妻双方的努力,还是能够使性生活达到一定质量的。

(2)对那些有性能力障碍的患者而言,治疗者应消除性问题所致的羞愧、焦虑情绪,告诉康复对象,对性功能的康复要求同对感觉、运动的康复要求一样,是正常的、正当的。

(3)对康复对象及其伴侣提供医学咨询和服务,采取某些医学措施完善其性功能。

二、常见不良情绪及对应的心理治疗

残疾最终可能导致康复对象外观上的改变及家庭经济情况、社会角色的改变,如不能从事某些活动或终生需要他人照顾,所有这一切都将损害康复对象原有的自尊,最终导致不良情绪,不良情绪将影响康复的进程。

1. 焦虑　每个病残者初始的情绪都存在焦虑。焦虑往往可以由生活中发生的与主体冲突的事件引起。患者常无法解释和接受事件本身的缘由,而以焦虑的情绪来对应,常伴有一种无形的恐惧。过度的焦虑还可以致使自主神经系统平衡失调,因此伴有明显的生理反应,使患者出现血压升高、心率加快、心悸、呼吸不自然、失眠、便秘、不自主的躯体紧张颤抖、肌肉痉挛等表现,明显妨碍和影响康复训练的进行。当焦虑不能摆脱现实时,持续极度的焦虑会使患者产生变态心理和变态行为,患者会采用各种防御机制以减轻痛苦,进而出现各类心理疾病,导致康复训练计划无法正常实施。

对应的心理治疗:

(1)焦虑是康复对象不幸遭遇中的一部分,治疗师应该以真诚、诚恳、友爱的心去理解、同情和帮助患者,换取患者对治疗师的信赖,帮助康复对象矫正不正确认知,正确认识伤残程度及经康复治疗后可能的恢复程度,以便积极配合治疗目标的实现。

(2)为康复对象提供心理、情感、情绪的支持,充分调动积极的正面影响,消除各种疑虑。争取相关医护人员、家庭成员和社会的帮助,创造良好的环境。

（3）通过有目的的语言暗示和让已经经过康复治疗恢复良好的康复对象现身示教，进行积极的行为暗示，可以转化和改变患者对自我、对外界的认识和评价，解除其焦虑。

（4）运用放松训练，除了可以产生与焦虑反应相反的生理现象外，还可以让焦虑注意转移、焦虑情绪得到缓和。

2. 愤怒　残疾对人来说是一次严重的身心伤害。虽然康复治疗的目标是让康复对象恢复正常，但治疗是动态的，不确定性常常关系到治疗效果的进展。有的时候当康复对象意识到自己的残疾已经不可能恢复到正常时，会误以为是治疗存在的问题和治疗师个人不尽职所致。康复对象把自身的病残理解为不公平的遭遇，这种极端的认知引起的愤怒情绪可表现为焦虑烦躁，对亲友和医护人员冷漠、敌视、易激惹，严重者不能控制自己的情绪，出现毁物、打人或自伤、自残行为。

当康复对象的愤怒情绪以敌意和攻击形式出现时，可使治疗更为费时和困难。有的康复对象还可能把康复过程中不可避免的疼痛看作是惩罚，从而对医护人员进行报复，使康复计划难以实施。也有的患者对一般性护理和自我照料等措施漠然视之。

对应的心理治疗：

（1）愤怒是一种极端的情绪。应该设立一种让康复对象完全面对愤怒的对象或事件的体验模式，治疗师要支持这种情绪得到更大的发泄，而不回避。只有当这种情绪得到最大限度的表现后，愤怒的情绪才会缓和。

（2）愤怒往往来自错误认知和错误的思维模式。治疗师应该对康复对象旧的认知和行为进行分析矫正，并和康复对象一起讨论其愤怒的情节背景、意义和作用。通过解释、排列、疏通、诱导，培养康复对象建立新的认知和行为来代替旧的认知和行为。帮助康复对象用现实的态度、理性的情绪对待身体的残疾和由此带来的各种不适感。

（3）不同的人格总是有各自的情绪特质，在康复对象语言能力健全的前提下，可以对康复对象的人格展开分析。如果其愤怒与其人格特征有内在联系的话，就需要针对人格中障碍的部分进行干预，重塑健康的人格。

3. 抑郁　凡躯体病残者均存在不同程度的抑郁，其程度从轻度抑郁、中度抑郁到严重抑郁至自杀。抑郁的程度虽不能与病残的性质和程度有直接关系，但这是诱发抑郁的原因之一，而根本的原因是康复对象的心理结构以及由此产生的对外部给予个体的刺激所采用的对应策略。可表现为不愉快、自我贬低，对周围环境缺乏兴趣；严重者长时间、持久地闷闷不乐，自信心丧失，悲观失望，对生活失去兴趣，甚至出现自杀行为。个别康复对象可假装愉快、洋洋自得，常使人误解，应注意区别。

对应的心理治疗：

（1）抑郁是一种自我压抑情绪所连带出现的情绪和行为障碍。康复对象只有采用压抑来应对外部感受。压抑使情绪郁闷、认知障碍、行为退缩。因此，治疗师首先要引导康复对象无保留地讲述自己压抑的原委，治疗师要充分激发康复对象的压抑情绪，支持这种情绪得到有效的释放。只有较好地释放了这种情绪后，情绪才有可能朝着有益于患者和治疗的方向发展。

（2）正确的认知对改变抑郁会起到至关重要的作用。而康复对象的抑郁情绪既来自于之前的认知，又对之后的认知带来更大的障碍和损伤，由此产生更加严重的抑郁情绪。治疗师要在康复对象的情绪得到有效处理后，及时对其原有的认知进行干预，修通和矫正其有偏离的认知观念和错误的信念，使其端正态度，重新塑造合理的认知体系。

笔记

（3）早期发现有自杀企图的抑郁康复对象或对有自杀观念的患者进行精神科会诊。出现下列情况应引起医务人员的高度重视：①精神病性质的抑郁；②本人以往有自杀企图或严重抑郁史者；③持久性自杀威胁；④体重显著下降、失眠、淡漠，全身动作迟滞不能用疾病和残疾解释；⑤突然整理衣服、物品或书写告别信件。

根据病情程度，适当使用抗抑郁药物是必要的，在服药过程中加强对其进行心理治疗。

4.过分依赖　在正常和健康的情况下，人们在成长过程中要抛弃孩童时期的许多依赖性，逐渐走向成熟和独立，而躯体性病残往往能剥夺人的许多成熟的技能，使人处于依赖状态。人的依赖性通常指躯体性依赖、社会性依赖和情绪依赖。康复对象在康复过程中除了躯体病残造成的依赖外，往往存在较严重的情绪依赖倾向。表现为过分无助和脆弱，许多事情都需要询问医护人员或周围的人，要求他们给予很多的关心，并指使他们做这做那。反复不断地诉述其症状，对医护人员或家属的照顾深感不满。无限制的要求会导致他人失去耐心，此时患者可能出现不良情绪。康复目标直接与这些依赖相矛盾，过分依赖导致对康复计划无动机，因此，处理不当会导致康复过程缓慢，影响康复的成效。也有一些康复对象表面上似乎有很强的愿望参加训练计划，但在真正训练时却拒绝帮助或长时间停滞于某一康复阶段中。

对应的心理治疗：

（1）从心理分析上去解析患者过分依赖的情况。矫正和重塑康复对象的心理动力。

（2）要充分理解康复对象，了解康复对象存在的问题、不满和需要，并及时有效地解决存在的问题、处理不满，满足其需要，安慰、鼓励等。

（3）康复对象虽然病残，但并不是丧失了所有潜能。因此要调动康复对象的各种潜能，调动康复对象内心渴望病残尽快康复的潜力，对其进行积极的启发，使其自我实现，以逐步消除其依赖性。若康复对象为依赖型人格，则处理时需多加注意，应避免因处理不当使其永远不能满足或由于拒绝其要求而使其产生不满和敌意。

学习小结

1. 学习内容

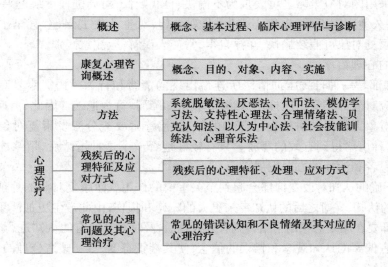

2. 学习方法

本章涵盖了心理治疗的概念、心理治疗和康复心理咨询的基本内容。讲解了心理治疗和康复心理咨询的技术、步骤和过程，以及它们在实际中的运用。涉及了心理诊断标准和方法，以及心理评估的步骤和方法。还包括了心理治疗和康复心理咨询的适应证，残疾后的心理特征及应对方式的基本内容，以及常见的错误认知和常见的不良情绪。在学习中要注重思考心理治疗章节中各个基本原理之间的联系，用比较的办法理解和掌握心理治疗和心理咨询的方式方法。

（邱宜斌　董超）

复习思考题

1. 心理治疗的基本过程是治疗工作的开始吗？为什么？
2. 心理诊断是如何进行的？
3. 心理治疗对康复对象意味着什么？

笔记

第六章

传统康复治疗

📖 学习目的

　　通过对传统康复疗法的学习,使学习者能够运用针灸、推拿、中药及传统运动的方法治疗病伤残所致的功能障碍。

　　学习要点

　　经络的概念、循行分布、与脏腑组织器官的联系、作用,腧穴的概念、分类、常用腧穴定位方法、作用;毫针、灸法、拔罐、电针、头针、耳针、腕踝针、三棱针、皮肤针、皮内针、穴位注射以及子午流注针法的基本操作与应用;针灸异常情况的处理及预防。推拿的治疗作用与原则,常用手法的操作与应用。中药疗法的组方原则、常用治法。太极拳、五禽戏、八段锦、易筋经的动作要领及应用。针刀治疗的基本原理与原则,常用针刀刀法手法的操作技术,临床常用针刀整体松解术基本术式。

　　传统康复治疗是在中医理论指导下,以减轻病、伤、残者的身心和社会的功能障碍,发挥其潜能,促进其重返社会,提高其生活质量为主要目的的传统治疗方法。包括针灸、推拿、饮食与中药以及传统运动治疗。

第一节　经络腧穴

一、经络

　　经络是经脉和络脉的总称,是联络脏腑肢节,沟通上下内外,运行气血,协调阴阳,调节人体各部的通路。经络理论是阐述人体经络系统的循行分布、生理功能、病理变化及其与脏腑相互关系的一种理论体系,是中医学的重要组成部分。

　　（一）经络的组成

　　经脉包括十二经脉、奇经八脉以及附属于十二经脉的十二经别、十二经筋和十二皮部;络脉包括十五络脉和难以计数的孙络、浮络等。

　　1. 十二经脉　十二经脉即手三阴经(肺、心包、心)、手三阳经(大肠、三焦、小肠)、足三阳经(胃、胆、膀胱)和足三阴经(脾、肝、肾)的总称。它们是经络系统的主体,故又称为"正经"。

　　（1）十二经脉的命名:十二经脉的名称是由手足、阴阳和脏腑三部分组成。手足,表示经脉的外行路线分别分布于手或足;脏腑,表示经脉的内行路线分别属于脏或腑;阴阳,表示经脉的阴阳属性及阴阳消长变化,一阴一阳衍化为三阴三阳,以区分手足六经。阴气最盛为太阴,其次为少阴,再次为厥阴;阳气最盛为阳明,其次为太阳,再次为少阳。

(2)十二经脉在体表分布的规律:十二经脉左右对称地分布于头面、躯干和四肢,纵贯全身。凡属六脏的经脉称为阴经,分布于四肢内侧和胸腹,上肢内侧为手三阴经,下肢内侧为足三阴经;凡属六腑的经脉称为阳经,分布于四肢外侧和头面、躯干,上肢外侧为手三阳经,下肢外侧为足三阳经。以人体自然直立,两手下垂,掌心向内的姿势,将上下肢的内外侧均分为前、中(侧)、后三个区域,则手足三阳经在四肢的排列是:阳明在前,少阳在中,太阳在后;手足三阴经在四肢的排列一般是:太阴在前、厥阴在中(侧)、少阴在后,其中足三阴经在足内踝上8寸以下为厥阴在前、太阴在中、少阴在后,至内踝上8寸以上则太阴交出于厥阴之前。

(3)十二经脉的表里属络关系:十二经脉内属于脏腑,阴经属脏而络腑,阳经属腑而络脏。脏与腑有表里相合的关系,阴经与阳经有表里属络关系。如手太阴肺经属肺络大肠,手阳明大肠经属大肠络肺,肺与大肠表里相合,手太阴肺经与手阳明大肠经则表里属络。这样十二经脉就形成了六组表里属络关系。互为表里的经脉在生理上密切联系,病变时相互影响,治疗时相互为用。

(4)十二经脉的循行走向与交接:十二经脉循行走向是:手三阴经从胸走手,手三阳经从手走头,足三阳经从头走足,足三阴经从足走腹(胸)。十二经脉的交接规律:相表里的阴经与阳经在手足末端交接;同名的阳经与阳经在头面部交接;相互衔接的阴经与阴经在胸中交接。

(5)十二经脉的气血循环流注:十二经脉的气血运行始于手太阴肺经,逐经流注,经大肠经、胃经、脾经、心经、小肠经、膀胱经、肾经、心包经、三焦经、胆经到肝经,自肝经再上注肺,重新开始循环。十二经脉之间由此连贯起来,构成"如环无端"的气血循环流注系统。

2. 奇经八脉 奇经八脉既不属络脏腑,又无表里配合关系,无对称性分布,是别道奇行分布的8条经脉,包括督脉、任脉、冲脉、带脉、阴维脉、阳维脉、阴跷脉、阳跷脉。奇经八脉中的督脉、任脉、冲脉皆起于胞中,同出于会阴,而分别循行于人体的前后正中线和腹部两侧,称为"一源三歧"。督脉调节全身阳经经气,又称"阳脉之海";任脉调节全身阴经经气,又称"阴脉之海";冲脉涵蓄十二经脉气血,又称"十二经脉之海"或"血海"。

奇经八脉纵横交错地循行分布于十二经脉之间,沟通了十二经脉之间的联系,起到统摄有关经脉气血,协调阴阳的作用,对十二经脉气血有着蓄积和渗灌的调节作用。当十二经脉和脏腑之气旺盛时,奇经则加以储蓄;当十二经脉生理功能需要时,奇经又能渗灌和供应。

任、督脉各有本经所属穴位,故与十二经相提并论,合称为"十四经"。十四经均有一定的循行路线和所属穴位,是经络系统中的主要部分。

3. 十二经别 十二经别是十二正经离、入、出、合的别行部分,是正经别行深入体腔的支脉。加强了十二经脉的内外联系,更加强了经脉所属络的脏腑在体腔深部的联系。由于阴经经别合于阳经后都上达头面部,加强了阴经经脉同头面部的联系。

4. 十二经筋　十二经筋是十二经脉之气濡养筋肉骨节的体系,是附属于十二经脉的筋肉系统。具有约束骨骼、屈伸关节、维持人体正常运动功能的作用,经筋病候都属于筋肉方面的疾病和运动功能的异常。

5. 十二皮部　十二皮部是十二经脉功能活动反映于体表的部位,也是络脉之气散布之所在,是机体的卫外屏障,具有抗御外邪、保卫机体和反映病候、协助诊断的作用。

6. 十五络脉　十二经脉和任、督二脉各自在经脉别出一络,加上脾之大络,总计15 条,称十五络脉。分别以其发出之处的腧穴(络穴)命名。十二经脉的络脉分别在本经四肢肘膝关节以下的络穴分出,均走向相表里的经脉,即阴经的络脉络于阳经,阳经的络脉络于阴经。任脉的络脉从络穴鸠尾分出以后散布于腹部;督脉的络脉从络穴长强分出以后散布于头;脾之大络从大络穴大包分出以后散布于胸胁。

十二经脉的络脉加强了十二经脉中表里两经的联系,沟通了表里两经的经气;躯干部的任脉络、督脉络和脾之大络,分别沟通了腹、背和胸胁经气。

从络脉分出的浮行于浅表部位的络脉和细小的分支称浮络和孙络,它们遍布全身,难以计数,从而输布气血以濡养全身组织。

（二）经络的作用及应用

1. 经络的作用

（1）联系脏腑,沟通内外:人体的五脏六腑、四肢百骸、五官九窍、皮肉筋骨等组织器官,虽各有不同的生理功能,但又互相联系,使机体内外上下保持着协调统一,构成一个有机的整体。这种相互联系、有机配合,主要是依靠经络系统的联系沟通作用来实现的。经络系统循行分布,纵横交错,表里出入,通达上下,从而使人体的各脏腑组织器官有机地联系起来。

（2）运行气血,营养全身:气血是人体生命活动的物质基础,必须依赖经络的传注,才能输布周身,以温养濡润全身脏腑组织器官,维持机体的正常功能。

（3）抗御病邪、保卫机体:营行脉中,卫行脉外,营卫之气特别是卫气,通过孙络散布到全身皮部,当病邪侵犯时,孙络和卫气发挥了重要的屏障作用。

2. 经络的应用

（1）说明病理变化:经络是人体通达内外的一个联络系统,在生理功能失调时,又是病邪传注的途径,具有反映症候的特点。

（2）指导辨证归经:通过辨析患者的症状、体征以及相关部位发生的病理变化,确定疾病所在的经脉。

（3）指导针灸治疗:通过针刺和艾灸等刺激体表经络腧穴,以疏通经气,调节人体脏腑气血功能,从而达到治疗疾病的目的。

二、腧穴

腧穴是脏腑经络之气输注于体表的特殊部位,当人体生理功能失调时,腧穴是疾病的反映点,在防治疾病时腧穴又是针灸的刺激点。针灸通过针刺、艾灸等对腧穴进行刺激,以通其经脉、调其气血,使阴阳平衡、脏腑和调,从而达到扶正祛邪的目的。

（一）腧穴的分类

1. 十四经穴 指有固定的名称和位置,且归属于十二经脉和任督二脉的腧穴。它们是腧穴的主要部分,又简称"经穴"。

2. 奇穴 指既有一定的名称,又有明确的位置,但尚未归入十四经系统中的腧穴,又称"经外奇穴"。

3. 阿是穴 指以病痛的压痛点或其他反应点作为针灸部位,随病而定,没有具体名称和固定位置的一类腧穴,又称"不定穴""天应穴"等。

（二）腧穴的主治特点和规律

1. 腧穴的主治特点

（1）近治作用:所有腧穴均能治疗其所在部位局部与邻近脏腑、组织器官的病证,这是腧穴主治作用所具有的共同特点。

（2）远治作用:腧穴具有治疗本经循行所过之处经脉的病证及远隔部位脏腑、组织器官病证的作用。

（3）特殊作用:某些腧穴具有双向性的良性调整作用和相对特异性的治疗作用。腧穴的双向性的良性调整作用是指机体在不同的病理状态下,同一腧穴体现出两种相反的治疗作用。

2. 腧穴的主治规律

（1）分经主治规律:某一经脉所属的经穴均可治疗该经脉循行部位及其相应脏腑的病证。十四经穴的主治作用,归纳起来是:本经腧穴能治疗本经病,表里经穴能治互为表里的经脉、脏腑病。根据腧穴的分经主治规律,后世在针灸治疗上发展为"宁失其穴,勿失其经"。

（2）分部主治规律:位于身体某一部位的腧穴均可治疗该部位及某类病证,即腧穴的分部主治与腧穴的位置特点相关。体现经脉在纵行分经的基础上又有横行分部的关系。

（三）特定穴

特定穴是十四经穴中,具有特殊的应用方法,特殊的治疗作用,并以特定称号归类概括的腧穴。

1. 五输穴 五输穴是十二经脉分布在肘、膝关节以下的 5 个特定穴,称为井、荥、输、经、合。十二经脉中,每一条经脉的五输穴均按照井、荥、输、经、合的顺序从四肢指趾末端向肘膝方向排列,井穴分布在指、趾末端,荥穴分布于掌指或跖趾关节之前,输穴分布于掌指或跖趾关节之后,经穴多位于前臂、胫部,合穴多位于肘膝关节附近。

2. 原穴、络穴 原穴是脏腑原气输注、经过和留止于十二经脉四肢部的腧穴,又称十二原。阴经之原穴与五输穴中的输穴同为一穴,又称"以输代原";阳经于输穴之后另置一原穴,多分布于腕踝关节附近。

络穴是络脉由经脉别出的分支点。十二经脉的络穴位于四肢肘膝关节以下,任脉络穴鸠尾位于上腹,督脉络穴长强位于尾骶,脾之大络大包位于胸胁,合称"十五络穴"。

3. 俞穴、募穴 俞穴又称"背俞穴",是脏腑之气输注于背腰部的腧穴。六脏六腑各有 1 个俞穴,分别冠以脏腑之名,位于背腰部足太阳膀胱经第 1 侧线上,其位置大体

笔记

与相关脏腑所在部位的上下排列相接近。

募穴又称"腹募穴",是脏腑之气汇聚于胸腹部的腧穴。六脏六腑各有 1 个募穴,位于胸腹部,其位置都接近其相应的脏腑。

4. 郄穴、下合穴　郄穴是十二经脉和奇经八脉中的阴跷脉、阳跷脉、阴维脉、阳维脉各经经气深聚的部位。共 16 个,多分布于四肢肘膝部以下。

下合穴又称六腑下合穴,是六腑之气下合于足三阳经的 6 个腧穴。

5. 八会穴、八脉交会穴　八会穴是脏、腑、气、血、筋、脉、骨、髓之气所聚会的 8 个腧穴。脏、腑、气、血、骨之会穴位于躯干部,筋、脉、髓之会穴位于四肢部。

八脉交会穴又称"交经八穴""流注八穴"或"八脉八穴",是十二经脉通于奇经八脉的 8 个穴位。均分布于肘膝以下。

6. 交会穴　交会穴是两经或数经相交会的腧穴,多分布于头面、躯干部。其中腧穴所归属的一经称为本经,相交会的经称为他经。

（四）腧穴定位方法

1. 体表解剖标志定位法　体表解剖标志定位法是以人体解剖学的各种体表标志为依据来确定穴位位置的方法,又称自然标志定位法。体表标志,主要指分布于全身体表的骨性标志和肌性标志,又可分固定标志和活动标志两类。

2. 骨度分寸定位法　骨度分寸定位法古称"骨度法",即以骨节为标志,以患者本人的身材为依据,不论男女老幼,肥瘦高矮,将两骨节之间的长度折量为一定的等分,每一等分为一寸,分部折寸,测量身体各部的长度,并依其尺寸作为定穴的标准(表6-1-1)。

表 6-1-1　常用骨度分寸表

部位	起止点	折量寸	度量法
头面部	前发际正中至后发际正中	12 寸	直寸
	印堂至前发际正中	3 寸	直寸
	大椎至后发际正中	3 寸	直寸
	前额两发角(头维)之间	9 寸	横寸
	耳后两乳突(完骨)之间	9 寸	横寸
胸腹部	天突至歧骨(胸剑联合)	9 寸	直寸
	歧骨至脐中	8 寸	直寸
	脐中至横骨上廉(耻骨联合上缘)	5 寸	直寸
	两乳头之间	8 寸	横寸
	腋窝顶点至第 11 肋游离端(章门)	12 寸	直寸
背腰部	大椎以下至尾骶	21 椎	直寸
	肩胛骨内缘(近脊柱侧点)至后正中线	3 寸	横寸
	肩峰缘至后正中线	8 寸	横寸

续表

部位	起止点	折量寸	度量法
上肢部	腋前、后纹头至肘横纹(平肘尖)	9寸	直寸
	肘横纹(平肘尖)至腕掌(背)侧横纹	12寸	直寸
下肢部	耻骨联合上缘至股骨内上髁上缘	18寸	直寸
	胫骨内侧髁下方至内踝尖	13寸	直寸
	股骨大转子至腘横纹	19寸	直寸
	腘横纹至外踝尖	16寸	直寸

此外,还有手指同身寸定位法、简便定位法。

三、经络循行及常用腧穴

(一)手太阴肺经

1. 经络循行

(1)体表循行:胸旁,上肢内侧前,大指。

(2)与脏腑器官的联系:属肺,络大肠,环循胃口,联络喉咙。

2. 常用腧穴(表6-1-2)

表6-1-2 肺经常用腧穴定位与主治

腧穴	定位	主治
中府	前正中线旁开6寸,平第1肋间隙。	咳嗽,气喘,胸满痛等肺系病症;肩背痛
尺泽	肘横纹上,肱二头肌腱桡侧缘凹陷中	咳嗽,气喘,咳血,咽喉肿痛等肺系病症;肘臂挛痛;急性吐泻,中暑,小儿惊风
孔最	腕掌侧横纹上7寸,尺泽与太渊连线上	咳血,咳嗽,气喘,咽喉肿痛等肺系病症;肘臂挛痛
列缺	腕掌侧横纹上1.5寸,拇短伸肌腱与拇长展肌腱之间	咳嗽,气喘,咽喉肿痛等肺系病症;头痛,齿痛,项强,口眼歪斜等头项部疾患
太渊	腕掌侧横纹桡侧,桡动脉搏动处	咳嗽,气喘;无脉症;腕臂痛
鱼际	第1掌骨桡侧中点赤白肉际处	咳嗽,咳血;咽干,咽喉肿痛,失音;小儿疳积
少商	拇指末节桡侧,距指甲根角0.1寸	咽喉肿痛,鼻衄;高热,昏迷,癫狂

(二)手阳明大肠经

1. 经络循行

(1)体表循行:次指,上肢外侧前,肩前,颈,鼻旁。

(2)与脏腑器官的联系:属大肠,络肺,入下齿中,夹口、鼻。

2. 常用腧穴(表6-1-3)

笔记

表 6-1-3　大肠经常用腧穴定位与主治

腧穴	定位	主治
商阳	食指末节桡侧,指甲根角旁0.1寸	齿痛,咽喉肿痛等五官疾患;热病,昏迷等热证、急症
合谷	在手背,第2掌骨桡侧的中点处	头痛,目赤肿痛,鼻衄,齿痛,口眼歪斜,耳聋等头面五官疾患;外感病证,热病无汗或多汗
手三里	肘横纹下2寸,阳溪与曲池连线上	手臂无力,上肢不遂;腹痛,腹泻;齿痛,颊肿
曲池	尺泽与肱骨外上髁连线的中点处	手臂痹痛,上肢不遂;热病;高血压;癫狂;腹痛吐泻;咽喉肿痛,齿痛,目赤痛;瘾疹,湿疹,瘰疬
臂臑	曲池上7寸,三角肌前缘处	肩臂疼痛,上肢不遂,颈项拘挛;瘰疬;目疾
肩髃	肩峰外侧缘前端与肱骨大结节两骨间凹陷中	肩臂挛痛,上肢不遂;瘾疹
迎香	鼻翼外缘中点旁,鼻唇沟中	鼻塞,鼽衄,口歪,面痒;胆道蛔虫症

（三）足阳明胃经

1. 经络循行

（1）体表循行:目下,面周,颈前,胸腹第二侧线,下肢外侧前,次趾。

（2）与脏腑器官的联系:属胃,络脾,起于鼻,入上齿,环口夹唇,循喉咙。

2. 常用腧穴(表6-1-4)

表 6-1-4　胃经常用腧穴定位与主治

腧穴	定位	主治
地仓	在口角旁开0.4寸	口眼歪斜,眼睑𥆧动,鼻衄,齿痛,唇颊肿
颊车	在下颌角前上方一横指	口歪,齿痛,颊肿,口噤不语
下关	颧弓下缘中央与下颌切迹间凹陷中	耳聋,耳鸣,聤耳,齿痛;口噤,口眼歪斜
头维	在额角发际直上0.5寸,头正中线旁开4.5寸	头痛,目眩,目痛,流泪
梁门	在脐中上4寸,前正中线旁开2寸	胃痛,呕吐,食欲不振
天枢	横平脐中,前正中线旁开2寸	腹胀肠鸣,绕脐痛,便秘,泄泻,痢疾;月经不调,痛经
归来	在脐中下4寸,前正中线旁开2寸	腹痛,疝气;月经不调,白带,阴挺
髀关	在股直肌近端,缝匠肌与阔筋膜张肌3条肌肉之间凹陷中	腰痛膝冷,下肢痿痹,腹痛
足三里	在犊鼻下3寸,犊鼻与解溪连线上	胃痛,呕吐,噎膈,腹胀,泄泻,痢疾,便秘;乳痈,肠痈;下肢痹痛,水肿;癫狂,脚气;虚劳羸瘦,为强壮保健要穴

续表

腧穴	定位	主治
上巨虚	在犊鼻下 6 寸,犊鼻与解溪连线上	肠鸣,腹痛,泄泻,便秘,肠痈;下肢痿痹,脚气
条口	在犊鼻下 8 寸,犊鼻与解溪连线上	下肢痿痹,转筋;肩臂痛;脘腹疼痛
丰隆	在外踝尖上 8 寸,胫骨前肌的外缘	头痛,眩晕;癫狂;痰多咳嗽;下肢痿痹;腹胀,便秘
解溪	在踝关节前面中央凹陷中,踇长伸肌腱与趾长伸肌腱之间	下肢痿痹,踝关节病,足下垂;头痛,眩晕;癫狂;腹胀,便秘
内庭	在足背第 2、3 趾间,趾蹼缘后方赤白肉际处	齿痛,咽喉肿病,口歪,鼻衄;热病;胃病吐酸,腹胀,泄泻,痢疾,便秘;足背肿痛

(四)足太阴脾经

1. 经络循行

(1)体表循行:大趾内,下肢内侧前中,胸腹第三侧线。

(2)与脏腑器官的联系:属脾,络胃,流注心中,夹咽,连舌本,散舌下。

2. 常用腧穴(表 6-1-5)

表 6-1-5 脾经常用腧穴定位与主治

腧穴	定位	主治
隐白	在足大趾末节内侧,趾甲根角侧后方 0.1 寸	月经过多,崩漏;便血,尿血;癫狂,多梦,惊风;腹胀
公孙	在第 1 跖骨底的前下缘赤白肉际处	胃痛,呕吐,腹痛,泄泻,痢疾;心烦失眠,狂证;气上冲心
三阴交	在内踝尖上 3 寸,胫骨内侧缘后际	肠鸣腹胀,泄泻;月经不调,带下,阴挺,不孕,滞产;遗精,阳痿,遗尿,疝气;失眠;下肢痿痹,脚气
阴陵泉	在胫骨内侧髁下缘与胫骨内侧缘之间的凹陷中	腹胀,泄泻,水肿,黄疸,小便不利或失禁;膝痛
血海	髌底内侧端上 2 寸,股内侧肌隆起处	月经不调,崩漏,经闭;瘾疹,湿疹,丹毒

(五)手少阴心经

1. 经络循行

(1)体表循行:腋下,上肢内侧后,小指。

(2)与脏腑器官的联系:属心,络小肠,上肺,夹咽,系目系。

2. 常用腧穴(表 6-1-6)

笔记

表 6-1-6 心经常用腧穴定位与主治

腧穴	定位	主治
少海	在肱骨内上髁前缘,横平肘横纹处	心痛,癫病,神志病;肘臂挛痛;头项痛,腋胁痛;瘰疬
通里	腕掌侧远端横纹上 1 寸,尺侧屈腕肌腱的桡侧缘	心悸,怔忡;暴喑,舌强不语;腕臂痛
神门	腕掌侧远端横纹尺侧端,尺侧屈腕肌腱的桡侧缘	心病,心烦,惊悸,怔忡,健忘,失眠,癫狂痫;高血压;胸胁痛
少冲	在小指甲根角桡侧上方0.1寸	心悸,心痛,癫狂,昏迷;热病;胸胁痛

（六）手太阳小肠经

1. 经络循行

（1）体表循行:小指,上肢外侧后,肩胛,颈,耳前。

（2）与脏腑器官的联系:属小肠,络心,抵胃,循咽,至目内外眦,入耳中,抵鼻。

2. 常用腧穴（表 6-1-7）

表 6-1-7 小肠经常用腧穴定位与主治

腧穴	定位	主治
少泽	在小指末节尺侧,指甲根角侧上方0.1寸	乳痈,乳汁少;昏迷,热病;头痛,目翳,咽喉肿痛
后溪	在手第 5 掌指关节尺侧近端赤白肉际凹陷中	头项强痛,腰背痛,手指及肘臂挛痛;目赤,耳聋,咽喉肿痛;癫狂;疟疾
养老	腕背横纹上 1 寸,尺骨头桡侧凹陷中	目视不明;肩、背、肘、臂酸痛
小海	尺骨鹰嘴与肱骨内上髁之间凹陷处	肘臂疼痛;癫痫
肩贞	肩关节后下方,腋后纹头直上 1 寸	肩臂疼痛;瘰疬
天宗	在肩胛冈中点与肩胛骨下角连线的上 1/3 与下 2/3 交点凹陷中	肩胛疼痛;气喘;乳痈
肩外俞	第 1 胸椎棘突下,后正中线旁开 3 寸	肩背疼痛,颈项强急
肩中俞	第 7 颈椎棘突下,后正中线旁开 2 寸	咳嗽,气喘;肩背疼痛
颧髎	颧骨下缘,目外眦直下的凹陷中	口眼歪斜,眼睑𥆧动,齿痛,颊肿,三叉神经痛
听宫	耳屏正中与下颌骨髁状突间凹陷中	耳鸣,耳聋,聤耳;齿痛

（七）足太阳膀胱经

1. 经络循行

（1）体表循行:内眦,头顶第一侧线,项后,背腰第一、二侧线,骶,下肢外侧后,小趾。

（2）与脏腑器官的联系:属膀胱,络肾,起于目内眦,至耳上角,入络脑。

2. 常用腧穴（表 6-1-8）

表 6-1-8　膀胱经常用腧穴定位与主治

腧穴	定位	主治
攒竹	眉头凹陷中,额切迹处	头痛,眉棱骨痛;眼睑瞤动,眼睑下垂,目视不明,目赤肿痛等目疾;呃逆
天柱	在颈后横平第2颈椎棘突上际,斜方肌外缘凹陷中	后头痛,项强,肩背腰痛;鼻塞;癫狂痫,热病
风门	第2胸椎棘突下,后正中线旁开1.5寸	感冒,咳嗽,发热,头痛;项强,胸背痛
肺俞	第3胸椎棘突下,后正中线旁开1.5寸	咳嗽,气喘,咯血等肺疾;骨蒸潮热,盗汗
心俞	第5胸椎棘突下,后正中线旁开1.5寸	心痛,惊悸,失眠,健忘,癫痫等心与神志病变;咳嗽,吐血
膈俞	第7胸椎棘突下,后正中线旁开1.5寸	呕吐,呃逆,气喘,吐血等上逆之证;贫血;瘾疹,皮肤瘙痒;潮热,盗汗
肝俞	第9胸椎棘突下,后正中线旁开1.5寸	黄疸,胸胁胀痛;目疾;癫狂痫;脊背痛
脾俞	第11胸椎棘突下,后正中线旁开1.5寸	腹胀,腹泻,呕吐,痢疾,便血等脾胃肠腑病证;背痛
胃俞	第12胸椎棘突下,后正中线旁开1.5寸	胃脘痛,呕吐,腹胀,肠鸣等脾胃疾患
肾俞	第2腰椎棘突下,后正中线旁开1.5寸	腰痛;遗尿,遗精,阳痿,月经不调,带下等泌尿系疾患;耳鸣,耳聋
大肠俞	第4腰椎棘突下,后正中线旁开1.5寸	腰腿痛;腹胀,腹泻,便秘
次髎	正对第2骶后孔中	月经不调,痛经,带下等妇科疾患;小便不利;遗精;疝气;腰骶痛,下肢痿痹
承扶	臀沟的中点	腰、骶、臀、股部疼痛;痔疾
殷门	臀沟下6寸,股二头肌与半腱肌之间	腰痛,下肢痿痹
委中	腘横纹中点	腰背痛,下肢痿痹等腰及下肢病证;腹痛,急性吐泻;小便不利,遗尿;丹毒
秩边	横平第4骶后孔,骶正中嵴旁开3寸	腰骶痛,下肢痿痹等腰及下肢病证;小便不利;便秘,痔疾
承山	腓肠肌两肌腹与肌腱交角处	腰腿拘急,疼痛;痔疾,便秘
昆仑	外踝尖与跟腱之间的凹陷中	后头痛,项强,腰骶疼痛,足踝肿痛;癫痫;滞产
申脉	外踝尖直下,外踝下缘与跟骨之间凹陷中	头痛,眩晕;癫狂痫证,失眠等神志疾患;腰腿酸痛
至阴	小趾甲根角外侧后方0.1寸	胎位不正,滞产;头痛,目痛,鼻塞,鼻衄

笔记

（八）足少阴肾经

1. 经络循行

（1）体表循行：小趾下，足心，下肢内侧后，胸腹第一侧线。

（2）与脏腑器官的联系：属肾，络膀胱，上贯肝，入肺中，络心，循喉咙，夹舌本。

2. 常用腧穴（表 6-1-9）

表 6-1-9　肾经常用腧穴定位与主治

腧穴	定位	主治
涌泉	在足底，屈足卷趾时足心最凹陷中	昏厥，中暑，癫痫，小儿惊风等急症及神志病患；头痛，头晕，咯血，咽喉肿痛；小便不利，便秘；足心热；奔豚气
太溪	内踝尖与跟腱之间的凹陷中	头痛，目眩，咽喉肿痛，齿痛，耳聋，耳鸣等肾虚性五官病证；月经不调，遗精，阳痿，小便频数等泌尿生殖系疾患；腰脊痛及下肢厥冷，内踝肿痛；气喘，胸痛，咯血等肺部疾患；消渴；失眠，健忘等肾精不足证
照海	内踝尖下 1 寸，内踝下缘边际凹陷中	痫证，失眠等精神、神志疾患；咽干咽痛，目赤肿痛等五官热性病证；小便不利，小便频数；月经不调，痛经，赤白带下等妇科病证；下肢痿痹

（九）手厥阴心包经

1. 经络循行

（1）体表循行：乳旁，上肢内侧中，中指。

（2）与脏腑器官的联系：心包，络三焦。

2. 常用腧穴（表 6-1-10）

表 6-1-10　心包经常用腧穴定位与主治

腧穴	定位	主治
曲泽	肘横纹上，肱二头肌腱尺侧缘凹陷中	心系病证如心痛，心悸，善惊等；急性胃肠病如胃痛，呕吐，泄泻等；热病，中暑；肘臂挛痛
内关	腕掌侧远端横纹上 2 寸，掌长肌腱与桡侧腕屈肌腱之间	心胸病，神志病，如心痛，心悸，胸闷，胸痛，眩晕，失眠，郁证，癫狂痫等；胃病如胃痛，呕吐，呃逆等；肘臂挛痛
劳宫	横平第 3 掌指关节近端，第 2、3 掌骨之间偏于第 3 掌骨	急症如中风昏迷，中暑等；心病，神志病，如心痛，癫狂痫等；口疮，口臭，鹅掌风
中冲	中指末端最高点	急症如中风昏迷，中暑，昏厥，小儿惊风等；舌强肿痛；心烦，心痛

（十）手少阳三焦经

1. 经络循行

（1）体表循行：无名指，上肢外侧中，肩后，颈，耳后，眉梢。

（2）与脏腑器官的联系：属三焦，络心包，系耳后，出耳上角，入耳中，至目锐眦。

2. 常用腧穴（表 6-1-11）

表 6-1-11 三焦经常用腧穴定位与主治

腧穴	定位	主治
关冲	第 4 指甲根角尺侧上方 0.1 寸	头面五官病如头痛，目赤，耳鸣，耳聋，喉痹，舌强等；热病，中暑，昏厥
中渚	第 4、5 掌骨间，第 4 掌指关节近端凹陷中	头面五官病如头痛，目赤，耳鸣，耳聋，喉痹等；热病，疟疾；肩背肘臂酸痛，手指不能屈伸
外关	腕背侧远端横纹上 2 寸，尺骨与桡骨间隙中点	热病；头面五官病如头痛，目赤肿痛，耳鸣，耳聋等；胁肋痛；上肢挛痹疼痛，麻木不遂；瘰疬
支沟	腕背侧远端横纹上 3 寸，尺骨与桡骨间隙中点	便秘；胁肋疼痛；耳鸣，耳聋，暴喑；手指震颤，肘臂痛；瘰疬，热病
肩髎	肩峰角与肱骨大结节两骨间凹陷中	肩臂挛痛不遂；胸胁疼痛
翳风	耳垂后方，乳突下端前方凹陷中	耳疾如耳鸣，耳聋等；面口病如口眼歪斜，牙关紧闭，齿痛，颊肿等；瘰疬
角孙	耳尖正对发际处	目翳，齿痛，疟腮；偏头痛，项强
丝竹空	眉梢凹陷中	头目病如头痛，目眩，目赤肿痛，眼睑眴动等；癫痫；齿痛

（十一）足少阳胆经

1. 经络循行

（1）体表循行：外眦，头颞，项侧，胁腰侧，下肢外侧中，足四趾。

（2）与脏腑器官的联系：属胆，络肝，起于目锐眦，下耳后，入耳中，出耳前。

2. 常用腧穴（表 6-1-12）

表 6-1-12 胆经常用腧穴定位与主治

腧穴	定位	主治
瞳子髎	目外眦外侧 0.5 寸凹陷中	头目病如头痛，目赤肿痛，羞明流泪，目翳，口眼歪斜等
听会	耳屏间切迹与下颌骨髁突之间的凹陷中	耳疾如耳鸣，耳聋，聤耳等；齿痛，口眼歪斜
阳白	瞳孔直上，眉上 1 寸	头目病如前头痛，目痛，视物模糊，眼睑眴动，口眼歪斜等

笔记

续表

腧穴	定位	主治
风池	枕骨之下,胸锁乳突肌上端与斜方肌上端之间的凹陷中	头病及神志病,如头痛,眩晕,中风,癫痫,失眠等;五官病如耳鸣,耳聋,感冒,鼻塞,衄衄,目赤肿痛,口眼歪斜等;颈项强痛
肩井	第7颈椎棘突与肩峰最外侧点连线的中点	颈肩上肢病,如颈项强痛,肩背疼痛,上肢不遂;乳疾如乳痈,乳汁不下,乳癖等;难产,胞衣不下;瘰疬
日月	第7肋间隙中,前正中线旁开4寸	肝胆病如黄疸,胁痛等;肝胆犯胃所致的胃痛,呕吐,吞酸,呃逆等
环跳	股骨大转子最凸点与骶管裂孔连线的外1/3与内2/3交点处	腰腿病如腰胯疼痛,下肢痿痹,半身不遂等
风市	直立垂手,掌心贴于大腿时,中指尖所指凹陷中,髂胫束后缘	下肢痿痹,麻木,脚气;遍身瘙痒
阳陵泉	腓骨头前下方凹陷中	肝胆病如黄疸,胁痛,口苦,呕吐,吞酸等;下肢、膝关节疾患如膝肿痛,下肢痿痹及麻木,拘挛等;小儿惊风
光明	外踝尖上5寸,腓骨前缘	目疾如目痛,夜盲,近视等;下肢痿痹;胸乳胀痛,乳汁少
悬钟	外踝尖上3寸,腓骨前缘	下肢痿痹;颈项强痛,胸胁满痛;痴呆,中风
丘墟	外踝的前下方,趾长伸肌腱的外侧凹陷中	下肢痿痹,外踝肿痛,足内翻,足下垂;颈项痛,目赤肿痛,胸胁胀痛;疟疾
足临泣	在足背,第4、5跖骨底结合部的前方,第5趾长伸肌腱外侧凹陷中	头目病如偏头痛,目眩,目赤肿痛等;胁痛,乳胀,乳痈,足跗肿痛;瘰疬,疟疾
侠溪	在足背,第4、5趾间,趾蹼缘后方赤白肉际处	头面五官病如头痛,眩晕,耳鸣,耳聋,目赤肿痛等;胸胁胀痛,乳痈;足跗肿痛;热病;乳痈
足窍阴	第4趾末节外侧,趾甲根角侧后方0.1寸	头面五官病如头痛,目赤肿痛,耳鸣,耳聋,咽喉肿痛等;胸胁痛;足跗肿痛;热病;失眠,多梦

（十二）足厥阴肝经

1. 经络循行

（1）体表循行:大趾外,下肢内侧中前,阴部,胁部。

（2）与脏腑器官的联系:属肝,络胆,夹胃,注肺,过阴器,连目系,环唇内。

2. 常用腧穴（表6-1-13）

表 6-1-13 肝经常用腧穴定位与主治

腧穴	定位	主治
大敦	大趾末节外侧,趾甲根角侧后方 0.1寸	疝气,少腹痛;妇科病及前阴病,如月经不调,崩漏,阴挺,阴中痛,遗尿,癃闭等;癫痫
行间	在足背第1、2趾之间,趾蹼缘后方赤白肉际处	头目病如头痛,目眩,目赤肿痛,青盲,口眼歪斜等;中风,癫痫;妇科及前阴病,如月经不调,痛经,闭经,崩漏,带下,遗尿,癃闭,五淋,阴中痛等;胸胁胀痛,足跗肿痛;疝气
太冲	在足背第1、2跖骨间,跖骨底结合部前方凹陷中,或触及动脉搏动	头面五官病如头痛,眩晕,目赤肿痛,青盲,口歪,耳鸣,耳聋,咽干痛等;中风,癫狂痫,小儿惊风;妇科及前阴病,如月经不调,痛经,经闭,崩漏,带下,遗尿,癃闭等;肝胃病如黄疸,胁痛,脘腹胀痛,呕逆等;下肢痿痹,足跗肿痛
期门	第6肋间隙,前正中线旁开4寸	肝胃病如胸胁胀痛,郁闷,呕吐,吞酸,呃逆,腹胀等;乳痈;奔豚气

（十三）督脉

1. 经络循行

（1）体表循行:尾骶,腰、背、项、头后正中线,顶,额,鼻,上唇。

（2）与脏腑器官的联系:胞宫,脑,鼻。

2. 常用腧穴（表6-1-14）

表 6-1-14 督脉常用腧穴定位与主治

腧穴	定位	主治
长强	尾骨下方,尾骨端与肛门连线的中点处	肛肠病如痔疮,脱肛,腹泻,便血,便秘等;癫狂痫;腰脊和尾骶部疼痛
腰阳关	第4腰椎棘突下凹陷中,后正中线上	腰骶疼痛,下肢痿痹;妇科病如月经不调,赤白带下等;男科病如遗精,阳痿等
命门	第2腰椎棘突下凹陷中,后正中线上	腰脊强痛,下肢痿痹;妇科病如月经不调,赤白带下,痛经,经闭,不孕等;肾阳不足病证如遗精,阳痿,遗尿,尿频,泄泻,小腹冷痛等
至阳	第7胸椎棘突下凹陷中,后正中线上	肝胆病如黄疸,胸胁胀满等;肺病咳嗽,气喘;脊强背痛
大椎	第7颈椎棘突下凹陷中,后正中线上	热病,疟疾,骨蒸潮热,感冒,咳喘;头项强痛,脊痛;癫狂痫证,小儿惊风;风疹,痤疮
风府	枕外隆凸直下,两侧斜方肌之间凹陷中	头项病如头痛,眩晕,颈项强痛等;中风,癫狂痫,癔病;咽喉肿痛,失音

续表

腧穴	定位	主治
百会	在头部,前发际正中直上5寸	头病、神志病,如头痛,眩晕,失眠,健忘,痴呆,中风,癫狂痫,癔病等;气虚下陷病证如脱肛,泄泻,阴挺,脏器下垂等
上星	前发际正中直上1寸	头痛,眩晕;鼻渊,鼻衄;癫痫
印堂	两眉毛内侧端中间的凹陷中	头痛,眩晕,鼻渊,鼻衄,目赤肿痛;小儿惊风,失眠
水沟	人中沟的上1/3与中1/3交点处	急危重症如昏迷,晕厥,中风,中暑等;神志病如癔病,癫狂痫,急慢惊风等;面部病证如面肿,口歪,牙关紧闭等;闪挫腰痛

(十四)任脉

1. 经络循行
(1)体表循行:会阴,胸腹前正中线,颈,颏唇沟。
(2)与脏腑器官的联系:胞宫,咽喉,目。
2. 常用腧穴(表6-1-15)

表6-1-15 任脉常用腧穴定位与主治

腧穴	定位	主治
中极	脐中下4寸,前正中线上	泌尿生殖系病如遗尿,尿频,小便不利,遗精,阳痿等;妇科病如痛经,月经不调,崩漏,带下,阴挺,不孕等
关元	脐中下3寸,前正中线上	元气虚损病证如中风脱证,虚劳羸瘦等;泌尿生殖系病如尿闭,尿频,遗尿,遗精,阳痿,早泄等;妇科病如月经不调,痛经,经闭,崩漏,带下,阴挺,不孕等。少腹疼痛,疝气;肠病如腹泻,痢疾,脱肛,便血等
气海	脐中下1.5寸,前正中线上	气虚病证如虚劳羸瘦,中风脱证等;肠腑病如腹痛,腹泻,便秘等;泌尿生殖系病如小便不利,遗尿,遗精,阳痿等;妇科病如月经不调,痛经,经闭,崩漏,带下,阴挺等
神阙	脐中央	虚脱证;肠腑病如脐腹痛胀,泄泻,痢疾,脱肛等;水肿,小便不利
中脘	脐中上4寸,前正中线上	胃病如胃痛,腹胀,纳呆,呕吐,吞酸,呃逆等;黄疸;神志病如癫狂,失眠
膻中	横平第4肋间隙,前正中线上	气滞、气逆之心肺胃病,如心痛,胸闷,咳嗽,气喘,噎膈,呃逆等;乳病如乳少,乳痈,乳癖等

续表

腧穴	定位	主治
天突	胸骨上窝中央,前正中线上	胸肺病如咳嗽,哮喘,胸痛等;颈部组织器官病如咽喉肿痛,暴喑,瘿气,梅核气,噎膈
廉泉	喉结上方,舌骨上缘凹陷中,前正中线上	口舌咽喉病如中风失语,暴喑,吞咽困难,舌缓流涎,舌下肿痛,口舌生疮,喉痹等
承浆	颏唇沟的正中凹陷处	口齿病如口歪,齿龈肿痛,流涎等;暴喑,癫痫

（十五）常用经外奇穴（表 6-1-16）

表 6-1-16　常用经外奇穴定位与主治

腧穴	定位	主治
四神聪	百会前后左右各旁开 1 寸,共 4 穴	头痛,眩晕,失眠,健忘,癫痫
鱼腰	瞳孔直上,眉毛中	眉棱骨痛,眼睑瞤动,眼睑下垂,目赤肿痛,口眼歪斜,目翳
太阳	眉梢与目外眦之间,向后约一横指的凹陷中	头痛;目赤肿痛,暴发火眼,目翳;口眼歪斜
牵正	耳垂前 0.5~1 寸	口歪,口疮
安眠	翳风穴与风池穴连线的中点	失眠,头痛,眩晕,心悸,癫狂
子宫	脐中下 4 寸,前正中线旁开 3 寸	阴挺,痛经,崩漏,不孕,月经不调
定喘	平第 7 颈椎棘突下,后正中线旁开 0.5 寸	哮喘,咳嗽;落枕,肩背痛
夹脊	第 1 胸椎至第 5 腰椎棘突下两侧,后正中线旁开 0.5 寸,一侧 17 穴	上胸部位治疗心肺部及上肢病证;下胸部的穴位治疗胃肠部病证;腰部的穴位治疗腰腹及下肢病证
十宣	十指尖端,距指甲游离缘 0.1 寸,左右共 10 穴	昏迷晕厥,中暑,热病,癫痫;小儿惊风,失眠
四缝	第 2~5 指掌面的近侧指间关节横纹的中央,一手 4 穴	小儿疳积;百日咳
八邪	第 1~5 指间,指蹼缘后方赤白肉际处,左右共 8 穴	毒蛇咬伤,手臂肿痛,手指麻木;目痛,烦热
外劳宫	在手背第 2、3 掌骨间,掌指关节后 0.5 寸凹陷中	落枕;手背红肿,手指麻木
腰痛点	在手背第 2、3 掌骨间及第 4、5 掌骨间,腕背侧远端横纹与掌指关节的中点处,一手 2 穴	急性腰扭伤

续表

腧穴	定位	主治
肩前	正坐垂肩,腋前皱襞顶端与肩髃穴连线的中点	肩臂痛,臂不能举
膝眼	髌韧带两侧凹陷处的中央	膝关节痛,鹤膝风,腿痛,脚气
胆囊	腓骨小头直下2寸	胆囊炎,胆石症,胆道蛔虫症,胆绞痛;下肢痿痹,胁痛
阑尾	髌韧带外侧凹陷下5寸,胫骨前嵴外一横指	阑尾炎,消化不良;下肢痿痹

第二节 针灸疗法

针灸治疗是以中医基本理论为指导,经络腧穴理论为基础,运用针刺和艾灸等对人体腧穴进行刺激,从而达到防治疾病,改善、恢复病、伤、残者的身心和社会功能目的的治疗方法。

（一）毫针

1. 选穴配方

（1）主穴的选取

1）近部选穴:根据腧穴具有近治作用的特点,选择病痛的所在部位或邻近部位的腧穴,体现了"腧穴所在,主治所在"的治疗规律。如鼻病取迎香;胃痛取中脘、梁门等。

2）远部选穴:根据腧穴具有远治作用的特点,选择距离病痛较远处的腧穴,体现了"经脉所通,主治所及"的治疗规律。如面部疾患选取手阳明大肠经合谷;咳嗽、咯血选择手太阴肺经的尺泽、鱼际;胃脘疼痛选择足阳明胃经的足三里等。

3）辨证与对症选穴:根据疾病的证候特点,分析病因病机而辨证选择穴位的方法。临床上有些全身性病症,因无法辨位,不能应用上述按部位选穴的方法。就必须根据病症的性质进行辨证,分析该病症与某一脏腑或经脉关系密切,然后按经选穴。如失眠,属心肾不交者,选心、肾二经穴;属心胆气虚者,则选心、胆二经穴。对症选穴是根据疾病的特殊症状而选择穴位的原则,是腧穴特异性治疗作用及临床经验的具体应用,如乳痈选肩井,乳少选少泽,哮喘选定喘,落枕选外劳宫等,由于对症选穴是长期临床经验的总结,疗效好,又称为"经验选穴"。

（2）配穴的选取:配穴就是针对疾病的病位、病因病机等,选取与主穴主治作用相同或相近,或具有协同作用的腧穴配伍应用的方法。

1）按部位配穴:①上下配穴法:是将腰部以上或上肢腧穴和腰部以下或下肢腧穴配合应用的方法。如风火牙痛,上取合谷,下取内庭等。②前后配穴法:是将人体前部或后部的腧穴配合应用的方法,主要指将胸腹部和背腰部的腧穴配合应用。如胃病,前取梁门,后取胃俞等。③左右配穴法:是将人体左侧和右侧的腧穴配合应用的方法。如胃痛可选双侧足三里;左侧面瘫可选同侧的太阳、颊车、地仓和对侧的合谷等。

2）按经脉配穴：①本经配穴法：某一脏腑、经脉发生病变时，即选某一脏腑、经脉的腧穴，配成处方。如肺病咳嗽，可取局部肺之募穴中府，同时远取本经之尺泽、太渊；胃火循经上扰导致的牙痛，可在足阳明胃经上近取颊车，远取该经的荥穴内庭。②表里经配穴法：本法是以脏腑、经脉的阴阳表里配合关系，作为配穴依据。即某一脏腑、经脉有病，取其表里经腧穴组成处方施治。如肝病以足厥阴肝经期门、太冲配足少阳胆经阳陵泉；遗尿以足太阳膀胱经委中、肾俞配足少阴肾经太溪等。③同名经配穴法：同名经配穴法是在同名经"同气相通"的理论指导下，以手足同名经腧穴相配。如牙痛、面瘫、阳明头痛，多取合谷配内庭；落枕、急性腰扭伤、太阳头痛，多取后溪配昆仑；失眠、多梦，多取神门配太溪。

2. 针具选择　临床上根据患者的体质、体型、年龄、病情和腧穴部位的不同，选用长短、粗细不同规格的毫针。新规格毫针的长度和粗细单位均用毫米，如 φ0.30×40mm 相当于旧规格 30 号 1.5 寸毫针。

3. 体位选择　通常选择有利于医者正确取穴、便于针灸施术操作和患者较长时间留针而不致疲劳的体位。临床上常用的体位主要有：仰卧位、俯卧位、侧卧位、仰靠坐位、俯伏坐位、侧伏坐位。

4. 消毒　①医者应先用洗手液将手洗刷干净，再用 75% 乙醇棉球擦拭后，方可持针操作。②在患者需要针刺的穴位皮肤上用 75% 乙醇棉球从中心点向外绕圈擦拭消毒。穴位皮肤消毒后，切忌接触污物，保持洁净，防止重新污染。

5. 刺法

　知识链接

进 针 要 素

　　在毫针刺法中，进针技术非常重要。其要素有二：一是施加于毫针上的力足够大；二是要保持针身挺直，使力通过针身直接作用于针尖。《灵枢·九针十二原》："右主推之，左持而御之。"因此要求医者必须有足够的指力和控制针身的能力才能顺利进针。

（1）进针法：①夹持进针法：用严格消毒的押手拇、示二指夹住针身下端，将针尖固定在所刺腧穴的皮肤表面位置，当押手向下加压刺入的同时，刺手捻动针柄，双手合力将针刺入腧穴皮肤，见图 6-2-1。②指切进针法：用押手拇指或示指指端切按在腧穴皮肤上，刺手持针，针尖和针体下段紧靠押手指甲面将针刺入腧穴，见图 6-2-2。③舒张进针法：用押手示、中二指或拇、示二指将所刺腧穴部位的皮肤向两侧撑开，使皮肤

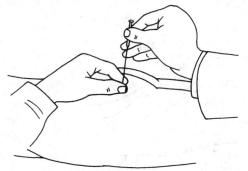　　　　　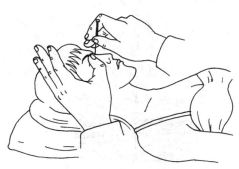

图 6-2-1　夹持进针法　　　　　图 6-2-2　指切进针法

绷紧,刺手持针,使针从押手示、中二指或拇、示二指的中间刺入,见图6-2-3。④提捏进针法:用押手拇、示二指将所刺腧穴部位的皮肤提起,刺手持针,从捏起的上端将针刺入,见图6-2-4。

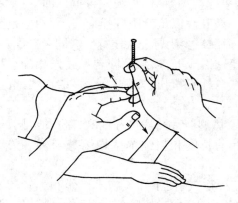
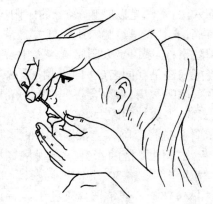

图6-2-3 舒张进针法　　　　　　　　图6-2-4 提捏进针法

（2）针刺的角度与深度

1）角度:①直刺:针身与皮肤表面呈90°垂直刺入;②斜刺:针身与皮肤表面呈45°左右倾斜刺入;③平刺:针身与皮肤表面呈15°左右或沿皮以更小的角度刺入。

2）针刺的方向:针刺方向一般根据经脉循行方向、腧穴分布部位和所要求达到的组织结构等情况而定。有时为了使针感到达病所,也可将针尖对向病痛部。

3）深度:①年龄:老人、小儿,不宜深刺;中青年、身强体壮者,可适当深刺。②体质:对形瘦体弱者,宜相应浅刺;形盛体强者,宜深刺。③病情:阳证、新病宜浅刺;阴证、久病宜深刺。④部位:头面、胸腹及皮薄肉少处的腧穴宜浅刺;四肢、臀、腹及肌肉丰厚处的腧穴宜深刺。

6. 行针法

（1）基本手法:①提插法:将针刺入腧穴一定深度后,施以上提下插的操作手法。使针由浅层向下刺入深层的操作谓之插,从深层向上引退至浅层的操作谓之提,如此反复地做上下纵向运动就构成了提插法,见图6-2-5。②捻转法:将针刺入腧穴一定深度后,施向前向后捻转动作使针在腧穴内反复前后来回旋转的行针手法,见图6-2-6。

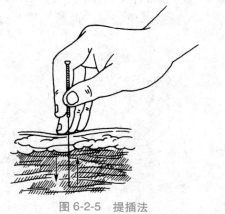
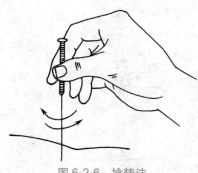

图6-2-5 提插法　　　　　　　　　图6-2-6 捻转法

（2）辅助手法：①循法：医者用手指顺着经脉的循行径路，在腧穴的上下部轻柔循按的方法。②弹法：针刺后在留针过程中，以手指轻弹针尾或针柄，使针体微微振动的方法。③刮法：毫针刺入一定深度后，以拇指或示指的指腹抵住针尾，用拇指、示指或中指指甲，由下而上或由上而下频频刮动针柄，或者用拇指、中指固定针柄，以示指指尖由上至下刮动针柄的方法。④摇法：毫针刺入一定深度后，手持针柄，将针轻轻摇动的方法。⑤飞法：针刺入一定深度后，用拇、示指执持针柄，细细捻搓数次，然后张开两指，一搓一放，反复数次，状如飞鸟展翅的方法。⑥震颤法：针刺入一定深度后，手持针柄，小幅度、快频率的提插、捻转，使针身轻微震颤的方法。

7. 得气　是指毫针刺入腧穴一定深度后，施以提插、捻转等行针手法，使针刺部位产生的经气感应。针刺得气与否，可以从医患双方面的感觉来判断。当针刺得气时，医者针下有沉、涩、紧的感觉，有时也会感到肌肉跳动、抽动或原本痉挛的肌肉由紧张变为松弛等；患者的针刺部位有酸、麻、胀、重等感觉，有时还出现凉、热、痒、痛、抽动、蚁行等感觉及反应，或呈现针感沿着一定的方向和部位传导和扩散的现象。得气与否是取得疗效的关键。

8. 补泻手法　①捻转补泻：针下得气后，捻转角度小，用力轻，频率慢，操作时间短，结合拇指向左向前、示指向右向后（左转用力为主）者为补法；捻转角度大，用力重，频率快，操作时间长，结合拇指向右向后、示指向左向前（右转用力为主）者为泻法。②提插补泻：针下得气后，先浅后深，重插轻提，提插幅度小，频率慢，操作时间短，以下插用力为主者为补法；先深后浅，轻插重提，提插幅度大，频率快，操作时间长，以上提用力为主者为泻法。③疾徐补泻：进针时徐徐刺入，少捻转，疾速出针者为补法；进针时疾速刺入，多捻转，徐徐出针者为泻法。④迎随补泻：进针时针尖随着经脉循行去的方向刺入为补法；针尖迎着经脉循行来的方向刺入为泻法。⑤呼吸补泻：患者呼气时进针，吸气时出针为补法；吸气时进针，呼气时出针为泻法。⑥开阖补泻：出针后迅速按针孔为补法；出针时摇大针孔而不按为泻法。⑦平补平泻：进针得气后均匀地提插、捻转后即可出针。

9. 留针与出针

（1）留针法：将针刺入腧穴并施行手法后，使针留置穴内称为留针。留针的目的是为了加强针刺的作用和便于继续行针施术。留针与否或留针时间根据患者具体病情而定。一般病证只要针下得气而施以适当的补泻手法后，即可出针或留针 10~20 分钟。但对一些特殊病证，如急性腹痛，破伤风，角弓反张，寒性、顽固性疼痛或痉挛性病证，可适当延长留针时间，以便在留针过程中做间歇性行针，以增强、巩固疗效。

（2）出针法：一般是以押手拇、示指两指持消毒干棉球轻轻按压于针刺部位，刺手持针做轻微的小幅度捻转，并随势将针缓慢提至皮下，静留片刻，然后出针，用消毒棉球轻压针孔片刻，以防出血或针孔疼痛。或依补泻的不同要求，分别采取"疾出"或"徐出"以及"疾按针孔"或"摇大针孔"的方法出针。

10. 异常情况预防与处理

（1）晕针：晕针是在针刺过程中患者发生的晕厥现象。对于晕针应注重预防。如初次接受针刺治疗或精神过度紧张、身体虚弱者，应先解释，消除对针刺的顾虑，同时选择舒适持久的体位，最好采用卧位。选穴宜少，手法要轻。若饥饿、疲劳、大渴时，应进食、休息、饮水，稍后再予针刺。医者在针刺治疗过程中，要精神专一，随时注意观察患者的神色,询问患者的感觉。一旦出现晕针,应立即停止针刺,将针全部起出。使患者平卧,注意保暖,轻者仰卧片刻,给饮温开水或糖水后,即可恢复正常。重者在上述处理基础上,可刺人中、内关,灸百会、关元、气海等穴,即可恢复。若仍不省人事,呼吸微弱,脉细弱,可考虑配合其他治疗或采用急救措施。

(2)滞针:滞针是指在行针时或留针后医者感觉针下涩滞,捻转、提插、出针均感困难而患者则感觉剧痛的现象。对精神紧张者,应先做好解释工作,消除患者的顾虑。注意行针的操作手法和避免单向捻转,若用搓法时,应注意与提插法的配合,则可避免肌纤维缠绕针身而防止滞针的发生。若患者精神紧张,局部肌肉过度收缩而滞针时,可于滞针腧穴附近进行循按或叩弹针柄,或在附近再刺一针,以宣散气血,缓解肌肉的紧张。若行针不当,单向捻针而致者,可向相反方向将针捻回,并用刮柄、弹柄法,使缠绕的肌纤维回释,即可消除滞针。

(3)血肿:血肿是指针刺部位出现皮下出血而引起的肿痛。预防血肿应仔细检查针具,熟悉人体解剖部位,避开血管针刺,出针时立即用消毒干棉球按压针孔。如发生血肿,皮下出血量微而局部有小块青紫时,一般不必处理,可以自行消退。若局部肿胀疼痛较剧,青紫面积大而且影响到功能活动时,可先做冷敷止血,再做热敷或在局部轻轻揉按,以促使局部瘀血消散吸收。

(二)灸法

灸法是指将艾叶等易燃材料或药物点燃,然后在穴位上或患处进行烧灼或熏熨,借其火的热力及药物作用,达到防病治病目的的一种外治方法。

1. 艾炷灸

(1)直接灸:将艾炷直接放在皮肤上点燃施灸的方法。根据施灸的程度不同,灸后有无烧伤化脓,又分为化脓(瘢痕)灸和非化脓(非瘢痕)灸。

1)化脓灸:化脓灸法灼伤较重,可使局部皮肤溃破、化脓,并留永久瘢痕,故又称烧灼灸、瘢痕灸。①选择体位与穴位:体位选择既要注意体位的平整舒适,又要考虑到取穴的准确性,一般原则为坐点坐灸、卧点卧灸,取准穴后用笔做一标记。②施灸:在穴位皮肤上涂少许大蒜汁,将艾炷黏附在穴位上,并用香火点燃。待艾炷自然燃尽,用镊子除去艾灰,另换一炷依法再灸。每换一炷需涂蒜汁1次。如此反复,灸满规定的壮数。③减轻灼痛:医者用双手拇指于穴位两旁用力按压,或于穴位附近用力拍打。④灸疮处理:灸后,穴位局部呈黑痂状,周围有红晕色,继而起水疱,约七日,皮肤溃烂,出现无菌性化脓,脓液呈白色,此即灸疮。对灸疮的处理:可于灸后立即贴敷玉红膏、伤湿止痛膏或创可贴,1~2日换贴一次。数天后,灸疮逐渐出现无菌性化脓反应,如脓液多,膏药亦应勤换,约经35~45日,灸疮结痂后脱落,留有永久性瘢痕。如偶尔发现有灸疮不愈合者,可采用外科予以处理。⑤灸后调理:灸后应注意休息,避免过度劳累,多食富含蛋白质的食物。应注意局部清洁,以防感染。

2)非化脓灸:本法以达到温烫为主,使穴位局部皮肤发生红晕或轻微烫伤,灸后不化脓,不留瘢痕,临床应用较多。其方法是:先将施灸部位涂以少量凡士林,然后将小艾炷放在穴位上,并将之点燃,不等艾火烧到皮肤,当患者感到灼痛时,即用镊子将艾炷移去,更换艾炷再灸,灸满规定的壮数为止,以局部皮肤出现轻度红晕为度。

(2)间接灸:也称隔物灸、间隔灸,是将艾炷与皮肤之间衬隔某种物品而施灸的一种方法。

1)隔姜灸法:切取厚约0.3cm生姜1片。在中心处用针穿刺数孔,上置艾炷放在穴位上,用火点燃施灸。本法可根据病情反复施灸,对风寒咳嗽、腹痛、泄泻、风寒湿痹、痛经、颜面神经麻痹等均可应用,尤宜于寒证。

2)隔盐灸:又称神阙灸,用于脐窝部施灸,用干燥纯净的食盐末适量,将脐窝填平,上置艾炷,用火点燃施灸。本法可治疗急性腹痛、泄泻、痢疾、风湿痹证及阳气虚脱证。古代常用于强身健体。

3)隔蒜灸:用独头蒜,或较大蒜瓣横切成0.3cm厚的蒜片,中心处用针穿刺数孔,上置于穴位或患处皮肤上,再将艾炷置于蒜瓣之上,用火点燃施灸。本法多用于未溃之化脓性肿块,如乳痈、疖肿以及瘰疬、神经性皮炎、关节炎、手术后瘢痕等。

2. 艾条灸　又称艾卷灸,是用特制的艾条在穴位上熏烤或温熨的施灸方法。如用在艾绒中加入辛温芳香药物制成的药艾条施灸,称为药条灸。

(1)悬起灸:是将点燃的艾条悬于施灸部位之上的一种灸法。一般艾火距皮肤2~3cm,灸10~15分钟,以灸至皮肤温热红晕,而又不致烧伤皮肤为度。

1)温和灸:将艾卷的一端点燃,对准应灸的腧穴部位或患处进行熏烤,使患者局部有温热感而无灼痛,至皮肤红晕为度。如遇到昏厥或局部知觉减退的患者及小儿,医者可将示、中两指置于施灸部位两侧,这样可以通过医生的手指来测知患者局部受热程度,以便随时调节施灸距离,掌握施灸时间,防止烫伤。

2)雀啄灸:施灸时,艾卷点燃的一端与施灸部位的皮肤并不固定在一定的距离,而是像鸟啄食一样,一上一下地移动。

3)回旋灸:施灸时,艾卷点燃的一端与施灸皮肤保持在一定的距离,但位置不固定,而是均匀地向左右方向移动或反复旋转地进行灸治。

(2)实按灸:多采用药物艾条,古代的太乙针、雷火针等多为此法。施灸时,先在施灸腧穴或患处垫上布或纸数层,然后将药物艾卷的一端点燃,趁热按到施术部位上,使热力透达深部。由于用途不同,艾绒里掺入的药物处方各异。

3. 温针灸　是针刺与艾灸相结合的一种方法。适用于既需要针刺留针,又需施灸的疾病。

操作方法:在针刺得气后,将针留在适当的深度,在针柄上穿置一段长约1.5cm的艾卷施灸,或在针尾搓捏少许艾绒点燃施灸,直待燃尽,除去灰烬,再将针取出。此法是一种简便而易行的针灸并用方法。其艾绒燃烧的热力,可通过针身传入体内,使其发挥针与灸的作用,达到治疗的目的。应用此法须注意防止艾火脱落,烧伤皮肤或衣物,灸时嘱患者不要移动体位,并在施灸的下方垫一纸片,以防艾火掉落烫伤皮肤。

4. 温灸器灸　温灸器是便于施灸的器械,常用的有3种类型,即温灸盒、温灸筒、温灸架。温灸盒是一种特制的盒形灸具,内装艾卷或无烟艾条。温灸筒为筒状的金属灸具,常用的有平面式和圆锥式两种。平面式底部面积较大,布有许多小孔,内套有小筒,用于放置艾绒施灸,适用于治疗较大面积的皮肤病。圆锥式底面较小,只有一个小孔,适用于点灸某一个穴位。温灸架为架形的灸具,将艾卷的一端点燃,插入灸疗架的上孔内施灸。

5. 适用范围　根据灸法的特点,其适应证以虚证、寒证和阴证为主,适用于慢性久病,以及阳气不足之证。①温通经络、活血逐瘀:用于寒凝血滞,经脉痹阻所致的风寒湿痹、痛经、经闭、寒疝、腹痛等。②疏风解表、温中散寒:用于风寒外袭之表证,寒性胃痛、腹痛、呕吐、泄泻等。③回阳固脱：用于大汗淋漓、四肢厥冷、脉微欲绝等阳气虚脱诸证。④温肾健脾：用于脾肾阳虚的久泄、久痢、遗尿、阳痿、早泄等。⑤益气升阳：用于气虚下陷所致内脏下垂、遗尿、脱肛、阴挺、崩漏日久不愈等病症。⑥消毒散结、拔毒泄热：用于痈疮、疖肿初起，疖肿未化脓者；瘰疬、疮疡久溃不敛等。⑦防病保健、延年益寿：用于预防疾病、强身健体、延年益寿。

（三）拔罐法

拔罐是以罐为工具，利用燃烧、抽吸、蒸汽等方法造成罐内负压，使罐吸附于腧穴或体表的一定部位，以产生良性刺激，达到调整机体功能、防治疾病目的的外治方法。常用的罐具有玻璃罐、竹罐等。

1. 吸附方法

（1）火罐法：是玻璃罐最常用的吸附方法。用止血钳或镊子等夹住95%乙醇棉球，一手握罐体，罐口朝下，将棉球点燃后立即伸入罐内摇晃数圈，随即退出，速将罐扣于应拔部位。此法比较安全，不受体位限制，是较常用的拔罐方法，须注意操作时不要烧罐口，以免灼伤皮肤。

（2）水罐法：将竹罐放入水中或药液中煮沸2~3分钟，然后用镊子将罐倒置（罐口朝下）夹起，迅速用多层干毛巾捂住罐口片刻，以吸去罐内的水液，降低罐口温度（但保持罐内热气），趁热将罐拔于应拔部位；然后轻拔罐具30秒左右，令其吸牢。此法适用于任何部位拔罐，其吸拔力小、操作需快捷。

2. 操作方法

（1）闪罐法：用闪火法将罐吸拔于应拔部位，立即取下，再吸拔、再取下，反复吸拔至局部皮肤潮红，或罐体底部发热为度。

（2）留罐法：将吸拔在皮肤上的罐留置一定时间，使局部皮肤潮红，甚或皮下瘀血呈紫黑色后再将罐取下。

（3）走罐法：又名推罐法，先于施罐部位涂上润滑剂，同时还可将罐口涂上油脂。用罐吸拔后，随即一手握住罐体，略用力将罐沿着一定路线反复推拉，至走罐部位皮肤紫红为度。

（4）排罐法：沿某一经脉或某一肌束的体表位置顺序成行排列吸拔数罐。

（5）针罐法：①留针拔罐：在毫针针刺留针时，以针为中心拔罐，留置后起罐、起针。②出针拔罐：在出针后，立即于该部位拔罐，留置后起罐，起罐后再用消毒棉球将拔罐处擦净。③刺络拔罐：在用皮肤针或三棱针、粗毫针等点刺出血，或三棱针挑治后，再行拔罐、留罐。起罐后用消毒棉球擦净血迹。挑刺部位用消毒敷料或创可贴贴护。

3. 起罐方法　一手握住罐体腰底部稍倾斜，另一手拇指或示指按压罐口边缘的皮肤，使罐口与皮肤之间产生空隙，空气进入罐内，即可将罐取下。

4. 适用范围　①呼吸系统病症：如感冒、发热、急慢性支气管炎、支气管哮喘、胸膜炎；②循环系统病症：如高血压、心律不齐；③消化系统病症：急慢性胃炎、胃痛、胃肠痉挛、消化不良、胃酸过多、慢性腹泻、急慢性肠炎；④运动系统病症：颈椎关节痛、肩关节及肩胛痛、肘关节痛、背痛、腰椎痛；⑤神经系统病症：面神经麻痹、头痛、肋间神经痛、坐骨神经痛、风湿劳损引起的四肢神经麻痹症；⑥妇科病症：痛经、月经不调、闭经、盆腔炎；⑦外科疮疡：疖、疔、痈、多发性毛囊炎等。

（四）电针

电针法是毫针刺入腧穴得气后,用电针仪输出脉冲电流,通过毫针作用于人体经络腧穴,以治疗疾病的一种方法。电针法是毫针与电流两种刺激的结合,不但可以提高毫针的治疗效果,减轻手法捻针的工作量,还可以扩大针灸的治疗范围。

1. 常用波形

（1）疏密波:是疏波和密波交替出现的一种波形,疏密交替持续的时间各约 1.5 秒。该波能克服单一波形易产生电适应的缺点,刺激作用较大,治疗时兴奋效应占优势。并能促进代谢、血液循环,改善组织营养,消除炎症水肿等。常用于扭挫伤、坐骨神经痛、关节炎、面瘫、肌无力等。

（2）断续波:是有节律地时断时续自动出现的一种波形。断时在 1.5 秒时间内无脉冲电输出,续时密波连续输出 1.5 秒。这种波形机体不易产生电适应性,其刺激作用较强,能提高肌肉组织的兴奋性,对横纹肌有良好的刺激收缩作用。常用于治疗痿证、瘫痪。

（3）连续波:亦称可调波,是单个脉冲采用不同方式组合而形成。频率有每分钟几十次至每秒钟几百次不等。频率快的叫密波（或叫高频连续波）,一般在 50～100 次/秒;频率慢的叫疏波（或叫低频连续波）,一般是 2～5 次/秒。可用频率旋钮任意选择疏密波形。高频连续波易抑制感觉神经和运动神经,常用于止痛、镇静、缓解肌肉和血管痉挛等;低频连续波,短时兴奋肌肉,长时抑制感觉神经和运动神经,常用于治疗痿证和各种肌肉关节、韧带、肌腱的损伤及慢性疼痛等。

2. 操作方法 使用前,首先应该检查一下各部位旋钮是否都处于关闭状态（逆时针方向旋到底）,其中必须把强度调节旋钮调至零位即无输出状态,然后将电源插头插入 220V 交流电插座内。

治疗时,将每对输出的两个电极的导线夹分别夹在 2 根毫针上,通常电针治疗大都选择 2 个穴位为一对,形成电流回路。如遇只需单穴电针时,可选取有主要神经干通过的穴位（如下肢的环跳穴）,将针刺入后,接通电针仪的一个电极;另一个电极则用盐水浸湿的纱布裹上,作无关电极,固定在同侧经脉的皮肤上。特别注意的是,通常将同一对输出电极连接在身体的同侧,在胸、背部的穴位上使用电针时,不可将 2 个电极跨接在身体两侧,避免电流回路经过心脏出现危险。通电时应注意从零位开始逐渐加大电流强度,以患者能耐受为度,避免突然加大电流强度给患者造成刺激。

临床应用时,通常主穴接负极,配穴接正极,打开电源开关,选好波形,逐渐加大刺激量,使患者出现酸麻胀等感觉,或局部肌肉做节律性收缩,一般持续通电 15～20 分钟。如做较长时间的电针治疗,患者会逐渐产生适应性,即感到刺激逐渐变弱,此时可适当增加刺激强度,或采用间歇通电的方法。治疗结束后,先将各个旋钮转至零位,再从毫针上取下导线夹,关闭电源。

3. 适用范围 电针可调整人体生理功能,有止痛、镇静、促进气血循环、调整肌张力等作用。电针的适用范围基本和毫针相同,可广泛应用于内、外、妇、儿、五官及伤科的各种疾病,临床常用于各种痛证、痹证、各种功能失调性疾病,以及神经精神和肌肉、韧带、关节的损伤性疾病等,并可用于针刺麻醉。

（五）头针

头针又称头皮针,是指采用毫针或其他针具刺激头部特定部位以治疗疾病的一种方法。

1. 头针标准线（表 6-2-1） 头针刺激线均位于头皮的部位，按颅骨的解剖名称分额区、顶区、颞区、枕区 4 个区，14 条标准线（左侧、右侧、中央共 25 条）。

表 6-2-1 头针标准线定位

标准线	定位
额中线	在额部，从督脉神庭穴向前引长 1 寸的线
额旁 1 线	在额部，从膀胱经眉冲穴向前引长 1 寸的线
额旁 2 线	在额部，从胆经头临泣穴向前引长 1 寸的线
额旁 3 线	在额部，从胃经头维穴内侧 0.75 寸起向下引长 1 寸的线
顶中线	在头顶部，正中线上，督脉百会穴向前至前顶穴之间的连线
顶颞前斜线	在头顶部侧面，从经外奇穴前神聪（百会前 1 寸）到胆经悬厘穴之间的连线
顶颞后斜线	在头顶部侧面，督脉百会穴与颞部胆经曲鬓穴之间的连线
顶旁 1 线	在头顶部，督脉旁 1.5 寸，从膀胱经通天穴向后引长 1.5 寸的线
顶旁 2 线	在头顶部，督脉旁开 2.25 寸，从胆经正营穴到承灵穴长 1.5 寸的线
颞前线	在头的颞部，胆经颔厌穴到悬厘穴的连线
颞后线	在头的颞部，胆经率谷穴与曲鬓穴的连线
枕上正中线	在枕部，督脉强间穴至脑户穴之间长 1.5 寸的线
枕上旁线	在枕部，由枕外粗隆督脉脑户穴旁开 0.5 寸起，向上引长 1.5 寸的线
枕下旁线	在枕部，从膀胱经玉枕穴向下引长 2 寸的线

2. 操作方法 常规消毒，针体与皮肤成 30°角左右，快速将针刺入皮下，当针尖达到帽状腱膜下层时，指下感到阻力减小，然后使针与头皮平行，根据不同穴线刺入相应深度。

一般情况下，头针留针时间宜在 15～30 分钟。如症状严重、病情复杂、病程较长者，可留针 2 小时以上。或在留针期间间歇重复施行捻转手法，频率在 200 次/分左右，持续 2～3 分钟，以加强刺激，在较短时间内获得即时疗效。

3. 适用范围 ①中枢神经系统疾患：脑血管疾病所致偏瘫、失语、假性延髓麻痹，小儿神经发育不全和脑性瘫痪，颅脑外伤后遗症，脑炎后遗症，以及癫痫、舞蹈病和震颤麻痹等；②精神疾患：精神分裂症、癔症、考场综合征、抑郁症等；③疼痛和感觉异常等病症：头痛、三叉神经痛、颈项痛、肩痛、腰背痛、坐骨神经痛、胆绞痛、胃痛、痛经等各种急慢性疼痛病症，以及肢体远端麻木、皮肤瘙痒症等病症；④皮质内脏功能失调所致疾患：高血压、冠心病、溃疡病、性功能障碍和月经不调，以及神经性呕吐、功能性腹泻等。

（六）耳针

耳针是指采用毫针或其他针具刺激耳部特定部位，以诊断和治疗疾病的一种方法。

1. 耳穴分布 耳穴在耳廓表面的分布规律是：与头面相应的穴位分布在耳垂；与上肢相应的穴位分布在耳舟；与躯干相应的穴位分布在对耳轮体部；与下肢相应的穴位分布在对耳轮上、下脚；与腹腔脏器相应的穴位分布在耳甲艇；与胸腔脏器相应的穴位分布在耳甲腔；与盆腔脏器相应的耳穴分布在三角窝；与消化道相应的穴位分布在耳轮脚周围等(图 6-2-7、图 6-2-8)。

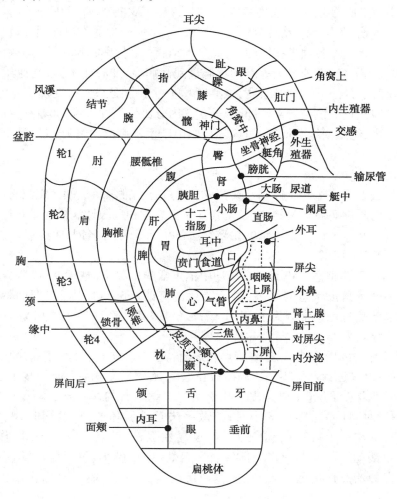

图 6-2-7　耳穴定位图正面

2. 选穴原则

(1)辨证取穴:根据中医的脏腑、经络学说辨证选用相关耳穴。

(2)对症取穴:根据中医理论对症取穴;也可根据现代医学的生理病理知识对症选用有关耳穴。

(3)对应取穴:直接选取发病脏腑器官对应的耳穴。

(4)经验取穴:临床医生结合自身经验灵活选穴。

3. 操作方法

(1)毫针、电针、皮内针、温灸法、刺血法、按摩法等见相关内容。

(2)压籽法:又称压豆或埋豆,将王不留行、磁珠或磁片等贴于 0.5cm×0.5cm 大小的透气胶布中间,用镊子夹持之敷贴于耳穴并适当按压贴固;以耳穴发热、胀痛为宜;可

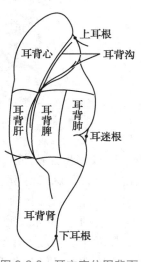

图 6-2-8　耳穴定位图背面

留置 2~4 天,期间可嘱患者每日自行按压 2~3 次。

4. 适用范围　①各种疼痛性病症:如偏头痛、三叉神经痛、肋间神经痛等神经性疼痛;扭伤、挫伤、落枕等外伤性疼痛;各种外科手术所产生的伤口痛;胆绞痛、肾绞痛、胃痛等内脏痛等。②各种炎症性病症:如急性结膜炎、牙周炎、咽喉炎、扁桃体炎、支气管炎、风湿性关节炎、面神经炎等。③功能紊乱性病症:如心律不齐、高血压、多汗症、胃肠功能紊乱、月经不调、神经衰弱、癔症等。④过敏与变态反应性疾病:如过敏性鼻炎、支气管哮喘、过敏性结肠炎、荨麻疹等。⑤内分泌代谢性疾病:如单纯性肥胖症、甲状腺功能亢进、绝经期综合征等。⑥其他:如用于手术麻醉,预防感冒、晕车、晕船,戒烟、戒毒等。

（七）浮针

浮针疗法是用一次性浮针等针具在皮下层进行扫散等手法的针刺法,针刺部位主要选择在与局限性病痛相关的部位,尤其是在引起这种局限性病痛的紧张性肌肉的周围或者临近四肢。这种紧张性肌肉在浮针医学中有个专有名词,叫患肌。操作时,通常还配合再灌注活动。

1. 特有的医学概念　患肌是在运动中枢正常的情况下,被检查区域放松时,全部或部分依旧处于紧张状态的肌肉;对于浮针适应证,分为"肌肉前""肌肉中""肌肉后"三大类;治疗过程中常分为上、下半场;常借助"远程轰炸"的方法减少进针次数,达到最佳治疗效果。

2. 浮针疗法的操作特点、疗效特点和诊断特点　在操作方面,按病痛相关部位选择进针部位;浮针进针部位不到达病痛所在部位,有时甚至相隔甚远。皮下浅刺:浮针的进针主要涉及皮下层(主要是皮下疏松结缔组织),针对单层次,不深入肌肉;不要求得气;留管时间长,一般 3~8 小时;扫散手法是重要环节;扫散同时,配合再灌注活动。浮针疗法的疗效特点:取效快捷、重复性强、进针点少、安全无副作用、留管期间可自由活动。由于浮针疗法具备当场起效、创伤极小、仅对肌肉功能性病变及相关病痛发挥治疗作用的特点,在操作熟练的医生手上,还可以用作鉴别诊断、追踪查因等。

3. 浮针器具　特有的进针器(图 6-2-9)和浮针针具(图 6-2-10)。

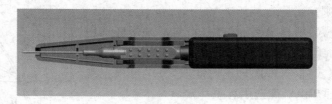

图 6-2-9　已安装浮针的进针器

4. 操作步骤及疗程　浮针疗法在操作时,首先要明确诊断,检查和明确患肌,确定进针点;消毒后,使用进针器进针,针尖必须由远而近地直对患肌;进针后,在皮下向前水平运针;运针到位后,用右手拇指内侧指甲缘和中指夹持芯座,食指和无名指分居中指左右两边,拇指尖固定在皮肤上作为支点,食指和无名指一前一后做跷跷板样扇形扫散动作。扫散动作幅度宜大,平稳有力,节律宜慢,避免产生酸麻胀痛等感觉,扫散过程中,右手操作,左手配合再灌注活动。

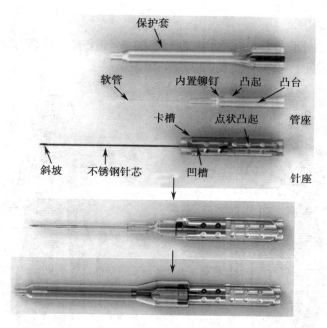

图 6-2-10　浮针结构和部件

　　浮针治疗慢性病痛,一般是前 2~3 次连续治疗,此后间隔 2~3 天做一次治疗,其余视疗效情况调整治疗方案。针刺次数取决于患肌恢复情况,原则上是针刺次数越少越好。一般以 3 次为一个疗程。

　　5. 浮针疗法的适应证　肌肉前病痛,即肌肉上游引发的病症,常见疾病包括:强直性脊柱炎、类风湿关节炎、哮喘、痛风、帕金森病、面瘫、肩关节周围炎等。肌肉中病痛,即肌肉本身的病症,常见疾病包括:颈椎病、网球肘、腰椎间盘突出症、慢性膝关节痛、踝关节扭伤、头痛、前列腺炎、漏尿、呃逆、失眠、抑郁、慢性咳嗽、习惯性便秘等。肌肉的功能性病变以肌肉疼痛、相关肌肉肌力下降,功能减退、易感疲劳乏力以及相关关节活动范围减小为常见症状。肌肉后病痛:由病理性紧张肌肉造成的非肌肉器官发生的病变,常见症状包括:头昏、眩晕、心慌胸闷、局部麻木、局部水肿、乳腺增生、黄斑变性、糖尿病足、股骨头缺血性坏死等。

　　6. 再灌注活动　为浮针医学的重要组成部分。是指在浮针操作过程中,主动或被动收缩患肌,使得患肌内或周边的动脉压力增加,势能加大,然后舒张,这样,动脉中的血液流动速度加快,从而进入患肌内原先缺血的部位,改善缺血状态。其操作不仅仅可以活动患肌,也常可采用咳嗽、吹气、按揉等方法达到目标。

　　其主要特点为肌肉收缩(缺血)→肌肉舒张(充血)→肌肉收缩(再缺血)→肌肉舒张(再充血),如此重复,形成缺血再灌注的状态,从而改变患肌缺血缺氧状态,促进病情恢复。

　　再灌注活动的操作要求幅度大、速度慢、次数少、间隔长、变化多,分为:①主动再灌注活动:是指患者在没有辅助情况下完成的一种运动,主要分为等张收缩和等长收缩;②被动再灌注活动:是指依靠外力帮助完成的再灌注活动,进行时被动再灌注活动肢体肌肉应放松,利用外力固定关节的近端和活动关节的远端,根据患肌的功能需要尽量做多方位的再灌注活动。

（八）腕踝针

腕踝针法是在手腕或足踝部的相应进针点,用毫针进行皮下针刺以治疗疾病的方法。

1. 体表分区(图 6-2-11~图 6-2-13)

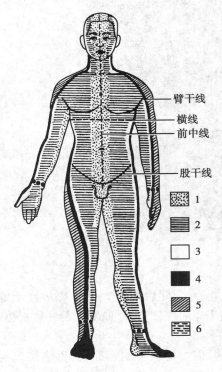

臂干线
横线
前中线
股干线

░ 1
▬ 2
□ 3
■ 4
▨ 5
▦ 6

图 6-2-11　腕踝针体表分区正面

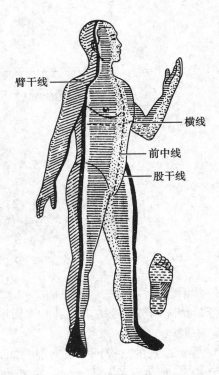

臂干线
横线
前中线
股干线

图 6-2-12　腕踝针体表分区侧面

（1）纵行六区

1）头、颈和躯干分区

1 区:从前正中线至眼眶外缘为垂直线的体表区域,分别称之为左 1 区、右 1 区。临床常把左 1 区与右 1 区合称为 1 区,以下各区亦同。

2 区:从 1 区边线到腋前线之间的体表区域。

3 区:从腋前线至腋中线之间的体表区域。

4 区:腋中线至腋后线之间的体表区域。

5 区:腋后线至 6 区边线之间的体表区域。

6 区:后正中线两侧与 1 区相对的体表区域。

2）四肢分区

上肢六区:将上肢的体表区域纵向六等分,从上肢内侧尺骨缘开始,右侧顺时针、左侧逆时针,依次为 1 区、2 区、3 区、4 区、5 区、6 区,左右对称。

下肢六区:将下肢的体表区域纵向六等分,从下肢内侧跟腱缘开始,右侧顺时针、左侧逆时针,依次为 1 区、2 区、3 区、4 区、5 区、6 区,左右对称。

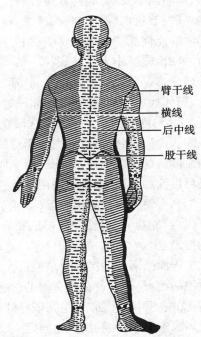

臂干线
横线
后中线
股干线

图 6-2-13　腕踝针体表分区背面

（2）上下两段

以胸骨末端和两侧肋弓的交接处为中心,画一条环绕身体的水平线称横线。横线将身体纵行六区分成上下两段。

2. 腕踝针进针点　进针点就是针尖刺入皮肤的位置。腕与踝部各有 6 对进针点,分别代表身体上下 6 个区,与头颈、躯干和四肢各区的编号一致(表 6-2-2)。

表 6-2-2　腕踝针进针点

腕部：腕横纹上 2 寸	踝部：踝关节上 3 寸
上 1：小指侧尺骨缘与尺侧腕屈肌腱之间	下 1：跟腱内缘
上 2：掌长肌腱与桡侧腕屈肌腱之间,内关处	下 2：胫骨后缘
上 3：桡动脉与桡骨缘之间	下 3：胫骨前嵴向内 1cm 处
上 4：拇指侧的桡骨内外缘之间	下 4：胫骨前嵴与腓骨前缘的中点
上 5：尺骨与桡骨之间,外关处	下 5：腓骨后缘
上 6：距小指侧尺骨缘 1cm 处	下 6：跟腱外缘

3. 选点原则　①上病取上、下病取下;②左病取左、右病取右;③区域不明、选双上 1;④上下同取;⑤左右共针。

4. 操作方法　选定进针点后,皮肤常规消毒,医者以押手固定在进针点的下部,并且拉紧皮肤,刺手拇指在下,食指、中指在上夹持针柄,针与皮肤呈 15°~30°角,快速刺入皮下,然后将针平放,使针身呈水平位沿真皮下进入 1.2~1.4 寸,以针下有松软感为宜,不捻针。患者针下无任何不适感觉,但患者的主要症状会可得到改善或消失。如患者有酸、麻、胀、重等感觉时,说明针刺入到筋膜下层,进针过深,须将针调至皮下,重新刺入。

一般情况下留针 20~30 分钟。若病情较重或病程较长者,可适当延长留针时间一至数小时,但最长不超过 24 小时。疗程一般隔日 1 次,急性病症可每日针 1~2 次,10 次为 1 疗程。

5. 适用范围　本法适用范围广,每个区所治疗的病症都包括两方面,一是同名区域内所属脏腑、组织、器官等所引起的各种病症;二是主要症状反映在同名区域内的各种病症。

（九）三棱针

三棱针法是用三棱针刺破血络或腧穴,放出适量血液,或挤出少量液体,或挑断皮下纤维组织,以治疗疾病的方法。

1. 操作方法

（1）点刺法:有点刺穴位和点刺血络之分。点刺前,可在被刺部位或其周围用推、揉、按等方法,使局部充血。常规消毒后,用一手固定被刺部位,另一手持针,露出针尖 3~5mm,对准所刺部位快速刺入并迅速出针,进出针时针体应保持在同一轴线上。点刺后可放出适量血液或黏液,也可辅以推挤方法增加出血量或出液量。

（2）散刺法:常规消毒,用一手固定被刺部位,另一手持针在施术部位点刺多点。根据病变部位大小的不同,由病变外缘环形向中心点刺,可刺 10~20 针,以促使瘀血或水肿的消除。

（3）挑刺法：常规消毒，用一手固定被刺部位，另一手持针以15°~30°角刺入一定深度后，上挑针尖，挑破皮肤，并挑断皮下部分纤维组织，然后出针，覆盖敷料。

2. 适用范围 三棱针刺络放血具有通经活络、开窍泻热、消肿止痛等作用，适用范围较为广泛，凡各种实证、热证、瘀血、疼痛等均可应用。常用于某些急症和慢性病，如昏厥、高热、中风闭证、急性咽喉肿痛、中暑、顽癣、扭挫伤、头痛、肩周炎、丹毒、指（趾）麻木等。

（十）皮肤针

用皮肤针叩刺人体一定部位或穴位，以防治疾病的方法，由古代"毛刺""扬刺""半刺"等刺法发展而来。

1. 操作方法

（1）持针姿势：①软柄皮肤针：将针柄末端置于掌心，拇指居上，示指在下，余指呈握拳状固定针柄末端。②硬柄皮肤针：用拇指和中指夹持针柄两侧，示指置于针柄的上面，无名指和小指将针柄末端固定于大小鱼际之间（图6-2-14）。

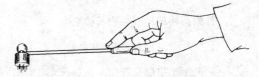

图 6-2-14 皮肤针持针法

（2）叩刺方法：针具和部位消毒后，针头对准皮肤叩击，运用腕部的弹力，使针尖叩刺皮肤后，立即弹起，如此反复叩击。叩击时针尖与皮肤必须垂直，弹刺要准确，强度要均匀，可根据病情选择不同的刺激强度或刺激部位。

（3）刺激强度

1）弱刺激：用力稍小，皮肤仅现潮红、充血，患者无疼痛感觉为度。

2）强刺激：用力较大，以皮肤有明显潮红，并有微出血，患者有明显疼痛感觉为度。

3）中等刺激：用力介于弱刺激与强刺激之间，以局部有较明显潮红，但不出血，患者稍觉疼痛为度。

（4）叩刺部位

1）循经叩刺：是指循着经脉进行叩刺的一种方法，常用于项背腰骶部的督脉和足太阳膀胱经。

2）穴位叩刺：是指在穴位上进行叩刺的一种方法，主要是根据穴位的主治作用，选择适当的穴位予以叩刺治疗，临床常用的是各种特定穴、华佗夹脊穴、阿是穴等。

3）局部叩刺：是指在患部进行叩刺的一种方法，如扭伤后局部的瘀肿疼痛、顽癣等，可在局部进行叩刺。

2. 适用范围 皮肤针的适用范围很广，临床各种病证均可应用，如头痛、腰痛、肋间神经痛、痛经等各种痛证；神经性皮炎、斑秃、顽癣等皮肤疾患；慢性肠胃病、便秘等；近视、视神经萎缩等病症。

（十一）皮内针

皮内针法是以皮内针刺入并固定于腧穴部位的皮内或皮下，进行较长时间刺激以治疗疾病的方法。

1. 操作方法

（1）颗粒型皮内针：局部皮肤常规消毒后，用镊子夹住针柄，对准穴位，将针横向刺入皮下，然后，在针柄和相应皮肤表面之间，粘贴小块胶布，再用一块大的胶布覆盖在针柄上粘贴固定。

（2）揿钉型皮内针：局部皮肤常规消毒后，用镊子或持针钳夹住针柄，将针尖对准穴位垂直刺入，使针柄平附于皮肤上，再用方块胶布贴在针柄上固定。亦可将针柄粘贴在预先剪好的方块胶布上，使用时用镊子捏起胶布的一角，针尖对准穴位以手按压刺入并固定。

2. 适用范围　本法适用于一些慢性疾病以及经常发作的疼痛性疾病。如高血压、偏头痛、神经衰弱、三叉神经痛、面肌痉挛、支气管哮喘、胃脘痛、胆绞痛、关节痛、软组织损伤、月经不调、痛经、小儿遗尿等病症。

（十二）穴位注射

穴位注射法又称水针，是选用某些中药、西药注射液注射入人体相关穴位，以防治疾病的一种方法。

1. 操作方法　根据所选穴位的部位不同及用药剂量的差异，选择合适的注射器及针头。局部皮肤常规消毒，用无痛快速进针法刺入腧穴，然后慢慢推进或上下提插，待针下有得气感后，回抽一下，若回抽无血，方可将药推入。

2. 适用范围　穴位注射法的适用范围非常广泛，凡是针灸的适应证大部分可以用本法治疗。可应用于运动系统疾病，如肩周炎、关节炎、腰肌劳损、骨质增生、关节扭挫伤等；神经精神系统疾病，如三叉神经痛、面神经麻痹、坐骨神经痛、多发性神经炎、精神分裂症、癫痫、神经衰弱等；消化系统疾病，如胃下垂、胃肠神经症、腹泻、痢疾等；呼吸系统疾病，如急慢性支气管炎、上呼吸道感染、支气管哮喘、肺结核等；心血管疾病，如高血压、冠心病、心绞痛等；皮肤疾病，如荨麻疹、痤疮、神经性皮炎等。

第三节　推拿治疗

推拿治疗是以中医理论为基础，以辨证论治为原则，运用特定的手法以肢体的某些部位或借助于一定的工具作用于身体表面的部位或穴位，从而达到调节人体生理病理过程，防治疾病目的的中医外治方法。根据手法的性质和作用量，结合治疗部位和穴位，推拿治疗有温、通、补、泻、汗、和、散、消等八法。

一、推拿疗法的作用

1. 调整脏腑　推拿是通过手法刺激相应的体表穴位、痛点（或疼痛部位），并通过经络的连属与传导作用，对内脏功能进行调节，达到治疗疾病的目的。

2. 疏通经络　推拿手法作用于体表的经络穴位上，可引起局部经络反应，起到激发和调整经气的作用，并通过经络影响到所连属的脏腑、组织、肢节的功能活动，以调节机体的生理、病理状况，达到百脉疏通，五脏安和，使人体恢复正常生理功能的目的。

3. 行气活血　推拿的手法刺激，不但可活跃局部的血液循环，消散瘀结，更重要的是推拿的刺激，可反射性地活跃全身的血液循环，增加组织的灌流量，促进疾病痊愈。

4. 理筋整复　对筋伤和骨缝错位、紊乱等，可以通过手法的作用进行理筋整复，纠正解剖位置的异常;使经络关节通顺、各种组织各守其位,有利于软组织痉挛的缓解和关节功能的恢复。

5. 滑利关节　滑利关节是推拿之所长,可增加关节运动的幅度和灵敏度。

二、推拿疗法的治疗原则

1. 治病求本　"治病必求其本"是中医推拿辨证施治的基本原则之一。求本,是指治病要了解并正确辨别疾病的本质、主要矛盾,针对其最根本的病因病理进行治疗。任何疾病的发生发展,总是通过若干症状显现出来的,但这些症状只是疾病的现象,并不都是反映疾病的本质,有的甚至是假象,只有在充分了解疾病的各个方面,包括症状表现在内的全部情况的前提下,通过综合分析,才能透过现象看到本质,找出病之所在,确定相应的治疗方法。在临床运用治病求本这一原则的同时,必须正确处理"正治与反治""治标与治本"之间的关系。

临床上疾病的症状是复杂多变的,标本的关系也不是绝对的,而是在一定条件下相互转化的,因此临证时还要注意掌握标本转化的规律,不为假象所迷惑,始终抓住疾病的主要矛盾,做到治病求本。

2. 扶正祛邪　疾病的过程,在一定意义上可以说是正气与邪气矛盾双方相互斗争的过程。邪胜于正则病进,正胜于邪则病退。因此治疗疾病就是要扶助正气,祛除邪气,改变邪正双方的力量对比,使之向有利于健康的方向转化,所以扶正祛邪也是推拿治疗的基本原则。

临床中,要认真细致地观察、分析正邪双方相互消长盛衰的情况,根据正邪在矛盾斗争中所占的地位,决定扶正与祛邪的主次先后,或以扶正为主,或以祛邪为主,或是扶正与祛邪并重,或是先扶正后祛邪,或是先祛邪后扶正。并要注意扶正祛邪同时并用时,应采取扶正而不留邪,祛邪而不伤正的原则。

3. 因时、因地、因人制宜　因时、因地、因人制宜是指治疗疾病要根据季节、地区及人的体质、年龄等不同而制定相应的治疗方法。全面考虑,综合分析,区别对待,酌情施术。

4. 治未病　治未病是推拿的治疗原则之一,早在《内经》中就有"不治已病治未病、不治已乱治未乱"的论述。《金匮要略》说:"夫治未病者,见肝之病,知肝传脾,当先实脾;四季脾旺不受邪,即勿补之。"提出医生治病首先要考虑脏腑传变的疾病变化规律,从而达到"治未病"的目的。

三、推拿手法及适应证

(一)摆动类手法

1. 一指禅推法　一指禅推法是用拇指螺纹面、指端着力,通过前臂的主动摆动来带动拇指或拇指指间关节做屈伸往返运动的手法。

以肘关节为支点,前臂做主动摆动,通过腕关节带动拇指的掌指关节或指间关节做连续的、有节律的屈伸运动,操作时推动的频率要快,约为 120~160 次/分;在受术者体表移动的速度要缓慢(图 6-3-1)。

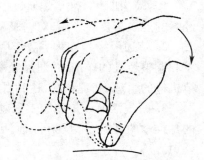

图 6-3-1　一指禅推法

本法接触面较小,压强较大,渗透力强,手法功力缠绵。具有开窍醒脑、舒筋活络、祛瘀消肿、调和营卫、健脾和胃及调节脏腑功能等作用。常用于内、外、妇、伤科疾病的康复:如头痛、眩晕、失眠、面瘫、高血压、冠心病、近视、牙痛、胃脘痛、便秘、腹泻、月经不调、痛经、颈椎病以及关节酸痛等症。

2. **滚法** 滚法是以第 5 掌指关节背侧吸定于体表施术部位,通过腕关节的屈伸运动和前臂的旋转运动,用小鱼际连同手背尺侧在施术部位上做持续不断的来回滚动的推拿手法。

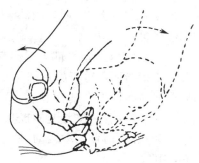

图 6-3-2 滚法

(1)小鱼际滚法:用小鱼际及手背侧为着力部位,腕关节略屈向尺侧,进行往返滚法操作(图 6-3-2)。

(2)掌指关节滚法:以第 2~5 掌指关节背侧为着力部位,腕关节略屈向尺侧,进行往返滚法操作。

(3)拳滚法:手呈半握拳状,以第 2~5 指第 1 节指背、掌指及指间关节背侧为着力面,进行往返滚法操作。

本法具有舒筋活血,滑利关节,缓解肌肉、韧带痉挛,增强肌肉、韧带活动能力,促进血液循环及消除肌肉疲劳等作用。常用于风湿酸痛,肌肤麻木,外伤及脑血管疾病后而致的肢体瘫痪,运动功能障碍,高血压,糖尿病,痛经,月经不调等病症的康复治疗和保健。

3. **揉法** 揉法是以手掌大鱼际或掌、手指螺纹面着力,吸定于体表施术部位上,做轻柔和缓的上下、左右或环旋动作的推拿手法。

(1)掌揉法:沉肩、垂肘,腕关节放松,以大鱼际、掌根或全掌附着于施术部位上。以肘关节为支点,前臂带动腕掌在治疗部位上做轻缓柔和的上下、左右或轻度的环旋揉动,并带动该处的皮下组织一起运动,不能在体表上有摩擦运动(图 6-3-3A)。频率每分钟 120~160 次。

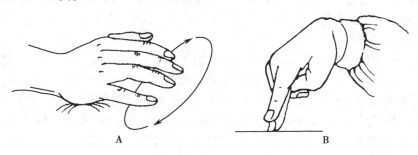

图 6-3-3 揉法

A. 掌根揉法;B. 中指揉法

(2)指揉法:中指伸直,示指搭于中指远端指间关节背侧,腕关节微屈,用中指螺纹面着力于一定的治疗部位或穴位。以肘关节为支点,前臂带动腕关节使中指螺纹面在施术部位上做轻柔的小幅度环旋或上下、左右运动(图 6-3-3B),频率每分钟 120~160 次;亦可用示、中、无名指并拢,三指螺纹面着力;或以拇指螺纹面着力于施术部位,操作术式与中指揉法相同。

本法具有疏通经络,行气活血,健脾和胃,消肿止痛等作用,主要适用于脘腹胀痛,胸闷胁痛,便秘,泄泻,头痛、眩晕及术后等病症的康复治疗,或用于头面部及腹部康复保健。

（二）摩擦类手法

1. 摩法　用指或掌在体表做环形或直线往返摩动,称为摩法。分为指摩法和掌摩法两种。

（1）指摩法:指掌部自然伸直,示、中、无名和小指并拢,腕关节略屈。以示、中、无名和小指指面附着于施术部位,以肘关节为支点,前臂主动运动,使指面随同腕关节做环形或直线往返摩动(图6-3-4A)。

（2）掌摩法:手掌自然伸直,腕关节略背伸,将手掌平放于体表施术部位上。以肘关节为支点,前臂主动运动,使手掌随同腕关节连同前臂做环旋或直线往返摩动(图6-3-4B)。

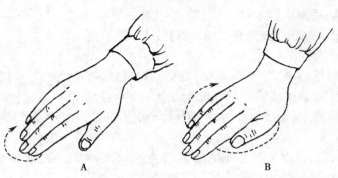

图 6-3-4　摩法

A. 指摩法;B. 掌摩法

本法具有和胃理气,消食导滞、疏通经络的作用,主要用于脘腹胀满、消化不良、泄泻、便秘、咳嗽、气喘,月经不调、痛经、阳痿、遗精,外伤肿痛等病症及其康复治疗。

2. 擦法　擦法是用指或掌贴附于体表一定部位,做较快速的直线往返运动,使之摩擦生热的推拿手法。

以示、中、无名和小指指面或掌面、手掌的大鱼际、小鱼际置于体表施术部位。腕关节伸直,使前臂与手掌相平。以肘或肩关节为支点,前臂或上臂做主动运动,使手的着力部分在体表做均匀的上下或左右直线往返摩擦移动,使施术部位产生一定的热量。用示、中、无名和小指指面着力称指擦法;用全掌面着力称掌擦法(6-3-5A);用手掌的大鱼际着力称大鱼际擦法,用小鱼际着力称小鱼际擦法(图6-3-5B)。

本法具有宽胸理气、止咳平喘,健脾和胃,行气活血,消肿止痛的作用,主要用于呼吸系统、消化系统及运动系统疾病。如咳嗽、气喘、胸闷、慢性支气管炎、肺气肿,慢性胃炎、消化不良,不孕,阳痿及四肢伤筋、软组织肿痛、风湿痹痛等病症的早期康复治疗。

3. 推法　以指、掌、拳或肘部着力于体表一定部位或穴位上,做单方向的直线或弧形推动,称为推法。成人推法以单方向直线推为主,又称平推法。根据操作部位的不同,可分为指推法、掌推法、拳推法和肘推法。

（1）指推法:包括拇指端推法、拇指平推法和三指推法。

316

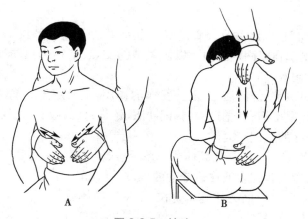

图 6-3-5 擦法

A. 掌擦法；B. 小鱼际擦法

1）拇指端推法：以拇指端着力于施术部位或穴位上，余四指置于对侧或相应的位置以固定，腕关节略屈并向尺侧偏斜。拇指及腕部主动施力，向拇指端方向呈短距离单向直线推进。

2）拇指平推法：以拇指螺纹面着力于施术部位或穴位上，余四指置于其前外方以助力，腕关节略屈曲。拇指及腕部主动施力，向其示指方向呈短距离、单向直线推进。在推进的过程中，拇指螺纹面的着力部分应逐渐偏向桡侧，且随着拇指的推进腕关节应逐渐伸直（图 6-3-6A）。

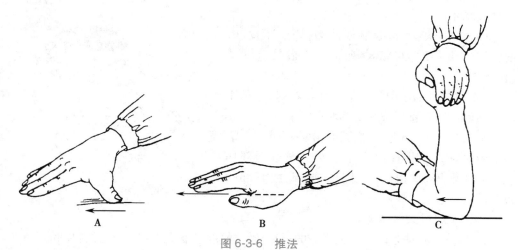

图 6-3-6 推法

A. 拇指平推法；B. 掌推法；C. 肘推法

3）三指推法：示、中、无名指并拢，以指端部着力于施术部位上，腕关节略屈。前臂部主动施力，通过腕关节及掌部使示、中及无名三指向指端方向做单向直线推进。

（2）掌推法：以掌根部着力于施术部位，腕关节略背伸，肘关节伸直。以肩关节为支点，上臂部主动施力，通过肘、前臂、腕，使掌根部向前方做单方向直线推进（图 6-3-6B）。

（3）拳推法：手握实拳，以示、中、无名及小指四指的近侧指间关节的突起部着力于施术部位，腕关节挺劲伸直，肘关节略屈。以肘关节为支点，前臂主动施力，向前呈单方向直线推进。

（4）肘推法：屈肘，以肘关节尺骨鹰嘴突起部着力于施术部位，另一侧手臂抬起，以掌部扶握屈肘侧拳顶以固定助力。以肩关节为支点，上臂部主动施力，做较缓慢的单方向直线推进（图6-3-6C）。

本法具有祛风散寒，舒筋活络，消肿止痛的作用，主要用于头痛、头晕、失眠，腰腿痛、腰背部僵硬、风湿痹痛、感觉迟钝，胸闷胁胀、烦躁易怒，腹胀、便秘、食积，软组织损伤、局部肿痛等病症的后期康复。

4. 搓法　指用双手掌面夹住肢体或以单手、双手掌面着力于施术部位，做交替搓动或往返搓动的推拿手法。

（1）夹搓法：以双手掌面夹住施术部位，令患者肢体放松。以肘关节和肩关节为支点，前臂与上臂部主动施力，做相反方向的较快速搓动，并同时做上下往返移动（图6-3-7）。

（2）推搓法：以单手或双手掌面着力于施术部位。以肘关节为支点，前臂部主动施力，做较快速的推去拉回的搓动。

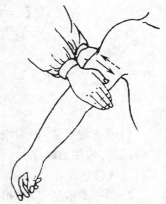

图 6-3-7　夹搓法

本法具有疏松肌筋，调和气血，解痉止痛及疏肝理气等作用，主要用于四肢关节运动障碍、关节活动不利、肌肉酸痛等病症的康复治疗，也可作为其他疾病的辅助或结束手法使用。

5. 抹法　用手掌或拇指螺纹面紧贴皮肤，做上下、左右或弧形曲线的往返移动的一种推拿手法。

（1）指抹法：拇指螺纹面着力，紧贴于皮肤，前臂均匀柔和发力，带动腕部与掌指关节活动（图6-3-8）。

（2）掌抹法：用手掌或大小鱼际着力，紧贴于皮肤，腕部伸直，前臂发力，带动手掌抹动。

本法具有开窍镇静、醒脑明目、消食导滞、散瘀消肿之功效。指抹法常用于头面及颈项部病症的后期恢复，掌抹法适用于胸腹部、腰背部的康复治疗。

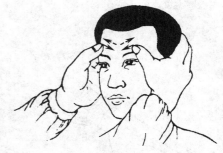

图 6-3-8　指抹法

（三）震颤类手法

1. 抖法　抖法是以手握住患肢的远端，做小幅度上下或左右方向连续抖动的手法。

（1）抖上肢法：患者坐位或站立位，肩臂部放松。术者位于其前外侧，双手握住其腕部，慢慢将被抖动的上肢向前外方抬起约60°，两前臂微用力做连续小幅度的上下抖动，用力均匀而持续，幅度由小渐大，频率逐渐增快，每分钟250次左右，使抖动所产生的波似波浪般地传递到肩部。或术者以一手按其肩部，另一手握住其腕部，做连续不断地小幅度的上下抖动，抖动中可结合被操作肩关节的前后方向活动（图6-3-9A）。

（2）抖下肢法：患者仰卧位，下肢放松。术者站其足端，双手分别握住患者两足踝部，将两下肢抬起，离开床面约30cm，然后上臂、前臂部同时施力，做连续上下抖动，每分钟100次左右，使其下肢及髋部有舒松感（图6-3-9B）。

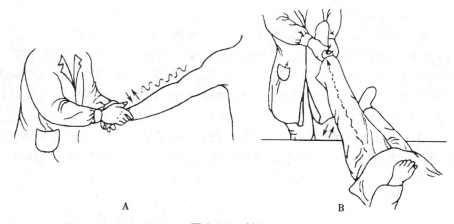

图 6-3-9 抖法

A. 抖上肢法；B. 抖下肢法

（3）抖腰法：患者俯卧位，双手拉住床头或由助手固定其两腋部。术者以两手握住其两足踝部，两臂伸直，身体后仰，与助手相对用力，牵引其腰部。待其腰部放松后，身体前倾，随后身体挺立，瞬间用力，做 1~3 次较大幅度的抖动，使抖动之力作用于腰部，产生较大幅度的波浪状运动。

本法具有疏通经络，松解粘连，滑利关节及调和气血的作用。临床常用于四肢部、脊柱部病症引起关节活动范围减小的康复治疗；也可用于减轻重手法后反应，增加手法的舒适感，常为理筋结束手法。

2. 振法 以掌或指在体表施以高频率、小幅度振动的手法称为振法。分为掌振法与指振法两种。

（1）掌振法：以单掌或叠掌的掌面按压在体表的一定部位或经络穴位上，掌、臂肌肉强力的静止性用力，做连续不断的快速震颤，使深部组织有被振动和温热感(图 6-3-10A)。

（2）指振法：以拇指与中指，或拇指与示指螺纹面按压在体表的经络穴位上，运用前臂及手部静止性用力，集功力于指端，做连续不断的快速震颤，使深部组织有被振动和温热感(图 6-3-10B)。

本法是内功推拿流派的代表性治疗手法，具有温补、通调的作用，多用于治疗头痛、腰痛、失眠、脘腹胀痛、形寒肢冷、痛经、月经不调等病证。

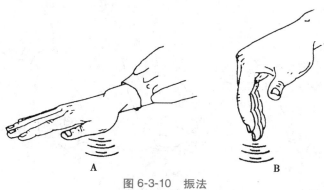

图 6-3-10 振法

A. 掌振法；B. 指振法

（四）挤压类手法

1. 按法　以指或掌按压体表，称按法。分为指按法和掌按法两种。

（1）指按法：以拇指螺纹面着力于施术部位，余四指张开，置于相应位置以支撑助力，腕关节屈曲 40°~60°。拇指主动用力，垂直向下按压。当按压力达到所需的力度后，要稍停片刻，即所谓的"按而留之"，然后松劲撤力，再做重复按压，使按压动作既平稳又有节奏性（图 6-3-11A）。

（2）掌按法：以单手或双手掌面置于施术部位。以肩关节为支点，利用身体上半部的重量，通过上臂、前臂传至手掌部，垂直向下按压，用力原则同指按法（图 6-3-11B）。

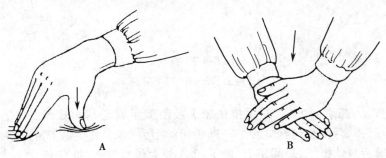

图 6-3-11　按法
A. 指按法；B. 掌按法

本法具有通经活络、安神定痛的作用，常用于头痛、腰背痛、下肢痛等各种痛症的康复治疗。

2. 点法　点法是用指端或屈曲的指间关节部着力于施术部位，持续地进行点压的一种推拿手法。具有着力点小、刺激强、操作省力等特点。

（1）拇指端点法：手握空拳，拇指伸直并紧靠于示指中节，以拇指端着力于施术部位或穴位上。前臂与拇指主动发力，进行持续垂直点压（图 6-3-12A）。

（2）屈拇指点法：屈拇指，以拇指指间关节桡侧着力于施术部位或穴位，拇指端抵于示指中节桡侧缘以助力。前臂与拇指主动施力，进行持续垂直点压（图 6-3-12B）。

（3）屈示指点法：屈示指，其他手指相握，以示指第 1 指间关节突起部着力于施术部位或穴位上，拇指末节尺侧缘紧压示指指甲部以助力。前臂与示指主动施力，进行持续垂直点压（图 6-3-12C）。

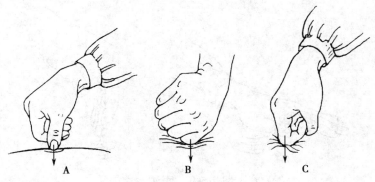

图 6-3-12　点法
A. 拇指端点法；B. 屈拇指点法；C. 屈示指点法

本法具有通经止痛的作用,主要用于脊柱病症引起的活动障碍及各种痛症的康复治疗。

3. 捏法　用拇指和其他手指在施术部位对称性的挤压,称为捏法(图 6-3-13)。捏法操作简单,容易掌握,但要求拇指与余指具有强劲持久的对合力,所以需长期练习。捏法可单手操作,亦可双手同时操作。因拇指与其他手指配合的多少,而有三指捏法、五指捏法等名称。

用拇指和示、中指指面,或用拇指和其余四指指面夹住肢体或肌肤,相对用力挤压,随即放松,再用力挤压、放松,重复以上挤压、放松动作,并循序移动。

本法具有舒筋通络,行气活血的作用,主要用于疲劳性四肢酸痛、颈椎病等病症的康复治疗。

4. 拿法　拿法是用拇指和其余手指相对用力,提捏或揉捏肌肤的一种推拿手法(图 6-3-14)。以拇指和其余手指的指面相对用力,捏住施术部位肌肤并逐渐收紧、提起,腕关节放松。以拇指同其他手指的对合力进行轻重交替、连续不断地提捏并施以揉动。

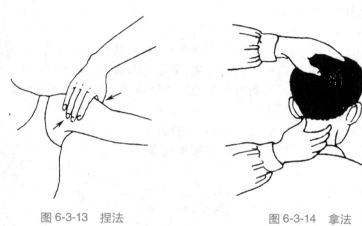

图 6-3-13　捏法　　　　　　　　　　　图 6-3-14　拿法

本法具有疏经通络,行气活血的作用,常用于颈项活动受限,四肢酸痛,头痛恶寒等症的康复治疗。

5. 拨法　用拇指深按于治疗部位,进行单向或往返的拨动,称为拨法(图 6-3-15)。又称指拨法、拨络法等。拨法力量沉实,拨动有力,有较好的止痛和解除粘连的作用,临床有"以痛为俞,无痛用力"之说,即指拨法的应用而言,是常用手法之一。可分为单指拨和双指拨两种。

拇指伸直,以指端着力于施术部位,余四指置于相应位置以助力。拇指适当用力下压至一定深度,待有酸胀感时,再做与肌纤维或肌腱、韧带、经络成垂直方向的单向或来回拨动。若单手指力不足时,亦可以双拇指重叠进行操作。

本法具有舒筋通络、行气活血、整复移位的作用,主要用于落枕、肩周炎、腰肌劳损、网球肘、肌腱滑脱等病症的康复治疗。

6. 捻法　用拇、示指相对捏持治疗部位,适度用力,进行快速的捏揉捻搓动作,称为捻法(图 6-3-16)。用拇指螺纹面与示指桡侧缘或螺纹面相对捏持施术部位,拇指与示指适度用力,做运动方向相反的较快速的捏、揉捻动,如捻线状。

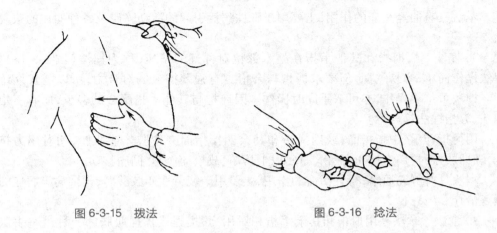

图 6-3-15 拨法   图 6-3-16 捻法

　　本法动作幅度小,轻快柔和、舒适。具有理筋通络,消肿止痛,滑利关节等作用。用于治疗指间关节扭伤,类风湿关节炎,四肢小关节肿胀疼痛、屈伸不利,屈指肌腱腱鞘炎等。一般作为辅助治疗手法。

　　(五)叩击类手法

　　1. 拍法　　用虚掌拍打体表,称拍法(图 6-3-17)。拍法可单手操作,亦可双手同时操作。分为指拍法和掌拍法两种。五指并拢,掌指关节微屈,使掌心空虚。腕关节放松,前臂主动运动,上下挥臂平稳而有节奏地用指腹或虚掌拍击施术部位。用双掌拍打时,宜双掌交替操作。

　　本法具有舒筋通络,行气活血的作用。主要用于脑卒中瘫痪或后遗症、腰背筋膜劳损及腰椎间盘突出症的康复。

　　2. 击法　　用拳背、掌根、掌侧小鱼际、指尖或桑枝棒击打体表施术部位,称为击法(图 6-3-18)。可分为拳击法、掌击法、侧击法、指尖击法和棒击法五种。

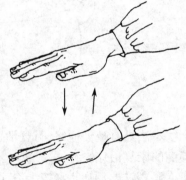

图 6-3-17 拍法

　　(1)拳击法:包括拳背击法、拳盖击法和拳底击法三种。

　　1)拳背击法:手握拳,腕部伸直,以拳背部为着力面,以肘关节为支点,前臂主动运动,有节律性地垂直击打一定的治疗部位。一般以击打 5~8 次为宜。

　　2)拳盖击法:即以拳的腹侧面(包括示、中、无名和小指第二节指背与掌根部)为击打着力面,操作时腕部要放松。两手一般同时交替操作。

　　3)拳底击法:又叫捶法。即以拳的底部(小鱼际与屈曲小指的尺侧)为着力面,操作时腕部略背伸,并须放松。两手一般同时交替操作。

　　(2)掌击法:腕关节背伸 25°~30°,指掌自然伸直,以掌根部为击打着力面,垂直击打一定的治疗部位。一般以击打 5~8 次为宜。

　　(3)侧击法:包括单掌侧击法和合掌侧击法两种。

　　1)单掌侧击法:掌指自然伸直,腕关节背伸约 25°,手指间稍分开,以单手小鱼际侧掌指部为击打着力面,利用手腕连同前臂垂直用力击打,操作时应快速而有节奏感。频率一般每分钟 200 次以上。一般宜两手同时交替操作。

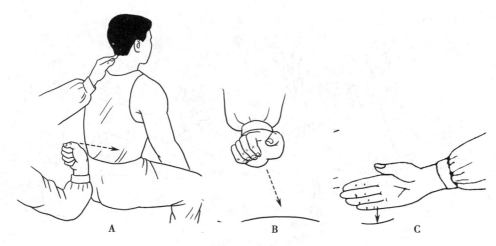

图 6-3-18　击法
A. 拳击法;B. 掌击法;C. 侧击法

2)合掌侧击法:操作时以双手小鱼际侧掌指部为击打着力面,其余同单掌侧击法。

(4)指尖击法:手指自然半屈曲,腕部放松,以五指指端为击打着力面,运用腕关节的屈伸动作,使指端击打体表一定的治疗部位,如雨点下落状。可双手交替击打。击打时间一般为 1~2 分钟。

(5)棒击法:手握桑枝棒的一端,以棒体的前半部为击打着力面,运用腕力击打体表一定的治疗部位。一般每次以击打 5~8 下为宜。也有以实心的圆木棒击打施术部位的,但圆木棒没有弹性,掌握较难。

本法具有宣通气血,疏经通络,活血止痛的作用。常用于肢体疼痛、麻木不仁、风湿痹痛、疲劳酸痛等病症的康复治疗。拳击法用力较大,力沉而实,振动力也较强,能作用于深部组织,主要用于治疗颈肩、腰骶部酸痛,脊柱退行性改变所致的肢体疼痛、麻木及精神不振等;掌击法、侧击法主要用于治疗肩背、腰臀软组织劳损、风湿痹痛、下肢痛麻、神疲头胀等;指尖击法主要用于治疗头痛、头胀、失眠、眩晕,以及在穴位(或压痛点)上的治疗;棒击法借助桑枝棒击打,刚劲有力,刺激量强,主要用于治疗腰背臀部风湿痹痛、下肢麻木酸痛、感觉迟钝等症。

(六)运动关节类手法

1. 摇法　摇法是使关节做被动环转运动的方法。

(1)颈项部摇法:患者坐位,颈项部放松。术者立于其后方或侧后方。一手扶按其头顶后部,另一手托扶于下颌部,两手臂协调运动,反方向施力,使头颈部按顺时针或逆时针方向环形摇转。

(2)肩关节摇法:分为托肘摇肩法、握手摇肩法、大幅度摇肩法等。

1)托肘摇肩法:患者坐位,肩部放松,肘关节屈曲。术者弓步立于其侧,上半身略为前倾,一手扶按其肩关节上部,另一手托其肘部,使其前臂置于术者前臂上。然后手

323

臂部协同用力,做肩关节中等幅度的环转摇动。

2)握手摇肩法:患者坐位,两肩部放松。术者立于其侧方,一手扶按其肩部,另一手握住其手部,稍用力牵伸手臂,待拉直后手臂部协同施力,做肩关节小幅度的环转摇动。

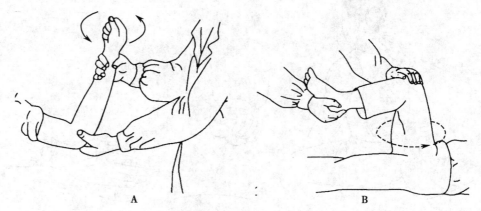

图 6-3-19　摇法
A. 肘关节摇法;B. 髋关节摇法

3)大幅度摇肩法:患者坐位,两上肢自然下垂并放松。术者呈丁字步立于其前外侧,两掌相合,握住被施术侧上肢的腕部,牵伸并抬高其上肢至其前外方约 45°时,将其上肢慢慢向其前外上方托起,在此过程中,位于下方的一手应逐渐反掌,当上举至160°时,即可虎口向下握住其腕部。另一手随其上举之势由腕部沿前臂、上臂滑移至肩关节上部。略停之后,两手协调用力,即按于肩部的一手将肩关节略向下按并固定之,握腕一手则略上提,使肩关节伸展。随即握腕一手握腕摇向后下方,经下方复于原位,此时扶按肩部一手已随势沿其上臂、前臂滑落于腕部,呈动作初始时两掌夹持腕部状态。此为肩关节大幅度摇转一周,可反复摇转数次。在大幅度摇转肩关节时,要配合脚步的移动,以调节身体重心。即当肩关节向上、向后外方摇转时,前足进一小步,身体重心在前;当向下、向前外下方复原时,前足退步,身体重心后移。

4)拉手摇肩法:是让患者拉住术者的手,术者在位于其外侧方的情况下主动圆周形摇转手臂以带动患者的手臂运动,使其肩关节做中等幅度的摇转。

5)握臂摇肩法:患者坐位,术者立于其后,两手分别握住其双上肢的肘关节上部,同时做由前向外、向后下方的中等幅度的环转摇动。

(3)肘关节摇法:患者坐位,屈肘约 45°左右。术者以一手托握住其肘后部,另一手握住其腕部,使肘关节做环转摇动(图 6-3-19A)。

(4)腕关节摇法:患者坐位,掌心朝下。术者两拇指扶按于腕背侧,余指端扣于大小鱼际部,双手合握其手掌部,以两手臂协调用力,在稍牵引情况下做摇转运动。或患者示、中、无名和小指并拢,掌心朝下;术者一手握其腕上部,另一手握其并拢的四指部,在稍用力牵引的情况下做腕关节的摇转运动。或患者五指捏拢,腕关节屈曲;术者以一手握其腕上部,另一手握其捏拢到一起的五指部,做腕关节的摇转运动。

(5)掌指关节摇法:术者一手握患者一侧掌部,另一手以拇指和其余四指握捏住五指中的一指,在稍用力牵伸的情况下做该掌指关节的摇转运动。

（6）腰部摇法：包括仰卧位摇腰法、俯卧位摇腰法、站立位摇腰法和滚床摇腰法。

1）仰卧位摇腰法：患者仰卧位，两下肢并拢，屈髋屈膝。术者双手分按其两膝部或一手按膝，另一手按于足踝部，协调用力，做顺时针或逆时针方向的摇转运动。

2）俯卧位摇腰法：患者俯卧位，两下肢伸直。术者一手按压其腰部，另一手臂托抱住双下肢，做顺时针或逆时针方向的摇转。摇转其双下肢时，按压腰部的一手可根据具体情况施加压力，以决定腰部被带动摇转的幅度。

3）站立位摇腰法：患者站立位，双手扶墙。术者半蹲于侧，以一手扶按于其腰部，另一手扶按于脐部，两手臂协调施力，使其腰部做顺时针或逆时针方向的摇转运动。

4）滚床摇腰法：患者坐于诊察床上，术者立于其后方，助手扶按双膝以固定。以双手臂环抱胸部并两手锁定，按顺时针或逆时针方向缓慢摇转。

（7）髋关节摇法：患者仰卧位，一侧屈髋屈膝。术者一手扶按其膝部，另一手握其足踝部或足跟部，将其髋、膝屈曲的角度均调整到90°左右，然后两手协调用力，使髋关节做顺时针或逆时针方向的摇转运动（图6-3-19B）。

（8）膝关节摇法：患者仰卧位，一侧下肢伸直放松，另一侧下肢屈髋屈膝。以一手托扶其屈曲侧下肢的腘窝部，另一手握其足踝部或足跟部，按顺时针或逆时针方向环转摇动。

（9）踝关节摇法：患者仰卧位，下肢自然伸直。术者坐于其足端，用一手托握起足跟以固定，另一手握住足趾部，在稍用力拔伸的情况下做顺时针或逆时针方向的环转摇动。其次，患者俯卧位，一侧下肢屈膝。术者以一手扶按于足跟部，另一手握住其足趾部，做顺时针或逆时针方向的环转摇动。本法较仰卧位时的踝关节摇法容易操作，且摇转幅度较大。

本法主要具有舒筋通络，滑利关节的作用，同时也可用于解除粘连的辅助治疗。如以滑利关节的作用而言，摇法可作为关节部的主要方法应用；如以解除粘连的作用而言，摇法则为辅助手法。此法适用于各种软组织损伤性疾病、骨折后遗症及运动功能障碍等病症的康复治疗。摇法常与拿法、点法、按法等配合应用于各关节部。

2. 拔伸法　拔伸法是固定关节或肢体的一端，牵拉另一端，应用对抗的力量使关节或肢体得到伸展的手法。

（1）颈椎拔伸法：分为掌托拔伸法和屈肘臂托拔伸法。

1）掌托拔伸法：患者坐位，头部呈中立位或稍前倾位。医者立于其后方，用双手拇指端顶住患者枕骨下方（风池穴处），两掌虎口部分别托住两侧下颌部，两前臂置于患者肩上，然后双手掌以肩部为支点上托患者下颌部，同时肘部下压，缓慢地向上拔伸1~2分钟（图6-3-20A）。

2）屈肘臂托拔伸法：患者坐位，头部呈中立位或稍前倾位。医者立于其后方或侧方，一手扶住患者枕部，另一侧上肢屈肘用前臂托住患者下颏部，两手协同向上用力，向上缓慢地拔伸1~2分钟。

（2）肩关节拔伸法：分为对抗拔伸法和手牵足蹬拔伸法。

1）肩关节对抗拔伸法：患者坐位。医者立于其患侧方，两手握住患者腕部或前臂上段，于肩关节外展45°~60°位逐渐用力牵拉，同时嘱患者身体向对侧倾斜或助手协助固定患者身体，以与拔伸之力相对抗，持续拔伸1~2分钟（图6-3-20B）。

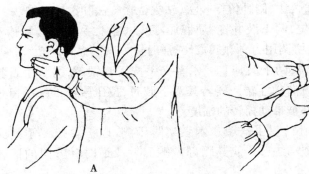

图 6-3-20　拔伸法
A. 掌托拔伸法；B. 肩关节对抗拔伸法

2）肩关节手牵足蹬伸法：患者仰卧位，患肢约外展 15°左右，医者坐于患侧。将一侧足跟部置于患者腋窝下，双手握住患者腕部或前臂下端，缓慢拔伸，同时足跟用力持续顶住患侧腋窝，当肩关节在持续对抗牵引一定时间后，再内收、内旋患侧肩关节。

（3）肘关节拔伸法：患者坐位，医者立于其侧方。将其上肢置于外展位，助手两手握住其上臂上段以固定上肢，医者双手握其前臂远端进行对抗拔伸。

（4）腕关节拔伸法：患者坐位，医者位于其侧方。以一手握住其前臂中段，另一手握其手掌部，两手同时对抗用力进行拔伸。

（5）掌指关节、指间关节拔伸法：患者坐位，医者一手握住患者腕部或手掌部，另一手捏住患者手指远端，两手同时向相反方向用力。

（6）腰椎拔伸法：患者俯卧位，双手抓住床头或助手从患者腋下以固定其身体，医者立于患者足端，用双手分别握住其两下肢足踝部，逐渐向足端拔伸 1～2 分钟。

（7）髋关节拔伸法：患者仰卧位，医者立于其侧方，助手用双手按于患者两侧髂前上棘以固定患者身体。嘱其患侧下肢屈髋屈膝，医者一手扶于膝部，另一侧上肢屈肘以前臂部托住其腘窝部，胸胁部抵住其小腿。两手臂及身体协调施力，将其髋关节向上拔伸。

（8）膝关节拔伸法：患者仰卧位，医者立其足端。助手用双手握住患侧下肢股部下端以固定大腿，医者用两手握住患者足踝部，向足端方向拔伸膝关节。

（9）踝关节拔伸法：患者仰卧位，医者立于其足端。助手双手握住患侧小腿下端以固定之。医者一手握患肢足跟部，另一手握住跖趾部，两手同时向后用力，持续拔伸踝关节。

本法具有整复错位、松解粘连的作用。用于骨折、关节错位的复位，颈腰椎间盘突出、小关节紊乱及各部位软组织损伤的疾患和康复治疗。

第四节　传统运动治疗

传统运动治疗是指运用祖国传统的运动进行锻炼，以达到防病祛病、保健强身目的的治疗方法。包括各种功法、拳操等，本节重点介绍康复医疗中常用的太极拳、五禽戏、八段锦、易筋经。

一、基本理论与应用原则

传统运动治疗是运用中医基础理论,阐述传统运动的功理功法,指导实践应用,进而探讨治疗、康复原理。传统运动治疗理论,内容包括阴阳五行理论,精气神理论,藏象理论,经络气血理论,调形、调气、调意理论等。传统运动治疗的应用原则为松静自然,准确灵活;因人而异、因时制宜;循序渐进,持之以恒;注重调形、调气、调意,练养相兼。

二、运动方法

(一)太极拳

1. 起势(图6-4-1) ①身体自然直立,两臂自然下垂,两脚并拢;②左脚开立,与肩同宽;③两臂前屈90°,手心向下;④马步按掌至腰腹水平,两肘下垂与两膝相对,目视前方。

2. 野马分鬃(图6-4-2) ①重心右移,右手在胸前平屈,手心向下,左手外旋,手心向上与右手成抱球状,同时收左脚至右脚内侧,脚尖点地。目视右手。②左转成左弓步,左右手分别向左上右下分开,左手手心斜向上,高与眼平,右手按至髋旁,手心向下,指尖向前。目视左手。③上体后坐,重心右移,左脚外撇,随即左腿前弓,身体左转,重心移至左腿上。同时左手翻转向下,收在胸前平屈,右手向左上划弧放在左手下,两手心相对成抱球状;右脚随之收到左脚内侧,脚尖点地;目视左手。④右腿向右前方迈出,左脚跟后蹬成右弓步;同时左右手分别慢慢向左下右上分开,右手高与眼平(手心斜向上),肘微屈;左手放在左髋旁,手心向下,指尖向前。目视右手。

3. 白鹤亮翅(图6-4-3) ①上体微向左转,左手翻掌向下在胸前,右手向左上划弧,手心转向上,与左手成抱球状。②右脚跟进半步,上体后坐,重心移至右腿上;左脚稍向前移,脚尖点地。同时两手慢慢地分别向右上左下分开,右手上提停于头部右侧(偏前),手心向左后方,左手落于左髋前,手心向下。眼平视前方。

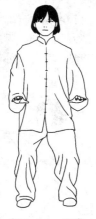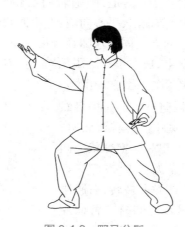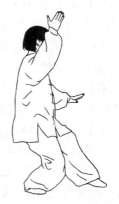

图6-4-1 起势　　　　　图6-4-2 野马分鬃　　　　　图6-4-3 白鹤亮翅

4. 搂膝拗步(图6-4-4) ①右手从体前下落,由下向后上方划弧至右肩部外侧,臂微屈,手与耳同高,手心向上;左手上起由左向上、向右下方划弧至右胸前,手心向下。同时上体微向左再向右转。目视右手。②上体左转，左脚向前（偏左）迈出成左弓步。同时右手屈回，由耳侧向前推出高与鼻尖平，左手向下由左膝前搂过落于左髋旁。目视右手手指。③上体慢慢后坐，重心移至右腿上，左脚尖翘起微向外撇；随即左腿慢慢前弓，身体左转，重心移至左腿上，右脚向左脚靠拢，脚尖点地。同时左手向外翻掌，由左后向上平举，手心向上；右手随转体向上、向左下划弧落于左肩前，手心向下。目视左手。④⑤同②③解，但左右相反。⑥同②解。

5. 手挥琵琶（图6-4-5） 右脚跟进半步，上体后坐，身体重心移至右腿上，左脚略提起稍向前移，变成左虚步，脚跟着地，膝部微屈。同时左手由左下向上举，高与鼻尖平，臂微屈；右手收回放在左臂肘部里侧。目视左手示指。

6. 倒卷肱（图6-4-6） ①两手展开；②提膝屈肘；③撤步错手；④后坐推掌（重复三次）。

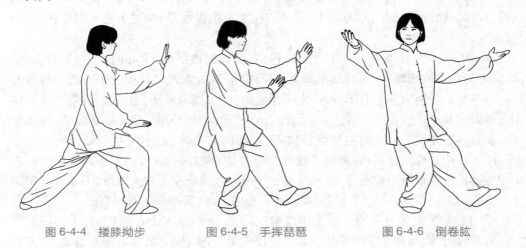

图6-4-4 搂膝拗步　　　图6-4-5 手挥琵琶　　　图6-4-6 倒卷肱

7. 左揽雀尾（图6-4-7） ①右手翻掌（手心向上）经腹前由下向后上方划弧平举，臂微屈；左手随之翻掌向上，左脚尖落地，眼随着向右转体先向右看，再转到左手。②右臂屈肘回收，右手由耳侧向前推出，手心向前；左手回收经左肋外侧向后上划弧平举，手心向上；右手随之再翻掌向上。同时左腿轻轻提起向左后侧方退一步，脚尖先着地，然后慢慢踏实，重心在左腿上，成右虚步。眼随转体左看，再转到右手。③同②解，但左右相反。④同②解。⑤同②解，但左右相反。

8. 右揽雀尾 ①身体慢慢向右转。左手自然下落经腹前划弧至右肋前，手心向上；右臂屈肘，手心转向下，收至右胸前，两手相对成抱球状。同时右脚尖微向外撇，左脚收回靠拢右脚，左脚尖点地。②左脚向左前方迈出，上体微向左转，右脚跟向后蹬，脚尖微向里扣成左弓步。同时左臂向左掤出（即左臂平屈成弓形，用前臂外侧和手背向左侧推出），高与肩平，手心向后；右手向右下落放于右髋旁，手心向下。目视左前臂。③身体微向左转，左手随之前伸翻掌向下，右手翻掌向上，经腹

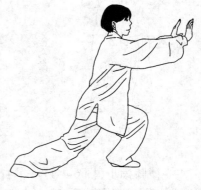

图6-4-7 揽雀尾

前向上、向前伸至左腕下方;然后两手下捋,上体稍向右转,两手经腹前向右后方划弧,直至右手手心向上,高与肩齐,左手手心向后平屈于胸前,同时重心移至右腿上。目视右手。④上体微向左转,右臂屈肘收回,右手附于左手腕里侧(相距约5cm),双手同时向前慢慢挤出,左手心向后,右手心向前,左前臂要保持半圆。同时身体重心前移变成左弓步。目视左手腕部。⑤右手经左腕上方向前、向右伸出与左齐,手心向下;左手翻掌向下,两手向左右分开,宽与肩同,然后上体后坐,重心移至右腿上,左脚尖翘起。两手屈时回收至胸前,手心向前下方。眼向前平看。⑥上式不停,两手向前、向上按出,手腕部高与肩平,同时左腿前弓成左弓步。眼平看前方。

9. 单鞭(图6-4-8) ①上体后坐,重心逐渐移至左腿上,右脚尖里扣;同时上体左转,两手(左高右低)向左运转,直至左臂平举于左侧,右手经腹前运至左肋前(左手心向左,右手心向后上方)。目视左手。②身体重心再渐渐移至右腿上,左脚向右脚靠拢,脚尖点地。同时右手向右上方划弧至右侧方时变钩手,臂与肩平;左手向下经腹前向右上划弧停于右肩前,手心向后。目视左手。③上体微向左转,左脚向左侧方迈出,右脚跟后蹬成左弓步。在身体重心移向左腿的同时,左掌慢慢翻转向前推出,手心向前,手指与眼齐平,臂微屈。目视左手。

10. 云手(图6-4-9) ①重心移至右腿上,身体渐向右转,左脚尖里扣。左手经腹前向右上划弧至右肩前,手心斜向后,同时右手变掌,手心向右。目视左手。②身体重心慢慢左移。左手由面前向左侧运转,手心渐渐转向左方;右手由右下经腹前向左上划弧至左肩前,手心斜向后,同时右脚靠近左脚,成小开立步(两脚距离约10~20cm)。目视右手。③右手继续向右侧运转,左手经腹前向右上划弧至右肩前,手心斜向后;同时右手翻转,手心向右,左腿向左横跨一步。目视左手。④⑤⑥同②③②解。

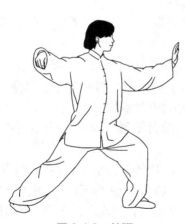

图6-4-8 单鞭

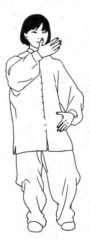

图6-4-9 云手

11. 单鞭 ①右手继续向右运转,至右侧方时变成钩手,左手经腹前向右上划弧至右肩前,手心向后。目视左手。②上体微向左转,左脚向左侧方迈出,右脚跟后蹬成左弓步。在身体重心移向左腿的同时,左掌慢慢翻转向前推出,成单鞭式。

12. 高探马(图6-4-10) ①右脚跟进半步,身体重心移至右腿上。右钩手变成掌,两手心翻转向上,两肘微屈,同时身体微向右转,左脚跟渐渐离地,成左虚步。目视左手。②上体微微左转,右手经耳旁向前推出,手心向前,手指与眼同高;左手收至左侧腰前,手心向上,同时左脚微向前移,脚尖点地。目视右手。

13. 右蹬脚(图 6-4-11)　①左手手心向上,前伸至右手腕背面,两手相互交叉,随即两手分开自两侧向下划弧,手心斜向下;同时左脚提起向左前方进步成左弓步。②两手由外圈向里圈划弧合抱于胸前,右手在外(手心均向后);同时右脚向左脚靠拢,脚尖点地。眼平视右方。③两臂左右分开平举,手心均向外,同时右脚提起向右前方慢慢蹬出。目视右手。

14. 双峰贯耳(图 6-4-12)　①右腿收回,膝盖提起,左手由后向上、向前下落,右手心也翻转向上,两手同时向下划弧分落于右膝盖两侧,手心均向上。②右脚向右前方落下变成右弓步,同时两手下垂,慢慢变拳,分别从两侧向上、向前划弧至脸前成钳形状,拳眼都斜向后(两拳中间距离 10~20cm)。目视右拳。

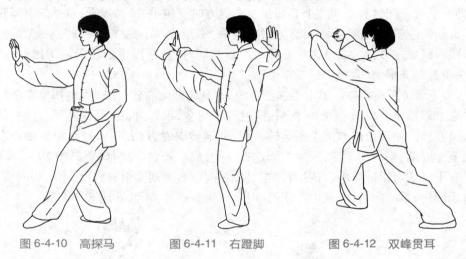

图 6-4-10　高探马　　　　图 6-4-11　右蹬脚　　　　图 6-4-12　双峰贯耳

15. 转身左蹬脚(图 6-4-13)　①重心渐渐移至左腿上,右脚尖里扣,上体向左转,同时两拳变掌,由上向左右划弧分开平举,手心向前。目视左手。②重心再移至右腿上,左脚靠近右脚内侧,脚尖点地。同时两手由外圈向里圈划弧合抱于胸前,左手在外,手心均向后。眼平视左方。③两臂左右分开平举,手心均向外,同时左脚提起向左前方慢慢蹬出。目视左手。

16. 左下势独立(图 6-4-14)　①左腿收回平屈,右掌变成钩手,然后左掌向上、向右划弧下落,立于右肩前。目视右手。②右腿慢慢屈膝下蹲,左腿向左侧(偏后)伸出,成左仆步,左手下落向左下经左腿内侧穿出。目视左手。③以左脚跟为轴,脚尖向外扭直(略外撇),随着右腿后蹬,左腿前弓,右脚尖里扣,上体微向左转并向前起身,同时左臂继续向前伸出(立掌)。目视左手。④右腿慢慢提起平屈(成独立式),同时右钩手下落变成掌,并由后下方顺右腿外侧向前摆出,屈臂立于右腿上方,肘与膝相对,手心向左;左手落于左髋旁,手心向下。目视右手。

17. 右下势独立(图 6-4-15)　①右脚下落于左脚前,脚尖点地,然后以左脚掌为轴向右转体,左脚微向外撇。同时左手向后平举变成钩手,右掌随着转体向左侧划弧,立于左肩前。目视左手。②③④同"左下势独立"②③④解,将左变为右即可。

笔记

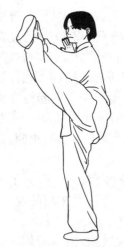
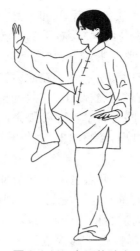
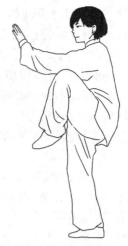

图 6-4-13 转身左蹬脚　　　　图 6-4-14 左下势独立　　　　图 6-4-15 右下势独立

18. 左右穿梭(图 6-4-16)　①身体微向左转,左脚向前落地,脚尖外撇,右脚跟离地成半坐盘式,同时两手在左胸前成抱球状(左上右下)。然后右脚向左脚内侧靠拢,脚尖点地。目视左前臂。②右脚向右前方迈出成右弓步,同时右手由面前向上举并翻掌停在右额前,手心斜向上;左手先向左下再经体前向前推出,高与鼻尖平,手心向前。目视左手。③身体重心略向后移,右脚尖稍向外撇,随即体重再移至右腿上,左脚跟进,附于右脚内侧,脚尖点地,同时两手在右胸前成抱球状(右上左下)。目视右前臂。

19. 海底针(图 6-4-17)　右腿向前跟进半步,左腿稍向前移,脚尖点地,变成左虚步。同时身体稍向右转,右手下落经体前向后、向上提抽起,并由右耳旁斜向前下方插出,指尖向下;与此同时,左手向前、向下划弧落于左髋旁,手心向下。目视前下方。

20. 闪通臂(图 6-4-18)　上体稍右转,左脚向前迈出成左弓步。同时右手由体前上提,掌心向上翻,右臂平屈于头上方,拇指朝下;左手上起向前平推,高与鼻尖平,手心向前。目视左手。

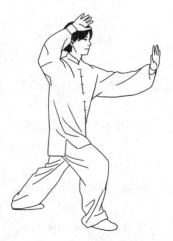
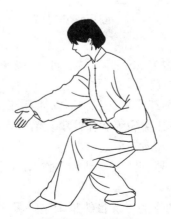
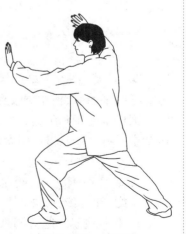

图 6-4-16 左右穿梭　　　　图 6-4-17 海底针　　　　图 6-4-18 闪通臂

21. 转身搬拦捶(图6-4-19)　①上体后坐,重心移至右腿上,左脚尖里扣,身体向右后转,然后重心再移至左腿上。与此同时,右手随着转体而向右向下(变拳)经腹前划弧至左肘旁,拳心向下;左掌上举于头前方,掌心斜向上。目视前方。②向右转体,右拳经胸前向前翻转撇出,拳心向上,左手落于左髋旁,同时右脚收回后再向前迈出,脚尖外撇,目视右拳。③身体重心移至右腿上,左脚向前迈一步。左手上起经左侧向前平行划弧拦出,掌心向前下方,同时右拳收到右腰旁,拳心向上。目视左手。④左腿前弓变成左弓步,同时右拳向前打出,拳眼向上,高与胸平,左手附于右前臂里侧,目视右拳。

22. 如封似闭(图6-4-20)　①左手由右腕下向前伸,右拳变掌,两手心向上慢慢回收;同时身体后坐,左脚尖跷起,重心移至右腿。目视前方。②两手在胸前翻掌,向前推出,腕与肩平,手心向前;同时左腿前弓变左弓步。目视前方。

23. 十字手(图6-4-21)　①身体重心移至右腿上,左脚尖里扣,向右转体。右手随着转体动作向右平摆划弧,与左手成两臂侧平举,肘部下垂;同时右脚尖随着转体稍向外撇,成右弓步。目视右手。②身体重心慢慢移至左腿上,右脚尖里扣,然后右脚向左收回与左脚成开立步,两脚距离与肩同宽;同时两手向下经腹前向上划弧交叉于胸前,右手在外,手心均向后,成十字手。目视前方。

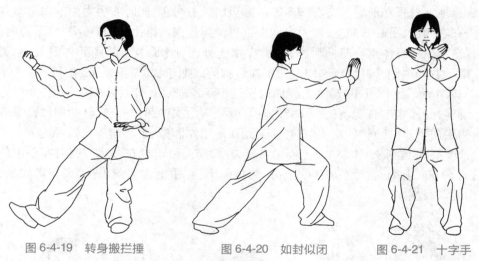

图6-4-19　转身搬拦捶　　　　图6-4-20　如封似闭　　　　图6-4-21　十字手

24. 收势(图6-4-22)　两手向外翻掌,手心向下,慢慢下落于两髋外侧。目视前方。呼吸平稳后,把左脚收到右脚旁。

太极拳能调和脏腑气机,调理阴阳,强身壮体,常用于冠心病、高血压、高脂血症、脑卒中、神经衰弱、慢性阻塞性肺疾病等病症的康复治疗。

（二）五禽戏

五禽戏是模仿"虎、鹿、熊、猿、鸟"五种动物动作,以肢体运动为主,辅以呼吸吐纳与意念配合的传统功法。

1. 起势调息　起势调息动作的习练目的是调整呼吸,使身体放松,为练功做好准备。其动作要点:一是松沉,在两脚分开站立后两手上举前,身体有个向下松沉的动作,松沉的实质就是脊柱的微屈与骨盆微前倾,同时两膝关节微屈。做到松沉的要领是注意肩关节的放松,即"沉肩坠肘"。二是圆活,起势调息的两手上提下按,切忌直上直下,要做到圆活自然。上提时,在松沉的基础上,微伸膝、微伸髋使骨盆微后倾;当两手上提接近与胸高时,伸腰、伸胸,胸廓微开展,同时两手边上提边内合,从而使两手在上提与内合的"转弯处"自然划出圆弧形。

2. 虎戏

(1)虎举(图6-4-23):掌心向下,十指张开、弯曲,由小指起依次屈指握拳,向上提起,高与胸平时拳慢慢松开上举撑掌。再屈指握拳,下拉至胸前再变掌下按。动作要领:两手上举时要充分向上拔长身体。提胸收腹如托举重物,下落含胸松腹如下拉双环,气沉丹田。两手上举时吸入清气,下按时呼出浊气,可以提高呼吸功能,屈指握拳能增加微循环功能。

图6-4-22 收势

(2)虎扑(图6-4-24):左式,两手经体侧上提,前伸,上体前俯,变虎爪,再下按至膝部两侧,两手收回。再经体侧上提前下扑,上提至与肩同高时抬左腿向左前迈一小步,配合向前下扑时落地,先收回左脚再慢慢收回双手。右式,动作和左式相同,唯出脚时换成右脚。动作要领:两手前伸时,上体前俯,下按时膝部先前顶,再髋部前送,身体后仰,形成躯干的蠕动。虎扑要注意手形的变化,上提时握空拳前伸,下按时变虎爪,上提时再变空拳,下扑时又成虎爪。速度由慢到快,劲力由柔转刚。虎扑使脊柱形成伸展折叠,锻炼脊柱各关节的柔韧性和伸展度,起到舒通经络,活跃气血的作用。

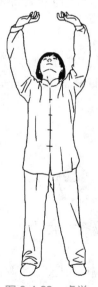

图6-4-23 虎举

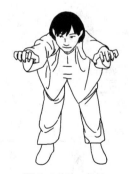

图6-4-24 虎扑

3. 鹿戏

(1)鹿抵(图6-4-25):以腰部转动来带动上下肢动作。上肢动作,握空拳两臂向右侧摆起,与肩等高时拳变鹿角,随身体左转,两手向身体左后方伸出。下肢动作,两腿微曲,重心右移,左脚提起向右前方着地,屈膝,右腿蹬直,左脚收回。整体动作:提腿迈步,两手划弧,转腰下势,收回。鹿抵主要运动腰部,能提高腰部肌肉力量和运动弧度,具有强腰固肾的作用。

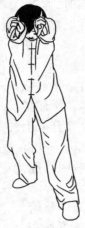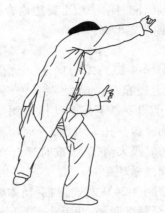

图 6-4-25　鹿抵　　　　　　　　图 6-4-26　鹿奔

（2）鹿奔（图6-4-26）:左式,左脚向前迈步,两臂前伸,收腹拱背,重心前移,左脚收回。腕部动作,两手握空拳向前划弧,最后屈腕,重心后坐时手变鹿角,内旋前伸,手背相对,含胸低头,使肩背部形成横弓。同时尾闾前扣,收腹,腰背部开成竖弓,重心前移,成弓步,两手下落。换右式,小换步,收左脚,脚掌着地时右脚跟提起,向前迈步,重心后坐再前移同左式。鹿奔动作,使肩关节充分内旋,伸展背部肌肉,运动了脊柱关节。

4. 熊戏

（1）熊运（图6-4-27）:两手呈熊掌,置于腹下,上体前俯,身体顺时针划弧,向右、向上、向左、向下。再逆时针划弧,向左、向上、向右、向下。熊运可调理脾胃,促进消化功能,对腰背部也有锻炼作用。

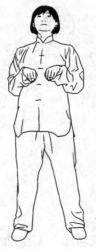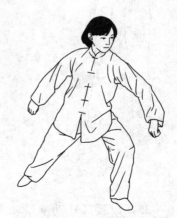

图 6-4-27　熊运　　　　　　　　图 6-4-28　熊晃

（2）熊晃（图6-4-28）：提髋带动左腿，向左前落步，左肩前靠，屈右腿，左肩回收，右臂稍向前摆，后坐，左手臂再向前靠，上下肢动作要配合协调。换右式，提右胯，向右前落步，右肩前靠，屈左腿，右肩回收，左臂稍向前摆，后坐，右手臂再向前靠。熊晃能起到锻炼中焦内脏和肩部、髋关节的作用。

5. 猿戏

（1）猿提（图6-4-29）：两手置于体前，十指张开，快速捏拢成猿勾，肩上耸，缩脖，两手上提，收腹提肛，脚跟提起，头向左转，头转回；肩放松，脚跟着地，两手变掌，下按至腹前。猿提可以起到按摩上焦内脏，提高心肺功能的作用。

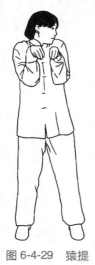

图 6-4-29　猿提　　　　　　图 6-4-30　猿摘

（2）猿摘（图6-4-30）：退步摆掌，松肩划弧，左顾右盼，下按上步，摘果，握固，收回。猿摘可改善神经系统的功能，提高机体反应的敏捷性。

6. 鸟戏

（1）鸟伸（图6-4-31）：双腿稍向下蹲，双手为掌，在小腹前重叠，左掌压在右掌上，上举至头前上方，上举时耸肩缩颈，尾闾上翘，身体稍前倾。两手下按至腹前，再向后呈人字形分开后身，后伸左腿，两膝伸直，保持身体稳定。双手后展，后展时手变鸟翅。鸟伸动作能起到吐故纳新，疏通任督二脉经气的作用。

（2）鸟飞（图6-4-32）：两手在腹前相合，两侧平举，提腿独立，立腿下落，再上举提腿，下落。鸟飞可锻炼心肺功能，灵活四肢关节，提高平衡能力。

五禽戏适合于大多数人的锻炼，对人体神经系统、心血管系统、呼吸系统、运动系统和消化系统有一定的调节作用。在习练的过程中，应高度重视脊柱运动，深刻认识功法内涵，将有助于提高练功效果。

（三）八段锦

八段锦是我国古代动静结合功法中较有代表性的套路。"八"，是指其动作共有八节；"段"是个量词；"锦"俗称"织锦"，典雅华美之意，寓意其珍贵。

1. 预备势　①两脚并步站立；两臂自然垂于体侧；目视前方。②左脚向左侧开步，与肩同宽。③两臂内旋，向两侧摆起，与髋同高，掌心向后。④两腿膝关节稍屈；两臂外旋，向前合抱于腹前，与脐同高，掌心向内，两掌指间距离约10cm；目视前方。

笔记

335

2. 第一式　两手托天理三焦(图 6-4-33):①两臂外旋微下落,两掌五指分开在腹前交叉,掌心向上;目视前方。②两腿挺膝伸直;同时,两掌上托至胸前,随后两臂内旋向上托起,掌心向上;抬头,目视两掌。③两掌继续上托,肘关节伸直;同时,下颏内收,动作略停;目视前方。④两腿膝关节微屈;同时,两臂分别向身体两侧下落,两掌捧于腹前,掌心向上;目视前方。本式托举、下落为 1 次,共做 6 次。

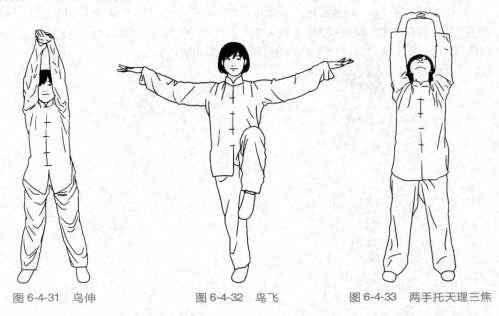

图 6-4-31　鸟伸　　　　　　　图 6-4-32　鸟飞　　　　　　图 6-4-33　两手托天理三焦

3. 第二式　左右开弓似射雕(图 6-4-34):①身体重心右移;左脚向左侧开步站立,膝关节自然伸直;两掌向上交叉于胸前,左掌在外,目视前方。②右掌屈指向右拉至肩前;左掌成八字掌,左臂内旋,向左侧推出,与肩同高,同时两腿屈膝半蹲成马步,动作略停;目视左掌方向。③身体重心右移;两手变自然掌,右手向右划弧,与肩同高,掌心斜向前。④重心继续右移;左脚回收成并步站立;同时,两掌捧于腹前,掌心向上;目视前方。

右式动作同上,只是左右相反。

本式一左一右为 1 次,共做 3 次。第 3 次最后一动作时,身体重心继续左移;右脚回收成开步站立,膝关节微屈;同时,两掌下落,捧于腹前;目视前方。

4. 第三式　调理脾胃须单举(图 6-4-35):①两腿挺膝伸直;同时,左掌上托,经面前上穿,随之臂内旋上举至头左上方;右掌同时随之臂内旋下按至右髋旁,掌指向前,动作略停;目视前方。②两腿膝关节微屈;同时,左臂屈肘外旋,左掌经面前下落于腹前,掌心向上;右臂外旋,右掌向上捧于腹前,两掌指尖相对,相距约 10cm,掌心向上;目视前方。

右式动作同上,只是左右相反。

本式一左一右为 1 次,共做 3 次。第 3 次最后一动作时,两腿膝关节微屈,右掌下按于右髋旁,掌心向下,掌指向前;目视前方。

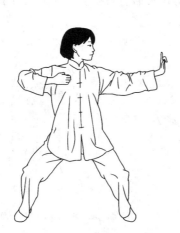
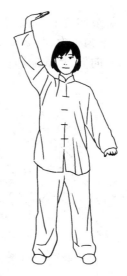

图 6-4-34　左右开弓似射雕　　　　图 6-4-35　调理脾胃须单举

5. 第四式　五劳七伤往后瞧（图 6-4-36）：①两腿挺膝，重心升起；同时，两臂伸直，掌心向后，指尖向下，目视前方。然后上动不停。两臂充分外旋，掌心向外，头向左后转，动作略停；目视左斜后方。②两腿膝关节微屈；同时，两臂内旋按于髋旁，掌心向下，指尖向前；目视前方。

右式动作同上，只是左右相反。

本式一左一右为 1 次，共做 3 次。第 3 次最后一动作时，两腿膝关节微屈；同时，两掌捧于腹前，指尖相对，掌心向上；目视前方。

6. 第五式　摇头摆尾去心火（图 6-4-37）：①重心左移；右脚向右开步站立；同时，两掌继续上托至头上方，肘关节微屈，掌心向上，指尖相对；目视前方。②两腿屈膝半蹲成马步；同时，两臂向两侧下落，两掌扶于膝关节上方。③重心向上稍升起，而后右移；上体先向右倾，俯身；目视右脚面。④身体重心左移；同时，上体由右向前、向左旋转；目视右脚跟。⑤重心右移成马步；同时，头向后摇，上体立起，随之下颏微收；目视前方。

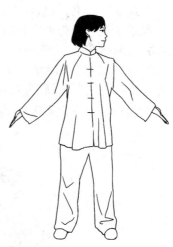

图 6-4-36　五劳七伤往后瞧

右式动作同上，只是左右相反。

本式一左一右为 1 次，共做 3 次。做完 3 次后，身体重心左移，右脚回收成开步站立；同时，两臂经两侧上举，掌心相对；两腿膝关节微屈；同时两掌经面前下按至腹前，指尖相对；目视前方。

7. 第六式　两手攀足固肾腰（图 6-4-38）：①两腿挺膝伸直站立；同时，两掌指尖向前，两臂向前、向上举起，肘关节伸直，掌心向前；目视前方。②两臂屈肘，两掌下按于胸前，掌心向下，指尖相对。③两臂外旋，两掌心向上，随之两掌掌指顺腋下向后插。④两掌心向内沿脊柱两侧向下摩运至臀部；随之上体前俯，两掌沿腿后向下摩运，经脚两侧置于脚面；抬头，目视前下方，动作略停。⑤两掌沿地面前伸，随之用手臂带动上

337

体立起,两臂肘关节伸直上举,掌心向前。

本式一上一下为 1 次,共做 6 次。做完 6 次后,两腿膝关节微屈;同时,两掌向前下按至腹前,掌心向下,指尖向前;目视前方。

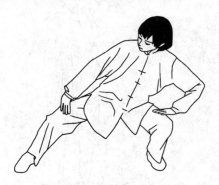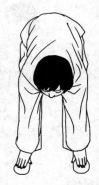

图 6-4-37　摇头摆尾去心火　　　　图 6-4-38　两手攀足固肾腰

8. 第七式　攒拳怒目增气力(图 6-4-39):①身体重心右移,左脚向左开步;两腿半蹲成马步;同时,两掌握拳于腰侧,拳眼朝上;目视前方。②左拳缓慢用力向前冲出,与肩同高,拳眼朝上;目视左拳。③左臂内旋,左拳变掌,虎口朝下;目视左掌。④左臂外旋,肘关节微屈;同时,左掌向左缠绕,变掌心向上后握固;目视左拳。⑤屈肘,回收左拳至腰侧,拳眼朝上;目视前方。

右式动作同上,只是左右相反。

本式一左一右为 1 次,共做 3 次。做完 3 次后,身体重心右移,左脚回收成并步站立;同时,两拳变掌,自然垂于体侧;目视前方。

9. 第八式　背后七颠百病消(图 6-4-40):①两脚跟提起;头上顶,动作略停;目视前方。②两脚跟下落,轻振地面。

本式一起一落为 1 次,共做 7 次。

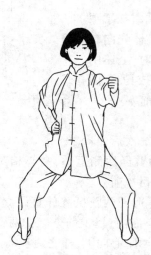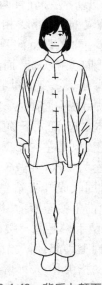

图 6-4-39　攒拳怒目增气力　　　　图 6-4-40　背后七颠百病消

10. **收势** ①两臂内旋,向两侧摆起,与髋同高,掌心向后;目视前方。②两臂屈肘,两掌相叠置于丹田处(男性左手在内,女性右手在内)。③两臂自然下落,两掌轻贴于腿外侧。

八段锦既可防病保健,又可有针对性的调治病症。防病保健可以全套锻炼;肝郁气滞选练一、二式;脾虚气滞选练二、三式;心肾不交选练五、六式;清阳不升选练四、七式;肝阳上亢选练四、八式;心脑血管病者选练四式为宜;呼吸系统疾患者选练一、二、三、七式;消化系统疾患者选练三、五式;颈腰椎病者选练四、五、六式。

(四)易筋经

"易",是改变之意,"筋",是指与骨关节相连的组织结构,"经",指方法。易筋经即是一种强筋健骨、增强内力、防治疾病、延年益寿的运动方法。

1. **韦驮献杵第一势**(图6-4-41) ①两脚并立,与肩同宽,双膝微屈,两手自然下垂于体侧;②两臂前平举后屈肘回收,合掌于胸前,与膻中穴同高,目视前下方,指尖斜向前上方约30°。

2. **韦驮献杵第二势**(图6-4-42) ①两肘抬起,高与肩平,掌心向下,手指相对;②两掌向前伸展,指尖向前;③两臂向左右分开成侧平举,指尖向外;④立掌,目视前下方。

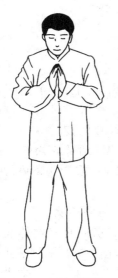 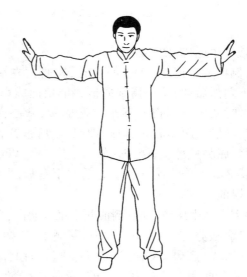

图6-4-41 韦驮献杵第一势　　　图6-4-42 韦驮献杵第二势

3. **韦驮献杵第三势**(图6-4-43) ①松腕,两臂向前内收至胸前,掌与胸相距约一拳,掌心向下,目视前下方;②翻掌至耳垂下,掌心向上,虎口相对,两肘外展与肩平;③身体重心前移,足跟提起,两掌上托至头顶,展肩伸肘,微收下颏,舌抵上腭。

4. **摘星换斗势**(图6-4-44)

(1)左摘星换斗势:①两足跟缓缓落地,两手缓缓握拳,拳心向外,两臂下落至侧上举时两拳缓缓伸开变掌;左转屈膝,右臂下摆至左髋外侧,右掌自然张开,左臂下摆至体后,左手背贴命门。②伸膝正身,右手上摆至头顶右上方,微屈肘,松腕,掌心向下,指尖向左,目视掌心;静立后两臂向体侧自然伸展。

（2）右摘星换斗势：同左摘星换斗势，方向相反。

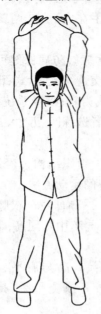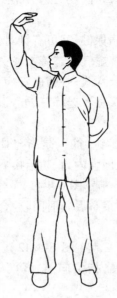

图 6-4-43　韦驮献杵第三势　　　　图 6-4-44　摘星换斗势

5. **倒拽九牛尾势**（图 6-4-45）

（1）右倒拽九牛尾势：①重心右移，左脚向左后方撤步；屈膝成右弓步；左手内旋，向前、下划弧后伸，从小指到拇指逐个相握成拳，拳心向上；右手向前上方划弧，伸至与肩平时从小指到拇指逐个相握成拳，拳心向上，稍高于肩，目视右拳。②重心后移，左膝微屈，腰稍右转，以腰带肩，以肩带臂，右臂外旋，左臂内旋，屈肘内收。③重心前移，屈膝成弓步；腰稍左转，以腰带肩，以肩带臂，两臂放松前后伸展，目视右拳。重复②③动作 3 次。④重心前移至右脚，左脚收回，成开立姿势，两臂自然垂于体侧；目视前下方。

（2）左倒拽九牛尾势：同右倒拽九牛尾势动作、次数，方向相反。

6. **出爪亮翅势**（图 6-4-46）　①双臂侧平举，两掌心向前，环抱至体前，随之两臂内收，两手变掌立于云门穴前，掌心相对，指尖向上，目视前下方。②展肩扩胸，然后松肩，两臂缓缓前伸，并逐渐转掌心向前，指尖向上，瞪目。③松腕，屈肘，收臂，立掌于云门穴；目视前下方。重复②③动作 3~7 次。

7. **九鬼拔马刀势**（图 6-4-47）　①躯干右转，掌心相对，随后右手由胸前内收经右腋下后伸，掌心向外；左手由胸前伸至前上方，掌心向外；躯干稍左转，右手经体侧向前上摆至头前上方后屈肘，由后向左绕头半周，掌心掩耳；左手经体左侧下摆至右后，屈肘，手背贴于脊柱，掌心向后，指尖向上；头右转，右手中指按压耳廓，手掌扶按玉枕；目随右手动，定势后视左后方。②身体右转，展臂扩胸；目视右上方。③屈膝，上体左转，右臂内收，含胸；左手沿脊柱尽量上推；目视右脚跟。重复②③动作 3 次。④直膝，身体转正；右手向上经头顶上方向下至侧平举，左手经体侧向上至侧平举，两掌心向下；目视前下方。

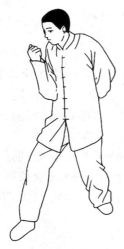 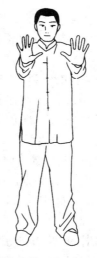 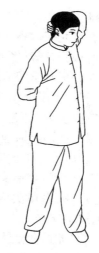

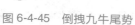图 6-4-45 倒拽九牛尾势　图 6-4-46 出爪亮翅势　图 6-4-47 九鬼拔马刀势

8. 三盘落地势（图 6-4-48）　①屈膝下蹲，沉肩、坠肘，两掌逐渐用力下按至与环跳穴同高，两肘微屈，掌心向下，指尖向外；目视前下方。同时，口吐"嗨"音，音吐尽时，舌尖向前轻抵上下牙之间，终止吐音。②翻掌心向上，微屈肘，上托至侧平举；缓缓起身直立；目视前方。重复①②动作 3 次。第一次微蹲；第二次半蹲；第三次全蹲。

9. 青龙探爪势（图 6-4-49）

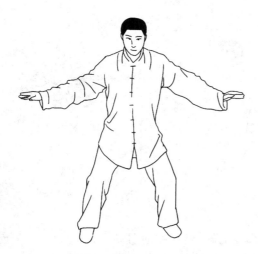 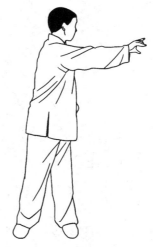

图 6-4-48 三盘落地势　　　图 6-4-49 青龙探爪势

（1）左青龙探爪势：①左脚收回半步，与肩同宽，两手握固，两臂屈肘内收至腰间，拳轮贴于章门穴，拳心向上，目视前下方；右拳变掌，右臂伸直，经下向右侧外展，略低于肩，掌心向上，目随手动。②右臂屈肘、屈腕，右掌变"龙爪"，指尖向左，经下颏向身体左侧水平伸出，目随手动；躯干随之向左转约 90°，目视右指方向。③"右爪"变掌，身体左前屈，掌心向下按至左脚外侧，目视下方；躯干由左前屈转至右前屈，带动右手经左膝或左脚前划弧至右膝或右脚外侧，手臂外旋，掌心向前，握固，目随手动视下方。

④上体抬起,直立,右拳随上体抬起收于章门穴,掌心向上,目视前下方。

(2)右青龙探爪势:同左青龙探爪势,方向相反。

10. 卧虎扑食势(图6-4-50)

(1)左卧虎扑食势:①右脚尖内扣约45°,左脚收至右脚内侧成丁字步;身体左转约90°;两手仍握固于腰间章门穴;目随转体视左前方。②左脚向前迈一大步成弓步;两拳提至云门穴,并内旋变"虎爪",向前如虎扑食,肘稍屈,目视前方。③躯干由腰到胸逐节屈伸,重心随之前后适度移动;两手随躯干屈伸向下、后、上、前绕环一周。随后上体下俯,两"爪"下按,十指着地;后腿屈膝,脚趾着地;前脚跟稍抬起;随后塌腰、挺胸、抬头、瞪目;目视前上方。④起身,双手握固收于腰间章门穴;身体重心后移,左脚尖内扣约135°;身体重心左移;同时,身体右转180°,右脚收至左脚内侧成丁字步。

(2)右卧虎扑食势:同左卧虎扑食势,方向相反。

11. 打躬势(图6-4-51)　①起身,重心后移,身体转正;右脚尖内扣向前,左脚收回,成开立姿势;两手随身体左转放松,外旋,掌心向前,外展至侧平举后,两臂屈肘,两掌掩耳,十指扶按枕部,指尖相对,以两手示指弹拨中指击打枕部7次;目视前下方。②身体前俯由上向下从头经颈椎、胸椎、腰椎、骶椎逐节缓缓牵引前屈,两腿伸直;目视脚尖。③由骶椎至腰椎、胸椎、颈椎、头,从下向上依次缓缓逐节伸直后直立;同时两掌掩耳,十指扶按枕部,指尖相对;目视前下方。重复②③动作3次,逐渐加大身体前屈幅度,并稍停。第一次前屈小于90°,第二次前屈约90°,第三次前屈大于90°。

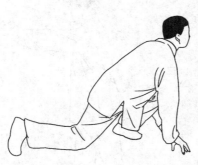

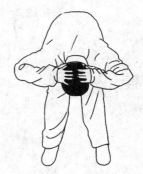

图6-4-50　卧虎扑食势　　　　　图6-4-51　打躬势

12. 掉尾势(图6-4-52)　①头向左后转,臀向左前扭动;目视尾闾。②双手交叉不动,放松还原至体前屈。③头向右后转,臀向右前扭动;目视尾闾。④两手交叉不动,放松还原至体前屈。重复①②③④动作3次。

易筋经是保健强身和传统运动康复治疗的基础功法。此功法既可练气,又可练力,久练后气力倍增,是针灸推拿医师的基础功法,也是老弱病残的康复手段。具有疏通经络、通调气机、防病保健的作用。常用于神经衰弱、胃肠疾病、呼吸系统疾病、肢体关节病变、颈腰椎疾病和痿证的康复治疗。

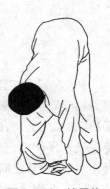

图6-4-52　掉尾势

342

第五节　中药与饮食治疗

中药治疗是以中医辨证论治和康复治疗理论为指导,恰当地配方遣药,从而达到调理阴阳、协调脏腑功能、扶正祛邪、延年益寿目的的康复治疗。根据药物吸收方式的不同,中药治疗分为中药内治法和中药外治法。

一、中药内治法

中药内治法,是以中医理论为指导,应用中药方剂,针对病伤残者进行调治,促使身心康复的一种治疗。

（一）组方原则

组方是在辨证立法的基础上,针对病因病机,以药物的性味、归经、功用为依据,利用药物相辅相成和相反相成的配伍原理,有主次轻重地安排药物组合成方,使方中的药物、配伍与病证的病机相吻合,使药物配伍后的综合效用与所立治法统一。方剂是一个由多味药物构成的有机整体。其组成原则可概括为"依法选药,主从有序,辅反成制,方证相合"。一个典型的方剂包括了"君、臣、佐、使"四个部分。君药:针对主病或主证起主要治疗作用的药物。臣药:①辅助君药加强治疗主病或主证的药物;②治疗兼病或兼证的药物。佐药:①佐助药,即协助加强君、臣药的治疗作用,或者直接治疗次要的兼证;②佐制药,即减轻和消除君、臣药的毒烈之性;③反佐药,即根据病情需要,于方中配伍少量与君药性味或作用相反而又能在治疗中起相成作用的药物。使药:①引经药,是引导他药直达病所的药物;②调和药,是指具有调和诸药作用的药物。君药为方剂的核心部分,臣、佐、使药为从属。君药的作用有赖于臣、佐、使药的协助、制约,疗效得以增强,毒副作用得以减轻或消除;而臣、佐、使药又必须在君药的主导下才能更好地发挥其功能。

（二）内治方法

针对康复患者损伤早期的脏腑功能失调、损伤后期的多虚多瘀及气血不足之证或年老气血不充、阴阳不足、脏腑亏损、功能失调等,在辨证基础上,分别施治,以使正气复元,脏腑功能恢复。

1. 温补肾阳　肾阳不足,命门火衰,症见神疲体弱、畏寒肢冷、腰膝酸软、步履艰难、夜尿增多或尿后余沥不尽,小便异常和性功能衰退。多见于脑卒中后运动功能障碍及各种并发症。方剂选用:右归丸、金匮肾气丸。

2. 滋阴补肾　久病及肾,肾阴亏虚而出现形体消瘦、腰酸腿软、头晕目眩、遗精盗汗、耳鸣健忘、舌燥口渴等,常见于高血压。方剂选用:六味地黄丸、河车大造丸、石斛夜光丸。

3. 养心安神　气虚血少,久病体虚,或思虑劳伤,阴血暗耗,心神失养,出现心悸、失眠、多梦、健忘、口舌生疮、便干尿赤、舌红少苔、脉细数等。常见于神经衰弱及各种精神病患。方剂选用:天王补心丹、酸枣仁汤。

4. 疏肝理气、和胃止痛　肝气不舒,横逆犯胃,出现胸脘胀满不适,情志抑郁,嗳气吞酸。可见于脑卒中后抑郁症。方剂选用:舒肝丸、木香顺气丸。

5. 疏肝解郁、行气止痛　胁肋疼痛,胸闷善太息,情志抑郁易怒,或嗳气,脘腹胀满,脉弦。见于脑卒中后抑郁症。方剂选用:柴胡疏肝散。

6. 补气活血通络　半身不遂,口眼㖞斜,语言謇涩,口角流涎,小便频数或尿遗不禁,舌暗淡,苔白,脉缓。常见于脑卒中及其恢复期运动功能障碍、吞咽功能障碍、语言功能障碍等。方剂选用:补阳还五汤。

7. 舒筋活血、祛风通络　风痰阻络,气血不通,出现半身不遂、口眼㖞斜、手足拘挛麻木、口齿不清、行走困难,常见于脑卒中后遗症。方剂选用:再造散、大活络丹。

8. 镇肝息风、滋阴潜阳　肝肾阴虚,阳亢化风,而成脑卒中,见头晕目眩、面赤耳鸣、心胸烦热、肢体不遂、口眼㖞斜,甚或突然昏倒,不省人事,脉弦而有力。常见于脑卒中急性发作。方剂选用:镇肝熄风汤。

9. 平肝潜阳、清热安神　肝肾阴虚,肝阳上亢,导致眩晕头痛、眼花耳鸣、心烦易怒、夜寐不安、肢体震颤,甚则半身不遂、舌红、脉弦数。常见于治疗高血压、脑卒中。方剂选用:天麻钩藤饮。

10. 涤痰开窍　脑卒中、痰迷心窍;舌强不能言。常见于脑卒中急性期意识障碍、语言功能障碍。方剂选用:涤痰汤。

11. 祛风除湿通痹、养肝益肾补虚　风寒湿邪侵袭,留滞日久,耗伤气血,损及肝肾,而见腰寒膝冷、关节疼痛,活动不利,肢体酸软无力或麻木不仁,畏寒喜暖。多见于关节炎、脑卒中关节活动障碍。方剂选用:独活寄生汤。

12. 通经活络、祛风除湿　风寒湿邪侵袭,经络受阻,气血不通,症见关节肌肉疼痛剧烈,手足拘挛,肢体麻木,步履艰难等。常见于各种关节肌肉痛症、脑卒中运动功能障碍。方剂选用:小活络丹。

13. 祛风胜湿、强筋壮骨　痹证患者,因风寒湿邪留滞于经络,反复难愈而形成气血不足,阴阳俱虚,筋骨衰弱。见于各类型关节炎。方剂选用:虎骨酒。

14. 益气温经、和血通痹　肌肤麻木不仁,脉微紧。见于神经根型颈椎病、腰椎间盘突出症等压迫神经症状。方剂选用:黄芪桂枝五物汤。

15. 温经散寒、养血通脉　手足厥冷,或局部青紫,口不渴,或腰股腿足疼痛,或麻木,舌淡苔白,脉沉细或细而欲绝。常见于腰椎间盘突出症。方剂选用:当归四逆汤。

16. 祛风散寒、益气温阳　不省人事,口眼㖞斜,半身不遂,语言謇涩;或风湿痹痛。常见于脑卒中急性期语言、运动功能障碍。方剂选用:小续命汤。

17. 清热燥湿　湿热走注之筋骨疼痛,或湿热下注,两足痿软无力,或足膝红肿热痛,或湿热带下;或下部湿疮,湿疹,小便短黄,舌苔黄腻。常见于膝关节炎。方剂选用:二妙散、三妙散、四妙散。

18. 祛风除湿、益气和营　身体烦疼,项背拘急,肩背肘痛,举动艰难及手足麻痹。常见于颈椎病、肩周炎、各种腰腿痛症。方剂选用:蠲痹汤。

19. 祛风除湿、温经宣痹、养阴清热　肢体疼痛肿大,脚肿如脱,身体瘦弱,头眩短气,泛泛欲吐,或发热,舌淡苔白,脉沉细。见于痛风、各类型关节炎。方剂选用:桂枝芍药知母汤。

20. 补肾益精　年老肾衰,肾衰精亏,出现早衰及相关病症。常见于脑卒中后并发脑萎缩、各种精神疾患以及老年性关节炎、腰腿疼痛等。方剂选用:延寿丹、八仙长寿丸、彭祖延年柏子仁丸、琼玉膏、健脾滋肾壮元方等。

（三）煎服法

汤剂是临床最常用的剂型,根据药物性质及病情的差异,应采取不同的煎药方法。煎药前,先将药物浸泡20～30分钟之后再煎煮,其有效成分更易于煎出。煎药用具一般以瓦罐、砂锅为好,搪瓷器具或铝制品亦可,忌用铁器、铜器。煎药用水以漫过药面3～5cm为宜。一般每剂药煎煮2～3次,第1煎水量可适当多些,第2、3煎则可略少。每次煎得量100～150ml即可。煎药火候有"武火""文火"之分。急火煎之谓"武火",慢火煎之为"文火"。一般先用武火,沸腾后改用文火。要根据药物性味及所需时间的要求,酌定火候。解表与泻下之剂,煎煮时间宜短,其火宜急;补益之剂,煎煮时间宜长,其火宜慢。

汤剂服药方法,一般一日1剂,分2～3次温服。亦可根据病情需要,一日只服1次,或一日数服,或煎汤代茶服,甚至一日连服2剂。通常急性重病不拘时服,慢性病则按时服;病在身体上部及对胃肠有刺激的,宜饭后服;病在身体下部的,宜饭前服;补益药与泻下药,宜空腹服;安神药宜睡前服。

二、中药外治法

中药外治法是用各种中草药,经过炮制、加工后,通过外用途径对患者全身或局部病位、穴位实施敷、贴、熨、熏、蒸、洗等治疗的方法。

（一）中药外治的治疗原则

1. 辨证论治　运用中药外治方法必须进行辨证论治,才能取得比较满意的疗效。

2. 三因制宜　因人、因地、因时制宜是根据患者的性格、年龄、体质、生活习惯、地域环境和四时气候变化等情况的不同而采取适宜的治疗方法,是非常重要的治疗原则。

3. 标本缓急　疾病分标本,病情分缓急,应用中药外治法必须分清标本,辨明缓急。

4. 合理选穴　中药外治在局部用药时,可按照循经或按部位选穴。外治法必须选穴精当,方有良效。

（二）外治方法

1. 敷贴法　是根据中医辨证而选用不同方药在体表的特定部位进行敷贴的一种方法。敷贴穴位的方法称穴位敷贴法。多用某些带有刺激性的药物(如毛茛、斑蝥、白芥子、甘遂、蓖麻子等)捣烂或研末,敷贴穴位,可以引起局部发疱化脓如"灸疮",又称为"天灸"或"自灸",现代也称发疱治疗。若将药物敷贴于神阙穴,通过脐部吸收或刺激脐部以治疗疾病时,又称敷脐治疗或脐疗。若将药物敷贴于涌泉穴,通过足部吸收或刺激足部以治疗疾病时,又称足心治疗或脚心治疗、涌泉治疗。若将药物加热后进行热敷或往复移动的方法称药熨法。

（1）药物的制作

1）散剂:将一种或多种药物,粉碎成细粉过筛,均匀混合而成的干燥粉末。

2）糊剂:将药物研成细末,使用水、醋、酒、鸡蛋清或姜汁等,调成糊状。

3）膏剂:将所选药物熬制成膏或者制成外贴膏药或软膏。

4）饼剂:将药物研成细末,加适量的水调拌均匀,制成大小不等的药饼,或将新鲜

345

植物的根茎、茎叶等捣碎,制成药饼。

(2)贴敷方法:根据所选部位或腧穴,采取适当体位,使药物能敷贴稳妥。敷贴药物之前,用温水将局部洗净,或用乙醇棉球擦净,然后敷药。也可使用助渗剂,在敷药前先在局部涂以助渗剂或将助渗剂与药物调和后再贴敷。对于所敷之药,无论是糊剂、膏剂或捣烂的鲜品,均应将其固定好,以免移位或脱落,可直接用胶布固定,也可先将纱布或油纸覆盖其上,再用胶布固定。

如需换药,可用消毒干棉球蘸温水或植物油,或石蜡液轻轻擦去粘在皮肤上的药物,擦干后再敷药。一般情况下,刺激性小的药物,每隔1~3天换药1次;不需溶剂调和的药物,还可适当延长到5~7天换药1次;刺激性大的药物,应视患者的反应和发疱程度确定贴敷时间,数分钟至数小时不等,如需再贴敷,应待局部皮肤基本恢复正常后再敷药。

(3)临床应用:本法适用范围较为广泛,如感冒、急慢性支气管炎、支气管哮喘、风湿性关节炎、三叉神经痛、面神经麻痹、神经衰弱、胃下垂、胃肠神经症、腹泻、冠心病心绞痛、糖尿病、遗精、阳痿、月经不调、痛经、子宫脱垂、牙痛、口疮、小儿夜啼、厌食、遗尿、流涎等。此外,还常用于防病保健。

2. 熏洗法　用药物加水煮沸后所产生的药物蒸汽熏蒸、待药液温时淋洗患处,以治疗疾病的方法。

(1)熏洗方法:将药物煎煮后倒入大容器中,将患病部位置药物蒸汽上熏蒸,为了保持药效,往往在熏蒸部位之外加上塑料薄膜或布单,以避免药物蒸汽走失和温度降低过快而缩短熏蒸时间,降低了熏蒸效果。药液温度降低后,将患部浸入药液中洗浴或淋洗患部,熏洗完毕用干毛巾拭去身体或患部上的药液或汗液。

(2)临床应用:常用于落枕、颈椎病、腰肌劳损、腰椎间盘突出症、肩周炎、卒中后遗症等。

三、饮食治疗

饮食治疗是在传统中医理论和现代营养学的指导下,将特定中药和(或)食物进行合理组方或单独食用,通过饮食这一人类生活的基本过程,达到康复的目的。

饮食康复分为两类。一类是饮食宜忌,即单纯应用饮食的调养进行治疗,趋利避害。另一类是药膳,即日常饮食与药物相结合,其功效介于日常饮食与药剂之间。

(一)饮食宜忌

正常人只要不过分的偏食或暴饮暴食,普通饮食就能维持正常的生理平衡,对健康不产生危害。但在疾病或正虚状态下,这些原本对人体影响不明显的普通食物,也会产生较明显的或正或负的效应,可促进或延缓治疗、康复的进程。如胃脘痛,虚寒者宜食用具有温中作用的饴糖、酒等,而忌用生冷寒凉之品;阳虚型就当忌辛热之品。这是同病而不同证型在饮食宜忌上的差异。饮食宜忌还有一层意思就是在疾病的不同阶段,根据病程的发展变化,所选饮食也要随之变化。如温病初起,当以清解之法,故忌生冷使邪伏;而一旦邪热入里,出现壮热、烦渴、便结等里热诸症,又当多食水果等清凉之品,以生津除热;后期正气已复,热退身凉,则宜清淡而忌油厚味。饮食宜忌还强调不要食用可能引发宿疾的食品,如《饮膳正要》中有记载鲤鱼"天行病后不可食,有宿瘕者不可食"。所以,必须注重饮食宜忌。

(二)药膳

药膳是指在食物中添加药物或以药物为主加工制成普通食物的膳食,它含有药与膳两种成分,既可作为普通膳食而食用,又因含药物成分而起到治疗作用,是临床治疗、康复的主要或辅助手段。药膳所选用的药材,必须在精选的基础上,严格依法炮制,否则,药味偏重或是形态不佳都会影响食味,失去"膳"的特色,而药味偏淡,又会失去"药"的功用。药膳常用的烹调方法多与日常饮膳方法无异。同时,药膳也有药性,与其他药物一样,不可偏食,也不宜盲目多食,应当在辨证的基础上适当选用。还要重视药膳的配伍禁忌。

第六节　针刀治疗

针刀医学是在针刀疗法基础上发展起来的一种新的医学模式,它以中医整体观念和西医解剖学为依据,以针刀医学基础理论为指导,通过闭合性松解术,使人体从非生理性动态平衡失调达到新的平衡状态。

一、针刀治疗的目的、基本原理与原则

(一)针刀治疗的目的

针刀治疗的目的就是在不切除人体组织、器官的前提下,恢复人体的生理平衡,包括软组织(如筋膜、腱膜、肌肉、肌腱、韧带、神经、血管、内脏器官等)的动态平衡和骨关节的力平衡。

动态,就是指人体外在的活动状态和人体组织器官内在活动状态。平衡,就是在生命活动的制约下,在时间和空间的限制下,在特定的量和度以内的活动。"人体的动态平衡"即人体器官在正常生命活动允许的范围内,在特定时间和空间的量和度以内,自由的活动状态。人体作为一个生命活体的最显著的特性是在哪里受到伤害或者缺损,就在哪里自我修复、自我调节,直至组织结构的缺损被修复,功能恢复为止,无须外来因素的干预。人体需要借助外来因素的干预是在伤害和缺损超过了人体的自我修复、自我调节的限度以外,这种干预也是使伤害和缺损达到人体的自我修复和自我调节的范围以内。

在保证人体组织结构的完整性不受破坏、有关脏器的功能和人的工作能力不受影响的情况下,将致病因素排除是针刀医学提出的治愈标准。在针刀医学理论指导下,针刀闭合性手术完全可以在不切除组织、器官的前提下治愈疾病。

在研究人的生物特性后,针刀医学提出了治疗手段是引导和帮助人体强大的自我调节的生理功能来战胜疾病,而不是影响甚至代替人体强大的自我调节的生理功能。要达到既不切除人体组织器官,又能治愈疾病的目标,除了针刀闭合性手术本身创伤小、手术精确以外,更重要的是针刀医学理论体系的创立。

1. **恢复软组织的动态平衡**　针刀医学认为动态平衡失调是慢性软组织损伤根本的病因。造成动态平衡失调有粘连、瘢痕、挛缩、堵塞四大病理因素。这四大病理因素本身即是人体自我调节、自我修复的过程。如果受损组织的面积小,损伤程度轻,人体

通过这种修复和自我代偿,使受损组织得以康复,不引起临床表现、功能如初。但是如果损伤范围较大,或者损伤程度重,这种修复和调节超过了人体自身调节的限度,或者这种修复和调节不能修复自身组织、器官的形态和功能,都会引起受损组织、器官的功能障碍,从而引发临床表现。要想使动态平衡恢复,首先就要通过针刀闭合性手术去清除或者调节这四大病理因素,使之达到人体自身的平衡,临床表现消失、疾病治愈。

2. 恢复骨关节的力平衡　以往对于骨关节疾病运用的是退行性变理论,退行性变不可逆转,因此骨质增生疾病也不可能得到根本的治疗。而针刀医学认为人体内力的平衡失调是骨质增生的根本原因。当软组织的动态平衡失调得不到纠正,软组织在骨关节附着部的粘连、瘢痕引起骨关节应力失衡和应力集中,人体为了抵抗这种异常的拉力、压力和张力,一方面在应力集中的部位产生局部硬化、钙化,最终骨化而形成骨质增生;另一方面,引起骨关节在水平面、矢状面、冠状面发生单一或者复合位移。当骨质增生或者移位影响神经、血管时,就会引发神经和血管受刺激的临床表现。所以,骨质增生是人体自我调节功能进行对抗性调节的结果。当异常力和高应力去除,骨关节的力平衡恢复后,骨质增生可以自行消退。

（二）针刀整体治疗基本原理

针刀医学研究发现人体力学系统的动态平衡失调和力平衡失调引起慢性软组织损伤疾病及骨质增生疾病,慢性软组织损伤的根本病因是动态平衡失调,骨质增生的根本病因是力平衡失调。人体失代偿后在组织内产生粘连、瘢痕、挛缩和堵塞,形成立体网络状的病理构架。针刀的治疗原理主要是在非直视条件下进行闭合性松解术来切开瘢痕、剥离粘连、松解挛缩、疏通堵塞,从而破坏疾病的病理构架,恢复软组织节的动态平衡和骨关节的力平衡,同时针刀还有刺激穴位、疏通经络、调节人体气血等针灸针的作用,两者综合作用使疾病得以治愈。

针刀整体治疗不同于以往仅以止痛作为治疗目标的“以痛为腧”的病变点治疗,而是以破坏疾病的病理构架为目标,通过点、线、面进行整体治疗,恢复人体整体生理功能平衡。针刀整体治疗既从总体上去理解疾病的发生发展,又从具体的病变点对疾病进行量化分析,将中医宏观整体的理念与西医微观局部的理念有机结合起来,对于确定针刀治疗慢性软组织损伤性疾病的整体思路、明确针刀治疗的部位、制定针刀疗程以及选择针刀术后手法具有临床指导意义。在临床实践中,针刀整体治疗显著提高了疾病的治愈率,降低了复发率。

（三）针刀治疗的原则

1. 针刀为主　针刀治疗剥离粘连,切开瘢痕,松解挛缩,疏通堵塞,调整机体状态。

2. 手法为辅　针刀术后,手法治疗辅助松解病变部位残余粘连、瘢痕、挛缩,整复骨关节微小错位,整复、固定骨折、脱位。

3. 康复理疗　康复物理治疗加速病变部位代谢产物分解,促进无菌性炎症吸收,改善局部血液循环,促进组织修复。

4. 配合药物　使用消肿止痛药物和活血化瘀、理气止痛类药物减轻针刀术后疼痛、水肿,调节全身免疫功能,活血化瘀、理气止痛。

二、常用针刀刀法手法的操作技术

（一）针刀刀法

1. 持针刀姿势（图6-6-1）　针刀的持针姿势要求既能掌握方向性，又便于转动方向，更能控制刺入的深度。以术者的食指和拇指捏住针刀柄，针刀柄方便拇、食指的捏持，便于用力将针刀刺入相应深度。另外针刀柄的方向即是刀口线的方向，可以用拇指和食指来控制刀口线的方向。中指置于针体的中上部位托住针体，可以把中指作为杠杆的支点，把针刀总体作为一个杠杆，便于针体根据治疗需要改变进针刀角度。无名指和小指置于施术部位的皮肤上，作为针体在刺入时的一个支撑点，便于控制针刺的深度。在针刀刺入皮肤的瞬间，拇、食指的刺入力量和无名指、小指的支撑力量的方向是相反的，防止针刀因刺入的惯性作用而刺入过深。使用长型号针刀在刺入较深部位时的基本持针姿势和前者相同，只是要用押手拇、食指捏紧针刀体下部，一方面起扶持作用，另一方面起控制作用，防止在刺手刺入时针体过长而变形，改变刀刃端方向。

在治疗特殊部位时，当根据具体情况，持针姿势有所变化。

2. 进针刀方法（图6-6-2）

（1）定点：准确掌握该处的解剖结构后，在进针刀部位用记号笔做一标记，用以确定病变部位。局部消毒后覆盖无菌小洞巾。

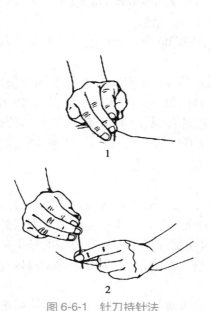

1

2

图6-6-1　针刀持针法

1. 单手持针刀法；2. 双手持针刀法

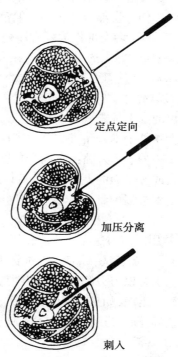

定点定向

加压分离

刺入

图6-6-2　进针刀方法示意图

（2）定向：刀口线与重要血管、神经及肌腱走行方向平行，将刀刃压在进针刀点上。

（3）加压分离：持针刀手稍加压力，使进针刀点处形成一个线形凹陷，将浅层神经和血管分离在刀刃两侧，不使刀刃刺破皮肤。

（4）刺入：快速刺破皮肤，匀速推进，到达病灶部位。

进针刀方法又称四步进针刀规程，是针刀手术在刺入时必须遵循的4个步骤。定点是基于对疾病病因病理的精确判断，对进针刀部位解剖结构立体的微观掌握后确定的。定向是采取何种手术入路有效地避开手术部位的神经、血管和重要脏器，能够确保针刀手术安全进行和手术的成功，其前提是精确掌握进针刀部位的解剖结构。加压分离是一种方法，可以在浅层部位有效避开神经、血管。刺入是能够防止刀刃刺入皮肤后，超过深度而损伤手术部位深部的重要神经、血管和脏器，或者深度超过病灶，损伤健康组织。

3. 常用针刀手术入路　针刀手术是一种闭合性手术，是在非直视下进行的，必须有一套精确科学的手术入路方法来保证手术的安全有效。对疾病病变部位的精确定位不仅要平面定位，而且要立体定位。在精确定位的前提下，还必须要选择一个安全而科学的手术入路，才能安全有效地进行手术。当然还有很多手术技巧问题。而手术技巧也必须在精确定位的前提下，才能发挥作用。

（1）针刀入皮法：针刀入皮法即前文的进针刀方法（四步进针刀规程）。

（2）按骨性标志的手术入路：在人体体表都可以触知的骨性突起是骨性标志。依据这些骨性突起可以给部分病变组织定位，也可以作为手术入路的重要参考。作为慢性软组织损伤好发部位的骨突一般都是肌肉和韧带的起止点。如在颈椎定位时常用C_2棘突部和C_7棘突部作为颈椎序列的定位标志。

（3）按肌性标志的手术入路：在人体体表可以看到和触知的肌肉轮廓和行经路线是肌性标志，是针刀手术体表定位的常用标志之一。

（4）以局部病变点为标志的手术入路：病变局部的条索、硬结、压痛点是针刀手术体表定位的参考标志。

以上4种手术入路方法是原则性的要求，在具体疾病的治疗时要按照病情而定。这里的每一种手术入路都有两个角度问题，在具体施术时要掌握好：一是针体和施术部位体表或骨平面的夹角；二是刀口线和神经、血管、肌纤维、肢体纵轴之间的夹角。同时在施术过程中针刀体变换角度时，应注意刀口线变化的方向，否则将导致手术失败。

4. 常用针刀刀法

（1）纵行疏通法：针刀体以进针刀点为中心，刀刃端在体内沿刀口线方向做纵向的运动。主要以刀刃及接近刀刃的部分刀体为作用部位。要求进针刀至剥离处切开粘连等病变组织，如果疏通阻力过大，可以沿着肌腱或韧带等病变组织的纤维走行方向切开，然后顺利进行纵行疏通。疏通范围根据病情而定，刀刃端运动距离以厘米为单位（图6-6-3）。

（2）横行剥离法：横行剥离法是在纵行疏通法的基础上进行的，针刀体以进针刀点为中心，刀刃端在体内垂直刀口线方向做横向的摆动。横行剥离使粘连、瘢痕等组织在纵向松解的基础上进一步加大其松解度。剥离范围根据病情而定，刀刃端运动距离以厘米为单位（图6-6-4）。

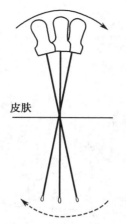
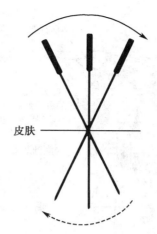

图 6-6-3 针刀纵行疏通法示意图　　图 6-6-4 针刀横行剥离法示意图

针刀手术操作的最基本和最常用的刀法是纵行疏通法与横行剥离法。临床上常将纵行疏通法与横行剥离法联合使用而称为纵疏横剥法,1 次纵疏横剥称为 1 刀。

（3）提插切割法:刀刃到达病变部位以后,切割第 1 刀,然后针刀上提 0.5cm,再向下插入 0.5cm,切割第 2 刀,如此提插 3 刀(图 6-6-5)。适用于切开挛缩的肌腱、韧带、关节囊等粘连面大、粘连重的病变。

（4）骨面铲剥法:针刀到达骨面后,刀刃沿骨面或骨嵴铲开骨面上粘连的组织,感觉针刀下有松动感时停止操作(图 6-6-6)。此法适用于骨表面或者骨边缘的软组织(肌肉起止点、韧带及筋膜的骨附着点)病变的松解。

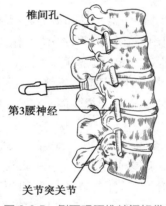
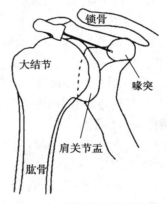

图 6-6-5 侧面观腰椎棘间韧带　　图 6-6-6 针刀铲剥法示意图
　　　　针刀松解示意图

（5）通透剥离法:针刀刺破囊壁并穿透囊性病灶,起减压和引流等作用(图 6-6-7)。此法适用于各类滑液囊病变、髌下脂肪垫损伤等疾病。

（6）注射松解剥离法:应用注射针刀,在针刀治疗过程中配合注射药物,同时进行针刀手术和局部药物治疗(图 6-6-8)。适用于较深部位的松解,如第三腰椎横突综合征、臀上皮神经卡压综合征等。

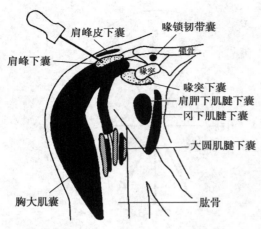

图 6-6-7 针刀通透剥离法示意图

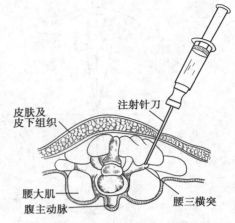

图 6-6-8 针刀注射松解剥离法示意图

（二）针刀术后手法

1. 针刀术后手法的原理 针刀术后手法是医者根据患者病情需要,在针刀闭合性手术松解病变的关键点、破坏整个病理构架的结点后,通过手法进一步撕开局部的粘连和瘢痕,加强针刀治疗作用的一种辅助方法。它是经过几十年的临床反复实践所形成的精细入微、疗效可靠的一整套手法治疗体系。针刀术后手法只是对针刀治疗的配合,如果没有针刀治疗,单用手法治疗效果多不显著。同时因为针刀治疗在非直视下进行,很难做到彻底松解,所以这种配合又是不可缺少的,往往需要针刀术后手法的配合来取得更好的疗效。另外,必须施以恰当的手法对涉及关节微小移位的疾病进行辅助治疗,才能去除继发的病理因素。

2. 针刀术后手法的操作标准 针刀术后手法来源于对力学知识的灵活运用和对生理、病理、解剖学的熟悉。在针刀手法的施术过程中务必做到:稳:手法操作决不允许盲目和过度使用手法,一定要以安全为前提。手法也有一定的禁忌证,而且某些手法具有一定风险性。准:手法操作尽量避免正常组织受到力的作用,应准确地作用于病变位置。巧:用力轻柔、操作轻巧是贯穿手法始终的,要达到无痛苦、无损伤而又立竿见影的效果。

3. 常用针刀术后手法

（1）两点一面复位手法:患椎的横突点和棘突点为"两点",颈部的矢状面为"一面"。以患者钩椎关节左侧旋转为例。针刀术后,患者仰卧位,头顶和床头边缘齐平,医者先用左手置于患者颈项部拿捏肌肉 3 遍,然后双手托住其下颌部和颈项部,助手反向拉住患者双肩固定,二人同时施以约 1 分钟的对抗牵引。医者以左手拇指推顶住患椎左侧横突,食指勾住患椎棘突,逐渐加大压力,同时助手动作不变,嘱患者慢慢将头右旋,医者左手置于患者左侧面颊向右侧按压,转至极限时,瞬时双手协同用力,左手拇指用力将横突向颈前右上方推顶,食指用力将棘突向左侧勾拉,然后将患者头部扶正,再拔伸牵引保持稳定 3 分钟,手法结束。对侧手法动作相同,方向相反。

（2）胸椎后移位的复位手法:针刀术后,患者俯卧位,医者立于患者左侧,左手握住右手腕部,右手握拳,以右手食指和中指的第 1 指间关节顶在患椎棘突上固定患椎,令患者吸气,当患者吸气末时医者突然双手同时发力,使食指、中指的指间关节同时用力下压,推动患椎椎体向前移动,可觉到震动感或闻及关节弹响,患椎后移位即告复位,手法结束。

（3）治疗腰椎间盘突出症连续提腿松解手法：针刀术后，患者俯卧位，双上肢放于身体两侧，双下肢自然伸直。甲助手两手掌插入患者双侧腋下，乙助手双手握住患者双踝关节上缘，以患者脊椎为中线做对抗拔伸牵引3~5次，每次1分钟。在两位助手做对抗牵引的同时，医者用手掌平压患椎上下2~3节之间的棘突，务使后凸畸形平复。如患者腰部肌肉痉挛、紧张，用针刀在L_5和S_1棘突顶点之间的两侧约1.5cm处各松解一刀可令其松弛，再行对抗牵引。

牵引结束后，助手站于床上，握住患者双踝关节上缘，将患者双膝关节屈曲90°，使患者小腿与床面垂直。医者站于患者身侧，用双手拇指指腹压于椎旁横突内侧。助手将患者双小腿垂直提起，至其髂前上棘稍离床面为止。同时医者双手拇指一齐下压椎旁横突内侧，用力的方向应和通过棘突顶端的矢状面成45°。当助手放下小腿、患者膝部着床面时，医者也同时离手。助手待患者膝部贴于床面后，再次垂直提起患者双小腿，高度高于前次，医者同时再一次用双手拇指按压患椎两侧，如此连续提、压15~20次。最后将患者双小腿放下、放直，检查患椎两侧，放射痛消失或明显减轻者即可停止整复，手法结束。如放射痛无改变，可再做一遍。

（4）坐骨神经牵拉手法：针刀术后，患者仰卧位，医者将患侧下肢小腿放于肩上，并保持患肢伸膝状态，助手双手压住双侧髂前上棘，将骨盆固定，嘱患者上抬。当患侧下肢抬至极限时，医者肩部突然向前将患肢瞬间上抬至90°以上，手法结束。

（5）膝关节的松动手法：针刀术后，患者仰卧位，双腿自然伸直，医者坐于足侧，一手握住患侧足背，一手托住患侧足跟，使足部被动背屈约10秒钟；医者给予对抗阻力，嘱患者做足背跖屈运动，再使足保持背屈约10秒钟；然后医者用手掌部推住髌骨下缘，斜向外上方推顶髌骨至阻力较大时突然加力推顶1~2次；最后医者一手握住患侧小腿，一手将髌骨固定于股外侧髁，嘱患者主动屈曲膝关节到极限时，用力将小腿弹压向患侧大腿。该手法不可强行操作，应随针刀治疗的深入而逐步操作。

（6）治疗足内翻手法：针刀术后，患者仰卧位，将双下肢置于治疗床上，医者立于患者对面，一手置于患肢足背部，一手置于患肢踝关节处，将患肢足背部向足尖部牵拉，同时使关节充分背屈、跖屈3~5次，然后在牵拉状态下将患足内旋内收，持续5秒后向外侧扳动至闻及关节弹响或有弹跳感即告复位成功。复位后，医者将患者足部内翻，在给予的一定阻力下嘱患者做足部屈伸、内收、外旋运动3~5次，手法结束。

（7）治疗足外翻手法：针刀术后，患者仰卧位，将双下肢置于治疗床上，医者立于患者对面，一手置于患肢足背部，一手置于患肢踝关节处，将患肢足背部向足尖部牵拉，同时使关节充分背屈、跖屈3~5次；然后向外侧屈曲旋转踝关节后牵拉30秒，再向相反方向扳动按压，同时背屈踝关节至闻及关节弹响或有弹跳感即告复位成功。复位后，在给予一定对抗阻力下将足部外翻，嘱患者做内收运动3~5次，手法结束。

（8）治疗冻结肩手法：针刀术后，患者仰卧位，助手托住患侧上肢外展，使三角肌处于松弛状态，医者一只手抓住三角肌并推向背部，分开三角肌前侧的深面和下层组织的粘连，暴露被三角肌前侧覆盖的胸大肌和胸小肌肌腱；另一只手的拇指侧压在胸大肌和胸小肌肌腱之间向上推进，分开两肌腱之间的粘连。然后让患者俯卧位，医者同法用一只手将三角肌推向胸侧，剥离开三角肌后侧的深面和下层组织的粘连，暴露冈上肌、冈下肌、小圆肌肌腱；另一只手循冈上肌、冈下肌、小圆肌肌腱之间推动以分开粘连。此时患肢可上举达到90°以上，但是因为肩关节囊的挛缩和粘连还没有解开，所以患肢上举仍然达不到正常的状态。紧接着医者托扶患侧上肢令其上举,在患者全力上举患侧上肢而不能继续上举的一刹那,医者突然而迅速地将患侧上肢推弹至180°,此时能听到患者关节囊被松开的"咝咝"声,手法完成。

(9)肘关节松动手法:针刀术后,患者坐位,将患肘置于治疗床上,助手固定其上臂,医者一手托住肘关节上侧将肘关节固定,另一手握住患侧腕关节近侧端努力使前臂做屈伸运动,反复5~6次;接着使患者前臂内、外旋5~6次,此时托肘关节之手将肘关节向掌侧推顶2~3次,使患者肘关节伸直(如不能将患者上肢拉直,不要强行操作,可随着针刀手术多次操作)。然后尽量屈曲肘关节。最后置托板于上臂背侧,在伸直位用弹性绷带固定。

(10)腕关节松动手法:针刀术后,患者坐位,助手双手握住患侧前臂上部,站于患者背侧,医者双手握住患侧大小鱼际,站在患者对面和助手做对抗牵引1分钟,然后使患侧腕关节掌屈、尺偏和桡偏各2~3次,再让腕关节背屈、掌屈并顺时针和逆时针转动,最后突然加大力度牵引一下。如腕关节强直严重,切不可强力操作,应随针刀多次治疗再行手法,才能使腕关节功能恢复。

三、临床常用针刀整体松解术基本式式

针刀整体松解术是以人体解剖力学系统及慢性软组织损伤病理构架理论为基础,从点到线、从线到面、从面到体来立体分析疾病的发生发展规律,根据疾病病理构架所制定的临床常见病多发病的针刀基本式式。如治疗颈椎病的 T 形针刀整体松解术,治疗腰椎间盘突出症的"回"字形针刀整体松解术,治疗竖脊肌下段损伤的 V 形针刀整体松解术,治疗肩周炎的 C 形针刀整体松解术,治疗膝骨性关节炎的 E 形针刀整体松解术等,均在临床上得到了广泛的应用,取得了满意的临床疗效。

学习小结

1. 学习内容

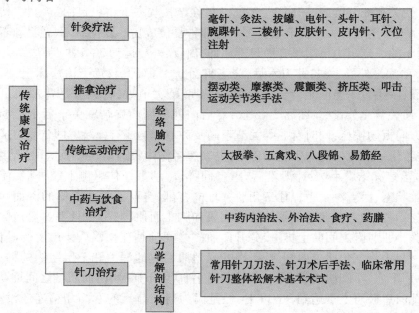

笔记

2. 学习方法

本章涵盖了中医传统康复治疗的全部内容。先从经络腧穴入手,掌握针灸、推拿治疗的共同基础,熟练地掌握经络的循行分布,与组织器官的联系,腧穴的主治规律;再分别学习针刺各种方法、推拿手法以及临床应用。传统运动治疗重点学习功法的动作套路,体会动作的功用,既是针灸推拿医师的基本功法,又是中医康复的主要手段。中药治疗要明辨治则,再确立治法,按君、臣、佐、使组方原则来配伍方药。穴位敷贴是经络腧穴与药物相结合的外治法。针刀疗法在熟练掌握人体解剖结构基础上,学习各种针刀操作方法,是传统中医与现代医学相结合的产物。

(袁洪平　万碧江　潘锐焕)

复习思考题

1. 简述内关、曲池、足三里、三阴交的属经、定位与主治。
2. 针刺时选择体位的重要性是什么?
3. 试述电针中疏密波、断续波的作用及适应证。
4. 推拿疗法的治疗作用有哪些?
5. 练习太极拳的注意事项是什么?

第七章

康 复 工 程

学习目的

通过学习矫形器、假肢、助行器、轮椅的定义、分类、功能与临床应用以及低温热塑矫形器的制作,为今后的学习和工作打基础。

学习要点

矫形器、假肢、助行器、轮椅的功能与作用,及临床应用范围和选用原则;低温热塑矫形器的设计原则和制作步骤。建筑无障碍与环境改造的重要性,盲道的定义及设计要求;常见无障碍设施设计要求。康复机器人的定义、分类;环境控制系统;其他新技术的应用。

康复工程是医学与工程技术相结合的一门学科,是生物医学工程的重要分支,也是康复治疗技术的主要内容之一。它涉及医学与工程学两大学科的若干专业,包括解剖学、人体力学、组织工程学、机械学、电子学、高分子化学和材料科学等。用工程的方法和手段使伤残者康复,促使其功能恢复,重建或代偿,是康复工程在康复医学中的主要任务。康复工程的产品包括康复评定、训练和治疗所需的设备和器具;残疾人使用的辅助器具如假肢、矫形器、轮椅和助行器等个人移动用的辅助器具;生活自理和防护用的辅助器具;家务操作和管理用的辅助器具;残疾人使用的家具及其配件;通讯、信息及信号用的辅助器具;物品管理用的辅助器具;环境改造用的设备和辅助器具;休闲和娱乐用的辅助器具等。本章主要介绍矫形器、假肢、助行器、轮椅和低温热塑板材矫形器的应用。

第一节 矫 形 器

一、概述

(一)定义

矫形器是用于改变神经肌肉和骨骼系统功能特性或结构的体外装置。其目的是用来预防、矫正畸形,治疗骨折和关节、肌肉、神经、血管等组织由于各种原因所造成的疾患,并起到功能代偿的作用。

(二)矫形器的基本功能

矫形器作为一种康复辅助用具,具有以下基本功能:

1. 稳定与支持 通过限制肢体或躯干关节的异常运动来保持关节的稳定性,恢复其承重或运动的能力。

2. 固定与矫正 对已经出现畸形的肢体或躯干,通过固定病变部位来矫正畸形或防止畸形加重。

3. 保护与免负荷 通过固定病变的肢体或关节,防止或限制其不合理的活动,减轻疼痛,保持肢体、关节的正常对线关系。对某些承重的关节,可以减轻或免除肢体或躯干的长轴承重,如股骨头无菌性坏死时,采用坐骨承重下肢矫形器,可以减轻躯体对髋关节的负荷。

4. 代偿与助动 通过某些装置如橡皮筋、弹簧等来提供动力或储能,代偿已经失去的肌肉功能,或对肌力较弱的肢体或躯干给予一定的助力来辅助肢体的活动,或使瘫痪的肢体产生运动。

对于中枢神经系统疾病所致的瘫痪,主要利用矫形器的稳定与支持功能,以预防畸形,助动功能以恢复瘫痪肢体的运动能力,以及减轻痉挛、矫正畸形等。

（三）矫形器的分类与命名

1. 矫形器的基本分类

（1）按装配部位分类:可分为上肢矫形器、下肢矫形器及脊柱矫形器。

（2）按治疗阶段分类:可分为临时矫形器、治疗用矫形器及功能性矫形器。

（3）按作用及使用目的分类:可分为固定性矫形器、矫正性矫形器、免荷式矫形器、装饰性矫形器、保护性矫形器、功能性矫形器、站立矫形器、夜间用矫形器、牵引矫形器等。

（4）按主要制作材料分类:可分为石膏矫形器、塑料矫形器、金属矫形器、皮革矫形器、布制矫形器等。

（5）按所治疗疾病分类:可分为儿麻（即小儿麻痹症-脊髓灰质炎）矫形器、马蹄内翻足矫形器、脊柱侧弯矫形器、截瘫矫形器、偏瘫矫形器、抗痉挛性矫形器等。

（6）按其他原则分类:可分为外动力矫形器、模塑矫形器、标准化矫形器等。

2. 矫形器的命名 过去有关矫形器的名称很多,如支具、夹板、矫形器械、支架、支持物、辅助器等,1972年美国国家假肢矫形器教育委员会提出了矫形器统一命名方案,1992年国际标准组织(ISO)把上述方案确认为国际标准（表7-1）。我国国家标准GB/T16432-1996中也统一称为矫形器(orthosis)。

表7-1 矫形器统一命名方案

矫形器中文名称	英文名称	英文缩写
足矫形器	foot orthosis	FO
踝足矫形器	ankle foot orthosis	AFO
膝踝足矫形器	knee ankle foot orthosis	KAFO
髋膝踝足矫形器	hip knee ankle foot orthosis	HKAFO
膝矫形器	knee orthosis	KO
手矫形器	hand orthosis	HO
腕手矫形器	wrist hand orthosis	WHO

续表

矫形器中文名称	英文名称	英文缩写
肘腕手矫形器	elbow wrist hand orthosis	EWHO
肩肘腕手矫形器	shoulder elbow wrist hand orthosis	SEWHO
颈矫形器	cervical orthosis	CO
胸腰骶矫形器	thorax lumbar sacrum orthosis	TLSO
腰骶矫形器	lumbar sacrum orthosis	LSO

（四）各类矫形器的特点

1. 上肢矫形器　上肢矫形器的主要作用是保持肢体于功能位、提供牵引力以防止关节挛缩，预防或矫正上肢畸形、补偿上肢肌肉失去的力量以及辅助无力肢体运动或替代手的功能等（图7-1）。根据功能分为固定性（静止性）和功能性（可动性）两大类。前者没有运动装置，用于固定、支持、制动。后者有运动装置，可允许肢体活动或控制、帮助肢体运动，促进运动功能的恢复。

2. 下肢矫形器　主要作用是支撑体重、辅助或替代肢体功能、限制下肢关节不必要的活动、保持下肢稳定、改善站立和步行时姿态、预防和矫正畸形等。选用下肢矫形器必须注意穿戴后对肢体没有明显的压迫，如用 KAFO 屈膝 90°时不能压迫腘窝，内侧会阴处无压迫；对下肢有水肿的患者矫形器不宜紧贴皮肤等（图7-2）。

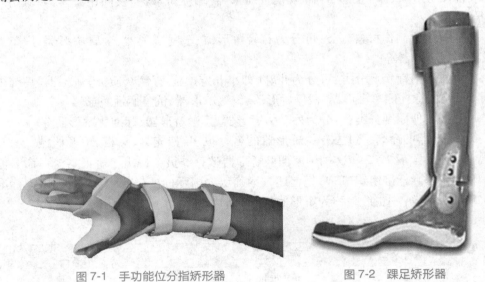

图7-1　手功能位分指矫形器　　　　　图7-2　踝足矫形器

3. 脊柱矫形器　主要用于固定和保护脊柱、矫正脊柱的异常力学关系、减轻躯干的局部疼痛、保护病变部位免受进一步的损伤、支持麻痹的肌肉、预防和矫正畸形，通过对躯干的支持、运动限制和对脊柱对线的再调整达到矫治脊柱疾患的目的（图7-3）。

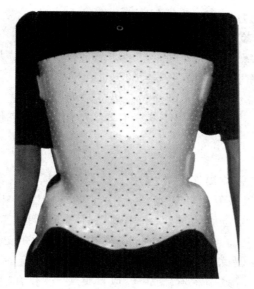

图 7-3　脊柱矫形器

二、临床应用

（一）使用矫形器的适应证

1. 制动关节　如脊髓灰质炎后遗症的关节松弛、急性关节炎相应部位的制动等。

2. 矫正身体畸形　如青少年特发性脊柱侧弯、肢体关节畸形等。

3. 功能代偿　如上肢麻痹的患者通过使用平衡式前臂矫形器来恢复部分功能。

4. 改善步态　如足下垂者使用踝足矫形器抬起前足。

5. 减免肢体承重　如小儿股骨头坏死使用免负重矫形器。

6. 保证骨折愈合　如骨折复位固定矫形器。

7. 手术后保护肢体　如脊柱手术后使用脊柱矫形器。

8. 关节的牵拉、固定和保护　如类风湿关节炎腕部可用矫形器进行牵拉、固定和保护。

9. 用于减少因长期卧床导致的各种并发症　如截瘫患者用于站立及行走锻炼的矫形器。

10. 减少挛缩　如肘窝烧伤时可用肘伸展矫形器减少关节局部挛缩。

（二）应用程序

1. 检查及诊断　包括患者的一般情况、病史、体格检查,拟制作或穿戴矫形器部位的关节活动范围和肌力情况,是否使用过矫形器及其使用情况。

2. 矫形器处方　注明目的、要求、品种、材料、固定范围、体位、作用力的分布、使用时间等。

3. 装配前治疗　主要是增强肌力,改善关节活动范围,提高协调能力,为使用矫形器创造条件。

4. 矫形器制作　包括设计、测量、绘图、取模、制造、装配程序。

5. 训练和使用

（1）初检:矫形器正式使用前,要进行试穿,了解矫形器是否达到处方要求,舒适性及对线是否正确,动力装置是否可靠,并进行相应的调整。

(2)训练:教会患者如何穿脱矫形器,如何穿上矫形器进行一些功能活动。

(3)终检:通过训练后,再检查矫形器的装配是否符合生物力学原理,是否达到预期的目的和效果,了解患者使用矫形器后的感觉和反应。

(4)正式使用:终检合格后方可交付患者正式使用。对需长期使用矫形器的患者,应每3个月或半年随访1次,以了解矫形器的使用效果及病情变化,必要时进行修改和调整。

(三)应用范围

1. 矫形器在骨与关节损伤上的应用 骨与关节损伤主要影响患者的运动功能,康复的处理是为了恢复运动功能,防治关节的结构性破坏和软组织的挛缩,避免肢体残疾。在骨折复位后的早期,利用静态性矫形器固定,可维持骨和关节的正常生理对线,促进炎症、水肿的吸收,减轻肢体疼痛;在功能恢复期,可通过动态性矫形器辅助患肢训练,帮助患者恢复肌力,扩大关节活动范围,改善功能活动。关节脱位复位后可采用矫形器固定,以保持关节的功能位;减轻肢体肿胀、疼痛,促进关节韧带、肌腱等组织修复。对陈旧性脱位和手法复位困难的患者,可通过手术切开复位后行矫形器固定,同时需要进行肌肉的等长训练,以维持肌肉的张力,促进其愈合。

2. 矫形器在中枢神经系统疾病上的应用 颅脑损伤、脑卒中、脑瘫等患者常出现肢体运动功能障碍、痉挛畸形等。急性期可采用腕手功能位矫形器固定手腕部,保护患者的抓握功能,控制手的姿势,防止屈肌挛缩;痉挛期可利用抗痉挛矫形器进行持续牵伸,降低手部及小腿屈肌过高的张力,防止屈曲挛缩,并可减轻疼痛。恢复期可装配动态矫形器,辅助上肢的功能训练及站立行走训练等。

3. 矫形器在周围神经及肌肉疾病上的应用 周围神经损伤的主要表现是感觉和运动功能的部分或完全丧失,造成肌力的减退甚至完全麻痹。在治疗中可根据各类损伤的情况为患者装配适当的矫形器,如全臂丛损伤,可采用上肢外展矫形器。桡神经损伤可戴有铰链的动态性腕手矫形器改善伸腕、伸指运动。尺神经、正中神经的远端损伤,通过矫形器能维系手的抓握能力等,下肢常见的胫、腓神经损伤也可分阶段佩戴不同功能的踝足矫形器。

4. 矫形器在骨关节炎性疾病上的应用 类风湿关节炎患者关节普遍有红、肿、热、痛症状,手指的小关节及腕关节可能出现畸形,通过矫形器的制动,减少或限制关节活动,从而抑制炎性反应,缓解关节疼痛,延缓或减轻关节畸形。骨关节炎患者关节常持续疼痛,并常伴有站立不稳、关节乏力等,采用矫形器能帮助支撑受累关节。

5. 矫形器在烧伤上的应用 在烧伤的早期,应将肢体制动在功能位,可以防止或减轻关节挛缩畸形。烧伤后的瘢痕导致肢体活动范围减小,通过矫形器帮助能扩大关节活动度。还可以利用低温塑化板制作免压支架,避免不应有的压力。

三、低温热塑板材矫形器的制作

低温热塑板材矫形器是指利用低温热塑板材作为制作材料的一类矫形器的总称。低温热塑板材是一种特殊合成的高分子聚酯,它重量轻、透气性好、无刺激性、方便制

笔记

360

作,且容易修改和调整。目前已在临床中得到广泛的应用,多用于矫形器的制作,特别是在康复医疗中临时性使用的手指、手、腕手等矫形器的制作。逐渐代替了过去以皮革、金属为主的矫形器。

（一）低温热塑板材的性能

1. 在60~80℃恒温状态下能充分软化,加热时间为3~5分钟,冷却时间一般也是3~5分钟,制作快速。硬化后不易变形。

2. 有不同的厚度,一般为4.8~0.8mm,不同的厚度决定了板材的强度,网孔通气性好,适合于不同部位,强度高,重量轻,肢体支撑力强,固定稳定。

3. 可塑性、黏性好,可任意成形,重新加热后材料将恢复原来的形状、大小,便于修改和反复塑形,能和铰链等不同辅件添加粘接,处理方便。

4. 透明性好,冷却时呈白色,加温时可变成全透明,便于观察和制作。

5. X线治疗时佩戴支具不阻挡射线。

6. 耐脏,不怕水,便于清洗、穿戴方便。且能自行生物降解,符合环保要求。

（二）低温热塑板材矫形器的设计制作原则

一般而言,低温热塑板材矫形器的设计制作应该以功能障碍的评估为基础,要符合设计标准要求,以达到康复治疗的目的。具体遵循以下几个原则:

1. 遵循生物力学原理,防止受损肢体产生畸形,并控制和矫正畸形,使肢体功能得到最大程度的恢复。

2. 既要保证最佳的治疗效果,又要避免对皮肤、神经、关节造成新的损伤。

3. 所需低温热塑板材应有足够的强度,配件也要牢固、灵活,保证安全。

4. 穿脱方便,操作简单,患者乐于接受。

5. 外形美观,透气性好,轻便,穿戴舒适。

（三）低温热塑板材矫形器的制作步骤

低温热塑板材矫形器的制作常需要水温箱、剪刀、热风枪、缝纫机、尺子以及绘图工具等。其制作步骤如下:

1. 取样　将患者的肢体(患侧或健侧)平放在一张白纸或透明胶布上,用笔贴着肢体描出其轮廓线,在关节的部位做记号标出。然后根据肢体轮廓线画出夹板的边线,一般夹板边线比轮廓线大。将已剪好的纸样画到低温热塑板材上,用强力剪刀或用刀将模样裁剪好,热塑材料在热水中稍加热后较易切割。

2. 加热、塑形　将板材在70℃左右的恒温水箱中加热0.5~1分钟,待材料软化后取出,再用干布吸干水滴,待温度下降到不再烫手后,立即放到患者肢体上塑形。为加快硬化成型的速度,可用冷水冲。对于大夹板,必须用宽绷带松松地将夹板固定,以使夹板尽量合身。

3. 修整、边缘磨滑　用热风枪对不平整的部位和边缘加热,磨滑,注意温度不能过高,也可用特制的薄板材来修整、包边。

4. 加固　材料薄、强度低而受力大的夹板应加固。可采取两块材料加热软化后黏合,在两层材料之间加铝条、汽水吸管,边缘向外反转等方法。

5. 安装附件　包括扣带、托架等。尼龙搭扣可用粘胶粘在夹板上,皮革和帆布制的固定带则用铆钉或加一层板材固定。托架是由钢丝、铝条、管型热塑材料等制造,将其夹在两层板材之间或用铆钉固定。受力不大的小托架在夹板塑形后再安装,而较大的托架常在夹板成型前先安装。

（四）注意事项

1. 制作前了解患者状况（包括功能障碍的评定、查看病历资料等）、与患者沟通以取得其配合、向患者说明制作目的等。

2. 准备工具和所需材料，根据部位和损伤情况，选择适合强度的板材。

3. 制作时要注意患者的体位摆放并方便操作者操作，按需画图、裁剪制作，遵循安全稳定、设计简单、方便穿戴的原则。

4. 检查修整矫形器（注意关节、皮肤压力），以达到佩戴舒适，减轻负荷，安全稳定的功能。

5. 指导患者佩戴与使用注意事项，定期复查与调整。

 知识链接

矫　形　鞋

矫形鞋又称矫正鞋，是以矫正足部变形、分散足部压力和减轻疼痛症状等为目的而制作的矫治足部疾患的特殊鞋，也可称为鞋形矫形器。矫形鞋源自于百年前的欧洲，隶属于"足科"领域，在欧美等地，"足科"是独立于骨科、内分泌科、关节外科等而存在的科室。我国足科暂缺失，以致国内矫形鞋工艺和技术发展相对较为缓慢。矫形鞋适用于各种疾病引起的内翻足、外翻足、马蹄足、足下垂、扁平足、弓形足、槌状足及跟骨刺、距下关节强直、踝关节炎、踇趾外翻、足部骨折、足部缺损、跖痛症等。

第二节　假　　肢

一、概述

（一）定义

假肢是为恢复原有四肢的形态或功能，以补偿截肢造成的肢体部分缺损而制作和装配的人工假体，使截肢者恢复一定的生活自理和工作能力。假肢的设计由医师负责，使用训练由物理治疗师进行，具体使用与患者有密切联系。

（二）假肢的分类

1. 按截肢部位分类　分为上肢假肢和下肢假肢。

（1）上肢假肢：包括肩离断假肢、上臂假肢、肘离断假肢、前臂假肢、腕离断假肢、掌骨截肢假手和假手指。

（2）下肢假肢：包括半侧骨盆切除假肢、髋离断假肢、大腿假肢、膝离断假肢、小腿假肢、赛姆假肢、假半脚和假脚趾。

2. 按截肢后的康复时间阶段分类　分为临时假肢（包括术后即装假肢）和正式假肢。

3. 按假肢结构分类　分为壳式假肢（亦称外骨骼式假肢）和骨骼式假肢（亦称内骨骼式假肢）。

4. 按装配假肢的目的分类　分为装饰性假肢、功能性假肢和专用假肢（包括运动假肢和作业用假肢)。

5. 按使用材料分类 分为木质假肢、铝质假肢、皮革质假肢、塑料质假肢、复合材料和碳素纤维质假肢。

6. 按驱动假肢的动力来源分类 分为体外力源式假肢(包括电动假肢、肌电假肢)和自身力源假肢。

7. 按消费水平分类 分为低档假肢(普及型假肢)、中档假肢和高档假肢。

二、临床应用

(一)上肢假肢

目的是为了在上肢截肢后,用类似于上肢外观的假体改善外观形象,并利用残存功能或借助外力,代替部分功能。上肢假肢一般是由残肢接受腔、假手、仿生的人工关节、悬吊装置、控制装置和连接部件构成。

1. 临床常用的上肢假肢

(1)功能假手:又称索控式假手或机械假手,有手的外表和基本功能,是一种自身力源的假手,动力来源来自自身关节运动,分随意开手、随意闭手两类。目前国内多用随意开手式。

(2)装饰性假手:亦称为美容手,是为弥补肢体外观缺陷而设计制作的,只起到装饰及平衡身体作用。多用于部分手截肢、上臂高位截肢、难以安装功能性假手者(图7-4)。

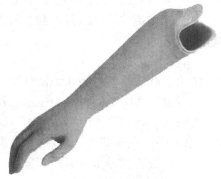

(3)工具手:为从事专业性劳动或日常生活而设计制作。由残肢接受腔、悬吊装置、工具连接器和专用工具构成,没有手外形,但坚固、实用。

(4)外部动力假手:分电动假手、气动假手两类。电动假手以可重复充电的镍镉蓄电池为能源,以微型直流电机为动力来驱动假手的开闭。按其控制方式可分为机械开关控制和肌电信号控制,后者即肌电假手或称生物电假手,其控制原理是利用残存的前臂屈肌、伸肌群收缩时产生的肌电信号,由皮肤表面电极引出,经生物放大器放大后控制直流电机的运转来驱动手的运动。主要用于前臂截肢,残肢肌肉收缩时有满意的肌电信号者。肌电假手开闭手随意、灵活,功能活动范围大,但结构复杂,费用高。气动假手是以压缩气体为动力源的外部动力手,对于上肢高位截肢患者来说,气动假手是一种有发展前途的外部动力假手(图7-5)。

图7-4 装饰性假手

2. 上肢假肢装配要求

(1)长度确定

1)从医学角度要求:假肢的长度应在两肩保持水平状态,使假手拇指末端或钩状手的末端与健手拇指末端平齐。

2)从假肢装配角度要求:前臂假肢,自肘关节到假手拇指末端的长度,应比健侧短1cm;上臂假肢,肘关节轴与肱骨外上髁的位置一致,上臂长比健侧短1~2cm。

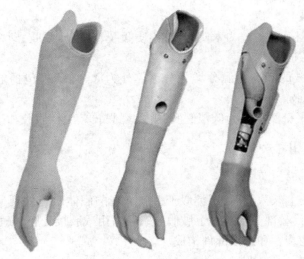

图 7-5　肌电前臂假肢

（2）接受腔及取型：接受腔（即臂筒中包容残肢的部分）对悬吊和使用假肢有重要作用，除了装饰手对接受腔要求不严外，各种安装能动的上肢假肢，其接受腔必须与残肢很好地贴服，而且要符合运动解剖学要求。

1）前臂接受腔：接受腔的四周应和残肢全面接触，但根据残肢的长度，接受腔上缘的高度不同。短残肢时接受腔的上缘要高些，长残肢时其上缘要低些。

2）上臂接受腔：同前臂接受腔，其上缘高度随残肢长度而不同，残肢愈短，接受腔的上缘愈高。

（二）下肢假肢

使用下肢假肢的目的在于使截肢者尽可能地恢复失去的正常外形，重建已失去的站立和行走等功能。随着科学技术的发展和社会的进步，下肢假肢的研究已不满足于使患者站立和行走这两个基本要求，还发展了适应各种不同功能需要的、具有各种功能的假肢，并不断地完善。下肢假肢的基本构成包括假脚、关节、连接件等功能部件和下肢假肢接受腔及悬吊装置两部分。

1. 常用的下肢假肢

（1）部分足假肢（假半脚）：用于踝关节附近截肢患者。凡残肢末端承重功能良好者，以皮革、橡胶、塑料海绵配制套状假肢即可；凡末端承重功能不良者，则制成髌韧带能承重的塑料踝足矫形器式的套状假脚，以改善承重功能（图 7-6）。

（2）赛姆假肢：赛姆截肢术后残肢末端有良好的承重功能，依靠残留的膨大的踝部悬吊假肢，外观、功能均较好（图 7-7）。

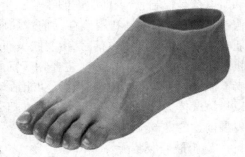

图 7-6　足套式足假肢

（3）小腿假肢：适用于膝关节间隙下 8cm 到内踝上 7cm 范围内截肢的患者（图 7-8）。

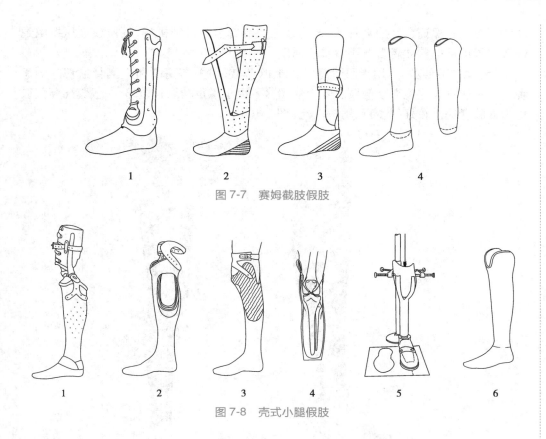

图 7-7　赛姆截肢假肢

图 7-8　壳式小腿假肢

1)传统型小腿假肢:设有金属的膝铰链和皮革制作的大腿上环带。穿戴时依靠大腿上环带勒紧,易影响血液循环,但负重能力强,运用范围宽。根据接受腔用材不同,有铝制和皮小腿假肢等。

2)髌韧带承重小腿假肢(PTB 小腿假肢):该假肢去掉了金属膝关节铰链和大腿上环带,接受腔是用树脂复合材料抽真空成形制成,以髌韧带为主要承重部位。

3)包膝式小腿假肢(PTS 小腿):其接受腔的前上缘、侧缘高,包容了全部髌骨和股骨的内外髁。依靠髌骨、股骨髁的上缘悬吊假肢,悬吊功能可靠,具有一定的稳定膝关节作用,多用于短残肢者。

4)髁部插楔式小腿假肢(KBM 小腿):接受腔上口的内侧缘、外侧缘向上加高包住股骨内外髁,起悬吊作用,不包容髌骨。

5)全接触式小腿假肢:小腿假肢接受腔具有全表面接触、承重合理的特点,适用于各部位小腿截肢的患者。

(4)膝离断假肢:适用于膝离断,大腿残肢过长(离膝关节间隙 8cm 以内)和小腿残肢过短(膝关节间隙 4cm 以内)的截肢患者。结构近似大腿假肢,特点是残肢末端承重,依靠骨髁大部位悬吊,功能要比一般的大腿假肢好(图 7-9)。

(5)大腿假肢:适用于从坐骨结节下 10cm 至膝关节间隙 5cm 范围内的截肢患者。一般由假脚、踝关节、小腿、膝关节、接受腔、悬吊装置等几部分组成。传统的多为皮革、铝板制成,现代大腿假肢多用塑料制成。其特点是接受腔为采用全面接触吸着式接受腔,近年出现软透明接受腔(ISNY 式)和坐骨包容式接受腔(IRC),可以更适合运动解剖要求和保证良好的坐骨承重,新型膝关节有承重自锁机构,气压或液压摆阻尼调节装置可帮助截肢者自行调节步行速度。

(6)髋关节假肢:适用于股骨粗隆以上的截肢,髋关节离断和半侧骨盆切除的患者。多用加拿大式髋离断假肢。除半盆切除者由于承重功能较差外,一般髋离断假肢仍为截肢者提供较好的步行、骑车功能(图 7-10)。

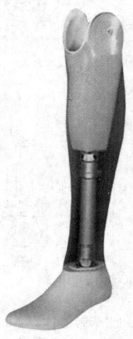
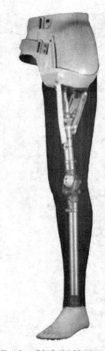

图 7-9 骨骼式小腿假肢　　　图 7-10 髋离断截肢及假肢

2. 下肢假肢装配要求

(1)要有较好的下肢代偿功能,能稳定、便利地支撑人体完成行走、站立、坐、蹲、上下台阶等动作。

(2)接受腔设计制作合理,不仅与残肢适配好、无压痛等不适感,而且要保证截肢者稳定地控制假肢,还要穿脱方便、卫生,便于清洗。

(3)假肢要轻便灵活且经久耐用;主要部件应采用标准件,以便于维修和更换;关节件要多功能,尽量接近人体生理关节;连接件要便于对线调节,且紧固牢靠。

(4)外形要逼真,双腿长短要一致,装饰外套的形状、质感、颜色要接近患者健肢。

(5)根据特殊需要,如游泳、田径运动,制作的专用假肢要符合患者要求。

第三节　助 行 器

一、概述

(一)定义

辅助肢体障碍患者支撑体重、保持平衡和行走的器具称为助行器,也可称为步行器、步行架或步行辅助器等,包括助行架、拐杖等。主要作用是保持身体平衡,减少下肢承重,缓解疼痛,改善步态,改进步行功能等。

（二）助行器的作用

1. 保持平衡作用　对于中枢神经系统病变所致的运动功能障碍、平衡功能障碍患者,非中枢性损害导致的下肢无力患者以及年老体弱者,可通过应用助行器来加宽步行的基底,从而起到保持身体平衡的作用。

2. 支持体重作用　各种原因引起患者肌力减弱或双下肢无力不能支撑体重或因关节疼痛不能负重时,助行器可以起到替代作用。

3. 增强肌力作用　经常使用手杖、腋杖,由于要支撑身体,因此,对上肢伸肌有增强肌力的作用。

4. 缓解疼痛作用　骨性关节炎或下肢骨折后,应用助行器可缓解肢体障碍患者的疼痛。

5. 其他作用　视盲患者可用手杖作探路器;基于社会上的考虑,可用来提醒别人注意自己是走路慢和不稳者,以免受到伤害。

（三）助行器的种类

助行器对于各类截瘫患者和下肢肌肉功能损伤以及肌力弱的老年人是不可缺少的康复器具。它能辅助人体稳定站立和行走。根据结构和功能,可将其分为两大类:杖类助行器和助行架。

二、临床应用

（一）杖类助行器

特点是小巧、轻便,但支撑面积小、稳定性差。各种杖都需以手握杖柄,由于手承担一部分体重,因此要求使用者的手握力和上肢各关节的功能都无异常。对于臂力较弱或上肢有疾病的患者,为加强杖的稳定性,应选用多脚杖。使用助行杖时,由于杖端需间歇地与地面接触,而且每次的接触点不同,因此身体的稳定角也不同。对于下肢功能严重损害的患者,借助于杖保持身体的稳定性是不可靠的,对于这类患者应用移动式助行架。

1. 常见的类型　包括手杖、肘杖、腋杖、前臂支撑拐等。

（1）手杖:手杖为一只手扶持以助行走的工具,上肢和肩的肌力正常才能使用手杖,有以下几种:①单足手杖:适用于握力好、上肢支撑力强者,如偏瘫患者的健侧、老年人等。②多足手杖:由于有三足或四足。支承面广且稳定性好,因此,多用于平衡能力欠佳、用单足手杖不够安全的患者(图7-11A、图7-11B)。

（2）肘杖:亦称洛氏拐或前臂杖,是以前臂和手共同承重,在其上端部有臂托,中部有杖柄,杖柄与臂托之间的一段向后倾斜,以使臂托承受一部分体重。由于靠前臂承重,且承重面积较大,因此较稳定,也可避免腋杖压迫神经血管。把手的位置和支柱的长度可以调节,夹住前臂的臂套通常为折页形式,有前开口和侧开口两种,适用于握力差、前臂较弱但又不必用腋杖者。优点为轻便、美观,而且使用前臂杖时,手仍可自由活动,例如需用该手开门时,手可脱离手柄去转动门把手,而不用担心前臂杖脱手,因为臂套仍把杖固定在前臂上。缺点是稳定性不如腋杖。肘杖可单用也可双用(图7-11C)。

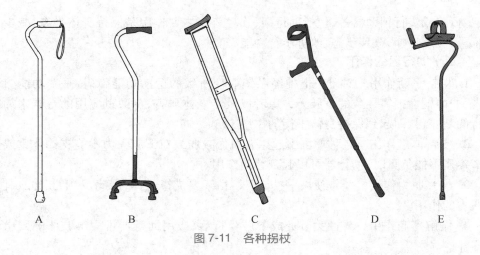

图 7-11　各种拐杖

（3）腋杖：腋杖可靠稳定，行走时腋杖承担部分体重，以替代失去的下肢和减轻患者的负荷，同时也扩大了支撑面，增强了身体的稳定性。但由于腋下承重，易压迫腋下神经，并影响血液循环，故应以手握把手支持体重，防止拐杖上端压迫腋窝。常用于截瘫或外伤较严重的患者。包括固定式和可调式两种（图 7-11D）。

（4）前臂支撑拐：又称类风湿拐，有固定带，可将前臂固定在平台式前臂托上，前臂托前方有一把手。用于手关节损害严重的类风湿患者或手部有严重外伤、病变不宜负重者改由前臂负重，把手起掌握方向的作用。肘关节屈曲挛缩，不能伸直时，可选用前臂支撑拐（图 7-11E）。

2. 长度选择　选择合适长度的杖是保障患者安全、最大限度发挥杖功能的关键。

（1）手杖长度测量：患者站立时大转子的高度即为手杖的长度。或让患者穿上鞋或下肢矫形器站立，肘关节屈曲 30° 左右，腕关节背伸，小趾前外侧 15cm 至手腕背伸时掌面的距离即为手杖的长度。若是卧位时测量，应让患者采取仰卧位，双手放置于身体两侧，测量尺骨茎突到足跟的距离，再加上 2.5cm（穿鞋时鞋跟的高度）即为手杖的长度。

（2）肘杖长度测量：测量方法与手杖的测量方法相同，同时杖柄与臂托之间的距离应小于患者前臂的长度，即应小于掌心到肘关节的长度。

（3）腋杖长度测量：确定腋杖长度最简单的方法是：自然站立，身长减去 41cm 即为腋杖的长度。站立时大转子的高度即为把手的位置。若患者下肢或上肢有短缩畸形，可让患者穿上鞋或佩戴下肢矫形器仰卧，将腋杖轻轻贴近腋窝，在小趾前外侧 15cm 与足底平齐处到腋窝的距离即为腋杖最适当的长度。屈肘 30°，腕关节背伸时的掌面处为把手位置。

（4）前臂支撑拐长度测量：患者直立，双上肢自然放松，正视前方，测量自地面到尺骨鹰嘴的距离就是患者所用前臂支撑拐的长度。卧位测量时，足底到尺骨鹰嘴的距离就是患者所用前臂支撑拐的长度。需注意的是，直立和卧位测量所得的长度均相当于从托槽垫的表面到前臂支撑拐套头之间的距离。

3. 使用方法　因截瘫患者常需使用两支腋杖才能行走，而偏瘫患者一般只需用单个手杖就可以行走，故二者的使用方法不一样，具体参照第二章第一节步行训练相关内容。

（二）助行架

助行架是一种常见的助行器，一般用铝合金材料制成。特点是比较笨重，但支撑面积大、稳定性好。常见的类型有框式助行架、轮式助行架、平台式助行架等（图7-12）。

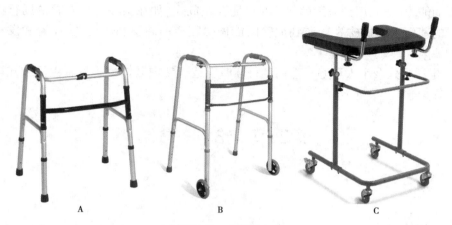

图 7-12 各种助行架
A. 框式助行架；B. 轮式助行架；C. 平台式助行架

1. 框式助行架　框式结构一般用铝合金管制造，有折叠式或固定式，四条腿的长度应根据患者的身高随意调节。具有很高的稳定性，需要抬起助行架前行。主要用于上肢功能健全，下肢平衡能力较差的步行困难者，如下肢损伤或骨折不能负重者，变形性髋关节炎，共济失调者，步行困难者，以及长期卧床需要进行步行训练者。扶手为阶梯式的助行架，除具有普通框式助行架的功能外，还可以辅助下肢肌力低下的患者利用阶梯扶手从坐位到站位。

2. 轮式助行架　前面装有固定脚轮，后面的支脚垫具有一定的摩擦力和防滑性能，具有很好的方向性，但转弯不够方便；使用者可以靠推动助行架前移。适用于下肢肌力低下、慢性关节炎、脑血管疾病引起的步行障碍者，也可用于长期卧床者的步行训练。

3. 平台式助行架　带有臂支撑平台和两个活动脚轮与两个固定脚轮，其特点是支撑面积大，稳定性能更好。助行架的高度应以身体直立，肘屈曲30°的状态下，将前臂放在平台上为宜，是利用助行架带动身体向前行进的。适用于全身肌力低下者，脑血管疾病引起的步行障碍者，慢性关节炎患者以及长期卧床者的步行训练等。

选用助行架时患者应先进行病理和生理检查，在康复医师的指导下，确定选择助行架的种类。有些助行架在使用前需进行训练，康复医师或工程人员对患者先进行检查，制订训练方案，这样有利于患者尽量做到独立站立和行走。

（三）助行器的选用原则

1. 明确应用目的　功能性助行器的应用应考虑室内、室外、载物、提供座位等目的。

2. 全面了解情况　选用助行器前应全面了解肢体障碍患者的情况，如身高、体重、年龄、全身情况、疾病诊断、病情程度以及进展情况。

3. 全面评估　选用助行器前应对肢体障碍患者的平衡能力、下肢承重能力、上下肢肌力、步态和步行功能、手的握力与抓握方式等方面进行全面评估。

4. 符合环境要求　选用助行器应符合肢体功能障碍患者所处环境要求,包括考虑到患者的家居面积、斜坡、楼梯情况以及地面情况等。

5. 应用能力要求　肢体障碍患者需具有一定的认知能力,并具有学会正确使用助行器的能力,能认识到应用助行器时可能存在危险(如在斜坡上用有轮的助行器或在硬滑的地面上用拐杖等),遇到危险时能做出相应的调整和应付,能注意和发现助行器的缺陷。

6. 生活方式及个人爱好　选用助行器时应适当考虑肢体障碍患者生活方式以及个人爱好如款式、重量、颜色等。

第四节　轮　椅

一、概述

(一)定义

轮椅是一种代步工具,主要用于使用各种助行器仍不能步行或步行困难者。随着社会文明的进步与发展,加上病、伤、残者对回归社会及独立生活的渴望,轮椅已不仅是肢体伤、病、残者的代步工具,更重要的是患者可以借助于轮椅进行身体锻炼和参与社会活动。

(二)轮椅的种类

由于患者的肢体功能障碍不同,他们对轮椅的要求也不一样,于是在普通轮椅的基础上,派生出许多种各式各样的轮椅。在临床上轮椅有多种分类方法。

1. 按驱动方式分　手动轮椅和电动轮椅(图 7-13、图 7-14)。

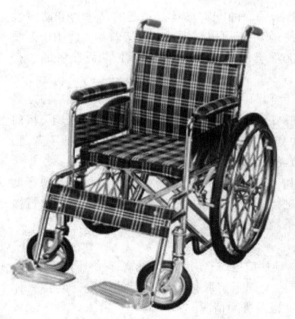

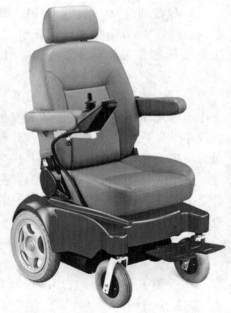

图 7-13　手动轮椅　　　　　　　　　　图 7-14　电动轮椅

2. 按构造分 折叠式轮椅和固定式轮椅。

3. 按使用的对象分 成人轮椅、儿童轮椅、幼儿轮椅。

4. 按用途分 普通轮椅、偏瘫用轮椅、下肢截肢用轮椅、竞技轮椅等。

二、临床应用

（一）轮椅的选用

普通轮椅一般由轮椅架、车轮、刹车装置及座靠四部分组成。选用轮椅时最重要的考虑因素是轮椅的尺寸，特别是座位宽窄、深浅与靠背的高度以及脚踏板到座垫的距离是否合适，这些因素都会影响到乘坐者有关着力部位（如臀部坐骨结节周围、股骨周围、腘窝周围和肩胛骨周围等）的血液循环，如果血液循环不良，会发生皮肤磨损，甚至压疮。此外，还要考虑患者的安全性、操作能力、轮椅的重量、使用地点、外观等问题。因此选用轮椅需注意以下几个问题：

1. 座位宽度 乘坐者坐下时两臀侧与轮椅坐位两内侧面之间的距离应各有2.5cm的空隙。座位太窄，上下轮椅比较困难，臀部及大腿组织易受到压迫；座位太宽则不易坐稳，操纵轮椅不方便，双上肢易疲劳，进出狭窄的通道也有困难。

2. 座位长度 乘坐者坐下时腘窝部与坐位前缘的间隙应以6.5cm为宜。若座位太短，体重将主要落在坐骨上，易造成局部受压过多，导致缺血，产生压疮；若座位太长会压迫腘窝部影响局部的血液循环，并易刺激或擦伤该部皮肤。大腿较短或有髋、膝屈曲挛缩的患者使用短座位较好。

3. 座位高度 测量坐下时足跟（或鞋跟）至腘窝的距离，再加4cm，在放置脚踏板时，板面至少离地5cm。座位太高，轮椅不能入桌旁；座位太低，则坐骨承受重量过大。

4. 座垫 为了舒服和防止压疮，轮椅的椅座上应放座垫。常见的座垫有泡沫橡胶垫（5~10cm厚）或凝胶垫。为防止座位下陷可在座垫下放一张0.6cm厚的胶合板。

5. 靠背高度 靠背的高度应根据乘坐者的坐高及上半身功能情况而定，靠背越高，越稳定；靠背越低，上身及上肢的活动就越大。通常靠背上线高度应在乘坐者腋下约10cm为宜。

6. 安全性 在进行轮椅处方时应充分考虑影响轮椅的安全因素，如车轴的位置、脚轮的位置和直径、座位的位置和高度，以及载物的放置位置等影响轮椅矢状面稳定性。把轮椅的车轴前移时容易推动，但后部的稳定性降低，在上坡和加速时容易向后翻倒，车轴后移时后方的稳定性增加，有利于年龄大、躯干稳定性差者。脚轮的位置越靠前、直径越大、座席越低越偏后、把携带物品放在座位下或偏后的位置时，发生向前翻倒的可能性减少。大车轮和地面接触点的间距宽度是影响轮椅侧方稳定性的因素，当大车轮平面与地面垂直线的夹角为7°时侧方稳定性最好，且无须过度加宽轮椅。

7. 价格 有时轮椅的有利性与价格不一致，处方时必须与使用者商量，根据实际需求、使用地点和经济能力等全面考虑，尽量选择价格可以承受的轮椅。另外还要考虑更换零件的费用。

8. 外观 由于轮椅在日常大部分时间伴随使用者，特别是女性，座席及靠背的颜色、轮胎的外观等都会影响乘坐者的感觉，因此对外观要有一定的要求，以免加重残疾者的精神压力。但切忌只重视外观而忽视功能,主客颠倒。另外,轮椅的噪声要小。

9. 舒适性 由于使用者大部分时间都在轮椅上生活,乘坐的舒适性非常重要。座席、靠背、扶手、脚托等的规格应合适,必要时配备各种垫。有髋关节挛缩者还要考虑靠背与座席的角度。

10. 重量、大小及是否折叠 轮椅以结实、轻便为好。由照顾者推动的轮椅应把结实、安全放在第一位;而由乘坐者独自操作的轮椅应把轻便放在第一位。电动轮椅虽然重量大,但无须乘坐者用力操作,如有需要仍可以选用。如需把轮椅转移到汽车还应选用折叠式轮椅。

11. 使用者的操作能力 一般认为驱动轮椅的力量达到体重的 1/30~1/25 即有可能操作轮椅,但使用者必须无智能障碍,且肩、肘、手以及手腕的协调性应符合驱动轮椅的要求。当驱动轮椅有困难时要根据使用者的能力和功能受限程度选择各种驱动配件,如选用带推把的手轮。

12. 使用目的以及使用场所 要考虑使用者的居住及工作环境,如住宅的宽窄、地面是否平整,是否有台阶或坡道及坡道的角度等,必要时到实地考察。

（二）普通轮椅的适用范围

普通轮椅的适用范围很广,凡借助轮椅能离开病床,最大限度地恢复或代偿功能,提高独立性,扩大生活范围,参加各种社会生活以及娱乐活动者都属于使用轮椅的对象。一般认为,具有下列情况者可以考虑使用轮椅:

1. 各种原因引起的步行功能减退或丧失者 如截肢、下肢骨折未愈合、截瘫、严重的关节炎症或疾病致下肢负重时疼痛者等,如不能使用手杖或其他助行器步行时应考虑使用轮椅。

2. 限制步行者 并非运动系统疾病,但步行对全身状态不利者常需暂时性使用轮椅代步,如严重的心脏疾病需要限制活动量者。

3. 中枢神经疾患 独立步行有危险者,如严重的帕金森病难以步行者。

4. 年老及体弱多病者 通过使用轮椅不仅可以保持坐位、改善循环系统的功能,还可以用小量的上下肢活动来驱动轮椅,达到调节生活、改善生活质量的效果。

（三）普通轮椅的使用方法

普通轮椅的使用,要求患者的认知功能以及至少有一侧上肢功能正常,能比较熟练地操纵轮椅。

1. 打开与收起 打开轮椅时,双手掌分别放在作为两边的横杆上,同时向下用力即可打开。收起时先将脚踏板翻起,然后,双手握住座垫中央两端,同时向上提拉。

2. 自己操纵轮椅 向前推时,操纵前先将刹车松开,身体向后坐下,目视前方,双上肢后伸,稍屈肘,双手紧握手轮的后半部分。推动时,上身前倾,双上肢同时向前推并伸直肘关节,当肘完全伸直后,放开手轮,如此重复进行。对一侧肢体功能正常、另一侧肢体功能障碍的患者,如一侧上下肢骨折等,可以利用健侧上下肢同时操纵轮椅。方法如下:先将健侧脚踏板翻起,健足放在地上,健手握住手轮。推动时,健足在地上向前踏步,与健手配合,将轮椅向前移动。上斜坡时,保持上身前倾,重心前倾,其他方法同平地推轮椅。如果上坡时,轮椅后倾,很容易发生轮椅后翻。

第五节　无障碍设施和环境改造

一、无障碍设施

20世纪初,由于人道主义的呼唤,建筑学界产生了一种新的建筑设计方法——无障碍设计。它运用现代技术建设和改造环境,为广大残疾人提供行动方便和安全空间,创造一个"平等、参与"的环境。国际上对于物质环境无障碍的研究可以追溯到20世纪30年代初,当时在瑞典、丹麦等国家就建有专供残疾人使用的设施。1961年,美国制定了世界上第一个《无障碍标准》。2001年8月1日,《城市道路和建筑无障碍设计规范》开始在全国实施,此规范将城市中新改建的主路必须铺设盲道等24条作为强制性条款,要求在建设中执行。

无障碍设施是指为保障残疾人、老年人、伤病患者、儿童和其他社会成员的通行安全和使用便利,在道路、公共建筑、居住建筑和居住区等建设工程中配套建设的服务设施。

常见无障碍设施包括:坡道、盲道、扶手、音响交通信号、出入口、门、楼梯与台阶、电梯与升降平台、走廊、厕所、浴室、起居室及传达、接诊、咨询、公用电话亭等服务柜台,按照由建设部、民政部、中国残联联合发布的《城市道路和建筑物无障碍设计规范》,是在全国范围实施的强制性规范。

 知识链接

国际通用残疾人专用标志

符合无障碍设计的道路、桥梁、建筑和供残疾人专用的空间,如停车场、厕所、电梯等处,应在显著位置上安装国际通用的标志牌。标志牌尺寸为0.10m至0.45m的正方形,白色轮椅图案黑色衬底或相反,轮椅面向右侧。如在标志牌上加文字或方向说明时,其颜色应与衬底形成鲜明对比。所示方向为左侧时,轮椅面向左侧。标志牌用于指示方向,提供以下信息:①指示建筑物出入口及安全出口;②指示建筑物内、外通路;③指示专用空间位置;④指示城市道路、桥梁等设施。

二、环境改造

(一)定义

环境改造就是通过对环境进行适当的调整,使环境能够适应残疾人的生活、学习或工作的需要。环境改造的目的就是通过建立无障碍设施,消除环境对残疾人造成的各种影响,为残疾人参与社会活动创造基本条件。

(二)基本要求

环境改造的基本要求就是建立无障碍环境,包括物质、信息和交流环境的无障碍。物质环境无障碍的主要要求是:城市道路、公共建筑物和居住区的规划、设计、建设应方便残疾人通行和使用,如城市道路应满足坐轮椅者、拄拐杖者通行和方便视力残疾者通行;建筑物应考虑在其出入口、通道、电梯、楼梯、扶手、厕所、房间、柜台等处设置残疾人可使用的相应设施和方便残疾人通行的设施等。信息和交流无障碍的主要要求:公共传媒应使听力言语和视力残疾者能够无障碍地获得信息,进行交流,如影视作品、电视节目的字幕和解说,电视手语,盲人有声读物等。

(三)原则

1. 根据个人需求确定最希望改造的环境优先 首先要考虑残疾人的需求,特别是当需要改造的环境有多个的时候,一定要根据残疾者本人的需求来排列顺序。如有人是生活环境,而有人是居家环境等。

2. 根据康复目标合理安排环境改造 不同年龄段残疾人的康复目标是不同的,则需要改造的环境也不同。如0~6岁的康复目标是正常生长发育,则对脑瘫、小儿麻痹等患儿来说,要早期干预和改造生活环境,使其尽可能发育正常。而对6~16岁的康复目标是就学习,重点改造教育环境,使其能够得到良好的教育。16~50岁康复目标为就业,则要重点改造就业环境,使其得到职业,自食其力。而对50岁以上的老年残疾人和各年龄段的重度残疾人来说,康复目标就是生活自理,则重点改造生活环境。

3. 根据残疾类型改造环境 对于视力残疾者、言语残疾者和听力残疾者来说,要改造交流环境,包括改造教育环境和就业环境中的交流障碍。而对于肢体残疾者来说,需要改造的环境相对更多,需要合理排序和选择。

4. 综合考虑兼顾各类残疾 环境改造一定要综合考虑,是系统工程。不能因为解决一个群体的障碍而对其他群体造成不便。如:盲道对盲人来说是必要的无障碍建筑;但对肢体残疾者,特别是轮椅乘坐者却构成了障碍,因此需要协调两种残疾群体的无障碍环境。如建筑物内是轮椅乘坐者的主要移动环境,则大楼内走廊不主张修建盲道,而以墙角和沿墙扶手代替导向;只在房间门口、电梯口、楼梯口等改变环境的地点,可以铺设提示盲道。

 知识拓展

环境改造中的环境因素有哪些?

2001年世界卫生组织发布了《The International Classification of Functioning, Disability, and Health》(简称ICF,即《国际功能、残疾和健康分类》),并得到了包括中国在内的190个成员国一致通过,并签署了协议,同意广泛应用。根据ICF观点,残疾人所遇到的活动受限和参与限制是由于残疾人的损伤(功能、结构)和环境障碍交互作用的结果。因此明确环境的障碍所在,然后针对环境障碍提出解决方案,再改造或重建无障碍环境才能实现残疾人的全面康复。根据ICF归纳出的环境因素有9个,主要有两大类型,一类是涉及残疾人活动的7个环境:生活环境、移动环境、交流环境、教育环境、就业环境、文体环境、宗教环境;另一类是2个建筑环境:居家环境和公共环境,共9个环境。

第六节 新技术在康复工程中的应用

康复工程学是多学科交叉的新兴边缘学科,所涉及的专业领域十分广泛。不但涉及康复医学、生物力学、解剖学、生物控制论和生物材料等生物医学类专门学科,还涉及机械、电子、计算机、声光技术和材料学等工程学理论和技术。自20世纪80年代以来,伴随着微电子学、信息技术、人工智能等新技术的应用,康复工程学取得了飞速的发展。

一、康复机器人

机器人学是近 30 年来迅速发展起来的一门综合学科,它涉及力学、机构学、机械设计学、计算机工程、自动控制、传感技术、人工智能、仿生学等学科的相关知识和最新研究成果。机器人代表了机电一体化的最高成就。美国机器人协会给机器人下的定义是:一种可编程和多功能的,用来搬运材料、零件、工具的操作机;或是为了执行不同的任务而具有可改变和可编程动作的专门系统。

近年来,随着机器人技术与康复医学的结合,用于康复的机器人已经应运而生。

1. 康复机器人的功能

(1)环境控制及个人服务任务:如帮助肢体运动有困难的患者完成翻书页、喂食、设备控制、操作计算机或计算器、打电话等。

(2)帮助患者完成各种运动功能恢复训练:如手臂运动训练、行走训练、脊椎运动训练、颈部运动训练等。机器人具备许多人所无法比拟的优点,例如长期、稳定地重复训练;精确、客观地测定训练与运动参数,提供实时反馈,远程训练等。

(3)职业与教育任务和操作:如编计算机程序,处理办公材料,把纸送进打字机并进行操作使用等。

(4)娱乐性操作:如玩电子游戏机、下棋、搭积木、绘画、讲故事等。

2. 康复机器人的分类　按结构分类:工作站式机器人、搭载式机器人、移动式机器人。按功能分类:康复机器人从功能上可分为康复训练机器人和辅助型康复机器人。康复训练机器人的主要功能是帮助患者完成各种主、被动康复锻炼,减轻服务人员的劳动强度,解决人工帮助锻炼达不到全身所有肌肉和关节长时间活动的问题,如行走训练、手臂运动训练、脊椎运动训练、颈部运动训练等。辅助型康复机器人主要用来帮助肢体运动有困难的患者完成各种动作,如智能假肢、智能轮椅、导盲机器人、服务机器人等。

二、康复训练机器人

1. 双手协调训练装置　作为上肢康复机器人研究的起点,1993 年加利福尼亚大学的科学人员研究设计了名为 hand-object-hand(手-物体-手)的双手康复装置,该装置从人类日常生活中对双手协调性工作的需要出发,利用健手带动患手的主从方法,通过实现简单的双手移动和挤压物体以达到训练双手协调性的目的。为保持动作模式的正确性,装置中设计了两个刚性夹板,将手部自由度限制在手腕屈伸运动,并通过该装置检测和传递力信息。

2. MIT-Manus 康复机器人　1995 年,美国麻省理工学院和 Spaulding 康复医院的一个研究小组发明了一种被称为 MIT-Manus 的手臂康复训练机器人样机。该机器人是一种 30 英寸高的机械臂,是由五连杆组成的平面两自由度并联机构,可以与计算机屏幕相连接。该机器人能够像康复治疗师一样帮助中风患者进行肩部和肘部的被动、主动或抗阻性运动,有助于恢复患者手臂的运动功能。而且,机械臂带有过载保护装置,可以确保训练安全。

3. MIME(mirror-image motion enabler)　1999 年,斯坦福大学开发了名为 MIME

的系列康复机器人。第 3 代样机不但能够实现前臂的三维空间运动,还可执行被动运动和主动-辅助运动(即由患者发起运动,当患侧无能力完成所选择的运动时,机器人进行辅助)两种训练形式。机器人的位置数据采集装置装在患侧或健侧的机械臂上。

4. ARMGuide(assisted rehabilitation and measurement Guide) 2000 年,芝加哥大学研制了名为 ARMGuide 的上肢训练设备。该设备具有 3 个自由度,通过手动调节其中两个自由度(Yaw 和 Pitch),可以使患者完成不同直线轨迹的上肢及物(reach)运动训练。

5. Lokomat 下肢康复机器人 2001 年,瑞士一家公司研制生产了名为 Lokomat 的新型下肢康复训练机器人,该系统能够通过模拟正常人的步态,帮助中风或脊髓损伤患者进行步行训练。有人将其称为"帮助瘫痪患者学会重新走路的机器人"。

三、环境控制系统

环境控制系统(environmental control system or unite,ECS/ECU)是专为四肢瘫或其他重度残疾者设计的一种自动控制系统。系统可以帮助患者利用其尚存的活动能力,有效地控制病床周围环境中的一些常用设施,并按照编好的程序完成特定的任务。环境控制系统是残疾人与环境间的桥梁,可以帮助残疾人不同程度地减少日常生活依赖程度、提高生活自理能力,在提高重度残疾人的生活质量方面有着积极意义。

 知识拓展

声控的 FES 系统

Cooper 等(1988)发明了声控的 FES 系统。他们先将上肢运动程序输入电脑,然后训练电脑使其能识别 10~25 个词的发音,这些词是用来控制上肢运动的。经训练,C_{5-6}脊髓损伤的四肢瘫患者可以通过语音指令,较好地完成手抓握、放松等动作。

四、其他新技术的应用

(一)远程康复

远程医学(telemedicine)是医学和通信技术相结合的产物,是使用远程通信技术和计算机多媒体技术提供医学信息和服务。它包括远程诊断、远程会诊及护理、远程教育、远程医学信息服务等所有医学活动。目前,远程康复医学的应用除了康复医学教学外,主要是提供远程会诊、远程评定及治疗等康复服务。远程康复系统是解决患者数量不断增加、就诊不便、专业人员缺乏等问题的一种行之有效的途径,受到广泛关注和研究。

1. 远程康复会诊 会诊前,远程会诊系统将患者资料在网站发布,通过双向同步动态图像和语音的传递系统,可使远隔千里的患者和医生进行面对面的交流。从而使患者在异地就可以得到国内或国外一流医学专家的诊断和治疗。

2. 远程康复评定 随着康复评定设备功能不断提高,价格也大幅度上升,限制了这些机器的充分利用。如果应用远程康复评定系统,边远地区及其他不具备步态分析系统的单位就可以将患者行走的动态图像压缩后,通过网络传输至具备步态分析系统的实验室,图像在步态分析实验室经步态分析系统软件处理后,再将结果传回请求分析的单位。随着网络的普及,远程康复评定将在现代康复医疗中起着越来越重要的作用。

3. 远程康复训练 国外已有一套针对手功能康复的远程康复训练系统,其基本

构造包括:

(1)硬件:康复中心的服务器及患者家中的康复训练工作站。服务器与工作站通过网络连接。康复训练工作站由力反馈数据手套、计算机、网络摄像机等设备组成。

(2)软件:康复中心服务器主要安装数据库系统,储存及分析患者的训练信息。康复训练工作站主要安装虚拟康复训练系统软件。

患者的相关资料储存在康复中心服务器的数据库中,包括患者的病例号、训练方式、训练时间及其他有关训练的参数。治疗师可以通过网络随时修改治疗参数,了解患者治疗方式是否正确、效果进展等,并随时指导患者训练。该系统在美国斯坦福大学试用结果表明,通过虚拟远程力反馈康复训练,患者手的抓握力及眼手协调能力有明显提高。

虽然远程康复医学的运用还存在一些问题,但它将对康复医学信息资源的共享、康复医学教学、科研以及其他应用方面将会产生越来越重要的作用。

（二）视觉与听觉障碍的辅助技术

为了帮助视觉、听觉障碍的患者,已经开发出各种各样的辅助技术。

1. 视觉障碍的辅助技术 视觉障碍的辅助技术用于帮助视觉障碍人群了解和接触世界。对于轻中度视觉受损的患者,辅助技术帮助增强有限的感觉通路。对于严重视觉受损的患者辅助技术从其他感觉通路提供输入。比较有代表性的技术包括:盲文显示技术、盲文打印技术、电子放大技术、光学字符识别技术、语音识别技术、语音合成技术、生物识别技术及视觉假体技术。

2. 听觉障碍的辅助技术——人工耳蜗 人工耳蜗技术是近二十年来生物医学工程学、耳科学、听力学、微电子学和材料学的一个重要进展。人工耳蜗就是在耳蜗水平植入微电极系统,替代已损伤的耳蜗毛细胞,通过电流刺激听觉神经,并连接体外语言处理装置使聋人恢复听觉的一种电子装置。一般包括体内的植入体、体外的言语处理器和头件三个部分。工作时,人工耳蜗先将环境中的声音信号转换为电信号,再将电信号通过植入的电极传入患者耳蜗,刺激耳蜗残存的听神经,从而产生听觉。

知识拓展

人工耳蜗已经从实验研究进入临床应用,成为目前全聋患者恢复听觉的唯一有效的治疗方法。人工耳蜗的效果与体外携带的言语处理器的编码方案有关,目前应用的多通道电极能够传递多种频率信息并选择性地刺激不同组的听神经纤维,可传递较多的语言信息。由于人工耳蜗是利用电刺激产生的听觉,因此植入者听到的不是自然声,而是一种畸变的声音(像听机器人说话),需要经过言语训练才能理解别人讲话。

（三）康复评定新方法与新装置

1. 等速肌力测试系统 等速肌力测试(isokinetic muscle testing)是一项新的功能评价技术,在 20 世纪 60 年代初,首先由 Hislop 和 Perrine 提出等速运动的概念,被认为是肌力测训的一项革命,但是由于当时康复工程技术受限,没有办法很好的实现这项技术,随着计算机技术发展,70 年代美国公司制造出第一台等速测试仪器,此后,世界上许多国家开始了等速肌力测试和训练技术的应用和研究,并把等速技术逐渐应用于多个医学学科的临床和科研工作中,更是较为广泛地应用在康复医学与运动医学领域,对各种原因引起的运动系统功能障碍的评定与恢复起到了积极的作用。

2. 三维步态分析系统　人类的步态就是行走时的人体姿势,是人体结构与功能、运动调节系统、行为及心理活动在行走时的外在表现,任何神经、肌肉以及骨关节疾患均可能导致步态异常,判断步态异常就要经过系统的步态分析,主要从时间-距离参数、运动学参数、动力学参数、肌电活动参数以及能量代谢参数几个方面来评定。最早的步态分析是从 19 世纪末采用拍摄照片来记录步态开始的,随着计算机技术的发展,开始出现三维空间综合运动分析系统,不仅能定性描述人体三维运动及其变化过程,还能从运动力学以及生物运动学方面定量分析其运动状态,同时还导入了能量代谢的测量方法。

在康复科中,定量的步态分析对于治疗方案的确定同样有着不可替代的作用,它对于残肢残存功能的评价、辅助诊疗、评价康复效果等方面有较大功效,同时可以作为训练的手段用于辅助步行训练,效果同样不可小觑。定量的三维分析系统对于运动创伤进行分析,判断损伤程度,有助于运动治疗方案的制定,同时通过三维重建找出不正确运动姿势,可以提出预防损伤的方法,而通过对运动方式的分析,从人体生物力学角度对运动进行指导,可以有助于提高运动成绩,这在体育科学中有很大帮助。

学习小结

1. 学习内容

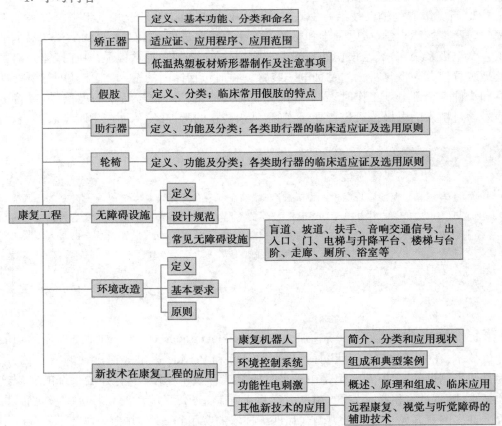

笔记

2. 学习方法

本章要结合图片或实物重点理解几种常见康复工程器械的定义、分类、功能以及在临床上的应用等;结合实际生活重点学习无障碍设计规范和常见的无障碍设施;采用理论联系实践的方法,理解康复机器人、环境控制系统的基本结构和原理。对环境改造的基本要求和原则及远程康复、人工耳蜗等其他康复工程新技术在国内外的应用概况要有一定了解。

（郭健）

复习思考题

1. 试述矫形器的基本功能。
2. 矫形器的临床适应证有哪些?
3. 怎样确定腋杖与手杖长度?
4. 和发达国家相比,我国的康复工程人员还需做哪些努力?
5. 无障碍设施与环境改造有何意义?

笔记

第八章

音 乐 治 疗

学习目的

通过本章学习,理解音乐治疗的作用,学会音乐治疗的基本方法。

学习要点

心理评估和诊断;音乐治疗的实施方法。

第一节　音乐治疗简述

音乐的形成始终离不开人的心理和行为两方面。很显然,音乐既来自人的心理和行为,也作用于人的心理和行为。由此,音乐的功能在达到刺激、唤醒、再现、矫正、改善和提高身患疾病者的身心能力方面具有独特的作用。

音乐治疗有三个内涵:一是音乐的本身;二是治疗;三是音乐的治疗。音乐治疗由心理治疗和功能障碍康复治疗两部分组成。音乐治疗必须是治疗师、患者、音乐三者关系同时存在,并同时进行时,才是真正意义上的音乐治疗。

音乐治疗的目标是促进对躯体功能的改善,对感觉、知觉功能的改善,对认知功能的改善,对社会活动、交流能力的改善,促进精神的安定、情绪的改善、心理充足感的获得等。

一、音乐治疗的定义

音乐治疗学是一门交叉边缘学科。它涵盖了基础医学、康复医学、临床心理学、音乐学。世界音乐治疗联盟的音乐治疗定义是:音乐治疗是指具有资格的音乐治疗师使用音乐和(或)音乐元素(声音、节奏、旋律与弦),通过一个有计划的过程和促进交流、联系、学习、迁移、表达、组织及其他相关的治疗目标,从而满足来访者或团体在躯体、情绪、心理、社会和认知方面的需要。

音乐治疗不是简单地听音乐,仅仅听音乐是不可能治病的。简单地说:音乐治疗是利用音乐的生理现象、物理现象、情绪现象、行为现象、感知觉现象、人对声音的经验及想象现象等,结合心理治疗技术和康复治疗技术,来对心理疾病和脑疾病并发的功能性障碍进行介入治疗。

二、音乐治疗的适应领域、对象和功效

音乐治疗的适应领域、对象和功效见表8-1。

表8-1 音乐治疗的适应领域、对象和功效

适应领域	对象	功效
1. 康复科	脑疾病障碍功能康复训练	提高日常生活能力,改善和提高认知功能,促进康复的训练
	老年性痴呆	提高日常生活能力,改善和提高认知功能,促进康复的训练
2. 精神科	慢性精神分裂	提高日常生活能力
3. 内科	慢性透析	减轻透析过程中出现的各种心身症状
	高血压	稳定血压
	哮喘	促进呼吸顺畅
	末期关怀	减轻疾病带来的痛苦,改善呼吸障碍
4. 心理科	抑郁症	释放压抑、解决抑郁,重塑心理
	各种神经症	释放不良情绪,解决病理,重塑心理
	睡眠障碍	调整睡眠生理反馈和情绪状态
5. 外科	外科手术前的基础麻醉	转移注意力、缓和心身的紧张和疼痛
6. 牙科、口腔外科	治疗时	转移注意力、缓和心身的紧张和疼痛
7. 疾病预防	作为压力的对策	释放压力,调整心身状态

三、音乐治疗的过程

(一)评估诊断

什么是评估?评估是在治疗前对患者的生理、精神心理、认知、社会交流进行的分析和评估。为了了解和掌握康复对象,在治疗前必须完成对康复对象的评估诊断。评估结果决定治疗的疗效。治疗师可以通过对入院病历、康复对象或家属,甚至是医护人员的了解和会谈,主要从生理、精神心理、认知、社会交流进行评估。评估与对病名的诊断不同的是,更要关注康复对象既往病史及现有的生理情况、当下精神心理性质特点、认知功能障碍程度、是哪种类型的人、有什么样的嗜好、是怎样的脾气、有怎样一个家庭背景、抱有一种怎样的期求、有可能进行哪种行动、有什么特别的技能,有必要从多方面收集康复对象的各种情况,同时更要了解和掌握康复对象的音乐背景和能力。

1. 工具 对康复对象的评估通常由三大类组成:一是神经检查,由专科医生利用临床常用检查手段以及量表对康复对象进行检查而完成;二是临床神经心理检查,主要采用心理测验量表;三是音乐和非音乐的各种功能和能力的检查,主要采用一些特定的音乐能力测验量表及治疗师通过康复对象的各种音乐活动的表现,来分析和评估康复对象的基本能力。

2. 评估的过程

(1)用于治疗康复对象信息的把握:常常先是查阅康复对象的病历,然后走访康

复对象及家属和医护人员,对康复对象进行音乐活动的测验及临床量表检查。

（2）实施的步骤:评估、诊断、分析、制订治疗计划。其中诊断尤为重要。

（二）制订计划（治疗目标）

治疗计划是围绕治疗目标制订的。治疗目标有长期目标、数月目标、数周目标、每周目标、每天目标、每次目标。每个短期目标都是为了达到上一级目标及最终目标的一个步骤。在制订目标时至少应该考虑以下内容:

1. 有什么期望?

2. 希望让康复对象从一种状态转化为哪一种状态?

3. 根据什么依据能使康复对象发生变化?

4. 为了能让康复对象发生变化,要如何发生变化,又如何才能发生变化?

5. 利用音乐活动能让康复对象发生怎样的改变,音乐活动框架与治疗架构是否具备让康复对象发生改变的基础? 如果有可能发生变化,与康复对象的实际情况以及治疗架构是否相吻合?

6. 在治疗过程中,能够达到的目标是什么? 困难在什么地方?

7. 为达成长期目标,眼前最可能实现的短期目标又是什么?

8. 为了治疗效果能紧贴短期目标,当天的治疗应该从什么地方开始?

在实际的治疗过程中,常常会发生与事先目标相违的情况,尤其是与短期目标相违。因此,随时检验和调整目标也是必要的。

（三）治疗过程

治疗师在这一过程中,通过利用计划中的音乐活动来解决应有的障碍,促进康复对象的康复。步骤如下:

1. 治疗开始　可有多种方法,常用的有语言导入法、音乐（乐曲或歌曲）导入法、乐器活动导入法。

2. 治疗展开　是紧紧围绕完成单次治疗目标而进行的,是治疗的实质阶段,是在音乐因素为前提下的各种活动的介入。

3. 治疗结束　其应该理解为是为下一次治疗所做的身体和心理的准备。因为从治疗的意义而言,除非康复对象已经康复,否则就不存在治疗的结束,只是作为这一次的治疗所要完成的目标而已。治疗的结束也有多种方法,常用的有语言衔接法、音乐（乐曲或歌曲）衔接法。

4. 记录　治疗记录是对治疗进行重要评定和分析的依据文件。它关系到治疗的意义和价值。治疗记录主要针对以下几种靶问题:

（1）在治疗过程中,与操作性方法相对应的反应情况有哪些?

（2）从客观来判断和分析康复对象的表现是否接近各种各样的目标。

（3）对康复对象心理、情绪、行为、社会交流的表现进行跟踪式的描述记录。

（4）为下次治疗和评价治疗疗效提供重要的参考依据。

（四）治疗评价

所谓的评价是对治疗疗效结果的评价。对康复对象本人的评价绝对不是评价的目的,而是为了检验治疗是否达到了疗效。对康复对象在治疗过程中所表现出来的身体、心理、情绪、态度、行为、社会交流的状况进行客观评价。评价通常可以通过客观方法把握康复对象有何变化,或者通过康复对象主观表述来进行,以及通过必要的测验量表来进行。

四、音乐治疗在康复治疗中的基本方法

在医学模式下音乐的各项活动,利用人的音乐本能所进行的认知功能训练,大大提高了治疗的疗效。比如:康复对象有发声和构音困难,许多知道却说不出的话、想不出的语言,语言节奏失调、语调混乱、语言理解困难、语言意境想象困难,可以应用声乐(歌唱)的发声练声方法进行发音、发声练习,歌曲演唱、歌曲聆听等进行训练,往往能使患者的症状明显改善。

参与音乐的各种表现活动,实际上是人体综合能力的使用和表现的过程。音乐治疗师设计的活动可以刺激康复对象的肌肉、神经组织,提高其能力。音乐声音和音乐活动本身的趣味性,还能延长康复训练时间,支持更多、程度更强的训练。

音乐这种形式最贴近人们的生活,也把人意识、心理、精神、行为、社会交流的状态内涵集中于一体。这在从音乐的雏形开始,到音乐作品的形成,再到再现出来的音乐本身以及音乐与人的功能性中得以充分表现。它体现的是人健康的精神状态和行为活动能力。音乐就像生活记忆当中的一种符号,总会给人种种作用。

(一)乐器法

从纯音乐角度讲,乐器是用来演奏乐曲的,演奏者通过它来表现音乐的内容和情感,达到审美的作用。而将音乐治疗用于临床时,乐器演变为一种治疗的工具,它已经不是以音乐性为目的,而是以乐器作为治疗工具,在各项活动的过程中,驱动人的各项能力的出现。

1. 乐器(治疗工具)的选择 乐器的种类众多,临床使用的大致可分为键盘类,如钢琴、电子琴;弹拨类,如吉他;打击类,如木琴、鼓。

2. 乐器演奏 乐器演奏有两种治疗模式:

(1)由治疗师根据康复对象的治疗目标事先设计好的演奏模式。

(2)由治疗师根据康复对象的治疗目标让康复对象自由即兴演奏的模式。

(二)歌曲法

歌曲法指的是利用歌曲这一形式展开各类活动,以达到治疗目的的一种方法。在所有的音乐表现形式中,唯独歌曲不是"纯音乐的"。因为有了文学的功能性,才有了歌曲更广泛的使用价值和功能。歌曲提供给人的是多重的体验。康复治疗临床上常用的有:

1. 歌曲聆听 选择性的聆听在音乐治疗中大致可以分为被动聆听法和主动聆听法两种。被动聆听只作为支持性治疗的一种方法,更多的是起到一种影响的作用。主动聆听是介入式治疗中的一个步骤,其结果是综合起来达到治疗的作用。

2. 歌曲讨论 歌曲讨论的目的不是讨论歌曲的艺术性。当然有时根据需要也会涉及一些。讨论的核心应该是把歌曲作为一个中介,引发对康复对象的治疗动力。由旋律带出歌词,又由歌词烘托出旋律背景,两者合并为一即为歌曲,由治疗师或由康复对象选择。治疗师提出的主题讨论引起康复对象在包括心理、认知、社会人际交流方面的改变。

3. 歌唱矫正 歌唱矫正指的是利用歌曲中旋律和歌词的功能性以及歌唱发声的功能性,来对语言障碍者进行治疗。旋律的组成材料涵盖了语言声音在内的所有表现

笔记

声音的材料元素。比如：音调、节奏、速度等。歌曲中的歌词既是文字的普通再现，又是文字通过另一种表达方式的特殊再现，这种方式是由旋律和人的发声来完成的。利用歌曲的多重功能性来矫正语言障碍患者，可以促使康复对象在语言认知、语言表达、文字书写、语言情景等方面得到改善。

（三）音乐聆听想象法

用于聆听的音乐一般是指器乐曲，主要用于心理康复治疗。当然也可以辅助刺激功能性障碍康复对象的认知能力。选曲必须围绕治疗目标，所选的乐曲要由治疗师事先选定好。

1. 自发性想象　康复对象在音乐背景的驱动下，与音乐同步展开联想。这个过程有可能是一种场景、一种视觉、一种感受、一件事、一个人，等等。

2. 引导性联想　由治疗师引导康复对象在音乐背景的驱动下，与音乐同步进行主题联想。

（四）音乐运动法

音乐运动法是在音乐或特定节奏伴奏下的一种肢体运动。音乐运动训练可以直接有效提高神经疾患后遗症者的能力。康复治疗临床上常用的有：

1. 音乐步法训练

（1）播放由治疗师根据康复对象步法训练的要求和目标选择的音乐（乐曲或歌曲）。

（2）还可以由治疗师根据康复对象步法训练的要求和目标，弹奏自编的短曲或是康复对象喜欢的音乐（乐曲或歌曲）。步伐训练与音乐同步，在音乐素材，尤其是在音乐节奏进行中起到指令的作用，而音乐的情绪支持康复对象运动时的心境、提升运动情趣。

2. 音乐手功能训练　基本分为两种。

（1）根据治疗要求和目标，随着播放的音乐和治疗师一起做手操。

（2）根据治疗要求和目标，让康复对象用正常的一只手，支持另外一只残疾的手，在乐器上敲击各类节奏，比如：在军鼓上。

3. 音乐空间感、定向力训练　利用音乐的时间特性和空间特性，根据治疗要求和目标由治疗师播放选择的音乐或是由治疗师弹奏乐曲片段，控制和指令，让康复对象完成从甲处到乙处的力所能及的任务。

第二节　音乐治疗的实施

音乐疗法的活动内容与主要目的：

活动内容：乐器活动、伴随音乐的身体运动、歌唱、聆听、音乐想象。

主要目的：促进康复训练，提升康复训练的疗效，增强体力、提高运动能力和移动能力，预防其他能力减退，促进与外界的交流，调动、刺激和提高认知能力，提高日常生活自理能力，改善和提高语言，感知觉训练，促进自我表现，不良情绪的转移，放松身心，创造宽松、有趣的治疗氛围。

（一）心理疾患

对于心理疾患，音乐及音乐的各种表现形式所持有的意识、情感、情绪和行为的调节作用,可以进入患者的意识、情感和情绪内部世界,起到释放、调整、重塑、提高患者情感和情绪的目的,从而改变错误认知和不良行为,树立健康的心理。在康复治疗中,对并发的心理疾患,可以采用心理音乐疗法中的几种方法进行治疗介入。

1. 焦虑症 《中国精神障碍分类与诊断标准》第 3 版(CCMD-3)中焦虑症的诊断标准:指一种以缺乏明确对象和具体内容的提心吊胆,及紧张不安为主的焦虑症,并有显著的自主神经症状、肌肉紧张,及运动性不安。患者因难以忍受又无法解脱,而感到痛苦。主要分为惊恐障碍和广泛性焦虑两种。

症状标准:①符合神经症的诊断标准;②持续的原发性焦虑症状为主,并符合下列 2 项:A. 经常或持续的无明确对象和固定内容的恐惧或提心吊胆;B. 伴自主神经症状或运动性不安。

严重标准:社会功能受损,患者因难以忍受又无法解脱,而感到痛苦。

病程标准:符合症状标准至少 6 个月。

排除标准:①排除甲亢、高血压、冠心病等躯体疾病的继发性焦虑;②排除兴奋药物过量、催眠镇静药物,或抗焦虑药的戒断反应,强迫症、恐惧症、疑病症、神经衰弱、躁狂症、抑郁症,或精神分裂症等伴发的焦虑。

(1)背景音乐心理支持法:用音乐的情绪来支持康复对象情绪上的需要,以正视焦虑、发泄焦虑、转化情绪,达到心理的康复。具体实施:先以紧张情绪的音乐导入,当康复对象的焦虑情绪在紧张的音乐情绪中得到充分表现和释放后,接着转为较诙谐、轻松的音乐予以情绪的过渡,再由平和、抒情的音乐加以安抚,最后以明朗舒缓的音乐来增强健康情绪的体验。但是,也并非一定要遵守以上的程序。原则是用与康复对象的情绪状态相吻合的音乐,有时也可以根据需要选择康复对象喜欢的音乐。

(2)背景音乐自律神经调整法:转移焦虑注意力,让注意力集中在自我放松的暗示练习上,促使因焦虑而造成的身心紧张状态得以放松,情绪得到稳定。操作语:①手腕重重的;②手腕温温热热的;③心脏轻轻地跳着;④轻轻松松地呼吸着;⑤胃的周围温温热热的;⑥额头凉凉的。操作要求:场所要求安静。患者可躺、可坐、眼睛微闭、自然呼吸。背景音乐要缓慢宁静。

2. 抑郁症 康复对象的抑郁症现象是明显、普遍的。通常焦虑、烦躁是康复对象初始的情绪表现,但核心是抑郁。因此,临床上针对抑郁症的治疗应是康复对象整体治疗中的一部分。情绪疾患分两种类型:一种是单极抑郁症,这类患者只有情绪低落而没有情绪高涨的时候;另一种是双极疾患,这类患者会向两个方向产生情绪的不稳定变化。在单极抑郁症中又分为严重的抑郁症和精神抑郁症两种。CCMD-3 抑郁症诊断标准:抑郁发作:抑郁发作以心境低落为主,与其处境不相称,可以从闷闷不乐到悲痛欲绝,甚至发生木僵。严重者可出现幻觉、妄想等精神病性症状。某些病例的焦虑与运动性激越很显著。

症状标准:以心境低落为主,并至少有下列 4 项:①兴趣丧失、无愉快感;②精力减退或疲乏感;③精神运动性迟滞或激越;④自我评价过低、自责,或有内疚感;⑤联想困难或自觉思考能力下降;⑥反复出现想死的念头或有自杀、自伤行为;⑦睡眠障碍,如失眠、早醒,或睡眠过多;⑧食欲降低或体重明显减轻;⑨性欲减退。

笔记

严重标准:社会功能受损,给本人造成痛苦或不良后果。

病程标准:①符合症状标准和严重标准至少已持续 2 周;②可存在某些分裂性症状,但不符合分裂症的诊断。若同时符合分裂症的症状标准,在分裂症状缓解后,满足抑郁发作标准至少 2 周。

排除标准:排除器质性精神障碍或精神活性物质和非成瘾物质所致抑郁。

说明:本抑郁发作标准仅适用于单次发作的诊断。

抑郁症的早期治疗有利于控制病情,预防和减少并发症及不良事件的发生。改善生活质量,提高治疗的疗效。对抑郁症的治疗,应强调采取药物治疗与心理治疗相结合的治疗形式。根据康复对象的身体和心理特点,选择简单易操作、效果直接的音乐聆听方式,有助于改善患者的情绪质量。

(1)背景音乐心理支持法:就是用音乐的情绪来支持康复对象情绪上的需要,发泄压抑、释放不良情绪,转化情绪,达到心理的康复。具体实施先以播放缓慢、忧伤、沉重风格的音乐作为导入,治疗师要注意康复对象的情绪反应,当康复对象的抑郁情绪与缓慢、忧伤、沉重的情绪音乐产生共鸣反应后,接着以悠扬、抒情、明朗、舒展的情绪音乐加以安抚,之后再以开朗、明快的情绪音乐予以渲染,最后使用轻快、振奋、饱满、热情的情绪音乐予以鼓动,在体验轻快、振奋、饱满、热情的音乐情绪中使情绪发生良好转变。

(2)歌曲讨论法:就是以歌曲的音乐性和文学性为议题进行讨论,这一过程中引起康复对象在心理、认知、社会人际交流方面的改变。

歌曲讨论时,注意切勿变成歌曲听后的普通谈话。而要紧紧围绕治疗设计、治疗计划和治疗目标进行。这时的治疗师起到一种建立、主持、引导、分析、支持的次关系作用,而康复对象才是讨论的主角。康复对象在歌曲讨论过程中,扩展和延伸自身的问题是最重要的。讨论可以是治疗师与康复对象一对一,也可以是治疗师与康复对象一对多。

（二）功能障碍

作为"快乐治疗"的康复音乐治疗,是一个建立在喜闻乐见的音乐模式上的交流平台。在这一平台上,康复对象愿意和主动体验音乐及参加音乐活动,同时,治疗师根据康复对象的障碍状况,完成针对性的功能训练。这样的训练,最重要的是康复对象可以看到或是感觉到自己主动行为所带来的变化,自信和因为坚持给自己带来的进步。

认知功能障碍的康复音乐治疗是整个康复治疗计划中的一个环节。目的是通过音乐的特有刺激、条件反射功能,与其他治疗手段一道,加大对康复对象的干预,促使其尽快、尽好地唤醒认知功能能力,逐渐走向恢复。治疗形式可以个体进行,也可以集体进行。

1. 语言障碍　在常规的失语症治疗中,治疗师也常用唱歌的方式。利用康复对象未损伤的能力来体验和完成对歌曲的演唱、带有旋律和节奏的发声训练、歌曲中的音乐材料、音的高低、节奏、音色、歌曲中音乐材料与歌词的搭配、由旋律衬托出来歌词意境和情绪的体验训练。这些都常见于康复音乐治疗的失语治疗训练中,它们有助于矫正和提高康复对象的语言能力,促进康复对象的自发性语言的产生。

康复音乐治疗语言障碍的目的是刺激、控制、矫正、改善和提高残缺的语言能力。

它可以独立使用,也可以与通常的言语治疗交替使用。语言障碍的康复音乐疗法可以每日一次,每次 30 分钟,治疗形式为个体治疗。

(1)节奏音高训练法:用此方法可以纠正、提高和恢复基本的语言节奏感,有助于刺激语言节奏记忆。解决康复对象对语言声调的感受和反应。

1)节奏训练使用单一节奏型和不同的节奏型组别,要充分考虑康复对象残缺的能力程度以及治疗的目标。应采用平稳节奏,避免因为不合适的复杂节奏型给康复对象产生不良抵抗心理,避免因为能力问题而无法配合治疗师完成训练,使康复对象无法达到目标。节奏的使用要以歌曲的节奏型为主,另外也可以增加部分治疗师认为有针对性的专门节奏型,但无论用什么样的节奏型,速度一定先从慢入手,只有当一种速度训练适应后,才能进行另一种速度的训练,掌握好变化的时机。节奏训练可以以患者熟悉的歌曲为主。

2)音高识别训练时,可以用歌曲旋律中的音进行训练,也可以追加其他形式的单音和双音训练。强调患者要对不同音高、音色、音值有不同的反应。并能区别和指出不同的音高。不要求患者唱出曲名。

(2)听音模唱训练法:口语理解中的声音识别(指听接收)障碍,可以选择听音模唱训练法加以解决。

训练包括两方面:一是音高的辨认模唱;二是旋律片段、歌曲片段的记忆模唱。整个过程要力争做到以下几点:要保持音的时值、音准、音高、音强的准确性。在采用歌曲模唱和填空歌唱时,要注意音准和音高、语言单音清晰度、语句的连贯性。

(3)练声训练法:语言发声在口腔内的位置、构音吐字,言语肌肉运动能力,语言声调的长短、高低、强弱,发声呼吸等障碍问题,都可以用此方法收到积极有效的矫正治疗效果。

训练前要充分考虑患者的病情等级,制订一系列有针对性的训练规划。以上障碍问题通常是一个患者同时并存的问题,治疗师的训练方法中不能只针对其中的一种,应该综合起来考虑、评估、制订训练计划,避免随意性。练习曲的音不宜大跳进,音色要统一,口型要保持好。

(4)歌曲理解训练法:可以用此方法来改善和提高康复对象的听理解力和口语理解能力。

为了便于康复对象对歌曲内容做出反应,选择的歌曲一定是康复对象喜爱或熟悉的,要有突出的具体形象内容可提供给康复对象作思考对比、判断、选择。比如:描写色彩内容、物体、动物内容等的歌曲。另外,还可以利用歌曲的旋律填上歌词,帮助康复对象进一步理解事物、情感、肢体部位。歌曲的速度应以缓慢中速为宜。

2. 记忆障碍　对记忆障碍的训练,常通过对某种材料的刺激而产生记忆的反射。组成音乐的材料多种多样,它们释放出来的各种声音信息,成为特殊的记忆符号。它们不但可以刺激唤醒记忆,还可以凭借音乐的内容加强记忆模式。

歌曲、乐曲的听唱训练法:此方法对改善健忘症有较好的疗效。所选用的歌曲或乐曲一定要与康复对象的音乐经历、生活经历、情感经历有直接关系,是康复对象最喜爱、印象最深的音乐作品。要鼓励康复对象积极参与,主要目的是充分利用康复对象尚存的音乐记忆,在治疗师的引导帮助下,重新唤起记忆中的事物或经历。训练过程中切勿只停留在单一音乐作品的听唱形式上,而是要求治疗师围绕主题使用启发式语言进行引导,同样,故事情节的描述也是非常重要的。

3. 注意力障碍 注意力是一个人能稳定、持续性地集中于对某种刺激产生的注意能力,是人本体的主动注意过程。注意力障碍最突出的表现是患者对注意对象产生不了较长时间的关注,注意力涣散。因此,抓紧对注意力的训练,是训练其他认知障碍的前提。音乐是超越日常普通注意模式的另一种模式,其最突出的表现在于"音乐声音"的刺激。这种刺激带有情感性、情绪性、故事性、趣味性。

对那些注意力无法集中、持续,注意力下降,注意力倾向迟缓,记忆力障碍,觉醒障碍,感知觉障碍的康复对象可以用此方法进行有效干预并能取得积极疗效。

训练的着重点放在用此方法让康复对象始终处于主动和有兴趣性上。因此选用的音乐材料不能始终只有一种,包括乐器。但又要避免过多的变化。除此之外,由于康复对象常会表现为不参与、不配合、不主动,所以治疗师要根据现场的康复对象实际情况及时采取能调动康复对象主动性的措施。治疗师还要最大限度地用语言、表情、态度去激发康复对象的兴趣投入。

4. 肢体活动障碍 脑疾病患者常伴有手脚功能障碍,在临床上,常规的手功能训练和步伐训练是解决其障碍的主要治疗手段之一。加入音乐康复训练技术,可以大大提高治疗的效果,其中的两种方法是:

(1)步伐音乐训练法

1)训练内容:训练围绕步法练习的节奏快慢、迈步的距离长短、抬腿控腿时间的长短、完成步伐训练时间的长短、步伐的灵敏反应度、自主性的表现进行。

2)训练的音乐:音乐以康复对象喜爱的器乐曲或歌曲为主。治疗师弹奏的音乐片段,要求有节奏感、旋律动听。

3)训练展开:音乐作为语言的转介,代替语言成为音乐性指令。因此,音乐的律动在治疗师的控制下,可以随时调整康复对象步伐的状况。比如:播放或弹奏中突然停止,常规反应是康复对象的步伐会自行停止,等等。在训练中要怎么展开,需要康复对象怎么做,需要达到什么目的,都要围绕事先指定的治疗目标而行。

(2)手功能音乐训练法

1)训练内容:手运动过程的时间觉和空间觉、手对物品的知觉、手运动的协调性、手指活动的灵敏性、手运动的稳定性、手运动的肌肉力量使用。

2)训练的音乐:音乐以康复对象喜爱的器乐曲或歌曲为主。

3)训练展开:乐器需要用手弹拨、敲打才能发出各种不同的声音,因为乐器各式各样,功能也各自不同,所以演奏的方法也不同。例如,大类的有打击乐器和键盘乐器。乐器摆放的位置可近可远,乐器的声音可大可小,音值可长可短,此乐器与彼乐器因不同而具有的特殊对比性。

根据以上内容,手功能训练可以采用以下几种活动形式:一是治疗师和康复对象一起随着音乐做拍手训练活动;二是治疗师抓住康复对象障碍的一只手,击打乐器;三是康复对象自己用正常的一只手抓住障碍的另一只手击打乐器(注:击打乐器时,有直接用手敲打和替换不同的工具敲打两种。例如握着鼓槌等)。

笔记

学习小结

1. 学习内容

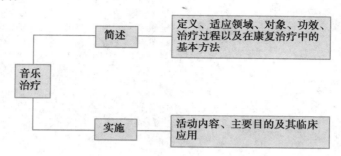

2. 学习方法

　　本章涵盖了音乐治疗的基本内容。讲解了音乐治疗的作用和定义，还包括了音乐治疗范围及适应证，以及对适应证的功效。涉及了心理评估和诊断，讲解了音乐治疗的治疗过程，音乐治疗的实施方法和在康复治疗中音乐治疗的基本方法。在学习中要注重思考音乐治疗章节中各个基本原理之间的联系，用比较的办法理解和掌握音乐治疗的方式方法。

（邱宜斌）

复习思考题

1. 音乐治疗的方法各有什么不同的特点和作用？
2. 音乐治疗在治疗心理疾患中的作用是什么？
3. 音乐治疗在功能障碍中主要解决什么问题？
4. 康复治疗中音乐治疗的应用有何意义？

笔记

主要参考书目

1. 卓大宏.中国康复医学[M].第 2 版.北京:华夏出版社,2003.

2. 燕铁斌.物理治疗学[M].北京:人民卫生出版社,2008.

3. 王永炎,谢雁鸣.实用中风病康复学[M].北京:人民卫生出版社,2010.

4. 王茂斌.神经康复学[M].北京:人民卫生出版社,2009.

5. 蔡华安,文体端,段晓明.实用康复治疗技术学[M].北京:科学技术文献出版社,2010.

6. 徐军.实用运动治疗技术手册[M].北京:人民军医出版社,2006.

7. 王玉龙.康复功能评定学[M].第 2 版.北京:人民卫生出版社,2013.

8. 高根德,滕佳林.康复治疗学[M].上海:上海科学技术出版社,2008.

9. 陈立典.康复医学基础[M].北京:人民卫生出版社,2008.

10. 杨彦春.心理咨询师(国家职业资格三级)[M].北京:中国劳动社会保障出版社,2008.

11. 杨彦春.心理咨询师(国家职业资格二级)[M].北京:中国劳动社会保障出版社,2009.

12. 钱铭怡.心理咨询与心理治疗[M].北京:北京大学出版社,1994.

13. 杜文东,吴爱勤.医学心理学[M].南京:江苏人民出版社,2004.

14. 潘芳.临床心理学[M].天津:南开大学出版社,2005.

15. 劳伦·B·阿洛伊,约翰·H·雷斯金德,玛格丽特·J·马洛斯.变态心理学[M].第 9 版.汤震宇,邱鹤飞,杨茜,译.上海:上海社会科学院出版社,2005.

16. 杜建,陈立典.中西医结合康复学[M].北京:人民卫生出版社,2006.

17. 陈立典.传统康复方法学[M].北京:人民卫生出版社,2008.

18. 励建安.康复医学[M].第 2 版.北京:科学出版社,2008.

19. 黄晓琳,燕铁斌.康复医学[M].第 5 版.北京:人民卫生出版社,2013

20. 周世民.中医传统康复治疗[M].北京:中国中医药出版社,2006.

21. 陈利国,崇桂琴.中医康复学[M].北京:科学出版社,1994.

22. 许健鹏,高文柱.中国传统康复治疗学[M].北京:华夏出版社,2005.

23. 邱茂良.针灸学[M].上海:上海科学技术出版社,1985.

24. 李志道.针灸处方学[M].北京:中国中医药出版社,2005.

25. 沈雪勇.经络腧穴学[M].第 2 版.北京:中国中医药出版社,2007.

26. 王富春.实用针灸技术[M].北京:人民卫生出版社,2006.

27. Rachel Darnley-Smith,Helen M.Patey.音乐治疗[M].梅晓菁,缪青,柳岚心译.北京:中国轻工业出版社,2010.

28. 窦祖林.作业治疗学[M].北京:人民卫生出版社,2008.

29. 余瑾,刘夕东.康复工程学[M].上海:上海科学技术出版社,2009.

全国中医药高等教育教学辅导用书推荐书目

一、中医经典白话解系列

黄帝内经素问白话解(第2版)	王洪图 贺娟
黄帝内经灵枢白话解(第2版)	王洪图 贺娟
汤头歌诀白话解(第6版)	李庆业 高琳等
药性歌括四百味白话解(第7版)	高学敏等
药性赋白话解(第4版)	高学敏等
长沙方歌括白话解(第3版)	聂惠民 傅延龄等
医学三字经白话解(第4版)	高学敏等
濒湖脉学白话解(第5版)	刘文龙等
金匮方歌括白话解(第3版)	尉中民等
针灸经络腧穴歌诀白话解(第3版)	谷世喆等
温病条辨白话解	浙江中医药大学
医宗金鉴·外科心法要诀白话解	陈培丰
医宗金鉴·杂病心法要诀白话解	史亦谦
医宗金鉴·妇科心法要诀白话解	钱俊华
医宗金鉴·四诊心法要诀白话解	何任等
医宗金鉴·幼科心法要诀白话解	刘弼臣
医宗金鉴·伤寒心法要诀白话解	郝万山

二、中医基础临床学科图表解丛书

中医基础理论图表解(第3版)	周学胜
中医诊断学图表解(第2版)	陈家旭
中药学图表解(第2版)	钟赣生
方剂学图表解(第2版)	李庆业等
针灸学图表解(第2版)	赵吉平
伤寒论图表解(第2版)	李心机
温病学图表解(第2版)	杨进
内经选读图表解(第2版)	孙桐等
中医儿科学图表解	郁晓微
中医伤科学图表解	周临东
中医妇科学图表解	谈勇
中医内科学图表解	汪悦

三、中医名家名师讲稿系列

张伯讷中医学基础讲稿	李其忠
印会河中医学基础讲稿	印会河
李德新中医基础理论讲稿	李德新
程士德中医基础学讲稿	郭霞珍
刘燕池中医基础理论讲稿	刘燕池
任应秋《内经》研习拓导讲稿	任廷革
王洪图内经讲稿	王洪图
凌耀星内经讲稿	凌耀星
孟景春内经讲稿	吴颢昕
王庆其内经讲稿	王庆其
刘渡舟伤寒论讲稿	王庆国
陈亦人伤寒论讲稿	王兴华等
李培生伤寒论讲稿	李家庚
郝万山伤寒论讲稿	郝万山
张家礼金匮要略讲稿	张家礼
连建伟金匮要略方论讲稿	连建伟

李今庸金匮要略讲稿	李今庸
金寿山温病学讲稿	李其忠
孟澍江温病学讲稿	杨进
张之文温病学讲稿	张之文
王灿晖温病学讲稿	王灿晖
刘景源温病学讲稿	刘景源
颜正华中药学讲稿	颜正华 张济中
张廷模临床中药学讲稿	张廷模
常章富临床中药学讲稿	常章富
邓中甲方剂学讲稿	邓中甲
费兆馥中医诊断学讲稿	费兆馥
杨长森针灸学讲稿	杨长森
罗元恺妇科学讲稿	罗颂平
任应秋中医各家学说讲稿	任廷革

四、中医药学高级丛书

中医药学高级丛书——中药学(上下)(第2版)	高学敏 钟赣生
中医药学高级丛书——中医急诊学	姜良铎
中医药学高级丛书——金匮要略(第2版)	陈纪藩
中医药学高级丛书——医古文(第2版)	段逸山
中医药学高级丛书——针灸治疗学(第2版)	石学敏
中医药学高级丛书——温病学(第2版)	彭胜权等
中医药学高级丛书——中医妇产科学(上下)(第2版)	刘敏如等
中医药学高级丛书——伤寒论(第2版)	熊曼琪
中医药学高级丛书——针灸学(第2版)	孙国杰
中医药学高级丛书——中医外科学(第2版)	谭新华
中医药学高级丛书——内经(第2版)	王洪图
中医药学高级丛书——方剂学(上下)(第2版)	李飞
中医药学高级丛书——中医基础理论(第2版)	李德新 刘燕池
中医药学高级丛书——中医眼科学(第2版)	李传课
中医药学高级丛书——中医诊断学(第2版)	朱文锋等
中医药学高级丛书——中医儿科学(第2版)	汪受传
中医药学高级丛书——中药炮制学(第2版)	叶定江等
中医药学高级丛书——中药药理学(第2版)	沈映君
中医药学高级丛书——中医耳鼻咽喉口腔科学(第2版)	王永钦
中医药学高级丛书——中医内科学(第2版)	王永炎等